国家科学技术学术著作出版基金资助出版

中国针灸学会耳穴诊治专业委员会推荐用书

脑病耳治的理论与临床实践

主编　荣培晶

北京科学技术出版社

图书在版编目(CIP)数据

脑病耳治的理论与临床实践／荣培晶主编. — 北京：
北京科学技术出版社，2022.12
ISBN 978 - 7 - 5714 - 2262 - 2

Ⅰ.①脑… Ⅱ.①荣… Ⅲ.①脑病 - 耳 - 穴位疗法
Ⅳ.①R245.9

中国版本图书馆 CIP 数据核字(2022)第 074826 号

策划编辑：曾小珍
责任编辑：曾小珍
责任校对：贾　荣
责任印制：李　茗
封面设计：蔡丽丽
出 版 人：曾庆宇
出版发行：北京科学技术出版社
社　　址：北京西直门南大街 16 号
邮政编码：100035
电　　话：0086 - 10 - 66135495（总编室）　　0086 - 10 - 66113227（发行部）
网　　址：www. bkydw. cn
印　　刷：北京捷迅佳彩印刷有限公司
开　　本：787 mm × 1 092 mm　1/16
字　　数：410 千字
印　　张：20.75
版　　次：2022 年 12 月第 1 版
印　　次：2022 年 12 月第 1 次印刷
ISBN 978 - 7 - 5714 - 2262 - 2

定　　价：198.00 元

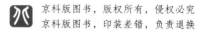

编 委 会

辛　陈（中国中医科学院针灸研究所）

张　帅（中国中医科学院针灸研究所）

张　悦（中国中医科学院针灸研究所）

张金铃（中国中医科学院针灸研究所）

张朝晖（江苏省人民医院）

张紫璇（中国中医科学院针灸研究所）

张锴文（中国中医科学院针灸研究所）

陈　欢（江苏省人民医院）

陈　瑜（中国中医科学院针灸研究所）

陈秉杰（北京中医药大学）

国　笑（中国中医科学院）

周立群（北京中医药大学）

赵　斌（南方医科大学）

赵玉凤（中国中医科学院中医药数据中心）

赵亚楠（中国中医科学院针灸研究所）

赵敬军（上海中医药大学）

荣培晶（中国中医科学院针灸研究所）

侯理伟（中国中医科学院针灸研究所）

高国建（中国中医科学院）

郭春蕾（中国中医科学院广安门医院）

郭盛楠（中国中医科学院针灸研究所）

唐纯志（广州中医药大学针灸康复临床医学院）

焦　玥（清华大学医院）

廖　旦（首都医科大学附属北京中医医院）

翟伟航（中国中医科学院针灸研究所）

魏立新（中国中医科学院针灸研究所）

内容简介

本书包括三篇 11 章。

上篇为脑病耳治的源流基础，包括第一章和第二章。第一章为脑病耳治的中医理论与长期临床实践；第二章为现代医学对脑病耳治的阐释。

中篇为脑病耳治的实践创新，包括第三章至第八章。第三章为脑病耳治研究方法与技术；第四章为脑病耳治的机制研究，包括耳穴－迷走神经－孤束核联系、癫痫、抑郁症、失眠、意识障碍、认知障碍、头痛、帕金森病、中风、抑郁症伴失眠、糖尿病伴抑郁症、脑病共病、功能性胃肠病耳治作用机制；第五章为脑病耳治的临床研究，包括癫痫、抑郁症、难治性抑郁、失眠、意识障碍、认知障碍、头痛、帕金森病、自闭症谱系障碍、中风、抑郁症伴失眠、糖尿病伴抑郁症、脑病共病（焦虑障碍共病失眠、卒中后睡眠障碍、卒中后抑郁、卒中后焦虑障碍）、功能性胃肠病（功能性消化不良、肠易激综合征），以及 taVNS 与国内外治疗技术对比的先进性；第六章为经皮耳电刺激技术成果转化；第七章为大数据与专家共识，包括脑病耳治大数据初探、耳穴电刺激治疗抑郁症临床应用专家共识；第八章是脑病耳治的推广应用，包括技术推广、展览会、孵化项目、论文专著、科技成果奖励、人才培养、学术引领。

下篇为脑病耳治的未来发展方向，包括第九章至第十一章。第九章为疗法疗效创新；第十章为机制研究展望，包括脑科学的技术与方法和应用；第十一章为多学科交叉发展现状，包括脑机接口和医工结合等。

本专著基于中医传统耳穴理论，在现代神经科学知识的基础上，创造性地提出经皮耳穴迷走神经电刺激等耳穴刺激新方法，阐释"耳脑互联"的神经生物学机制，提供规范的循证证据，并将之转化为成熟的脑系疾病治疗共性技术，开拓了耳穴－

外周神经 - 脑网络 - 机体功能整体调节"脑病耳治"的新思路,架起了连接中医针灸和脑神经科学的桥梁,在推动中医现代化、科学化、国际化、标准化进程中谱写了新篇章!

缩略语对照表

中文全称	英文全称	缩略语
臂旁核	parabrachial nucleus	PBN
肠道菌群移植	fecal microbiota transplantation	FMT
重复经颅磁刺激技术	repeated transcranial magnetic stimulation	rTMS
雌二醇	estradiol	E_2
单光子发射计算机断层成像	single-photon emission computerized tomography	SPECT
低频振幅	amplitude of low-frequency fluctuation	ALFF
电休克疗法	electroconvulsive therapy	ECT
多巴胺	dopamine	DA
耳部迷走神经	auricular vagus nerve	aVN
耳屏低频刺激	low-level tragus stimulation	LLTS
耳穴	auricular acupuncture points	AAPs
耳穴按摩	massage on AAPs	—
耳穴刺血	auricular blooding-letting	ABL
耳穴刮痧	auricular scrapping	AS
耳穴埋针	auricular embedding	AE
耳穴贴压	auricular plaster	AP
耳针	auricular acupuncture	AA
γ-氨基丁酸	γ-aminobutyric acid	GABA
孤束核	nucleus tractus solitarius	NTS
功能磁共振成像	functional magnetic resonance imaging	fMRI
功能连接	functional connectivity	FC
谷氨酸	glutamic acid	Glu
汉密尔顿焦虑量表	Hamilton anxiety scale	HAMA
汉密尔顿抑郁量表	Hamilton depression scale	HAMD
简易精神状态检查量表	mini-mental state examination	MMSE
焦虑自评量表	self-rating anxiety scale	SAS
经颅直流电刺激	transcranial direct current stimulation	tDCS
经皮耳迷走神经电刺激	transcutaneous auricular vagus nerve stimulation	taVNS
经皮耳穴电刺激	transcutaneous electrical stimulation of AAPs	—
经皮耳穴迷走神经电刺激	transcutaneous electrical stimulation of AAPs within the distribution of VN	—
局部一致性	reginal homogeneity	ReHo
辣根过氧化物酶	horseradish peroxidase	HRP
蓝斑	locus coeruleus	LC
老年抑郁症量表	geriatric depression scale	GDS

中文全称	英文全称	缩略语
慢性不可预知性温和应激	chronic unpredictable mild stress	CUMS
意识障碍	disturbance of consciousness	DOC
迷走神经	vagus nerve	VN
迷走神经背核	dorsal motor nucleus of vagus	DMV
迷走神经刺激术	vagus nerve stimulation	VNS
默认网络	default mode network	DMN
难治性抑郁症	drug-resistant depression	TRD
脑病耳治	treat the brain from the ear	TBE
脑电图	electroencephalogram	EEG
脑源性神经营养因子	brain-derived neurotrophic factor	BDNF
匹兹堡睡眠指数	Pittsburgh sleep quality index	PSQI
轻度认知障碍	mild cognitive impairment	MCI
去甲肾上腺素	norepinephrine	NE
上行网状激活系统	ascending reticular activating system	ARAS
深部脑刺激	deep brain stimulation	DBS
随机对照试验	randomized controlled trial	RCT
5-羟色胺	5-hydroxytryptamine	5-HT
选择性5-羟色胺再摄取抑制剂	selective serotonin reuptake inhibitor	SSRI
血管升压素	vasopressin	VP
血管性痴呆	vascular dementia	VD
血管性认知障碍	vascular cognitive impairment	VCI
下丘脑 - 垂体 - 肾上腺轴	hypothalamic - pituitary - adrenal axis	HPA 轴
乙酰胆碱	acetylcholine	ACh
抑郁自评量表	self - rating depression scale	SDS
正电子发射体层成像	positron emission tomography	PET
植入式迷走神经刺激	invasive vagus nerve stimulation	iVNS
中脑导水管周围灰质	periaqueductal gray matter	PAG

序 言

近年来，脑病已成为医学界关注的重大疾病与疑难病，因其发病率高、发病机制复杂、现有疗法疗效有限、带来的经济负担重等诸多问题，严重危及国民健康和生存质量。中国中医科学院针灸研究所荣培晶研究员团队，系统挖掘以中医理论为核心的耳针防治脑病的经典理论与实践，总结临床耳针防治脑病的有效经验，凝练脏腑与脑、耳与脑的关联规律。耳针治疗脑病临床应用广泛、疗效肯定且方法独特，但存在作用机制不明确、疗效证据不充分、操作技术不规范等问题。在国家重点研发计划"中医药现代化研究"、科技部"十二五"科技支撑计划、北京市自然科学基金重点项目等5项重大课题资助下，该团队阐明脑病耳治的科学机制，扩大脑病耳治临床适用范围，研发新设备，形成了"调枢启神"创新理论指导下的"脑病耳治"新学说，并将首创的经皮耳穴迷走神经电刺激（taVNS）疗法用于抑郁症及相关疾病的治疗，发展了现代中医学理论，实现了成果转化并在全球推广应用。

本书作者团队创造性地发现耳穴内脏区分布的迷走神经存在直接向孤束核投射的纤维，改写了既往教科书"迷走神经耳支属一般躯体传入纤维，投射到三叉神经脊束核"的认识，为"耳穴－迷走神经－孤束核联系"提供了神经科学证据；首次发现taVNS可激活癫痫大鼠孤束核神经元放电，抑制癫痫发作，并从a7nAchR角度证实taVNS的抗抑郁效应机制，为明确其临床适应证提供了科学依据；率先开展多中心随机对照临床试验，明确了taVNS治疗癫痫、抑郁症的临床疗效，为"脑病耳治"新学说提供了高等级循证证据，是中医经验、西医理论与临床验证相融合的成功实践；形成了数字化、集成化、可穿戴的"脑病耳治"共性技术，研发了具有我国自主知识产权的耳迷走神经刺激仪，获得国家专利授权15项，该仪器获江苏省医疗器械注册证并与企业合作量产，已在全国百余家医院推广应用，还受邀参展全国科技活动周暨北京科技周、中国国际服务贸易交易会、"十三五"科技创新成就展等；有关耳迷走神经刺激疗法的内容被纳入本人主编的《神经科学纲要》（第四版）中，获多项省部级科技奖励。

书稿已成，值此付梓之际，邀我作序。感谢主编和编纂团队的信任，谨志数语，祝愿大家在推进健康中国建设及促进中医药传承创新发展中更上层楼。

中国科学院院士　韩济生

2022 年 8 月 25 日

前　言

　　凡由脑功能失调或脑实质损伤引起的疾病皆可称之为脑病。《中医脑病学》按病因将脑病大致分为6类：外感性脑病、内伤性脑病、外伤性脑病、中毒性脑病、先天性脑病和其他原因的脑病。若按西医病名归类，则脑病的内容与范围大致可概括为3类：①神经系统疾病，多为器质性病变；②精神科疾病，多为功能性病变；③心身疾病，如情绪反应、心理因素创伤、环境适应不良以及与情志影响有关的疾病。

　　耳针治疗脑病历史悠久。早在两千多年前，我们的祖先就发现了刺激耳的某些部位可以治疗头痛。《灵枢·厥病》曰："厥头痛，头痛甚，耳前后脉涌有热，泻出其血，后取足少阳。"

　　脑病发病率高、致残率高、控制率低、治疗费用昂贵、治疗手段有限，治疗方法亟须创新。本团队长期从事脑病研究，系统查阅古代文献，深入挖掘耳脑互联以及针刺耳郭治疗脑病的记载，全面总结近现代的临床实践资料，从而确定了耳穴诊治脑病的有效性，并依据大量耳穴诊治脑系疾病的临床经验和证据，融合心主神明等中医理论，在国家标准《耳穴名称与定位》（GB/T 13734—2008）的制定中，明确了心穴的耳甲定位，奠定了脑病耳治的理论基础。基于上述工作积累，我们在国家重点研发计划"中医药现代化研究"、科技部"十二五"科技支撑计划、北京市科学技术委员会脑科学与脑认知专项、国家中医药管理局岐黄学者支持项目和中国中医科学院科技创新工程等项目的支持下，开始了对耳穴治疗脑病新方法从基础到临床的转化的长期探索。

　　近年来，美国食品药品监督管理局（Food and Drug Administration，FDA）批准颈部植入式迷走神经电刺激治疗难治性癫痫和抑郁症，这一现代医学技术给我们带来了一定启发。但这种手术疗法因为有创、体内长期携带异物、风险高，且价格昂贵，应用存在局限性。

耳甲是体表唯一有迷走神经分布的区域，因此，我们提出刺激耳穴内脏区代替植入式迷走神经刺激的新思路，即脑病耳治新方法——经皮耳穴迷走神经电刺激。

针对传统耳穴疗法存在的作用机制不明确、临床证据不充分、治疗技术难以精准的系列问题，通过20余年传承创新，我们从耳穴机制阐述、临床循证研究和方法技术革新三方面联合攻关，形成了一系列科研成果，而这些成果将在本书中呈现给读者。

此书的出版，可为广大针灸、耳穴工作者的科研、临床工作提供参考。希望本书能为中医、中西医结合、针灸、耳穴专业工作者提供更多的指导！

荣培晶

2022 年 1 月

目 录

上 篇

脑病耳治的源流基础

第一章

脑病耳治的中医理论与长期临床实践

第一节　中医关于脑与耳的认识

一、中医关于脑的认识

脑，又名髓海，为四海之一，又为奇恒之腑，居颅腔之中。其外为头面，内为脑髓，是精髓和神明汇集之处，故称元神之府，《灵枢·海论》曰："脑为髓之海。"

（一）历史沿革

早在先秦至汉成书的《黄帝内经》中对脑的解剖及生理病理已有所描述，并且出现了大厥、薄厥、偏风、偏枯、癫狂等脑病病名。《素问·生气通天论》曰："大怒则形气绝，而血菀于上，使人薄厥。"《黄帝内经》还对脑病病因进行了论述，认为脑病主要与感受外邪、情志变化、体质、饮食等因素相关。汉唐宋时期，中医脑病学说得到进一步发展，出现了"脑主神明"的理论雏形以及"泥丸"观点的论述。脑主神智活动，《黄庭经》以抽象朴素的认识对脑的内部结构进行了形象的描述，"泥丸百节皆有神""脑神精根字泥丸"，泥丸即为上丹田，在头顶中百会穴处，即虽周身百节皆有神，但泥丸之神为诸神之宗，百神所集。明清时期，李时珍提出"脑为元神之府"，促进了脑髓学说的兴起；王清任在《医林改错》中著有"脑髓说"专篇并明确主张："灵机记性在脑者，因饮食生气血，长肌肉，精汁之清者，化而为髓，由脊骨上行入脑，名曰脑髓。盛脑髓者，名曰髓海。"

（二）脑的生理功能

1. 主生命活动

脑是生命枢机，主宰人体的生命活动。李时珍提出"脑为元神之府"。人出生之前随形而生之神，即为元神。元神来自先天，由先天精气化生和充养，故称先天之神。元神藏于脑中，为生命的主宰，元神存则有生命，元神散则人亡。因此，脑主宰人的生命活动。

2. 主精神意识

人的精神活动是客观外界事物反映于脑的结果。脑具有精神、意识、思维、情志功能，为精神活动的枢纽。《素问·脉要精微论》曰："头者精明之府。"思维意识是精神活动的高级形式。尽管精神活动由心主宰，但这种活动是在元神功能的基础上，后天获得的思虑活动。因此，脑主精神意识的功能正常，则精神饱满、意识清楚、思维灵敏、记忆力强、语言清晰、情志正常；反之，便会出现神明功能异常，表现为精神萎靡、意识不清、思维混乱、健忘、语无伦次、情绪失常等症状，故《云笈七签·元气论》曰："脑实则神全，神全则气全，气全则形全，形全则百关调于内，八邪消于外。"

3. 主感觉运动

眼耳口鼻舌为五脏之外窍，皆位于头面，与脑相通，为气血所濡养。人的视、听、言、闻等功能，皆与脑有密切关系，故《灵枢·邪气脏腑病形》云："十二经脉，三百六十五络，其血气皆上于面而走空窍，其精阳气上走于目而为睛，其别气走于耳而为听，其宗气上出于鼻而为臭，其浊气出于胃走唇舌而为味。"此外，脑为元神之府，"散动觉之气"于筋而达百节，为周身连接之要领，而令之运动。脑髓充盈，则体轻有力；脑髓失充，则可出现听觉失聪、视物不明、嗅觉不灵、感觉异常、身体困重、四肢乏力等症状。

（三）脑与精、气、神的关系

脑的生理病理统归于心而分属五脏，心为君主之官，五脏六腑之大主，神明所出，因此将人的意识、思维及情志归属于心，即"心藏神"。神又有魂、神、意、魄、志五种不同表现，由肝、心、脾、肺、肾五脏所主。《素问·宣明五气》曰："心藏神，肺藏魄，肝藏魂，脾藏意，肾藏志。"因此，脑与五脏密切相关，五脏之精充盈，五脏之气畅达，才能化养五神并发挥其生理功能。

（四）脑病病因病机

1. 先天遗传

先天禀赋不足，脑髓不充，易为五迟五软；脑失所养，易出现小儿发育异常、思维迟钝等；或因母体惊恐，气机逆乱，精伤肾亏，脏腑功能失调，而成痫证、脑瘫等。

2. 外邪侵袭

（1）风邪犯脑：风为阳邪，易袭阳位，而头为诸阳之会，《素问·太阴阳明论》曰："伤于风者，上先受之。"风善行而数变，起病急，容易引发各种变证，可见头痛、半身不遂、昏迷、多汗体热、高热、抽搐等症状。

（2）寒邪侵袭：寒为阴邪，易伤阳气，头为诸阳之会，阳虚之人易感寒致脉络不通，阳气郁结不达而易头痛。《素问·奇病论》曰："当有所犯大寒，内至骨髓，髓者以脑为主，脑逆故令头痛。"

（3）暑扰神明：炎热酷暑或长时间高温作业，易受暑邪侵袭。暑为阳邪，其性炎热，热盛蒸脑，脑之正常生理功能受到干扰，则头痛、烦躁；暑性升散，伤津耗气，气阴两伤，脑失濡养，则嗜寐怠惰而成暑厥等证。

（4）湿蒙清窍：湿为阴邪，易阻气机，与热胶着，湿热之邪痼结不解而阻上行之清阳，或目瞑、耳聋，或神情呆滞、喃喃独语。《素问·生气通天论》曰："因于湿，首如裹，湿热不攘，大筋软短，小筋弛长。"

（5）燥邪伤神：燥盛则干，易耗伤津液，津液亏耗，阴血衰少，血不养神，脑神失养，则神识昏乱，可见神志失常之症。《素问·痿论》曰："肺热叶焦，发为痿躄。"《杂病源流犀烛》曰："盖肺主气，一身之气贯于耳，故能为听。"肺为燥袭亦可导致耳聋及耳鸣等。又如，燥易伤肺，导致肺津不能四布而脑神失养，可见四肢痿厥不用。

（6）火扰神昏：火性炎上，最易伤津，导致阴血亏少，脑神失养，而出现神志失常。"诸躁狂越""诸逆冲上""诸转反戾"等之病因病机皆属火热，火邪伤津耗气，神失所养，易导致神昏谵语、舌绛心烦、咽痛不寐、两目直视、角弓反张、四肢抽搐等。

3. 脑络瘀阻

忧思恼怒太过，离经之血凝结于脑络，瘀血停于脑，致脑神失常而为病。《素问·生气通天论》曰："大怒则形气绝，而血菀于上，使人薄厥。"热毒瘀结上冲于脑，或跌仆伤于头，脑络脑窍有留瘀，多表现为头痛、半身不遂、肢体麻木不仁等。

4. 痰饮阻络

久居湿地、平素喜食肥甘厚味等致脏腑气机失调，气化不利，或饮食不节，脾气受困，脾失健运，津液代谢失常停聚而成痰湿，痰随气升，阻络脑窍，可蒙蔽心神。"无痰不作眩""痰火迷神"，痰饮阻络脑窍，多见痴呆、精神抑郁、神志昏蒙、举止失度；或胆郁痰扰，惊悸不宁；或痰阻舌窍，中风不语。

5. 情志不遂

七情失调，肝气郁滞，血行不畅，瘀阻脑脉；五志过极，心火暴盛，风火相煽，血随气逆，上扰元神，神明失用；思虑过度伤脾，而致脾气郁结，脾不运化，水湿内停，凝而为痰，痰气互结，蒙蔽脑窍。《素问·举痛论》曰："怒则气上，喜则气缓，悲则气消，恐则气下……惊则气乱……思则气结。"

二、中医关于耳的认识

"耳"在许慎《说文解字》中被说解为："主听也。象形。"表明耳的主要功能就是听觉。耳为清窍，通过经脉与五脏六腑联结成一个整体，不同脏腑的生理功能和病理变化可以在耳部反映出来，耳部的病变也会影响到经脉脏腑，如《丹溪心法·能合色脉可以万全》曰："盖有诸内者，形诸外。"

耳居头部两侧，清阳上濡而能听。《灵枢·邪气脏腑病形》曰："十二经脉，三百六十五络，其血气皆上于面而走空窍……其别气走于耳而为听。"说明大多数经络与耳相连，其经气上注于耳，与全身脏腑联系密切。

（一）耳与经脉的关系

耳与经络的联系十分紧密，《灵枢·口问》曰："耳者，宗脉之所聚也。"手足之阳经络均直接与耳有联系，或布耳周，或入耳中。手足三阴经主要通过经别合于手足三阳经而间接与耳相通，《灵枢·经脉》具体记载了耳部经脉的分布情况，如下。

手太阳小肠经：循颈上颊，至目锐眦，却入耳中；

手少阳三焦经：其支者系耳后，出耳上角，其支者入耳中，出走耳前；

手阳明大肠经：别络入耳，合于宗脉；

足太阳膀胱经：起于目内眦，上额交巅；其支者，从巅至耳上角；

足少阳胆经：下耳后，支脉者入耳中，出走耳前；

足阳明胃经：循颊车，上耳前，过客主人；

奇经则有阴、阳跷脉并入耳后，阳维脉循头入耳。

（二）耳与脏腑的关系

1. 耳与肾

耳为肾所主，肾开窍于耳。《素问·阴阳应象大论》曰："肾主耳……在窍为耳"。肾藏五脏之精，受五脏六腑之精而藏之，肾精充足，则耳窍得养，能维持正常的听觉和平衡功能。《灵枢·脉度》曰："肾气通于耳，肾和则耳能闻五音矣。"若肾精不足，则耳窍失养，可致耳聋。《灵枢·决气》曰："精脱者耳聋。"肾为水火之脏，若肾阳不足，寒水上犯，则易导致眩晕；肾主骨，虚则易受邪毒侵犯，而致耳内流脓，发生脓耳。

2. 耳与心

耳为心之奇窍。《证治准绳·杂病》言："心在窍为舌，以舌非孔窍，因寄窍于耳，则肾为耳窍之主，心为耳窍之客。"又有《素问·金匮真言论》曰："南方赤色，入通于心，开窍于耳，藏精于心。"心主血，藏神，心血充足则耳窍得养；心血亏虚则听力下降。心属火，肾属水，水火既济，则耳窍聪敏；若心火上炎，水火不济，则失聪、耳鸣、眩晕。

3．耳与脾胃

脾胃为后天之本，气血生化之源，营养全身的四肢百骸，若脾胃健旺，气血充足，耳窍得养，则耳功能正常。若脾胃运化不足，清阳不升，则不能荣养耳窍，出现耳鸣、耳聋、眩晕等耳部病症。

4．耳与肝胆

肝主疏泄，疏泄适度，助清阳上升，耳窍得养，则功能正常；肝肾同源，肝藏血，肾藏精，精血互生，共同维持耳的生理功能；肝胆互为表里，经脉互属，两者在生理、病理上与耳相连。若肝失疏泄，气机失调，则清窍壅塞，克伐脾土，导致气血生化不足或输布失常，而出现眩晕、耳鸣等；胆气不利，化火犯耳，而致耳部肿痛、流脓等。

5．耳与肺

肺为金，肾为水，金生水，肺为肾母，故肺肾生理病理相关。《杂病源流犀烛》曰："肾窍于耳，所以聪听，实因水生于金。盖肺主气，一身之气贯于耳，故能为听。"若外邪袭肺，肺失肃降，可出现耳胀、耳闷等。

三、脑与耳的关系

《灵枢·经脉》曰："膀胱足太阳之脉，起于目内眦，上额交巅；其支者，从巅至耳上角；其直者，从巅入络脑，还出别下项，循肩髆内，挟脊抵腰中，入循膂，络肾属膀胱""三焦手少阳之脉……直上出耳上角……从耳后入耳中"。《医林改错》说："两耳通脑，所听之声归于脑。"耳通过经脉系统与脑建立联系，并且两者皆与脏腑相连，皆受外邪、饮食、情志等的影响。若这些因素导致经络不通、脏腑病变而出现脑病，在耳部常常有反应点，这些反应点通常可以协助诊断和治疗。耳部的形态、色泽的变化往往提示疾病发生的病机，采用穴位注射、耳针、艾灸、穴位埋线、穴位贴敷、刺血等方法给予耳穴一定刺激，可治疗多种脑部疾病。

第二节　中医脑病的概念和防治

一、中医脑病的相关概念

中医经典中对脑生理功能、病理特征以及脑病发生的病因、病机、临床表现及治疗的描述，与现代医学对脑病的发病特点和防治规律的挖掘相结合，逐渐形成了中医脑病学科的理论和临床实践体系。从西周时期对脑的内涵下定义开始，中医有关脑的记载已有数千年的历史，相关理论也在不断地充实、完善、实践。中医认为脑是精神所聚之处，能统率全身。《素问·脉要精微论》曰："头者精明之府。"《灵枢·经脉》言："人始生，先成精，精成而脑髓生。"明代李时珍《本草纲目》曰："脑为元神之府。"清代王清任在《医林改错》中将脑的功能表述为"灵机记性在脑"，皆强调脑主神明。因此，脑的功能与五脏六腑相关，五脏藏精气，满而不能实，六腑传化物，实而不能满，五脏六腑功能的正常运行，有赖于神机作用的发挥，《素问·六微旨大论》将其描述为"出入废则神机化灭，升降息则气立孤危。故非出入，则无以生长壮老已；非升降，则无以生长化收藏"；脑又为诸阳之会，经络所聚，统率人体的气血，《灵枢·邪气脏腑病形》云："十二经脉，三百六十五络，其血气皆上于面而走空窍，其精阳气上走于目而为睛，其别气走于耳而为听。"奇经八脉、十二经脉都直接或间接与脑产生联系，经络将气血运行于脑发挥濡养作用，反过来气血的运行又受脑的统率和调节。当外感六淫或疫毒之邪上攻犯脑，导致神明受损，从而出现呕吐、抽搐、高热神昏；内伤五脏，或气机失调、气血逆乱，或肝风妄动、肝阳上亢，导致血溢脑外；痰湿、瘀血内生，而致痰瘀互阻于脑；或精血生化不足、消耗过多而导致脑髓亏虚，从而出现健忘、失眠、癔症等病证，都归属于中医脑病的范畴。

脑病的病因病机、病理机制复杂，治疗方案往往也是综合的，内服药物并不适用于所有的脑病患者，部分静脉给药也会因胃肠道及肝肾损害的副作用给患者带来不适。中医外治法是祖国医学中的特色部分，因其具有简单、便捷、疗效高的优点，在临床上应用很广。常见的中医外治法包括中药外洗、膏药、艾灸、拔罐、耳穴疗法、穴位注射等。涉及中药的部分，多在中医理论的指导下辨证选方，临床差异大；艾灸、拔罐由于脑病患者的行动不利，或者感觉减退，临床运用有所不便；而耳穴疗法在国内外运用广泛，不仅在中医历史上源远流长，在现代医学的发展史上也曾有一股研究热潮。耳位于脑部，以耳局部为刺激点，操作方便，不仅能发挥穴位的近治作用，通过耳与全身的联系，还能够调节全身气血的运行。

二、采用耳穴诊治脑病

（一）耳穴诊断

脑与耳在功能上皆与五脏经脉有密切的联系，在部位分布上紧密相连，并且现代科学也发现了脑与耳关系的客观证据，为从耳论治脑病提供了理论基础。脑在耳部的投射主要集中在对耳屏处，包含缘中（脑点、脑干），脑（皮质下）、枕（晕点）、额、颞，当投射区出现丘疹、脱屑、变色、变形等异常反应时，则提示该区域有病变。总的来说，丘疹表现为皮肤的点片状突起，或是白色小水疱，或是红色丘疹，多提示急慢性炎症类疾病；脱屑则是皮肤的絮白色或银白色粉末状反应，多提示一些皮肤疾病；变色主要是耳穴部位及周边的皮肤色泽改变，颜色或红或白，色泽或暗或明，与周边界限或清或不清，多提示各种急性炎性病症；变形表现为有结节、条索等反应物，提示多为肿瘤或形体的畸形改变。

这些异常的改变在脑病的耳穴望诊中常有重要的临床意义。以常见病中风（脑卒中）、头痛、眩晕、癔症为例。中风起病急骤，突发不省人事、半身不遂、语言不利等，有缺血性和出血性的不同，在耳穴望诊中，多在缘中、皮质下等区域发现阳性反应点，反应区血管变化比较明显，或呈点状充血，或呈血管怒张，界限不清多为脑出血，界限清晰多为脑缺血，而血管怒张多为脑血栓形成。头痛、眩晕为临床常见症状，以患者自觉头部疼痛、眩晕为主，在耳部的异常反应区域常为枕、额、颞等区，望诊常可发现该区域有点状红晕或点状白色，围绕红晕或有血管怒张，反应点在枕区多为后头痛，在额区多为前头痛，在颞区多为两侧头痛；而眩晕多表现为对应区域的条索。癔症为常见的精神障碍，多是精神刺激引起的大脑皮质的功能失调，表现为失眠、神疲、焦虑、记忆力减退、心悸等，多可在枕、皮质下、心、肾等处发现阳性反应点，望诊常可发现这些区域出现有光泽的点状或片状白色、圆圈状小褶皱，或边缘绕以红晕。

在脑病耳穴的触诊中，大多借助耳穴探针探棒来探寻脑部对应区域及相关区域的疼痛反应，一般而言，病情越重，疼痛的程度越重、范围越大；病情越轻，疼痛的程度越轻、范围越小。临床上经常选用指摸法，用手触摸穴位下有无结节、凹陷、水肿。现代常用方法还有耳穴电测法，这是一种依靠探测体表电阻及电位等参数确定耳部异常反应点的方式，异常反应点多表现为耳穴的低电阻。

（二）耳穴治疗

耳穴治疗方法丰富多样，根据刺激方法的不同可分为耳穴指压法、耳穴棒压法、耳穴压丸法、耳穴放血法、耳穴针刺法、耳穴电针法、耳夹脉冲电流刺激法、耳穴按摩法等。耳穴指压法、棒压法、压丸法主要是通过按压使相应耳穴部位充血、发热，每次按压 3~5 min，每周进行 3~5 次。耳穴放血法、针刺法主要是用梅花针、三棱针、毫针等工具对耳部相应穴位给予相对较强的刺激，进行放血或点刺，常用于高血压的降压治疗。耳穴电针法与耳夹脉冲电流刺激法皆为毫针与电流刺激相结合的方法，利用不同的电流刺激耳穴，常用于脑部疾病中的神经系统疾病，常见的三叉神经痛也可选用耳夹脉冲电流刺激法刺激耳颞神经刺激点与外鼻穴，面肌痉挛则用耳穴电针法刺激皮质下。耳穴按摩法是对耳部穴位进行按摩、提捏的一种方法，这种方法能够刺激耳部，激发经穴效应，促进经脉畅通，调节血液、淋巴循环，刺激神经体液免疫，能够扶助正气、驱除邪气、延年益寿，总体上可以分为耳整体按摩与局部按摩。耳整体按摩是对耳部牵拉、提捏、搓揉、摩擦，一般早晚各 1 次，以耳部发热发红为度，贵在坚持。耳局部按摩主要针对某些区域，选用耳穴探棒或压痛棒点、按、揉，以局部有感觉且舒适为宜。脑部疾病一般需选择对应脑区施治。用拇指与示指搓揉对耳屏，按摩耳甲腔，具有健脑、强心之效，能防治疾病。

第三节 "籍耳"诊治疾病的古代经验

《尚书·序疏》曰："籍者，即借也。"籍耳，即凭借耳郭。在祖国医学中，籍耳诊治疾病源远流长。先秦时期，古代医家就发现了耳与人体经络、脏腑的密切联系，并"籍耳"诊治疾病。后历代医家传承并发展"籍耳"诊治疾病技术，总结出了丰富的经验。

一、"籍耳"诊治疾病的源流与基础

在《黄帝内经》成书之前，即可见古代医家将耳与人体整体相关联的经验知识整理、编入早期的文献中。现存中医耳针的最早文献是马王堆汉墓出土的帛书《阴阳十一脉灸经》，其中记载了与上肢、眼、颊等部位相联络的"耳脉"。《阴阳十一脉灸经》曰："耳脉：起于手背，出臂外两骨之间，上骨下廉，出肘中，入耳中。是动则病：耳聋，辉辉焞焞，嗌肿。是耳脉主治其所产病：目外眦痛，颊痛，耳聋，为三病。"成书于先秦至汉时期的《黄帝内经》全面描述了耳与经络、脏腑的联系，也可见部分通过耳郭诊治疾病的记载。此后，历代医家多有继承、发挥，《难经》《中藏经》《诸病源候论》《备急千金要方》《圣济总录》《卫生宝鉴》《古今医统大全》《医学入门》《医学正传》《医学心悟》《杂病源流犀烛》等经典医学著作中均存在较丰富的"籍耳"诊治疾病相关论述。

梳理、总结历代医家的耳临床相关的文献可发现，古人在整体观下认为，耳郭与脏腑、经络存在密切联系，这种联系映射在人体生理、病理之中，是籍耳诊治疾病的基础。

首先，耳是宗脉之所聚，与百脉连通。《灵枢·口问》记载："耳者，宗脉之所聚也。"隋唐时期医家杨上善在《黄帝内经太素》进一步解读："人耳有手足少阳、太阳及手阳明等五络脉皆入耳中，故曰宗脉所聚也。"从经脉系统的具体循行分布而论，耳与诸经脉均联系密切。手少阳经脉"其支者系耳后，出耳上角，其支者入耳中，出走耳前"，足少阳经脉"下耳后，支脉者入耳中，出走耳前"，足太阳经脉"至耳上角"，手阳明经脉"别络入耳"，足阳明经脉"循颊车，上耳前"，手太阳经筋"结于耳后完骨；其支者，入耳中；直者，出耳上"，足少阳经筋"出太阳之前，循耳后"，足太阳经筋"上结于完骨（耳后）"，足阳明经筋"结于耳前"，手厥阴经别"出耳后，合少阳完骨之下"，手阳明别络"入耳合于宗脉"等。清代张志聪认为："所谓宗脉者，百脉之宗也。百脉皆始于足少阴肾，生于足阳明胃，输于足太阴脾，主于手少阴心，朝于手太阴肺，是以五脉之气，皆会于耳中。"指出耳与诸多经脉有联属关系，进而通过诸经脉连通百脉。

其次，耳与心、肾相通，且与脏腑均有极为密切的生理关系。耳与肾的关系尤其密切。《素问·阴阳应象大论》载："肾主耳……在窍为耳。"《灵枢·脉度》记载："肾气通于耳，肾和则耳能闻五音矣。"《难经·四十难》提出"耳为肾之外候"，《医林改错》直接指出"两耳通脑"。耳也为心之窍，心寄窍于耳。《素问·金匮真言论》曰："南方赤色，入通于心，开窍于耳，藏精于心。"《黄帝内经太素》云："心气通耳，故以窍言之，即心以耳为窍。"《备急千金要方》载："心气通于舌，非窍也，其通于窍者，寄见于耳，荣华于耳。"《医贯》云："心亦开窍于耳，何也？盖心窍本在舌，以舌无孔窍，因寄于耳。"耳兼通心肾。《圣济总录》载："肾气通于耳，心寄窍于耳，气窍相通，若窗牖然，音声之来，虽远必闻。"《类经》言："耳者，心之窍……肾在窍为耳……耳则兼乎心肾也。"在经络联属的基础上，耳与肝肺建立联系。肝脉络于听脉。《医学心悟》言："然足厥阴肝、足少阳胆经皆络于耳。"《素问·六元正纪大论》指出"木郁之发……甚则耳鸣眩转，目不识人，善暴僵仆"，《素问·脏气法时论》说"肝病者……虚则目䀮䀮无所见，耳无所闻"，元代朱丹溪认为"耳聋属热，少阳、厥阴热多"，清代俞根初有"凡肝气有余，发生胆火者，症多口苦胁痛，耳聋耳肿"之论，以上这些均是耳肝联络之论。肺为声音之主，太阴肺经亦络于听脉。《难经·四十难》云："申者，西方金，金者肺，肺主声，故令耳闻声。"金元时期李东垣在《脾胃论》中指出"耳者……肾之窍也，乃肾之体而肺之用"；明代李梴在《医学入门》中认为"肺主气，一身之气贯于耳，故能为听"；清代尤在泾《静香楼医案》曰"肺之络，会于耳中"；清代沈金鳌在《杂病源流犀烛》中论及"肾窍于耳，所以聪听，实因水生于金。盖肺主气，一身之气贯于耳"。脾主运化与升清，耳窍受清气即水谷精微以保持清灵。《素问·通评虚实论》论耳鸣症云"头痛耳鸣，九窍不利，肠胃之所生也"，金元时期李东垣指出"胃气一虚，耳目口鼻俱为之病"。清代景冬旸《嵩崖尊生全书》记载："脾胃一虚，耳目九窍不利，故治脾为耳症第一要义。"实际上，耳与整个脏腑系统密切联系。如元代罗天益《卫生宝鉴》所论："五脏六腑，十二经脉有络于耳者。"

最后，耳关乎少阳枢机。人体气机，在六经视角下，有着独特的运行途径与规律。六经六气的"开阖枢"使人体的气机保持着动态平衡，任何一经出现问题，都会导致整体气机的失常。在六经"开阖枢"理论体系中，少阳、少阴为枢，其中少阳居阴阳之间，是阴阳转换之关隘与表里沟通的枢机。《素问·热论》记载："少阳主骨，其脉循胁络于耳。"从标本根结而言，耳与少阳关系甚密切。《灵枢·根结》曰："少阳根于窍阴，结于窗笼。窗笼者，耳中也。"在根结体系中，耳是少阳之"结"，是少阳经气之所归与上极之处，故刺激耳区可对少阳气机产生一定的调节作用，进而以其少阳枢机之能调节全身气机。《素问·六节藏象论》有言："凡十一脏，取决于胆也。"少阳与胆，对于六经和五脏六腑具备"牵一发而动全身"之用。在各种病理状态下，人体出现气机紊乱、脏腑失调时，耳与少阳可以成为治疗的切入点。

二、历代"籍耳"诊断病证的经验

早在《黄帝内经》时代，医家即已通过观察耳以判断人体的生理、病理和脏腑的功能状态。《灵枢·师传》记载："肾者，主为外，使之远听，视耳好恶，以知其性。"耳部视诊的要素包括位置、大小、厚薄、形态及颜色等。《灵枢·阴阳二十五人》有以耳色推测人体气血状态的记载："手少阳之上，血气盛则眉美以长，耳色美，血气皆少则耳焦恶色。"《灵枢·论疾诊尺》记载了以耳部脉色揣度小儿疼痛类疾病："婴儿病……耳间青脉起者，掣痛。"《灵枢·卫气失常》有以耳形质察骨病说："耳焦枯受尘垢，病在骨。"后至三国时期，华佗《中藏经》记载了"籍耳"可判疾病之危候，如"黑丁者，起于耳前，状如疤痕，其色黑，长减不定，使人牙关急，腰脊脚膝不仁，不然即痛"，又如"肾绝，大便赤涩，耳干脚浮，舌肿者，六日死"。

唐宋时期，孙思邈对《黄帝内经》"肾者，主为外，使之远听，视耳好恶，以知其性"之论进行了临证观察与验证，并在此基础上，结合前人经验与自己的临证体验，对"以耳测肾"进一步细化。孙思邈指出"耳大小、高下、厚薄、偏圆则肾应之"。从厚薄坚脆而论，孙思邈认为，"耳薄者则肾脆，脆则伤热。热则耳吼闹，善病消瘅""耳坚者则肾坚，肾坚则肾不受病，不病肢痛"。在耳的位置、大小、形状、纹理等方面，其认为"耳前者则肾高，高则实，实则肾热；耳后陷者则肾下，下则腰尻痛，不可俯仰为狐疝""耳高者则肾偏，偏欹则善腰尻痛""耳好前居牙车者则肾端正。端正则和利难伤""正黑色小理者肾则小，小即安难伤……粗理者则肾大，大则虚，虚则肾寒，耳聋或鸣，汗出腰痛，不得俯仰，亦伤以邪"。宋代《备急灸法》引孙氏之言，记载了"籍耳"区情况判断病情预后之论："其人面目带黄黑，连耳左右，年四十以上百日死。"

明清时期，医家"籍耳"诊病之经验进一步丰富，尤其有清一代，耳诊经验更加系统、详实。明代医家王肯堂继承前人，其著作《证治准绳》中记载："凡耳轮红润者生，或黄、或黑、或青而枯燥者死，薄而白、薄而黑者皆为肾败。"明代龚廷贤的《小儿推拿秘旨》以耳之征象论小儿生死："青色横目及入耳，此证应知死；耳内生疮黑斑出，医人休用术。"及至清代，耳诊成为中医诊断体系中的重要组成部分。清代张振鋆《厘正按摩要术》本"有诸内，必形诸外"之义，提出耳背分部与五脏对应的观点，立《察耳》专篇，对如何利用耳郭诊断疾病进行了详细论述，该篇中附有耳背穴位图，其图是世界医学史上首次印载之耳穴图。通过此书，我们可知古人在机体体表与内脏相关规律的指导下，切实观察到了肢体和内脏相关病变在耳区出现的反应。例如张振鋆对于痘疹（即天花）的辨治，即结合了对耳的颜色、温度和耳背络脉的变化的观测。《厘正按摩要术·察耳》记载："耳上属心，凡出痘时宜色红而热，若色黑寸白而冷，其筋纹如梅花品字样，从皮上出者，皆逆也；耳下属肾，凡出痘时其色宜红紫带冷，不宜淡黄带热，如筋纹梅花品字样为顺，如蚤咬芝麻之形者为险逆难治之候。"继张振鋆之后的汪宏，重视继承前人的经验，以中医基本理论为据，从耳部的色、形入手，对"籍耳"诊病的经验和理论加以概括、阐发，并从微观和宏观两个层面进行了系统的论述。在结合中医基础理论与耳区观察的基础上，汪氏提出了耳部色泽变化合于五行且应乎五脏的观点。汪氏的经验主要记载于其所著的《望诊遵经》一书，该书中的"诊耳望法提纲"是专门讨论耳郭望诊的章节。该提纲记载："若夫耳形之诊，当以厚而大者为形盛；薄而小者为形亏。肿起者，邪气实；消减者，正气虚。润泽则吉，枯槁则凶。合之于色，亦可辨其寒热虚实。……黄赤者，多热气；青白者，少热气；黑色者，多血少气；黄赤为风，青黑为痛；白为寒，属分五行，亦应乎五脏。……下消则耳轮焦干，肠痈则耳轮甲错。"清代程杏轩《医述·杂证汇参》记载："耳者肾之窍，察耳之好恶，知肾之强弱。肾为人之根本，故耳轮红润者生；或黄、或白、或黑、或青而枯者死；薄而白、薄而黑，或焦如炭者，皆为肾败。"也是对前人以耳测脏的继承与发挥。同时，在清代，"籍耳"诊断痘疹类传染病并以耳判别这些疾病顺逆预后之法以歌诀形式在民间流传，如"耳后红筋痘必经，紫筋起处痘沉沉。兼青带黑尤难治，十个难求三五生"。这些易于传诵的歌诀具备良好的科普性，有效提升了耳诊的影响范围。此外，清人对前人"耳门黑气入口者""青色横目及入耳，此证应知死；耳内生疮黑斑出，医人休用术""黄色黡点如拇指应耳者""（耳）黑如炱者"等通过耳郭判断疾病预后的经验也进行了一定的总结。

三、古人"籍耳"治疗疾病的经验

耳与人体脏腑、经络系统联系密切，耳不但可以反映相应的脏腑、经络病变，刺激耳区一定的部位，还可以调节脏腑、经络的状态，起到防治疾病的作用。在现存古代医学文献中，从《黄帝内经》至明清医籍，可见较丰富的应用耳郭治病的相关记载。古人对耳区的干预方法集中于针灸、放血、按摩、塞药、吹耳等，可治疗的病症涉及内、外、儿、五官、急救诸科。

（一）不同耳穴疗法

1. 针灸法

《灵枢·厥病》记载："耳聋无闻，取耳中。"唐代孙思邈在《备急千金要方》中记载："耳中穴，在耳门孔上横梁是，针灸之，治马黄黄疸，寒暑疫毒等病。""治卒中风口喎方。以苇筒长五寸，以一头刺耳孔中，四畔以面密塞之，勿令泄气。一头纳大豆一颗，并艾烧之令燃，灸七壮即瘥。患右灸左，患左灸右，千金不传。"《世医得效方》记载了"赤眼，挑耳后红筋"以及"灸法治口喎……耳垂下麦粒大艾炷三壮，左灸右，右灸左"之法。《针灸大成》则记载了"针耳门治龋齿，唇吻强"的方法，同时杨氏提及可取耳尖治眼病："耳尖，穴在耳尖上，卷耳取尖上是穴，治眼生翳膜。"此外，民间还有灯火灸耳区角孙穴及针刺耳轮治痄腮，针刺耳背治烂喉痧，针刺耳垂治红眼病（急性细菌性结膜炎），油浸灯芯灼灸耳尖治结膜炎、角膜炎等相关经验记载。

2. 放血法

《灵枢·五邪》记载了以耳脉刺血治肝相关病症："邪在肝，则两胁中痛。寒中，恶血在内，行善掣，节时肿。取之行间以引胁下，补三里以温胃中，取血脉以散恶血，取耳间青脉以去其掣。"《灵枢·厥病》记载了刺耳治头痛："厥头痛，头痛甚，耳前后脉涌有热，泻出其血，后取足少阳。"

3. 按摩法

《苏沈良方》记载了摩耳保健："摩熨耳目，以助真气。"《东医宝鉴》记载了摩耳补肾以防病："以手摩耳轮，不拘遍数，所谓修其城郭以补肾气，以防聋聩也。"在儿科，针对耳区的按摩手法有黄蜂入洞、猿猴摘果、双凤展翅等。《小儿推拿秘旨》中有以黄蜂入洞法（指按两耳门）发汗通经以及以猿猴摘果（二指提扯耳尖与耳垂）清热除痰的记载。《厘正按摩要术》中有以双凤展翅法治肺经受寒之记载。《小儿推拿广意》也记载了"赤凤摇头""二龙戏珠"（提搓双耳轮）等法。

4. 塞药法

《肘后备急方》有塞药入耳进行急救的记载："救卒死而目闭者，骑牛临面，捣薤汁灌之耳中，吹皂荚鼻中，立效。"《世医得效方》言塞耳可治疗脚气、牙痛，该书载："治血风、蛀牙……点药少许，随痛边塞耳内。""脚气……以甘遂块塞耳。"《理瀹骈文》一书中可见"半夏、蛇蜕塞两耳治少阳症疟疾""衄血……延胡塞耳，左衄塞右，右衄塞左"的应用记载。民间尚有以烧酒滴耳治疗牙痛、耳塞磁铁治疗耳聋、耳鸣等经验流传。

5. 吹耳法

《素问·缪刺论》记载了以针刺结合吹耳治疗邪客五络的方法："以竹管吹其两耳，剃其左角之发方一寸燔治，饮以美酒一杯，不能饮者灌之，立已。"《肘后备急方》记载吹耳急救法："卒魇寐不寤……以芦管吹两耳，并取病人发二七茎作绳，纳鼻孔中，割雄鸡冠取血，以管吹入咽喉中，大效。""救卒死尸厥……以管吹其左耳中极三度，复吹右耳三度，活。"《世医得效方》记载了"以管吹其两耳"对自缢和溺水者进行急救的方法。

自《黄帝内经》以降，"籍耳"诊治疾病的方法在中医古籍中多有记载，历代医家在继承前人的基础上，对耳诊与耳区干预疾病有一定的发挥与丰富，这些宝贵的经验流传至今，是我们在临床与科研中传承精华的重要内容。

（二）所治疗脑病的种类

中医"籍耳"治疗的脑病主要包括头痛、中风、晕厥和惊痫。

1. 头痛

耳部刺血治疗头痛。《灵枢·厥病》曰："厥头痛，头痛甚，耳前后脉涌有热，泻出其血，后取足少阳。"

2. 中风

采用管状物（竹管、芦管和笔管）吹耳法治疗中风（古称尸厥）。《素问·缪刺论》曰："尸厥……不已，以竹管吹其两耳。"《肘后备急方》曰："救卒死尸厥……以管吹其左耳中极三度，复吹右耳三度，活。"《医学入门》曰："尸厥百会一穴美，更针隐白效昭昭。外用笔管吹耳……不针百会，针上星亦同。"《绛雪园古方选注》曰："邪客于四脏一腑之络，乃为尸厥者，以心肾为水火络，肺脾为天地络，胃为中土络。此五络皆会于耳中，上络左角。若阴阳相离，不能交会，则身脉动而形无知，其状如尸。当刺五络之井，不已，先以竹管吹耳，以通五络之会。"

耳部灸法治疗中风导致的口眼歪斜。《备急千金要方》曰："治卒中风口㖞方。以苇筒长五寸，以一头刺耳孔中，四畔以面密塞之，勿令泄气。一头纳大豆一颗，并艾烧之令燃，灸七壮即瘥。患右灸左，患左灸右，千金不传。耳病亦灸之。"《世医得效方》载："灸法治口㖞……耳垂下麦粒大艾炷三壮，左灸右，右灸左。"

耳部按摩治疗中风导致的口眼歪斜。《中国医学大辞典》曰："（以衣鱼）摩耳治偏风口㖞，左㖞摩右，右㖞摩左。"

3. 晕厥

薤汁灌耳法和葱刺耳法治疗晕厥。《肘后备急方》记述："救卒死而目闭者，骑牛临面，捣薤汁灌之耳中，吹皂荚鼻中，立效。""用葱刺耳，耳中、鼻中出血者莫怪。"

采用管状物吹耳法治疗晕厥。《世医得效方》记述："救自缢法……更令两人以管吹其两耳，此法最好。"

4. 惊痫

灸耳法治疗小儿惊痫。《卫生宝鉴》载："（小儿惊痫）灸……耳后青丝脉。"

掐耳法治疗惊痫。《针灸大成》载："凡慢惊将危，不能言，先灸三阴交，二泥丸，三颊车，四少商，五少海穴，看病势大小，或三壮、五壮，一壮至七七壮，辨男女右左，十有十活。如急惊、天吊惊，掐手上青筋，煅脐上下，掐两耳，又掐总心穴。"

第四节　脑病耳治的近现代临床研究

周立群教授将脑病耳治专家代表概括为"工农学兵"4 个领域，代表人物是管遵信、李家琪、陈巩荪和黄丽春。

管遵信教授幼承家训，家学渊源。20 世纪 70 年代发明耳穴探测仪。其从事中医针灸教学科研临床工作 60 多年，出版学术著作 14 部，主要科研成果为采用耳穴治疗精神分裂症、癔症、神经衰弱、失眠、头痛、单纯性晕厥（血管抑制性晕厥）、脑震荡后遗症、脑血管意外后遗症等脑病。因出身于工人家庭，被认为是"工"领域的脑病耳治专家代表。

李家琪根据自己的科研实践，系统而大胆地提出压穴理论，创立了耳穴贴压法，治疗的脑病主要为头痛、脑瘫、癫痫和弱智。1985 年，李家琪自筹资金，开办了我国第一所专门治疗低智儿的洛阳智能康复医院并担任院长，通过耳穴治疗脑瘫患儿，在国内外有巨大的影响力，是我国把弱智从不治之症变为可治之症的创始人。因其出身于农民家庭，被认为是"农"领域的脑病耳治专家代表。

陈巩荪在考证耳针历史，发掘古代经验，充实和修改耳穴图，开展耳针麻醉研究、针灸临床治疗、耳穴的电特性研究、耳穴单穴研究，起草《耳穴国家标准》，参与 WHO《耳穴国际标准化》书面讨论，开展对西医院校及外国留学生的针灸教学和扩大针灸国际交流方面做了大量的工作。他采用耳穴治疗的脑病主要为单纯性晕厥、神经衰弱、癔症、头痛、偏头痛。因他长年投入学术研究中，被认为是"学"领域的脑病耳治专家代表。

黄丽春刻苦钻研，努力探索耳穴的奥秘，长年从事耳穴临床与科研。她采用耳穴治疗的脑病主要为神经衰弱、多梦、头痛、头晕、脑震荡后遗症、癫痫、癔症、精神分裂症、忧郁、焦虑、精神紧张、自主神经功能紊乱。因其在军队从事医疗服务，被认为是"兵"领域的脑病耳治专家代表。

神经衰弱是神经官能症中最常见的一种病证，多发于青壮年，治疗时常用耳穴为神门、心、皮质下、枕，心脾不足可配脾，肝郁气滞可配肝，心肾不交可配肾，胃失和降可配胃。

头痛是脑病的常见症状，病因有很多，根据病因可分为功能性头痛与器质性头痛两大类。功能性头痛的发病机制不太明确，如神经衰弱、月经期等；器质性头痛多由炎症刺激或压迫、牵拉等因素作用于头部对疼痛敏感的组织如脑血管、脑神经、脑膜等导致。常用耳穴为耳尖和皮质下，前头痛可配额，偏头痛可配颞，后头痛可配枕。

脑震荡后遗症常用耳穴为神门、肾、皮质下、脑干。恶心呕吐时可配胃。

癫痫常用耳穴为神门、枕、脑干、皮质下、肝、肾。

抑郁常用耳穴为神门、心、皮质下、枕、脾、肝、肾。

失眠常用耳穴为心、神门。根据中医辨证，心肾不交可配肾，心脾两虚可配脾，心虚胆怯可配胆。

第五节　脑病耳治的理论构建

一、耳脑互联

中医认为耳脑互联。《医林改错》说："两耳通脑，所听之声归于脑。"耳通过经脉系统与脑建立联系。《灵枢·口问》说："耳者，宗脉之所聚也。"《灵枢·经脉》曰："膀胱足太阳之脉，起于目内眦，上额交巅；其支者，从巅至耳上角；其直者，从巅入络脑，还出别下项，循肩髆内，挟脊抵腰中，入循膂，络肾属膀胱。""三焦手少阳之脉……直上出耳上角……从耳后入耳中。"《灵枢·邪气脏腑病形》曰："十二经脉，三百六十五络，其血气皆上于面而走空窍，其精阳气上走于目而为睛，其别气走于耳而为听。"膀胱经循行至脑和耳上角，督脉循行至脑，三焦经与膀胱经均循行至耳上角。此外，三焦经还循行至耳后及耳中，膀胱经和督脉在脑相会，从而将耳与脑紧密联系起来。《外经微言》曰："耳属肾而听声，声属金，是耳中有肺之阴也。鼻属肺而闻臭，臭属火，是鼻中有心之阴也。舌属心而知味，味属土，是舌中有脾之阴也。目有五轮，通贯五脏，脑属肾，各会诸体，是耳与脑有五脏之阴也。"《本草新编》曰：

"夫水银入耳则脑烂，岂入脏腑偏能有益乎。此不必辨而自明者也。"

二、耳入通于心，心寄窍于耳

中医认为耳入通于心，心寄窍于耳。《素问·金匮真言论》曰："南方赤色，入通于心，开窍于耳。"《证治准绳》说："心为耳窍之客。"《临证指南医案》也说："心亦寄窍于耳。"

三、心主神明

中医认为心主神明。《素问·灵兰秘典论》记载："心者，君主之官也，神明出焉。"

四、神之用在心，神之体在脑

中医认为神之用在心，神之体在脑。《医学衷中参西录》说："神明之体藏于脑，神明之用发于心也。"

五、脑病病机

脑病病机以神失调为主。癫痫病机为神伤窍闭，辨证以心神失养、脾虚痰阻为主，治以养心安神，化痰开窍，选取耳穴心、脾。抑郁症病机为气郁神颓，辨证以心神失养、肝失疏泄为主，治以养心安神、疏肝解郁，选择耳穴心、肝。

脑病耳治理论构建图示，如图1-5-1。

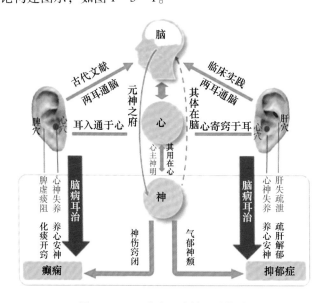

图1-5-1 脑病耳治的理论构建

第二章

现代医学对脑病耳治的阐释

第一节　脑科学和脑图谱

一、脑科学

脑是自然界中最复杂、最精妙的一种开放的复杂超巨体系。对于人类而言，探索和揭示人脑功能的奥秘只有起点，没有终点。

现代神经科学的起点是神经解剖学和组织学对神经系统结构的认识和分析。自 20 世纪 60 年代初作为一门独立的综合性学科诞生至今，脑科学（神经科学）已经发展了半个多世纪。目前，理解大脑的结构与功能已成为 21 世纪最具挑战性的前沿科学问题，脑科学研究对有效诊断和治疗脑疾病具有重要的临床意义，其启发的类脑研究也将推动新一代人工智能技术和新型信息产业的发展。

在过去的几十年里，脑科学不论是在宏观层面还是微观层面都取得了巨大的进步。在微观层面上，把对脑和神经系统的研究深入到细胞、分子水平，可以说是脑科学发展的主要趋势。例如，当今，研究者对与神经信号的发生和传递有紧密关联的基本单元的结构、功能及运转方式，对神经信号传递的关键部位在细胞、分子水平上所发生的事件和过程，对脑的不少重要部位实施功能的神经环路的信号传递、调制及其机制等，已有十分清楚的认识；对基因和神经系统功能间的关系已有许多知识的积累；对困扰人们已久的若干脑及神经系统疾病的病因和发病机制也做了深入的分析。应用无创伤脑成像技术，如正电子发射体层成像（PET）、功能磁共振成像（fMRI），多导程脑电图记录和经颅磁刺激等，检测和分析脑实施功能时不同脑区大群神经元（数以万计的神经细胞）的活动及其动态变化，是脑科学的另一个重要发展趋势。这是在宏观层面上的研究，试图回答不同脑区神经元活动如何协同以实现脑的高级复杂功能，而在病理条件下，这些活动又发生了何种变化，导致了脑功能的紊乱。这是对细胞、分子水平方面研究的重要补充。尽管如此，目前脑科学研究在宏观和微观这两个层次之间仍存在沟壑，即介观层面，需要填补，而那里可能正是大脑奥秘之所在，未来的研究需要贯穿宏观、介观和微观。

我国多年来十分重视发展脑科学。2001 年召开的两次"中华人类脑组织和神经信息学"专家讨论会上，与会专家一致认为我国应尽早加入国际神经信息学工作组织，积极参与"人类脑计划"。同年 10 月，我国成为该计划的第 20 个成员国。2006 年，《国家中长期科学和技术发展规划纲要（2006—2020 年）》将"脑科学与认知科学"列入基础研究的 8 个科学前沿问题之一。2013 年 4 月底，在欧盟、美国相继宣布启动各自的脑计划之后，我国召开了"脑科学发展战略研讨会"，就欧盟、美国的脑计划出台的背景、内容、特点和我国脑科学研究部署情况进行讨论，并结合国内外脑科学新的发展趋势分析了我国脑科学的研究现状、未来发展方向和面临的挑战。2015 年，我国科学家对脑科学与类脑研究（简称"中国脑计划"）的"一体两翼"部署达成初步共识："一体"是指以阐释人类认知的神经基础（认识脑）为主体和核心；"两翼"是指脑重大疾病的研究（保护脑）及通过计算和系统模拟推进人工智能的研究（模拟脑）。2016 年，《"十三五"国家科技创新规划》选择了一批体现国家战略意图的重大科技项目，其中脑科学与类脑研究是重点方向之一，重点围绕脑认知、脑医学、类脑科学开展研究，搭建关键技术平台，抢占脑科学前沿研究制高点。2018 年 3 月和 8 月，我国相继成立了北京脑科学与类脑研究中心和上海脑科学与类脑研究中心，标志着"中国脑计划"拉开了序幕。2021 年 9 月，国家科技部官网发布《科技创新 2030—"脑科学与类脑研究"重大项目 2021 年度项目申报指南》，该指南的发布标志着"中国脑计划"的实施迈出了关键一步。

二、脑图谱

对于大脑功能的研究，一直以来有两种对立的说法：一种是"功能一体论"，认为大脑的所有功能是同时一起工作的；另一种是"功能局部论"，认为大脑的特定部分承担着特定的功能。对后一种说法起推动作用的是 Brodmann 脑图谱。

脑图谱是理解脑的结构和功能的基石。1909 年，德国神经科医生科比尼安·布罗德曼（Korbinian Brodmann）通过大量临床试验和动物实验，根据细胞结构，把大脑皮质划分为 52 个解剖区域，绘制了第一个综合性大脑图谱，这就是经典的布罗德曼分区，或称 Brodmann 脑图谱。这张脑图谱把大脑划分为额叶、顶叶、颞叶、枕叶以及边缘系统等若干区块，成为脑神经科学家研究不同大脑区域与人的感知、语言、运动、情感、意识等生理及心理活动的标准参考模型。

2016 年 6 月，中国科学院自动化研究所脑网络组研究中心绘制出了一张全新的人类脑图谱，该图谱包括246个精细脑区亚区，以及脑区亚区间的多模态连接模式，突破了100多年来传统脑图谱绘制思路，引入了脑结构和功能连接信息对脑区进行精细划分和脑图谱绘制的全新思路和方法，比传统的Brodmann脑图谱精细4~5倍，具有客观精准的边界定位，第一次建立了宏观尺度上的活体全脑连接图谱。

脑成像研究显示，人的心理过程和认知行为是复杂多样的。认知功能定位并不局限于某一特定脑区，而是与脑功能网络密切关联。近些年，基于图论的分析方法推动了对脑功能网络的认识。功能磁共振最新研究发现，脑功能网络具有较大的个体差异性，主要表现在不同功能网络分布空间和连接程度上的差异。因此，在个体水平上进行功能网络的分割和定位十分必要。相对于任务态，静息态功能磁共振具有实施方便、结果稳定性高等优点，是比较常见的功能网络的构建基础。

第二节 现代医学对耳的认识

人耳的结构可分成三部分：外耳、中耳和内耳。在声音从自然环境中传送至人类大脑的过程中，以及耳本身与大脑的联系中，人耳的三个部分具有不同的作用。在本书中，由于主题与篇幅所限，这里仅对外耳进行介绍。

一、外耳的构成

外耳是指能从人体外部看见的耳的部分，即耳郭和外耳道。

1. 耳郭

耳郭即"耳廓"，形似贝壳，分成前外侧面和后内侧面，前外侧面凹陷且不平，后内侧面凸起。耳郭除耳垂部分由皮肤、脂肪与结缔组织构成外，其余均由软骨组成，软骨外覆软骨膜和皮肤。耳郭借韧带、肌肉、软骨和皮肤，对称地附着于头颅侧面，左右各一，与头颅约成30°夹角。

耳郭下端的下垂部分无软骨，仅由皮肤、脂肪和结缔组织构成，叫作耳垂。耳郭的前外侧面凹凸不平，其向前卷曲的游离缘名为耳轮，耳轮脚起于外耳门的上方。耳轮前方，与其平行的弓状隆起叫对耳轮，两者之间的凹沟名为耳舟。对耳轮上端分叉为对耳轮（上、下）脚。脚间的凹陷称为三角窝。对耳轮前方的深凹名为耳甲，它被耳轮脚分为上部较小的耳甲艇和下部较大的耳甲腔。耳甲腔通入外耳门。外耳门前方的小结节名耳屏，对耳轮前下端的突起叫作对耳屏。耳屏与对耳屏之间的凹陷名为屏间切迹；耳屏与耳轮脚之间的凹陷是耳前切迹。耳郭的后内侧面稍膨隆，表面的凹陷和隆起与前外侧面的隆起和凹陷略相对应。耳郭后内侧面的皮下组织稍疏松，皮肤的移动性较前外侧面大。

2. 外耳道

外耳道是自耳甲腔深处的外耳门向内侧延伸到鼓膜的弯曲管道。外耳道外侧端为耳甲腔底的外耳道口，内侧端为鼓膜，成人外耳道长 2.5 ~ 3.5 cm，由软骨部和骨部组成。软骨部约占其外 1/3，骨部约占其内 2/3。成人的外耳道呈"S"形弯曲，外段向内前而微向上，中段向内向后向下，内段向内向前微向下。检查外耳道深部或鼓膜时，需将耳郭向上提起，使外耳道的骨部和软骨部呈一条直线方容易窥见。成人的外耳道有两处较狭窄，一处为软骨部与骨部交界处，另一处为骨部距鼓膜约 0.5 cm 处，也称外耳道峡。外耳道最狭窄的部位在骨性外耳道的中段。新生儿的骨性和软骨性外耳道未发育完全，一般由纤维组织构成，较狭窄且容易塌陷，往往呈裂隙状。

外耳道皮下的软骨后上方有一缺口，由结缔组织构成。其前壁有 2 ~ 3 个垂直的、由结缔组织填充的裂隙，可增加耳郭的可动性。外耳道骨部的顶壁由颞骨鳞部组成，其深部与颅中窝仅隔一层骨板。外耳道骨部的前下壁由颞骨鼓部构成，其内端形成鼓沟，是鼓膜紧张部的附着处。鼓沟并非完整的环，其上部有缺口，名鼓切迹。

外耳道皮下组织甚少，皮肤与软骨膜和骨膜附着较紧。外耳道骨部皮肤很薄，稍厚的软骨部皮肤富有皮脂腺、毛囊和耵聍腺。

3. 外耳的神经、血管及淋巴

外耳的神经有耳大神经、枕小神经、耳颞神经及迷走神经耳支分布，其中主要为耳颞神经和迷走神经。耳颞神经分布于外耳道的前半部，故牙病等的疼痛可传至外耳道。迷走神经耳支分布于外耳道的后半部，故当刺激外耳道皮肤时，可引起反射性咳嗽。这些神经在皮内形成密集的神经网，由神经网发出的神经纤维在表皮形成感觉神经末梢，因此，耳郭皮肤对各种感觉都很敏感。

外耳的血液由颈外动脉的颞浅动脉、耳后动脉和上颌动脉供给，上颌动脉只供给外耳道，耳郭的前后面分别由颞浅动脉和耳后动脉供给。静脉伴动脉走行，汇流至颈外静脉，部分血液可回流至颈内静脉，耳后静脉可经乳突导血管与乙状窦相通。

外耳的淋巴汇入耳前、耳后、耳下、颈浅及颈深淋巴结上群。

二、外耳的胚胎发育

1. 耳郭

耳郭在胚胎发育的第 5 周由下颌突尾部和舌骨弓头部表面出现的 6 个小丘状隆起演变而来，在第 7 周时开始增大、分化、融合，约在第 12 周形成耳郭基本形态，随着面部的发育，耳郭位置逐渐移向外侧和头部。

2. 外耳道

自胚胎发育的第 6 周开始，外耳道外侧端由第一咽裂向内逐渐凹陷，在第 26 周时达全长的 1/3，在内侧端因组织增生形成坚硬的耳栓（Meatal Plug）再耳道化，第一咽裂外胚层上皮向内逐渐延伸，直至与从内向外扩展的中耳腔内胚层隔以薄层间充质相遇而形成完整的外耳道，9～10 个月时完成全过程。有研究者总结临床工作发现外耳道发育可能有另外的方式：耳道内、外侧段分别发育，然后连接、整合。

三、外耳的功能

耳郭主要功能有两种，它既能抵御外来物体以保护外耳道和鼓膜，还能起到从自然环境中收集声音并导入外耳道的作用。当声音向鼓膜传送时，外耳道能使声音增强。此外，外耳道具有保护鼓膜的作用，耳道的弯曲形状使异物很难碰到鼓膜，耳毛和耳道分泌的耵聍也能阻止进入耳道的小物体触及鼓膜。外耳道的平均长度为 2.5 cm，可控制鼓膜及中耳的环境，保持耳道温暖湿润，也能使外部环境不影响和损伤中耳和鼓膜。

值得一提的是，除上述传统观点外，半个多世纪以来，聚焦耳郭的耳部全息与耳穴研究逐渐兴起。1957 年，法国医生诺吉尔博士于《德国针术杂志》发表题为"形如胚胎倒影式的耳穴分布图谱"的论文，提出耳郭状如人类胚胎的倒影，像一个头部在下、臀部在上的倒立胎儿，耳郭上有许多穴位按照这个规律分布，在人体出现病变后，耳郭相应部位皮肤的电阻会发生变化。1958 年，《上海中医杂志》刊发了耳全息穴位分布图谱。此后，尤其是近 30 多年，国内加强了对耳穴的研究与应用，1992 年中华人民共和国国家标准《耳穴名称与部位》（GB/T 13734—1992）发布；2008 年修订版《耳穴名称与定位》（GB/T 13734—2008）发布。2012 年世界针灸学会联合会发布行业国际标准《耳穴》。

第三节　脑病耳治的现代解读

目前，关于脑病耳治的现代研究多从耳郭神经分布及刺激该神经后神经冲动传导入脑这个点切入。

在解剖学研究方面，由于耳郭神经的起源、分支部位、分支数目、走行方向、长度、宽度与相关神经、血管等结构关系因人而异，目前的解剖学研究只能给出正常人体的大致比例。虽然也有多种不同版本的耳郭神经图谱，但这些图谱所描述的神经走向与分支仅是一种大体而模糊的判断与描述，且不同图谱所呈现的耳郭神经走向也略有差异。同样，耳郭内、外侧面的神经支配由于耳郭神经分布的个体差异，在不同教科书与耳郭图谱中也存在差异，各图谱主要是提供一种分布模式的绘图。一个未经解剖的正常活体耳郭的神经、血管、淋巴等结构模糊而复杂。例如，耳大神经在胸锁乳突肌后缘中点上方浅出、中点浅出、下方浅出的比例数是有差异的，以中点上方浅出者最多，中点下方浅出者次之，中点浅出者最少，因种族、人群不同，其比例也有差异。其他结构也存在类似的生理变异问题。

体表接受感觉的神经主要来自外周神经，而耳郭分布的感觉神经主要来自三叉神经、面神经、舌咽神经和迷走神经等，因此，从理论上讲，经耳郭皮肤表面刺激该类神经均可对人体产生局部和全身的调节效应。值得一提的是，在该类神经中，目前围绕迷走神经耳支开展的研究占绝大多数，且大多数研究与脑病及脑功能有关。大量研究表明，刺激耳甲部的迷走神经可激活脑干的孤束核（nucleus tractus solitarus，NTS），即迷走神经传入纤维将神经冲动传递到 NTS，在 NTS 中继后，再上传到中缝背核、臂旁核、海马、前额叶皮质等与抑郁症、癫痫、失眠等脑病相关的脑区。

中 篇

脑病耳治的实践创新

第三章

脑病耳治研究方法与技术

第一节 功能磁共振成像技术

1985 年，Taylor 和 Bushel 设计并实现了弥散加权成像（diffusion-weighted imaging，DWI）。1986 年，法国学者 Denis Le Bihan 首先在活体上进行 DWI。1990 年，斯坦福大学的 Michael Moseley 在猫 MCAO 模型中的研究证实在常规 MRI 尚未显示脑梗死的病灶时，DWI 即可明确显示病灶，并由此引发了 DWI 诊断超急性脑卒中研究的热潮，临床医师们也因此意识到了功能成像的概念与作用。

早期以 SE 序列为载体的 DWI 非常耗时，平面回波成像（echo planar imaging，EPI）与 DWI 的结合解决了这一难题，使得 DWI 成了临床常规的检查方法。1994 年，Basser 等发表有关弥散张量成像（diffusion tensor imaging，DTI）的论文，提出利用 DTI 技术，可以显示脑内神经传导束的形态。1996 年，实现了人脑 DTI。与 DWI 同期，灌注成像由于能够获得血液的动力学信息而得以推广。1990 年，贝尔实验室的塞基·奥格瓦在诺贝尔奖得主李纳斯·鲍林（Linus Pauling）及其同事查理·科耶尔（Charles Coryell）的研究基础上提出了"血氧水平依赖法"。

第二节 BOLD-fMRI 脑成像

一、基于 BOLD 的功能磁共振成像

Kwong，Bandettini 和 Ogawa 分别领导的三个独立研究小组，在 1992 年分别发表了在磁共振下利用血氧水平依赖（blood oxygen level dependent，BOLD）对比进行人脑皮

质活动研究的文章。自此开启了功能磁共振影像研究领域的大门。由于该方法可以无创地研究大脑皮质功能活动，无须任何外源性造影剂，并且具有空间分辨率高等优点，很快成为神经科学和神经影像学领域最为流行的实验方法之一。目前在磁共振下主要采用 EPI 序列采集 BOLD 信号。在介绍 EPI 序列实验参数如何设定之前，先简单介绍几个磁共振序列参数中常用的缩写：回波时间（echo time，TE），重复时间（repetition time，TR）。各向同性（iso tropic）是指体素大小为长宽高相等的采集方式，即图像中每一个像素对应空间中一个长宽高相等的正方体空间中所采集到的信号。

在不同场强下，BOLD 效应最佳、信噪比最高所对应的 TE 是不同的。通常在 3T 下为 30 ms 左右，1.5 T 下为 50 ms 左右。在确定 TE 之后，可以根据不同磁共振机型的性能来调整层面内分辨率。

由于大部分的实验数据最后将采取组分析的模式，在预处理过程中会对图像进行分辨率的统一调整、空间平滑、将个体空间内的数据变换到标准脑空间等多个步骤，所以常用的序列参数中，以各向同性的空间分辨率为主。当每一层的 TE 固定之后，每一层的采集时间也就确定了下来，从而在一个设定的 TR 内，能够采集的最大层数也就确定了。以平行于前后联合为采集平面的采集方式为例，如果想让视野（field of view，FOV）包括整个大小脑，需要在层面方向上有 130 mm 左右的覆盖范围。因此，在 3T 下，当 TR 设为 2 000 ms，采用常规 GRE-EPI 序列可以采集约 33 层的图像，每一层图像对应的厚度一般为 3.75 mm（层厚 + 间隔）。如果要求各向同性的话，则层面内 FOV 可以设为 240 mm × 240 mm，数据采集矩阵为 64 × 64，这样图像上每一个像素所对应的体素大小为 3.75 mm × 3.75 mm × 3.75 mm（图 3 - 2 - 1）。当 TR 设为 3 000 ms 时，层数可以增加到 43 层左右，每一层图像对应的厚度为 3 mm，即可覆盖全部大小脑的区域。相对应的，层面内 FOV 可以设置为 192 mm × 192 mm，数据采集矩阵为 64 × 64。当 FOV 需要增大时，为了保证各向同性的采集，也需要相应增大数据采集矩阵的点数。

在单个 TR 内的参数确定之后，就需要确定实验的时间长度。由于机器扫描时的物理状态（例如温度等）会影响 EPI 序列采集数据的质量，所以通常在数据正式采集之前，序列会自动执行一段时间的预扫（dummy scan）。在这段时间内，机器只进行扫描而不重建图像，以达到"暖机"和稳定受试者状态的效果。在任务态 fMRI 实验中，这段时间是不算在实验时间之内的。因为磁共振扫描仪会在预扫结束之后再给脑功能刺激仪发送"刺激开始"的信号，所以在计算采集次数（measurement）时，这部分时间不需要考虑进去，直接计算任务刺激开始到结束所需要的总时间即可，用这个总时间除以 TR 即得到所需的采集次数。而扫描之前的序列所需时间，则是采集图像的总时间加上空扫的时间。（图 3 - 2 - 2）

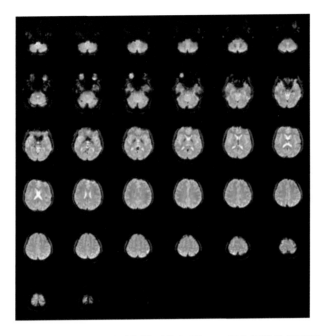

图 3 - 2 - 1 常规 EPI 序列采集得到的 3.75 mm 各向同性的 BOLD 数据

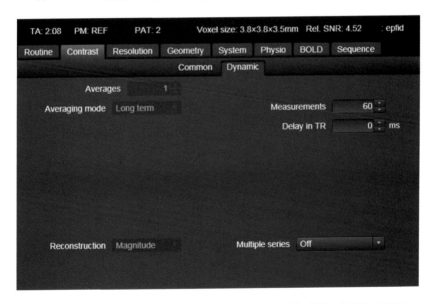

图 3 - 2 - 2 TR 为 2000 ms，60 个采样点时的总采集时间，包括 8 s 预扫

对于静息态来说，数据采集到底多长时间合适，一直是大家所关心的问题。扫描时间增长，会导致受试者的配合度下降，带来头动增大、数据质量下降等问题。而扫描时间缩短，则会降低数据统计计算的可靠性。2015 年 Mueller 等人针对这一问题进行了详细的研究并发表了文章。其研究结果显示，如果只采集 5 min 的静息态数据，可靠性只有 0.4，10 min 时可以接近 0.5，15 min 才能达到 0.6，而 30 min 时可靠性才能达到0.7。因此，在受试者能够配合、磁共振系统稳定性足够的情况下，静息态功能磁共振数据肯定是采集时间越长所得到的结果越可信。但要根据具体实验条件以及受试者的配合情况来酌情调整。

二、BOLD 磁共振脑成像的多层技术

常规的 EPI 扫描技术用于 BOLD 数据采集已经有十几年的历史了，受限于采集原理，BOLD 数据在时间、空间分辨率上必须相互妥协。想要采集高时间分辨率的 BOLD 信号，只能降低空间分辨率和采集覆盖范围。而提高空间分辨率的时候，势必要牺牲时间分辨率，延长 TR。因为在固定 TE 的情况下，要想采集更多的层数，TR 必须延长。而由于 BOLD 信号对 TE 的要求，使得我们无法采用 K 空间部分采样的方法，通过缩短 TE 来减少每一层的采集时间。

2015年，西门子公司在磁共振领域首次发布了同时多层成像技术（simultaneous multi-slices，SMS），磁共振扫描自此从单次单层采集时代跨入了单次多层采集的时代。这一技术的发展也使得 BOLD 数据采集的时间得以缩短、空间分辨率得以提高。SMS 技术中有三个主要部分：多带激励（Multi-band excitation）、变换 FOV（Blipped-FOV）的相位编码以及鸡尾酒重建技术（CAIPIRINHA）。其中，多带激励是通过将多个频率的射频脉冲整合在一起，实现同时激发多个不同采集层面。同时激发多个层面所得到的信号直接进行重建，得到的会是多层叠加在一起的图像。要想获得不同层面的信息，需要在采集层面上有足够密度的线圈通道数，通过线圈通道数对不同层面信号的探测灵敏度进行解算。目前，采用 SMS 技术采集 BOLD 信号时，通常需要20通道（头颈联合）以上的线圈才能达到比较理想的信噪比。采用常规的相位编码方式，进行快速磁共振成像的敏感性编码（Sensitivity encoding for fast MRI，SENSE）或广义自动校准部分并行采集（Generalized autocalibrating partially parallel acquisition，GRAPPA）重建，会使得在解算多个层面的时候，在某些区域产生较大的解算误差。而采用变换 FOV 的相位编码和鸡尾酒重建技术，可以去除这一影响，实现不损失信噪比的多层同时采集，为提高 BOLD 信号的时间、空间分辨率提供新的方案。（图3-2-3）

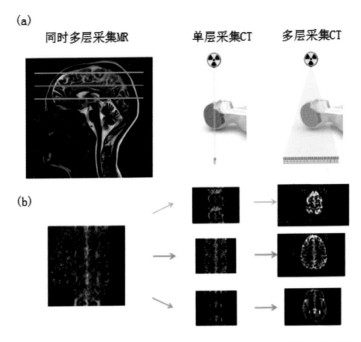

**图 3 - 2 - 3　同时多层磁共振成像技术中的变换 FOV 的相位编码和鸡尾酒重建技术
BOLD 时空分辨率改变所带来的影像**

三、SMS-BOLD 技术在 fMRI 实验中的应用

图 3 - 2 - 1 为一个采用传统单次单层采集模式所得到的 TR 为 2000 ms、分辨率为
3.75 mm 各向同性的 BOLD 图像。而 SMS 可以被应用于提高时间分辨率、空间分辨率
或者同时提高二者。如果我们把多层采集加速因子全部用于空间分辨率的话，可以得
到如图 3 - 2 - 4 的图像。该图像 TR 仍为 2000 ms，多层采集加速因子为 4，空间分辨率
达到了 1.5 mm 各向同性。从图像上我们可以看出，功能影像的分辨率已经十分接近我
们常规进行灰白质分割所采用的高分辨 3DT1 结构像。

在常规的 3.75 mm 各向同性的分辨率下，靠近人体空腔部位（例如靠近额窦的前
额叶，靠近内耳道的颞叶等）的 BOLD 信号，受到磁敏感伪影的影响会产生很大的变
形和信号丢失的现象，这种现象随着场强的提高会变得更加严重。具有高阶匀场线圈
和多通道射频发射技术的磁共振设备可以在一定程度上减少磁敏感伪影的影响。而当
使用 SMS 技术将空间分辨率提升后，更薄的层厚也使得磁敏感伪影对图像变形的影响
大大减少。从图 3 - 2 - 4 中可以看出，前额叶和颞叶皮质的大部分信号都可以显示，
比不使用 SMS 所采集到的图像信号更加完整。而这些区域都具有十分重要的高级认知
功能，能够准确采集到这些区域的信号，对脑科学的研究有重要意义。

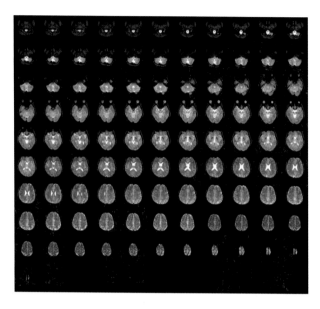

TR 为 2000 ms，空间分辨率 1.5 mm×1.5 mm×1.5 mm，108 层。

图 3 - 2 - 4 采用 SMS 技术采集得到的 BOLD 图像

使用高分辨 BOLD 信号进行任务态 fMRI 实验时，我们可以得到更加精确的功能区激活结果。从图 3 - 2 - 5 中可以看到，当将任务态（手掌抓握运动，30 s 运动、30 s 休息，重复 3 遍，TR 为 2000 ms）fMRI 所计算得到的激活图覆盖在结构像上后，SMS-BOLD 所采集到的 2 mm 各向同性分辨率数据所得到的激活区域主要分布在灰质皮质的区域。而常规 BOLD 序列所采集的分辨率为 3.75 mm 各向同性的 BOLD 数据，其任务态 fMRI 激活结果会有部分阳性结果显示在白质或者周围相邻的区域，这说明采用 SMS 技术采集会得到更高的空间分辨率，可以提高 fMRI 实验的准确性。

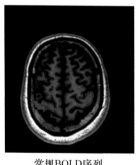
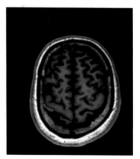

常规BOLD序列   SMS-BOLD序列

常规 BOLD 序列空间分辨率为 3.75 mm 各向同性，SMS - BOLD 序列空间

分辨率为 2 mm 各向同性，TR 均为 2000 ms。

图 3 - 2 - 5 手掌抓握运动任务激活图

由于 SMS 技术依然是 2D 采集模式，因此层厚和信噪比的对应关系仍然遵守常规 2D 采集序列的物理学原理，即同样条件下，层厚越薄，采集到的水分子信号越少，信号强度越弱。因此，当提高空间分辨率时，我们还需要保证图像的信噪比，以达到更好的实验效果。在后面的章节中会介绍 fMRI 数据的处理方法，无论是任务态所得到的反映统计显著性的 t 值，还是静息态数据处理所得到的功能连接的相关系数，其可靠程度都与数据采样点数有直接的联系。数据采样点数越多，计算得到的统计值越可靠。在以往传统的数据采集模式下，要想获得更多的数据采样点，只能延长数据采集时间。使用 SMS 技术后，多层采集所带来的优势，可以同时应用于时间和空间分辨率上，在提高空间分辨率的同时，也提高时间分辨率，在同样长的时间内获得更多的采样点，保证最终统计结果的准确性。

图 3 - 2 - 6 所示为一个手掌抓握运动任务的结果，当分辨率为 2 mm 各向同性，TR 为 3000 ms 时，常规 BOLD 激活区的统计显著性较低，且结果中包含一些噪声所导致的激活区。而在同样分辨率下，使用 SMS 技术将 TR 缩短为 750 ms 后，激活区的显著性明显升高，在提高图像结果显示的阈值后，假阳性区域被很好地去除了。这说明 SMS 技术在高时间分辨率和高空间分辨率上的共同应用，不仅可以保证信噪比，还可以提高结果的准确性。

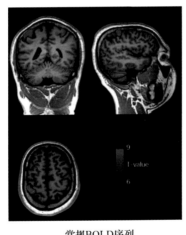
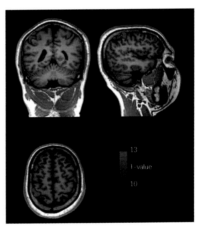

常规BOLD序列　　　　　　　　　　　　SMS-BOLD序列

常规 BOLD 序列 TR 为 3000 ms，SMS – BOLD 序列 TR 为 750 ms。空间分辨率均为 2 mm 各向同性。

图 3 - 2 - 6　手掌抓握运动任务激活图

SMS 改变了传统 BOLD 信号采集的模式，使我们可以获得更高时间、空间分辨率的 BOLD 信号，为影像学的研究开拓了一个新的领域。在数据处理方面，部分原有的工具也需要随之更新。例如数据量倍增之后，需要保证数据处理系统有足够的内存来读取和运算数据。有些后处理软件只能输入各层面的采集顺序来进行时间矫正。而多层同时采集技术，使得多个层面在同一时间点采集，需要读取文件中每一层采集的时间信息来进行更准确的时间校正等，在使用各种后处理软件进行 SMS-BOLD 数据处理的时候，需要格外注意。

第三节　常见的脑成像数据分析方法

一、低频振幅和低频振幅积分

静息态脑功能磁共振成像（resting-state cerebral functional magnetic resonance imaging，rs-fMRI）是探测人脑功能的一种新技术，通过它可研究人们知之甚少的大脑自发活动规律，现已成为人脑研究中的一项热点。

低频振幅（amplitude of low frequency fluctuation，ALFF）可以在体素水平上考察自身时间序列，从而反映大脑自发神经元活动的局部特征。其通过考察每一个体素的时间序列在特定频率段内的波动能量，即局部脑活动波动的幅度，反映局部神经元的自发活动情况。

对于任一体素的时间序列，首先将其分解为不同频率成分的线性组合，公式如下。

$$x(t) = \sum_{k=1}^{T} \left[a_k \cos(2\pi f_k t) + b_k \sin(2\pi f_k t) \right] \qquad 式(3-3-1)$$

$$ALFF = \sum_{k:f(k) \in [0.01, 0.08]} \sqrt{\frac{a_k(f_k)^2 + b_k(f_k)^2}{T}} \qquad 式(3-3-2)$$

由于脑室和大血管附近存在一些生理噪声，低频振幅的数值也很高，为了有效抑制脑室和大血管等区域的低频振幅，从而有效提高灰质敏感性，Zou 等人提出了低频振幅积分（fractional amplitude of low frequency fluctuation，fALFF），即计算每个体素时间序列低频振幅（如 0.01~0.08 Hz）与全频段振幅（如 0.01~0.25 Hz）的比值。由于脑室、脑池和大血管等区域能量在各频段上分布较均匀，而灰质部分低频段的能量占有很大比例，因此灰质部分的 fALFF 要高于脑室、脑池和大血管等区域。

对于上述的时间序列，fALFF 可通过如下公式计算：

$$fALFF = \sum_{k:f(k) \in [0.01, 0.08]} \sqrt{\frac{a_k(f_k)^2 + b_k(f_k)^2}{T}} \Big/ \sum_{K=1}^{T} \sqrt{\frac{a_k(f_k)^2 + b_k(f_k)^2}{T}}$$

$$式(3-3-3)$$

需要指出的是，Zuo 等用类内相关系数（intraclass correlation，ICC）对 ALFF 和

fALFF 这两个方法的重测信度（test-retest reliability）进行了评价，发现这两种方法在大部分灰质区域上的重测可靠性都很高，而在大部分白质区域重测可靠性较低。这些发现也为静息态下的自发低频振荡来自神经元活动提供了进一步的证据，同时也表明这两种度量在刻画自发神经元活动局部特征时具有很好的重测可靠性。

二、局部一致性

局部一致性（Regional Homogeneity，ReHo）分析方法是由臧玉峰等开发研究的一种新的图像处理方法，用于衡量全脑每个单一体素与其周围相邻体素（7 个、19 个或27 个体素）在时间序列活动上的一致性，刻画脑自发活动的局部特征，提供用功能磁共振成像研究大脑局部连接性的方法。基于功能分离的原则，ReHo 可用于度量静息态脑自发活动在空间局部范围内的同步性，其原理是：假设在一定条件下，功能区内相邻体素在同一时间序列中的 BOLD 信号随时间变化具有相似性，则可从活动一致性的角度反映神经元自发活动的协同功能。

目前 ReHo 计算的指标包括如下 2 个：①基于 Kendall 和谐系数（Kendall's Coefficient of Concordance，KCC-ReHo），KCC 的计算依赖于时间序列的时域特征，对时间序列间的相位差敏感；②基于相干的方法（Coherence ReHo，Cohe-ReHo）来测量静息态低频振荡的局部一致性，相干只考虑时间序列之间的幅度关系而忽略相位关系。

ReHo 可以用于观察任务态和静息态下的脑功能活动，其增高或降低均提示该脑区自发神经元活动同步性与协调机制可能异常，有助于我们更好地理解疾病相关的脑功能。局部一致性方法已被应用于多种疾病的研究，如注意缺陷多动障碍（attention deficit and hyperactive disorder，ADHD）、阿尔茨海默病（Alzheimer's Disease，AD）、精神分裂症等。Zang 等发现静息态下 ADHD 患者的右侧额下回、左侧感觉运动区、双侧小脑、右侧扣带回前部、双侧脑干和正常对照组相比，脑功能活动强度有差异；He 等发现静息态 AD 患者的后扣带回与健康人相比较，神经活动的局部一致程度明显减低。

三、图论

静息态脑网络研究多采用功能连接的方法来测量功能脑区之间的关系。基于"种子"体素分析的功能连接方法，是最常用的一种分析方法，它能识别出与"种子"体素功能相关的脑区，但不能描述多个脑区之间的内在相互联系。研究表明，将图论相关知识应用于全脑分析是描述和定量分析脑区间功能连接的一种直观有效的方法。

图论（graph theory）是目前复杂网络分析领域最主要的数学工具。在图论中，一个复杂网络可以表述为一个图。图由节点集合和边集合构成。度是对节点互相连接统计特性最重要的描述，也反映重要的网络演化特性。节点的度越大则该节点的连接就越多，节点在网络中的地位也就越重要。

Jiang 等在研究从静息态转移到运动任务态时的脑网络时，提出一种改进的脑功能连接的分析方法：利用基于图论的网络模型描述脑功能连接，把各个脑区视为网络中的节点，分别计算各个节点与其他节点之间的连接强度，然后得到其他节点作用于该节点的总连接强度。该节点的总连接强度越大，说明其在网络中与其他节点的联系越紧密，即功能上更加相关。

在全脑分析中常借用图论的知识，将研究的脑区或像素视为节点，两两之间的连接信息用加权矢量或标量来表示，进而研究全脑网络属性。为了测量节点 i 和 j 之间的连接度 η_{ij}，我们采用最简单的、彼此之间的距离呈指数相关的方法，测量两个节点之间关系的强度怎样随着距离下降，见式（3-3-4）。

$$\eta_{ij} = exp(-\xi d_i) \qquad 式（3-3-4）$$

式中，ξ 是一个真正的绝对常数，它是根据 Lopez 和 Sanjuan 的研究所做的主观选择，在这里，固定 $\xi = 2$。d_{ij} 是两个节点之间的距离，根据双曲线相关方法来计算，见式（3-3-5）。

$$d_{ij} = (1 - c_{ij})/(1 + c_{ij}) \qquad 式（3-3-5）$$

式中，c_{ij} 代表两个节点之间的 Pearson 相关系数（即平均时间序列中交叉相关的两个）。根据这种方法，我们可以用节点 i 和其他所有节点的连接度之和作为图中节点 i 的总连接度 Γ_i，见式（3-3-6）。

$$\Gamma_i = \eta_{i1} + \eta_{i2} + \cdots + \eta_{in} \qquad 式（3-3-6）$$

该公式描述了节点 i 接受的特定网络的信息量。具有较高的 Γ 值意味着在脑网络中此脑区与其他脑区功能更相关。这样，在不同的脑活动状态下通过检测一些特定脑区的 Γ 值可能会发现整个脑功能连接网络的变化。

四、功能连接

功能连接的概念最早由 Friston 教授等人从电生理研究扩展到功能影像领域，并将其划分为功能连接（functional connectivity）和有效连接（effective connectivity）。功能连接衡量不同脑区之间是否存在连接关系，而不考虑相互作用的方向性，常用的算法有基于种子点的功能连接分析方法、主成分分析等；有效连接衡量脑区间的关系是如何传递的，考虑脑区之间相互作用的方向性，常用的算法有结构方程模型、动态因果模型等。

1. 基于种子点的功能连接分析

功能连接定义为两个空间上远距离的脑区之间血氧水平信号波动的时域相关性。与 fMRI 分析不同，功能连接不需要比较实验条件和基态。研究发现，大脑组织结构的改变不一定会导致其功能的异常，基于 DTI 影像学的研究方法只能检测大脑的结构水平的物理性损伤，但是无法预测患者临床症状。因此，针对多种疾病的国际研究逐渐转向对大脑内源性功能构造的探索，而功能连接为我们研究疾病的脑损伤机制提出了切实可行的方法，可定量测量基线状态下神经元之间的自发性交互作用，可以反映大脑内部结构连接及功能构成，这有利于我们研究大脑功能异常及临床症状。目前流行的功能连接的分析有两类方法，一类是如 PCA、ICA 等的多元分析法，另一类是种子点相关性分析法，时域下的种子点相关性是应用最为广泛的度量脑区之间是否存在相互依赖关系的重要指标之一。

种子点相关性分析的一般步骤如下。

（1）数据预处理。一般数据预处理包括以下几个步骤：

1）为了保证长时间磁共振成像图像稳定性，剔除每个受试的前十个时间点的图像；

2）几何位移矫正以及头动矫正，一般我们选择剔除头动平移 > 3 mm 或转动 > 3°的图像数据；

3）将数据配准到标准空间，一般情况下进行 fMRI 数据的处理时，需要大量受试者参与，但是不同受试的大脑功能图像中同一位置的体素并不能代表解剖结构上的同一大脑区域，所以在进行数据处理之前，需要先将不同受试的所有数据都配准到同一标准空间，并将图像重采样为各向同性体素。一般将数据配准到加拿大蒙特利尔神经科学研究所（Montreal Neurological Institute，MNI）研发的 MNI 模板；

4）采用高斯函数对数据进行空间平滑，以有效地减弱随机噪声对 fMRI 信号的影响，提高数据的信噪比。fMRI 数据的空间平滑一般选用三维高斯函数，通常选用半峰全宽（full width at half maximum，FWHM）为 6 mm 或 8 mm 的高斯核函数进行空间平滑；

5）对 fMRI 数据进行去线性处理，以减弱由于机器长时间工作导致升温或者受试的不适应而存在的线性漂移；

6）一般采用频率范围为 0.01 ~ 0.08 Hz 的带通滤波器对数据进行时域带通滤波，由于静息态 fMRI 信号的频率主要集中在 0.01 ~ 0.08 Hz 范围内，所以采用 0.01 ~ 0.08 Hz 的带通滤波器去除与呼吸、心跳等有关的生理噪声。

7）进行线性回归，去除 9 个协变量，包括白质、脑脊液、全脑、头动信号（6 个）。

（2）选取感兴趣区域（regions of interest，ROI）。在功能连接度分析中，ROI 一般根据解剖知识或者激活区选取，或者在强先验假设的实验得到大脑激活区的基础上，提取获得 ROI。

（3）相关性分析，对于每个受试，用 ROI 内的参考时间序列与全脑其他体素做相关性分析。首先求出 ROI 的时间序列作为参考时间序列，然后将参考序列与全脑中体素进行相关性分析，相关系数计算采用 Pearson 相关系数，计算公式见式（3-3-7）。

$$cc = \frac{\sum_{i=1}^{N} (r(i) - \bar{R}) \cdot (S_i - \bar{S})}{\sqrt{\sum_{i=1}^{N} (r(i) - \bar{R})^2 \cdot \sum_{i=1}^{N} (S_i - \bar{S})^2}} \qquad 式（3-3-7）$$

其中，r 是参考时间序列，S 是给出体素的时间序列信号，$\bar{R}$ 和 $\bar{S}$ 是参考时间序列和当前体素的时间序列的均值。一般设定一个阈值，如果计算出的相关系数超过该阈值，则认为这两个核团之间存在功能连接，若低于阈值，则认为没有功能连接。有时，为了使功能连接分布正态化，对相关系数会通过 Fisher 变换公式标准化为近似的正态分布，计算公式如式（3-3-8）。再通过 Lowe 提出的方法转换为标准正态分布，由于各个时间点之间的数据是不独立的，有时还会通过 Bartlett 分解定理对自由度进行校正。

$$F = \frac{1}{2} \ln \frac{1+r}{1-r} \qquad 式（3-3-8）$$

功能连接分析对神经科学有重要意义，基于功能磁共振成像的功能连接分析已广泛应用于人脑感觉、认知、情感机制以及功能网络组织结构的研究中，也广泛应用于解释诸如癫痫、阿尔茨海默病、老年痴呆、多发性硬化症等神经精神疾病。在针刺研究中，功能连接度分析常用于研究刺激任务中多个激活脑区之间的相关性、多个脑区之间是如何相互作用构成一个神经网络来执行相应的功能。通常情况下我们认为某个脑区具有其特定的功能，但是为什么在多种针刺条件下都会引起其激活，这也是利用功能连接需要解决的问题。

2. **基于格兰杰的因果有效连接分析**

在针刺相关的研究中，功能连接虽可以从一定程度上反映针刺效应对于大脑网络的协同作用的加工机制，但该方法无法描述不同脑区之间连接的方向性和强度。有效连接一般定义为一个神经单元通过直接或间接方式对其他系统可能发挥的影响，有效连接比功能连接能更加清晰地反映脑区之间的相互作用以及信息在脑区间的传递。

格兰杰因果分析（Granger causality analysis，GCA）由 Granger 从经济学领域提出，Friston 将其引用到神经科学领域，它可以详细描述大脑中枢神经的因果传导通路，继而进一步诠释大脑对信号的协同加工机制作用模型。由于格兰杰因果分析仅利用实际观测数据就可得出变量间的因果关系而无须先验神经传导关系模型，近年来在功能磁共振成像领域显示出强大的功能，并获得广泛应用。格兰杰因果分析的基本思想是平稳时间序列 X 的过去如果能预测平稳时间序列 Y 的将来，那么就称 X 对 Y 有因果影响，即 X 是 Y 的因，其因果关系定义为"依赖于使用过去某些时点上所有信息的最佳最小二乘预测的方差"。多元格兰杰因果分析算法（Multivariate Granger Causality Analysis，mGCA）是一种改良的格兰杰因果分析方法，该方法通过建立感兴趣脑区时间序列之间的多元自回归模型计算得到直接转移矩阵，从而描述多个脑区之间的格兰杰因果关系。

第四节　脑　电

脑电技术是利用人脑的生物电现象原理，通过电极采集、捕捉脑内活动的电信号，以时间追踪性强为特征，目前广泛应用于认知、睡眠等医学、航空等领域的一项研究诊断技术。

一、脑电的定义和电极定位

（一）脑电和脑电图概念

脑电是指脑细胞进行的自发和诱发性的综合性的节律性电活动。脑电图是将这种电活动的电位作为纵轴，时间作为横轴，通过特殊的专用放大器放大信号后记录下来的电位与时间相互关系的平面图（图 3－4－1）。

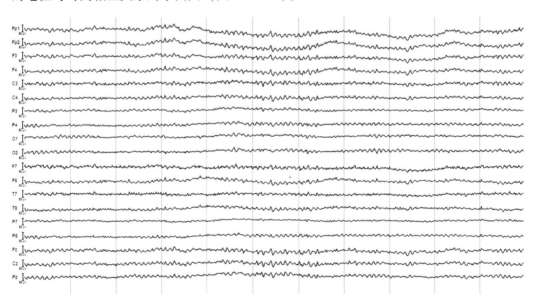

横轴代表时间，纵轴代表电位，每一横向条带代表一个导联，每个竖线间间隔 1 s。

图 3－4－1　正常脑电图

（二）正常脑电图的特征

正常脑电图由 α 波和快波组成，慢波只有少数、散在性 θ 波，占 10% ~ 15%。α 波主要分布于枕顶区，快波分布于额、颞前区。左右对称部位的波幅差通常不超过 20%，频率差异不超过 10%。

（三）电极定位、导联与通道

前额代号为 Fp1、Fp2，额部代号为 F3、Fz、F4，中央部位的代号为 C3、Cz、C4，顶部代号为 P3、Pz、P4，枕部和侧额部依次为代号 O1、O2 和 F7、F8，颞和后颞部位代号为 T3、T4 和 T5、T6，耳部代号为 A1、A2。如图 3 – 4 – 2。目前医学试验与临床以三十二导和六十四导为主要导联，有便携式和台式，可满足研究和临床的不同需求。

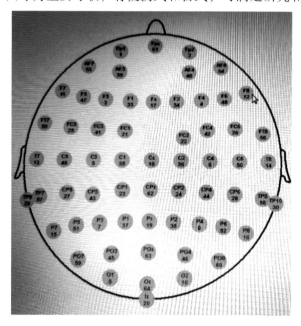

图 3 – 4 – 2　电极定位

二、脑电的发现和原理

1924 年，Berger 首次对人的脑电信号进行了观测和描述，并成功记录了有规律的电活动，并把受试在静息态时主要出现于枕部和顶部的频率和振幅分别为 10 Hz 和 50 μV 左右的波形命名为 α 波，把受试在睁眼注视物体时出现的频率和振幅分别为 18 ~ 20 Hz 和 20 ~ 30 μV 的波形命名为 β 波。1935 年，Gibbs 等人发现处于癫痫发作状态的癫痫患者的脑电信号中会出现 3 Hz 左右的棘慢复合波，开启了脑电图在临床诊断中应用的序幕。1936 年，Walter 发现安置在脑肿瘤部位的电极记录到的信号中出现了慢波，并指出即使不开颅，根据慢波出现的部位也能准确地定位脑肿瘤的位置，拓展了脑电图在临床中应用的范围。

大脑内部的神经元是神经冲动传导的主要承载者。神经冲动主要通过电传导和化学传导这两种方式进行传导。神经元在静息态时，细胞膜外呈稳定的正电位，细胞膜内呈稳定的负电位。当动作电位产生时，细胞膜外的正电位变成负电位，而细胞膜内的负电位变成正电位，神经元的兴奋部位与静息部位之间出现电位差，从而产生动作电流，实现神经信号在神经元内部的传递。当突触前神经元的冲动传递到突触末梢时，突触前膜内的突触小泡破裂并释放出神经递质，神经递质通过突触间隙，与突触后神经元的受体结合，产生突触后电位，实现神经信号在神经元之间的传递。总的来说，头皮记录到的脑电是神经元群体突触后电位活动的总体表现。

神经元活动如果要形成脑电需满足以下两个条件：①神经元活动同步；②神经元活动电场方向一致。目前认为，皮质内、外锥体细胞层（第三层和第五层）具有比较典型的开放电场结构，容易在头皮产生脑电；而由于皮质的其他各层、内侧丘核团和中脑核团存在比较典型的封闭电场结构，因此很难在头皮产生脑电。脑电信号中蕴含着丰富的节律信息，通过这些信息人们可以深入地了解大脑内部的功能状态和活动规律。通过对脑电信号进行分析和处理，从中提取有效的特征参量来反映大脑不同的活动状态，已成为医学研究和临床诊断的重要手段。脑电信号不同类型的节律以及它们与各种脑部疾病之间的关系，自脑电图诞生以来，就一直是研究者关心的问题。脑电图中的波形通常按照频率来进行分类，按照频率划分，一般有 δ（1～3 Hz）、θ（4～8 Hz）、α（9～13 Hz）、β（14～30 Hz）和 γ（31～80 Hz 以上）五个波段，分别出现在不同的情况下。

δ 波：频率 1～3 Hz，幅度 20～200 μV。这种波常见于婴儿、智力发育不全的人，正常人在睡眠和极度疲劳的状态下也会出现该波，但一般情况下，正常成年人处于清醒的状态下检测不到该波。δ 波为超低频慢波，可在颞叶或者顶叶记录到。

θ 波：频率 4～8 Hz，幅度 5～20 μV。这种波常出现在刚要进入睡眠时精神比较放松的状态下，而且在成年人意愿受挫或者是精神抑郁时以及精神患者中极为显著。θ 波也是青少年（10～17 岁）脑电波的主要成分，一般可在颞叶、顶叶记录到。

α 波：频率 9～13 Hz，幅度 20～100 μV。它是节律性脑电波中最明显的波，整个皮质都可产生 α 波。正常人在清醒、安静和闭眼时该波最为明显，当睁眼、思考问题或者受到其他刺激时，α 波立即消失而代之以快波。

β 波：频率 14～30 Hz，幅度 100～150 μV。β 波在额叶、颞叶以及中央区比较明显，在额叶的幅值最高。β 波常出现在精神紧张或者情绪比较亢奋激动的时候。当人从睡眠中惊醒的时候，β 波会很快出现，代替原来的慢波。

γ 波：频率 31 ~ 80 Hz，波幅范围不定。在清醒并且专注于某件事时，该波较为明显。在多个脑区均可记录到该波，尤以额区和中央区明显。

三、脑电图的分类及分析方法

（一）分类

脑电分为静息态脑电和任务态脑电，任务态脑电又称事件相关电位（event-related potential，ERP）。凡是外加一种特定的刺激作用于机体感觉系统，在给予刺激或撤销刺激时，在脑区神经细胞所引起的电位变化，称为事件相关电位。ERP 波幅很弱，通常只有微伏级别，埋伏在 EEG 信号的背景中，需要用一定的方法提取出来。

（二）分析方法

静息态脑电可进行功率谱分析（PSA）、时域和频域分析、功能连接分析、微状态和溯源等指标分析。ERP 分析包括失匹配负波（mismatch negative，MMN）、错误相关负波（erorr – related negativity，ERN）和关联性负波（contigent negative variation，CNV）等。根据 ERP 的形成原理，通过对受试者受刺激后的脑电信号的叠加、平均，提取 ERP 波形后除以叠加次数，即可得到 ERP 的原波形。

（三）脑电分析方法步骤

1. 预处理

主要步骤包括参考电极的转换、滤波、浏览数据、分段、基线矫正、去掉波幅过大的分段和叠加平均。浏览数据是指查看有无坏电极和去掉漂移大的时间段数据；静息态数据分析时不需要基线矫正步骤；滤波是非常重要的一步，要注意滤波器的选取及滤波范围的选取。

2. 基本原则

每一步没有特别严格的次序要求，但是基本原则要注意。浏览数据不可采用完全自动化方式，有时需要手动删除漂移片段。如果需要降低采样率，建议先滤波再执行降低采样操作。重参考时，如果重参考电极夹有坏电极，需要先插补；全脑做参考时，必须没有坏电极或者插补后再做。

四、脑电图采集注意事项

（一）电极帽的佩戴

根据头围大小，选择大小合适的电极帽。

（二）采集注意事项

采集前告知受试者应休息充分，试验过程中保持清醒，注意力要集中；不可以在饥渴状态采集数据；向受试者解释脑电采集对人体无损伤、无痛感，从而消除受试者的恐惧心理，减少干扰。

（三）眼动干扰

如果需要减少或消除眼动干扰，采集时可以要求受试者闭眼，并注意环境温度，避免受试者出汗或打寒战。如图3-4-3所示，下凹的波形即是眨眼干扰波。

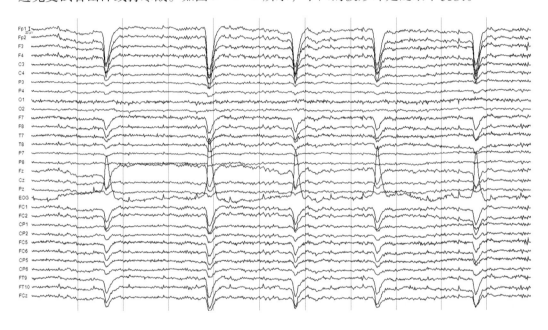

图3-4-3 眨眼干扰波

（四）肌电干扰

开始采集即嘱咐受试者尽量不动，手机关机、试验室关门以营造一个安静无干扰的氛围，减少突发刺激引起头动、躯体四肢不自主活动导致的肌电干扰。如图3-4-4中的密集黑色波条带即为头动的肌电干扰。

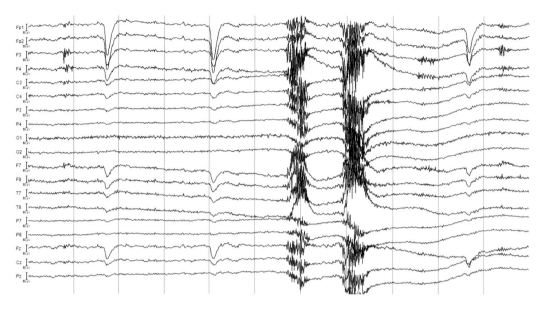

图 3 - 4 - 4　肌电干扰

五、脑电在脑病中的应用研究进展及前景

大量的研究显示，不同脑区间存在着神经振荡的相位同步，而神经元群的相位同步已经被大量的实验证实可以促进不同脑区之间的信息交流，以及增强神经突触可塑性。同时，单个脑区某个节律的振荡往往不是单独发挥作用，而是与该脑区其他节律互相联系从而产生某种功能。神经振荡对不同的认知功能有不同的贡献，这取决于它们在大脑中的位置以及它们发生的参数（幅度、频率、相位、相干性）。众所周知，神经信息传递是大脑处理信息的重要一环，在已知大脑的解剖神经网络结构后，人们更需要了解大脑解剖通路中不同脑区间神经信息是如何流动的，EEG 技术提供了定量且更具客观性的支持。

频谱分析是一种将复杂信号分解为较简单信号的技术。许多物理信号均可以表示为许多不同频率简单信号的和。找出一个信号在不同频率下的信息（如振幅、功率、强度或相位等）的做法即为频谱分析。从频谱可以看出一个信号是由哪些频率的弦波所组成，也可以看出各频率弦波的大小及相位等信息。脑电图在本质上是由振荡构成的活动，这些振荡活动是混合在时域脑电图中的，由此我们可以通过频谱分析得到脑电图数据的频谱信息，即从时域转换信号进入频域。频谱分析是进一步研究的基础分析，如连接性分析和空间网络分析等，应用较多的一种频谱分析是傅里叶变换。

大脑区域之间的有效沟通是大多数认知功能所不可或缺的。大量证据表明，区域间神经通讯异常与脑部疾病有关，例如癫痫、阿尔茨海默病和帕金森病（Parkinson disease，PD）。因此，连接分析是认知的重要组成部分——神经科学的研究方法之一。实际上，所有的连接措施都基于统计上的相互依赖信号。皮尔逊相关系数两个或多个电极之间的脑电图信号分析是衡量连通性最简单的方法，但在实践中很少使用。相干性分析是较为常用的一种连接分析方法，其可观察不同脑区的相似频率及相似程度，并由此判断脑区间的连接强度。两导信号之间相干值越大，表示脑区之间联系越大，同步化活动程度越高。由于脑电相干值可探讨不同脑区间的联系程度，提供早期脑功能异常的客观指标，且操作简单、价格易接受，故具有广泛的应用前景，目前已用于焦虑症、抑郁症、精神分裂、自闭症等多种精神疾病研究。

微状态分析开始于 20 世纪 80 年代，是相对较新的技术，它充分利用了丰富的脑电信号空间信息。静息态脑电图的地形图没有随时间而变化，有几种固定的模式被称为微状态，每一个微状态通常持续 100 ms 左右。只要有 4~8 个不同的微观状态，就能解释大约 80% 的静息态脑电图数据。微状态分析认为，多通道 EEG 记录是一系列准稳态的微状态，能评估大尺度脑网络功能，并且这些网络的损坏与数种精神障碍有关。微状态分析采用多通道电极的地形图拓扑结构定义状态的方法，同时考虑所有电极信号建立功能状态的全局表征，为 EEG 信号提供了多种新的量化方法，具有潜在的神经生理学意义。已有研究证明 EEG 时间序列特征在行为状态、人格类型、精神障碍方面有差异。大多数静息态 EEG 的研究报告四个典型微状态：右额 – 左后部（A）、左额 – 右后部（B）、中额 – 枕叶（C）和中额（D）地形图。Britz 等人指出，微状态 A、B、C、D 分别对应与语音加工、视觉网络、凸显网络、注意网络相关的静息态网络。一项早期研究发现，使用自适应分割技术检查抑郁症患者的微状态，与对照组相比，抑郁症患者微状态持续时间减少。

综上，EEG 分析可作为客观神经生理生物指标，为脑系疾病的研究提供一种新的方法，这些指标可能进一步用于评估治疗效果或设计靶向治疗。上述研究结论表明，EEG 中存在很多有用的信息，然而有许多不一致的研究结论。因此，进一步深入分析 EEG 对研究脑病具有重要意义。

第五节　基于脑肠轴治疗相关脑病

脑肠轴是胃肠和大脑之间相互作用的双向调节系统，是沟通腹部脏器与大脑的桥梁，在脑肠轴理论支持下，研究发现，多种疾病与脑肠轴相关；进一步研究发现，包括针灸在内的多种干预措施通过调节脑肠轴可以产生相应疗效，改善身体整体机能；

部分研究发现，早期针灸干预可延缓相关胃肠疾病的进程。

一、脑肠轴概念及其发展

脑肠轴是将胃肠道与大脑联系起来的神经-内分泌网络，中枢神经系统可以通过脑肠轴将信号冲动下传以调节胃肠功能，同时肠神经系统又可通过脑肠轴反作用于中枢神经系统，即脑肠轴具有双向调节作用，这种双向调节过程又称脑肠互动。

早在千年前的《黄帝内经》和《伤寒论》中就有关于脑肠相关的类似论述。《素问·热论》曰："二日阳明受之，阳明主肉，其脉侠鼻络于目，故身热目疼而鼻干，不得卧也。"说明了阳明胃经受邪可导致失眠。《伤寒论》云："阳明病多汗，津液出，胃中燥，大便必硬，硬则谵语。"论述了胃肠系统疾病会导致神志的异常。中医理论中讲肝气犯胃会出现腹痛、腹胀等消化不良症状，进一步体现了情绪对胃肠系统的影响。

1833 年 William 提出"凡是压抑或干扰神经系统的恐惧、愤怒都可引起胃分泌的抑制和明显延缓胃的消化和排空"。1897 年 Cannon 观察到情绪对胃肠运动的影响，提出脑与胃肠运动联系的概念。后来在动物脑内发现多种活性肽，并证实有些活性肽也存在于胃肠组织内，如神经降压素、脑啡肽等；相反，一些胃肠激素活性肽也被证实存在于脑内，如胆囊收缩素、铃蟾素等。英国科学家 Langley 于 1921 年首次提出肠神经系统概念，Ewart 在 1984 年报道了第一个脑肠关系模型，并提出胃肠组织的信息可迅速传递到大脑，达到肠-脑互动的效果。1989 年在英国剑桥皇后学院举行的脑-肠互动研讨会，对脑-肠相互作用的神经解剖学、功能和病理生理研究进行了集中展示。随着神经胃肠学的正式创建，脑肠轴的概念被确立，使得精神心理与胃肠相互影响的理论有了长足的发展。

二、生理病理机制

脑肠交流的途径包括自主神经系统（如肠神经系统和迷走神经）、神经内分泌系统、下丘脑-垂体-肾上腺（HPA）轴、免疫系统和代谢途径（图 3-5-1）。自主神经系统是外周神经系统的一个分支，通过交感和副交感系统的协调互补反应来调节必要的内脏过程。肠道神经系统（ENS）是自主神经系统的一个分支，它的发现标志着在更好地理解中枢神经系统（CNS）和胃肠道之间的双向通信方面取得了重大的科学进展。ENS 被称为"身体的第二个大脑"，对稳定肠道健康至关重要，ENS 通过肠道神经元和与 CNS 的连接来维持。肠道菌群和 CNS 之间的双向交流是由肠-脑轴介导的，这种交流可以被肠道菌群调节。

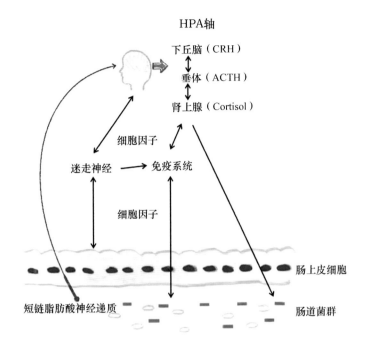

HPA轴

HPA轴：hypothalamus – pituitary – adrenal axis，下丘脑 – 垂体 – 肾上腺轴。

CRH：corticotropin – releasing hormone，促肾上腺皮质激素释放激素。

ACTH：adrenocorticotropic hormone，促肾上腺皮质激素。

Cortisol：皮质醇。

图 3 – 5 – 1 大脑与肠道菌群的双向调节作用

在肠道内，微生物可以产生神经活性化合物，如神经递质［例如 γ-氨基丁酸（γ-aminobutyric acid，GABA）、去甲肾上腺素（Norepinephrine，NE）、多巴胺（dopa-mine，DA）和 5-HT］、氨基酸（例如酪胺和色氨酸）和微生物代谢物（例如短链脂肪酸和4-乙基苯基硫酸盐）。这些代谢物可以通过门脉循环与宿主免疫系统相互作用，影响代谢和（或）影响 ENS 的局部神经元细胞和迷走神经的传入通路，这些通路可直接向大脑发出信号。肠道微生物群也可以影响肠道屏障的完整性，而肠道屏障控制着信号分子从肠道腔到固有层（包含免疫细胞和 ENS 神经元的末端）或到门脉循环的通道。在一些神经精神疾病中，如焦虑症、自闭症谱系障碍和抑郁症，肠道屏障的完整性会被破坏。在神经系统中，压力可以激活涉及神经元的下丘脑分泌激素，促肾上腺皮质激素受体（CRH）进入大脑或门户循环，触发释放促肾上腺皮质激素（ACTH），然后启动合成和释放皮质醇。皮质醇调节神经免疫信号反应，进而影响肠道屏障的完整性。应激激素、免疫介质和中枢神经递质可以激活 ENS 神经细胞和迷走神经传入通路，从而改变肠道环境和微生物组成。

同时，微生物可以诱导宿主产生代谢物和神经递质，这些代谢物和神经递质介导

肠道 - 大脑信号，并可以自己产生神经活性化合物。微生物来源的分子通过迷走神经的神经通路向大脑发出信号或调节免疫系统。例如鼠李糖乳杆菌产生 GABA 并调节大脑中的 GABA 受体（即 GABAA2 和 GABAB1b 受体），在小鼠中已被证明能减轻类似抑郁和焦虑样行为，但在健康人中未能改善应激症状。长双歧杆菌 NCC3001 已被证明可以改善肠易激综合征患者的情绪变化，上调脑源性神经营养因子（brain-derived neuro-trophic factor，BDNF），增强肠道神经系统（ENS）的神经元可塑性，并减少小鼠的焦虑和抑郁样行为。上述几种现象中的每一种都需要完整的迷走神经信号。在其他情况下，直接机制仍有待探索。例如，脆弱拟杆菌已知能改善小鼠的类似焦虑的行为、重复行为和交流。脆弱拟杆菌的影响部分是由于 4-乙基苯基硫酸盐（4-EPS）的减少导致的，它可以调节小鼠的类似焦虑的行为。短链脂肪酸（SCFAs）可以参与调节小胶质细胞成熟的基因，并诱导小鼠的形态变化。

许多横断面研究表明，患有各种神经系统疾病的个体与健康个体的肠道菌群组成不同。此外，神经系统疾病的临床前模型已经能够再现肠道菌群组成的变化，并表明人类肠道细菌可能有助于小鼠的行为和大脑病理，但还需要进一步的工作来确定这些表型背后的机制。研究已经确定了可以改善疾病症状的益生菌的特性，以及在小鼠中影响疾病进展的细菌和细菌因素的鉴定。这为进一步的人类研究提供了一个模板。重要的是，脑肠轴的交流贯穿于整个生命过程，这在神经发育疾病［如自闭症谱系障碍（autism spectrum disorder，ASD）］、神经变性疾病（如 PD 和 AD）和行为疾病（如抑郁和焦虑）中都可以看到。下面，我们将简要描述目前已知的关于细菌在相关脑病中的作用及其基于脑肠轴的相关治疗。

三、基于脑肠轴治疗相关脑病

（一）癫痫

癫痫是一种以具有持久性的致病倾向为特征的慢性脑部疾病。反复或持续癫痫发作可导致神经受损，遗留神经功能残障，严重影响癫痫患者身心健康和生活质量。目前癫痫发病的确切机制尚不清楚。肠道菌群可通过免疫机制调控宿主对癫痫发作的易感性。神经元特异性抗体在免疫性癫痫的发病中起了重要作用。免疫调控和肠道菌群重建可能是未来治疗免疫性癫痫的重要策略和参与者。动物实验和临床研究均表明免疫反应的激活参与了免疫性癫痫的发病机制，一些癫痫和惊厥发作患者的血清和脑脊液中被证实存在自身免疫性抗体和炎症细胞因子。

肠道菌群移植（faecal microbiota transplantation，FMT）近年来也是比较受关注的话题之一。FMT 是指通过加入外来菌群，重建个体肠道菌群来达到患者的内稳态。2017年有报道称，1 例患有克罗恩病合并 17 年癫痫病史的患儿，如果不按时服用抗癫痫药物，每年会有 2~3 次全身性癫痫发作，给予 FMT 治疗后，患儿在未服用抗癫痫药物的条件下，在随访的 20 个月中，无癫痫发作。动物实验表明，慢性应激会导致肠道菌群组成的改变（例如梭菌丰度增加，双歧杆菌属及乳杆菌属减少），并且将慢性应激老鼠的肠道菌群移植至无菌小鼠和假应激老鼠的肠道内，会导致受体者癫痫的易感性增加，而将假应激老鼠的肠道菌群移植到慢性应激大鼠的肠道内，能部分对抗慢性应激的致痫作用。这些研究表明，FMT 在未来可能会成为治疗癫痫的一种手段。

有研究认为，癫痫的发作会导致神经元损伤，而神经元的损伤是癫痫难治、频发的原因之一。小胶质细胞所释放的转化生长因子、血小板衍生生长因子、表皮生长因子、BDNF 可对神经元起到保护作用，而小胶质细胞的损伤可以通过肠道微生物在一定程度上得到修护，由此看来，肠道微生物的某些成分，对神经系统发挥着有益的作用。Rothhammer 等发现微生物代谢物可以限制小胶质细胞和星形胶质细胞的致病活性，并抑制中枢神经系统的炎症反应，进而有可能起到减少癫痫发生的作用。已有研究表明，小鼠海马的小胶质细胞可通过激活 Toll 样受体 9（Toll-like receptor 9，TLR9），减轻癫痫痉挛的发作。TLR9 是一种已知的可识别微生物 DNA 的天然免疫系统的模式识别受体。因此，通过免疫炎性途径，以肠道微生物为介质，可能是未来治疗癫痫的一个切入点。

在神经递质机制方面，有研究表明可以用 GABA 激动剂治疗癫痫持续状态。兴奋性毒性谷氨酸（glutamic acid，Glu）作用于 N-甲基-D-天冬氨酸受体、Kainate 受体、α-氨基-3-羟基-5 甲基-4-异噁唑丙酸受体可诱导癫痫的发作。在边缘性癫痫发作时选择性 DA 再摄取抑制剂及选择性 5-羟色胺再摄取抑制剂（SSRI）分别通过海马多巴胺受体 D2 及 5-HT1a 受体发挥抗惊厥作用。这些研究表明改变神经递质的表达可以起到调控癫痫的作用。而肠道菌群可以生成神经递质并调节其活性，这可能为包括癫痫在内的多种神经系统疾病的治疗提供新的指导。

Peng 等的研究认为双歧杆菌和乳酸菌对癫痫患者来说是一个保护因素，可以降低癫痫的发作频率；Zhang 等的研究认为肠道细菌为治疗难治性癫痫患者疗效的生物标志物和潜在的治疗靶点，可作为难治性癫痫的辅助治疗。那么，是否可以通过定向改变肠道菌群成分及调节其功能来控制癫痫的发作，是一个值得探索的问题。

综上所述，肠道菌群与癫痫密切相关，可通过免疫炎性、神经递质等途径影响癫痫的发生发展，通过补充益生菌、FMT、免疫调控、调节神经递质水平等方式参与癫痫的调控，可减少癫痫的易感性及发作频率，这可能会成为癫痫的一个新的治疗方向。

（二）PD

PD 是一种常见的多神经系统退行性疾病，主要临床表现包括静止性震颤、肌强直、运动迟缓以及部分非运动症状，α-突触核蛋白（α-synuclein，α-syn）在中枢神经系统黑质和周围神经结构的沉积及聚集为其典型的病理特征。

Braak 等首次在 PD 患者胃肠道中发现 α-syn。1997 年，Polymeropoulos 等通过基因学方法证实 SNCA 基因的 A5333T 位点突变导致了 α-syn 的重新编码。相关的临床及动物实验发现，α-syn 可通过胃肠道传递至大脑。研究者们提出了 PD 的发病可能始于肠道并且与肠道菌群的失调关系密切这一观点。Minato 等发现，在 PD 的进展过程中，肠道细菌的总数减少。Scheperjans 等收集了 72 例 PD 患者的粪便标本，发现与健康对照组相比，PD 患者组粪便中普雷沃菌丰度下降 77.6%，肠杆菌科细菌的丰度改变与 PD 的姿势不稳和步态困难的严重程度呈正相关，提示 PD 肠道菌群紊乱与该病运动症状临床表型密切相关。

近年来，有学者尝试通过 FMT 和补充益生菌、益生元等措施调控 PD 患者肠道菌群，进而观察其对 PD 症状的改善效果。动物实验研究显示，FMT 能显著改善 PD 小鼠肠道微生物失调，增加纹状体 DA 和 5-HT 水平，降低黑质小胶质细胞和星形胶质细胞的活性及 TLR4/TNF-α 信号通路在肠、脑中的表达，进而通过抑制神经炎症和减少 TLR4/TNF-α 信号传导对 PD 小鼠发挥保护作用。大量临床研究证明 FMT 对 PD 运动症状（震颤、运动迟缓等）和非运动症状（便秘、焦虑、抑郁、睡眠障碍等）均有一定改善效果，但部分症状改善后又出现恶化的现象是否表明这种改善是由安慰剂效应引起，需进一步研究。此外，年龄、饮食习惯、特定微生物的清除、移植的最佳量以及移植的最佳频率对 FMT 治疗 PD 的影响仍然不清楚，FMT 对 PD 的长期有效性和安全性也不明朗，有待进行更多的研究予以明确。

补充益生菌和（或）益生元是另一种恢复肠道微生态的方法。益生菌是有适当数量（常在 $10^8 \sim 10^{11}$ cfu）明确菌株（常包括 Bifidobacteria、Lactobacilli、Lactococci、Streptococci、Bacillus、Escherichia、Propionibacterium、Saccharomyces 等）并可为宿主健康带来益处的活微生物。益生元是宿主微生物选择性利用的有益健康的底物，其中菊粉型果聚糖、低聚果糖和低聚半乳糖应用最广泛。益生菌、益生元可能通过重新平衡 PD 相关的微生物组成，增强肠上皮完整性，防止肠屏障破坏，从而减少肠道渗漏、细菌移位和随后的神经炎症，并刺激健康黏膜免疫系统和抑制病原细菌生长，抑或通过潜在地改善左旋多巴的吸收等多种途径对 PD 相关症状产生影响。动物研究表明每天补充益生菌能显著改善转基因 PD 小鼠的步态、平衡功能和运动协调性方面的运动障碍，且经益生菌处理的 PD 小鼠黑质中的酪氨酸羟化酶阳性细胞明显保存，表明长期服用益生菌对 PD 小鼠 DA 能神经元具有神经保护作用，可减轻运动功能障碍的恶化。临床研究显示，长期、规律地补充益生菌和（或）益生元，可改善 PD 相关的便秘、炎症以及运动障碍等临床症状，但前期研究还比较局限，且缺乏对肠道菌群变化的评估，益生菌和（或）益生元影响 PD 症状的确切机制也未阐明。此外，目前对益生菌和（或）

益生元推荐剂量、最佳治疗时间和可靠性的了解尚不足以支撑对 PD 患者给出明确的建议。还有学者对在特定的 PD 患者中补充乳酸杆菌和双歧杆菌提出质疑，因为此两种菌群在某些 PD 患者中相对丰度增加。因此，用益生菌和（或）益生元治疗 PD 尚需更多的临床研究数据。

综上，FMT 和补充益生菌和（或）益生元对 PD 运动和非运动症状具有一定改善作用，但相关临床研究证据尚不够充分，其对 PD 作用的确切机制以及干预后的长期有效性和安全性也有待明确。

（三）失眠

《素问·逆调论》中提出的"胃不和则卧不安"，是对现代"脑肠轴"理论最早的中医理论阐释。"人有逆气不得卧……是阳明之逆也……阳明者胃脉也，胃者六腑之海，其气亦下行。阳明逆不得从其道，故不得卧也。"此处之"胃"，并不单指胃腑，而是包括胃、大肠、小肠等，如《灵枢·本输》云："大肠属上，小肠属下，足阳明胃脉也。大肠、小肠皆属于胃，是足阳明经也。"脑为元神之府，总司五脏之神志，主宰人身之寤寐。脑与胃肠从经络循行、脏腑功能、病理变化三个方面相互联系，相互影响。

脑肠轴对胃肠道与神经系统的双向调控作用主要是通过肠神经系统、自主神经系统及中枢神经系统三个层次来实现的。胃肠感觉信号通过肠神经系统、迷走神经传入纤维和脊髓传入神经元传至脑内的 NTS、弓状核和丘脑中心，其中迷走神经是将胃肠信息传至大脑的主要通路。在神经传导通路中，GABA 和 Glu 是参与冲动传导的重要神经递质，对睡眠节律的调节起着决定性作用。GABA 作为抑制性神经递质，有研究证实其在原发性失眠患者脑内含量明显低于正常人。Glu 可以通过兴奋 Orexin 神经元以及胆碱能神经元来提高大脑皮质的觉醒状态。人类肠道细菌亦可以产生 GABA、Glu，通过血脑屏障、迷走神经影响中枢神经系统内的 GABA、Glu，进而影响睡眠节律。

脑肠肽（brain-gut peptide，BGP）是一种具有激素与神经递质双重功能的小分子多肽，既存在于中枢神经系统，也存在于胃肠道内，对脑肠系统活动起着重要的调控作用。胃泌素（gastrin，GAS）、生长抑素（somatostatin，SS）和褪黑素（melatonin，MT）均属于 BGP，对胃肠黏膜有保护作用，同时对睡眠也产生重要影响。其中 SS 广泛存在于下丘脑和胃肠道内，是重要的睡眠因子之一，其含量减少会导致促觉醒机制发生障碍，延长睡眠时间。MT 是参与调控睡眠 - 觉醒周期的重要物质，可以抑制调节昼夜节律等人体生命活动的 HPA 轴，降低应激时的血液皮质醇浓度，进而改善睡眠。

肠道菌群是脑肠轴的核心通路，可以直接分泌小分子物质通过血脑屏障作用于大脑或间接通过参与神经、内分泌、免疫的调节对大脑功能产生影响。肠道菌群可生成多种细胞因子与趋化因子，白细胞介素-1（如 IL-1）通过血脑屏障进入脑血管，与脑细胞中的 IL-1 受体结合产生前列腺素，进而调节脑的功能和活动。此外，肠道菌群可产生并调控神经递质如 GABA、5-HT、DA 等，通过肠道菌群 – 肠道神经系统 – 迷走神经 – 脑这一信息传导通路影响大脑功能。肠道菌群还可刺激肠道内分泌细胞分泌激素直接作用于脑，如调节肠嗜铬细胞分泌 5-HT，进而调节大脑的情绪活动。

临床研究发现，针刺足三里可明显提高下丘脑内 GABA 含量，改善机体免疫能力，进而起到安神镇静的作用。动物实验亦证实电针能同时调节失眠大鼠脑内的 GABA、Glu 含量及 GABAA 受体活性，使神经抑制作用占优势地位，延长睡眠时间，改善睡眠质量。动物实验中还发现针刺足三里、中脘穴能够明显改善应激性溃疡大鼠的失眠状态，推测可能是针灸效应可通过神经内分泌网络同时作用于中枢和外周，降低 GAS 含量，提高 SS 和 MT 水平，调节脑肠轴以恢复神经内分泌系统的动态平衡，在修复溃疡的同时，产生一定的抗应激作用，从而降低应激时血液皮质醇浓度，改善睡眠状态。相关研究证明，针刺效应还可以刺激大脑相关核团中的神经元产生神经冲动，刺激 BGP 中 GAS 的释放，进而介导针灸对胃肠道功能的调节作用。临床研究证实，失眠伴有胃肠道疾病患者的 SS 水平明显高于正常值，而针刺足三里、太冲或中脘穴可显著降低 SS 含量。此外，有研究发现，针灸足三里、关元穴可以促进溃疡性结肠炎小鼠肠道菌群多样性的恢复，并证实针灸调节脑肠轴可能是缓解溃疡性结肠炎小鼠焦虑样行为的重要机制。

综上，脑肠轴理论是对中医"胃不和则卧不安"的现代的、科学的阐释。胃肠道可能通过神经、内分泌、肠道菌群等信息传导通路影响脑肠轴的正常运转，从而导致失眠，针灸可通过调整神经、内分泌、肠道菌群等信息传导通路来改善睡眠。

（四）头痛

头痛是临床常见的主诉之一，根据国际头痛学会的分类标准，头痛分为原发性头痛、继发性头痛和神经痛、中枢和原发性颜面痛及其他头痛。每一种原发性头痛都可视为一种独立的疾病，而继发性头痛一般只是某种疾病的一种症状。原发性头痛包括偏头痛、紧张性头痛、丛集性头痛和三叉神经性头痛以及其他原发性头痛。这里主要探讨的是偏头痛。

偏头痛是一种常见的遗传与环境因素共同作用的原发性脑功能异常性疾病，最新的国际头痛分类标准（3 版）将其定义为持续 4 ~ 72 小时的、伴有相关症状（包括恶心、呕吐、畏光和畏声）的、反复发作的中度至重度头痛。目前偏头痛较为公认的发病机制为三叉神经血管系统激活、降钙素基因相关肽释放、皮质扩布抑制和中枢敏化，但是其确切病因和发病机制尚不清楚。

脑肠轴理论的提出为偏头痛的发生机制研究提出了新的可能。大量的临床研究发现偏头痛患者常伴有胃肠道症状，最常见的胃肠道症状是恶心和呕吐。2012 年美国报道了偏头痛患病率和预防研究的数据：49.5% 的发作性偏头痛患者伴高频恶心，29.1% 伴有低频恶心。有些偏头痛患者也会出现腹泻、便秘和消化不良等胃肠道症状。也有研究发现 Hp 感染既是偏头痛的危险因素，也参与偏头痛的发病。研究表明，Hp 感染可以使机体免疫系统中肿瘤坏死因子和白细胞介素水平升高，导致血液中纤维蛋白原、中性粒细胞及 C 反应蛋白等浓度明显增加，损伤血管内皮，引起神经源性炎性反应，致继发性血管病变，导致血管舒缩功能障碍，而血管舒缩功能障碍正是偏头痛发病的机制之一。同时也有大量的研究表明，其他胃肠疾病也可导致偏头痛发作，如胃轻瘫、肠易激综合征、乳糜泻等。一项研究发现，对健康志愿者补充益生菌（双歧杆菌、嗜热菌、乳酸菌、乳杆菌等）后，功能磁共振成像显示反映，志愿者情感、内脏感觉及躯体感觉的功能连接减少。肠道菌群可通过间接作用影响偏头痛，如肠道菌群可产生 5-HT、CGPR 及白细胞介素-10（IL-10）等，肠道菌群还可作用于免疫系统，使血液中促炎性细胞因子和抗炎性细胞因子水平发生变化，导致偏头痛。

综上，消化系统疾病患者的偏头痛发生率较普通健康人群高，HPA 轴可能在偏头痛及消化系统疾病的共同发病机制中起着重要作用，这需要我们对偏头痛患者的 HPA 轴调节进行进一步的临床和实验室研究。

（五）抑郁症

随着生活环境和社会心理环境的变化，抑郁症的发病率在全世界范围内逐年增加，一生中存在过抑郁症状的人占 13% ~ 20%，终身患病率在 5% 左右。越来越多的证据表明，胃肠道微生物群可以调节抑郁样行为。这些发现表明，抑郁症与胃肠道微生物组成的改变有关，并可能在抑郁症病理生理中发挥重要的作用。

在小鼠 CSDS 模型中，肠道微生物群的变化影响焦虑/抑郁样表型，并影响氯胺酮抗抑郁作用。有研究揭示了氯胺酮类药物的抗抑郁作用与肠道微生物组成有关，放线菌门和科里杆菌科微生物可能是抗抑郁作用的潜在生物标志物。此外，将酒精成瘾患者粪便移植到无菌小鼠体内，在小鼠中诱发了焦虑/抑郁样表现，减少了小鼠的社会互动行为，并降低了小鼠 mPFC 中的 BDNF、α_1 GABAAR 和伏隔核（NAc）中的 mGluR1/P-KCε 水平。与此同时，在慢性酒精成瘾动物模型中，来自健康志愿者的 FMT 减少了酒精诱导的焦虑/抑郁样表现。与正常大鼠相比，将来自快感缺乏敏感大鼠的粪便移植到抗生素诱导的伪无菌小鼠体内，发现伪无菌小鼠明显出现了疼痛、快感缺乏和抑郁样表型。这表明，肠道微生物群的变化可能会导致疼痛、快感缺乏和类似抑郁的表型。因此，抑郁症与肠道微生物群的改变有关，包括细菌多样性和丰富度的减少，从侧面反映改变胃肠道微生物群组成可能是促进患者康复的关键因素。此外，在临床试验中，

Jiang 等发现肠道微生物组成的改变与抑郁症严重程度呈负相关。此外，高通量基因测序和代谢组学也报道了与抑郁相关的疾病的胃肠道微生物群和粪便代谢表型的改变。

但目前抑郁症的治疗仍以药物治疗为主，临床中医生可能会建议抑郁症患者服用一些益生菌或益生元来改善胃肠道症状，但这仅为一种辅助疗法，现在并没有相关的临床证据表明单一益生菌疗法可改善抑郁症状。另外，相关的 FMT 研究也仅停留在动物实验，还缺乏大量的临床证据来证明该疗法对抑郁症患者的有效性。

（六）自闭症

自闭症（autism 或 autistic disorder），也称孤独症，是一种弥漫性中枢神经系统发育障碍性疾病，与阿斯伯格综合征（Asperger syndrome）、童年瓦解性障碍（childhood disintegrative disorder）及其他待分类的广泛发育障碍（pervasive developmental disorder-not otherwise specified，PDDNOS）等疾病统称为自闭症谱系障碍（autism spectrum disorder，ASD）。ASD 病因未明，可能与母亲孕期及围产期不良因素、遗传因素、环境因素等有关。孕期宫腔感染、孕期并发症及围产期不良因素等会增加 ASD 发病风险，几十年来大家都认为胎儿出生时肠道内是无菌的，但最近研究的健康婴儿胎粪样本及胎盘表明，胎儿在子宫内就已经暴露于母体细菌之中。

研究发现，90% 的 ASD 患者有消化系统相关症状，包括腹胀、腹泻、便秘、嗳气以及大便异常恶臭等。这些患者可具有食管炎、胃炎、小肠结肠炎、双糖酶活性不足、淋巴细胞种群密度升高等病症，其中约一半的患者伴有腹泻和便秘，他们也更容易出现烦躁、焦虑、社交退缩等问题，而在改善了胃肠道症状后，ASD 患者病情的严重程度可有所减轻。有研究表明，ASD 儿童的攻击性行为、自残或睡眠障碍可能是腹部不适的表现。多个基因（包括 CHD8、MET、SLC6A4、EPHB6）或酶活性［即崩解剂和金属蛋白酶（ADAM10 和 ADAM17）］的多态性已被认为与 ASD 和胃肠道问题共存有关。ASD 患者肠道中梭菌属微生物含量显著增加，其中梭状芽孢杆菌释放的神经毒素可通过迷走神经传入 CNS，抑制神经递质释放，进而引起 ASD 相关的异常行为。

无菌小鼠的社会行为异常（例如社交能力下降，包括与不熟悉的伙伴的互动减少），增加了刻板的自我梳理，以及重复的自我伤害行为。无菌小鼠的这些异常社会行为在标准肠道菌群重新定植后得到改善。新生儿、剖宫产出生的儿童或孕妇服用抗生素（特别是青霉素或磺胺类药物）时，ASD 发展风险升高。自闭症儿童的母亲在怀孕期间因感染住院的频率更高，而自闭症儿童的母乳喂养时间更短，自闭症儿童的母亲更频繁地接受高剂量的抗生素治疗。这些数据表明，抗生素引起的菌群变化可能是 ASD 发生的原因之一。然而，Slob 等人的同卵双胞胎流行病学研究表明，早期使用抗生素与 ASD 风险增加有关，但在控制共同的家族环境和遗传因素后，ASD 风险大大降低。在 Parracho 等人的一项双盲、安慰剂对照、交叉设计的研究中，补充植物乳杆菌 3 周改变了自闭症儿童的肠道微生物群，改善了他们的一些胃肠道症状，并对自闭症行为产生了有益的影响。

在临床中，ASD 治疗主要包括益生菌和 FMT，但目前没有一种药物或疗法能够有效治疗 ASD，只能通过特殊教育干预与医疗康复技术相结合的方法改善 ASD 患儿的行为症状。ASD 患儿父母更愿意尝试补充性或替代性药物治疗，改善肠道菌群的疗法作为非侵入性疗法更容易被 ASD 患儿父母接受。

研究证实，益生菌可以调节宿主肠道菌群的组成和代谢平衡，治疗 ASD。益生菌给药能够改善人体中 ASD 相关的行为和神经生理状况。研究发现，在 2 个月内每日服用嗜酸乳杆菌的 ASD 患儿的代谢有显著改变，并且执行能力和注意力显著提高。与对照组相比，服用植物乳杆菌的 ASD 患儿肠道菌群组成发生改变，乳酸杆菌/肠球菌的数量增加，有害菌梭状芽孢杆菌相对丰度降低。益生菌还有改善脑－肠－菌轴功能异常、神经免疫反应和内分泌系统能力的作用。实际上，益生菌补充并不是直接作用于大脑影响行为，而是主要通过恢复肠道菌群平衡改善脑－肠－菌轴功能减轻免疫异常来治疗 ASD，可作为治疗儿童 ASD 的有效疗法。

FMT 可以通过重塑肠道菌群来治疗 ASD。Kang 等发现 8 周的 FMT 治疗可显著改善 ASD 患儿的胃肠道问题和 ASD 相关症状。该研究揭示了靶向肠道菌群通过 FMT 治疗 ASD 的潜力。然而，FMT 也存在即刻不良反应，包括腹胀、腹泻、便秘、呕吐和短暂发热等。这些症状大多数是自限性的，可在 FMT 后 2 天内消失。此外，关于 FMT 的长期免疫效应的信息很少（包括潜伏感染的发作），FMT 可能会导致与肠道菌群变化相关的疾病，包括肥胖、糖尿病、动脉粥样硬化、结肠癌、哮喘等。因此，有必要用大量的样本阐明 ASD 患者中 FMT 治疗的长期安全性和耐受性。由于研究中使用的标准化人肠道菌群的组成在很大程度上取决于供体条件和受体身体情况，所以在未来的 FMT 研究中还需要重点确定哪些细菌种类能够改善胃肠道和 ASD 相关症状。

关于儿童 ASD，在这些方面还值得进一步探索：①扩大实验样本量，详细比较 ASD 患儿和对照受试者肠道菌群的差异，确定 ASD 患儿的肠道菌群特征；②考虑通过检测孕妇肠道菌群筛查 ASD，减少 ASD 遗传风险，做到优生优育；③对 ASD 患儿的治疗应首选非侵入性且没有副作用的方法，口服益生菌值得重视。

脑肠轴在大脑健康中起着至关重要的作用，在相关脑病研究中越来越重要。脑肠轴可能是开发相关脑病新治疗方法的一个新靶点，其中应用较多的是益生菌（益生元）疗法和 FMT。益生菌（益生元）可能是在调节脑肠轴方面最有效、对相关脑病治疗最有价值的治疗方法之一；FMT 虽然已经在个别脑病中得到应用，但其安全性和有效性还缺乏大量的临床证据支持。

第四章

脑病耳治的机制研究

第一节 耳穴 – 迷走神经 – NTS 联系

一、耳穴的中医理论基础

耳穴是针灸学的重要组成部分，早在《黄帝内经》中就记载有"视耳好恶，以知其性"，十二经脉中，六条阳经直接上行耳部，六条阴经虽不直接循行于耳，但仍通过与其表里的阳经与耳产生联系，即《灵枢·口问》所言："耳者，宗脉之所聚也。"全身各大脉络汇聚于耳，使耳与全身脏腑发生密切联系，从而衍生出运用耳穴刺激来治疗多种疾病的疗法。《灵枢·厥病》曰："耳聋无闻，取耳中。"《肘后备急方》记述："救卒死而目闭者，骑牛临面，捣薤汁灌之耳中，吹皂荚鼻中，立效。"《卫生宝鉴》中记载，灸"耳后青丝脉"可以治疗小儿惊痫。《针灸大全》中提到刺耳垂治癫狂："百邪颠狂所为病，针有十三穴须认……七刺耳垂下五分，名曰鬼床针要温。"历代医家进行了大量的医疗实践和临床总结，使耳穴疗法得到不断的充实和提高。"耳者，宗脉之所聚也"指出耳与经络相关，而人们在临床实践中发现经络感应可上传至耳郭，各条经脉均有其相对应的耳郭连续部分，解释了耳与耳穴疗法的内在联系。

二、耳穴与耳迷走神经分布

清代张振鋆的《厘正按摩要术》首次提出耳背分属五脏理论；20 世纪 50 年代，法国医师 Paul Nogier 提出"胚胎倒影"耳穴图和"三个相位"学说；2013 年 9 月，世界针灸学会联合会公开发布针灸行业国际标准《耳穴》，现代耳穴体系基本形成。

外耳有多个感觉神经分布，包括耳颞神经、枕小神经、耳大神经、迷走神经耳支、面神经、舌咽神经。迷走神经耳支起自头静脉神经节，分布于耳郭外侧面耳甲腔、耳轮脚根部及附近的耳甲腔和耳甲艇。耳郭外侧面神经丛和血管比较丰富处，有迷走神经分布的地方，也是胸腹腔内脏各个器官发生病理变化出现敏感点、区的地方。

　　刺激外耳道或者耳甲区激活迷走神经耳支引起耳-心反射、耳-肺反射，出现类似于副交感紧张效应的临床报道很多。如耳内异物刺激或者耳鼻喉科用耳窥镜探查，或者冲洗耳道引起咳嗽，心率、血压下降，甚至心脏停搏。Wolf 报道了临床 3 例无任何呼吸系统疾病的慢性顽固性咳嗽患者鼓膜上有细发丝附着刺激，在取出细发丝后咳嗽便痊愈了。Engel 首先描述了"胃-耳现象"，即当胃痛时，左耳外耳道和鼓膜会同时有痒的感觉，采用刺激外耳郭的方式可以缓解这些不适感觉。另外，有一些研究报道，刺激右耳道时，可以记录到一个迷走神经体感诱发电位，且可稳定重复。这些现象均说明了耳与迷走神经之间的联系。

　　迷走神经的一般躯体感觉传入纤维，神经元胞体位于迷走神经上节，周围突分布于外耳道及耳郭后面皮肤，中枢突经中间神经止于三叉神经脊束核背侧部分。迷走神经上神经节属于躯体感觉性神经节，含假单级神经元，中枢突多数入耳支，不久与舌咽神经下神经节发出的耳支合在一起，穿颈静脉窝外侧壁的乳突小管入颞骨岩部，在茎乳孔上方与面神经有交通支。迷走神经耳支在耳后分为两支，一支加入耳后神经，另一支分布至耳郭及外耳道皮肤。一般内脏传入纤维的胞体位于迷走神经下神经节，周围突分布于咽喉以下消化、呼吸器官，直至结肠左曲的胸腹腔内脏，中枢突入延髓后组成孤束，止于其周围的 NTS。现代神经解剖学发现，耳甲区是哺乳类动物体表唯一有迷走神经传入纤维分布的区域，传入兴奋可通过刺激迷走神经耳支到达中枢神经系统。迷走神经作为第 10 对脑神经，具有运动和感觉纤维，属于副交感神经系统的主要成分。

三、耳穴-迷走神经-NTS 形态学基础

　　不少研究者做了一些探索迷走神经耳支分布区域的经典实验。耳郭与 NTS 之间有纤维联系已被研究者关注，为进一步弄清楚支配耳甲区的感觉纤维的组成及其在 NTS 投射的亚核部位，有团队用辣根过氧化物酶（horseradish peroxidase，HRP）逆向追踪和跨神经节标记技术在狗耳郭表面的尾侧内耳神经、中间内耳神经及头侧内耳神经分布区三点注射标记，结果表明三支内耳神经中均有迷走神经成分。所以从形态学的角度可以看出，耳郭的标记纤维属于副交感性质的假单极神经元，其胞体在迷走神经上神经节，中枢端投射到 NTS 的特定部位。在 7 具德国的尸体上进行的人类耳郭解剖研究表明，耳屏是迷走神经耳支投射的最高密度部位。Tekdemir 等在 8 具男性尸体双侧耳上，测定了颈静脉孔内迷走神经耳支的走行，以及迷走神经耳支终末支在外耳道内的分布，同时观察了 25 个干燥头颅标本（双侧），结果显示，所有尸体的迷走神经耳支均来自迷走神经的上神经节，位于颈内静脉和颈静脉孔骨壁之间。18% 的标本的迷

走神经耳支在从颈静脉孔到乳突小管的过程中被包裹在部分骨管内。乳突小管的平均长度为 5.6 mm（常见长度为 4.2～6.5 mm），并横向延伸至茎乳孔上方 4.5 mm（通常为 4～5.1 mm）的鼓室乳突缝。然而，直到 Sherrington 将"剩余感觉"理念运用于研究，迷走神经耳支和其他供应外耳的头颅和颈臂神经根的更精细的感觉图才得以绘出。在切断了两只猕猴的三叉神经和椎管内最高的三条颈神经后，Sherrington 注意到敏感皮肤几乎集中在整个耳甲、对耳屏、部分耳屏和部分对耳蜗，以及对耳轮的一部分。他由此得出结论，敏感的皮肤是由未切断的迷走神经供应的，而迷走神经本来是不可能切断的，因为这会使动物跛足。后来，Fay 在一项人类研究中报告了与 Sherrington 对猕猴的研究极为相似的结果，该研究是在对一名因舌癌转移而导致耳朵和喉咙疼痛难忍的病人进行三叉神经后根（后根的外部和下部三分之二的部分）和迷走神经后根的颅内部分全切除后进行的。Fay 报告说，切断三叉神经引起的镇痛效应"在三叉神经、内耳道前壁和脸颊上的第三分区的区域是完全的"。切断三叉神经，然后切断迷走神经根，导致麻醉的皮肤区域从耳屏底部和内耳道前壁扩大到包括后壁、外耳、耳轮和耳屏，并且仅在轻微程度上引起疼痛。

在猫身上使用 HRP 进行的追踪研究提供了证据，证明了迷走神经耳支可投射到 NTS、三叉神经脊核和脑干内的其他感觉核。初级传入终末标记在 NTS 间质、背侧、背外侧和连合亚核中可观察到。梅志刚等在大鼠外耳道口方向分离耳甲皮肤与皮下组织，注射 40 μl HRP 神经示踪剂，观察到除三叉神经脊束核外，在 NTS 和迷走神经运动背核也有标记神经或神经纤维，说明耳甲区迷走神经分支与迷走初级中枢有神经联系，耳甲穴位针刺效应可能是通过耳－迷走反射途径实现的。随后高昕妍等在大鼠身上采用电生理及形态学进行的一项研究进一步证明了迷走神经耳支直接投射到 NTS。He 等采用 CTB 注射的方法观察到大鼠耳迷走神经向 NTS 的传入投射。电刺激耳穴迷走神经分布区，神经冲动沿迷走神经耳支传递至 NTS，在 NTS 中继后，到达蓝斑和臂旁核，再从后者传递进入与抑郁症相关的脑区，如海马、杏仁核、前额叶皮质、前扣带回皮质、下丘脑等。使用神经示踪技术，在耳甲区注射伪狂犬病毒，可以观察到 NTS、迷走神经背核、三叉神经脊束核、疑核均有标记的神经元，NTS 的标记在闩以上头端断面，是内脏初级传入纤维的中继核团，并与脑内的很多核团和区域有着密切的纤维联系。迷走神经感觉纤维进入延髓的背外侧走向孤束，在颈髓 C1～C2 阶段的 V 板层孤束尾侧进行感觉投射；在延髓、双侧 NTS、迷走神经背核和最后区也接受迷走神经的传入投射。迷走神经耳支既包含一般躯体感觉纤维成分，又含有一般内脏感觉纤维成分，因而与 NTS 也有纤维联系。

四、刺激耳穴引起 NTS 放电

NTS 是内脏感觉纤维的传入投射核团。经典生理学认为孤束由迷走神经、舌咽神经及面神经的内脏初级传入纤维组成，止于其周围的 NTS。NTS 为延髓背侧核团，位于迷走神经背核的背外侧，在吻尾方向上形成"Y"字形细胞柱，贯穿延髓。NTS 是内脏初级传入纤维的中继核团，并与脑内的很多核团和区域有着密切的纤维联系。有研究显示电针耳穴"心"能明显降低实验动物的平均动脉压，与此同时，NTS 与升压反射相关的神经元的放电明显增加。因为耳穴受迷走神经耳支的支配，会引起稳定的降压效应，故针刺耳甲区激活副交感神经点活动能降低大鼠血压，此降压效应与迷走神经中枢功能与结构的完整密切相关，特别是与 NTS 中心功能相关神经元的激活相关。高昕妍的研究报道，同侧或者对侧耳甲区电针刺激均可以有效激活 NTS 神经元放电，且可有效抑制动物心率，并有明显的降压效果。He 等的研究也表明，taVNS 可以有效激活 NTS 神经元放电，抑制癫痫的发生。美国国立卫生院（NIH）国家补充和整合健康中心 Shurtleff 教授 2017 年在 JAMA 发表综述，认为耳穴心 CO15 迷走神经刺激可激活 NTS，并增加 NTS 神经元放电频率，是一种新型治疗方法；且认为迷走神经耳支存在直接向感觉中继核团 NTS 的纤维投射，丰富了既往教科书"迷走神经中枢传导通路"的神经科学理论。结合这些研究，我们认为针刺耳穴对生理状态下的血压升高和药物引起的血压升高都有一定的降压作用，这种降压效果与 NTS 中升压反射敏感神经元的同步放电相关，这些升压反射相关神经元对针刺的反应以激活为主，并且存在一定的穴位特异性。

五、功能磁共振成像观察刺激耳甲区激活 NTS 等脑区

近年来，功能磁共振成像（fMRI）作为一种非侵入性人类神经成像已被用于评估脑干对 NTS 中 taVNS 的反应。8 名健康受试者在左前耳道接受 taVNS，另 8 名受试者左外耳道后侧接受 taVNS，两组也以交替的方式在与其相应的耳垂上进行刺激（没有皮肤迷走神经支配）。结果显示，在电刺激左前耳道期间，边缘结构和脑干的 BOLD 信号明显减少。与假刺激相比，在以 taVNS 刺激耳道前部时，蓝斑和孤束区域的 BOLD 下降更明显。迷走神经核区 BOLD 信号减少可能表明迷走神经传入受到有效刺激。在另一项为了确定非侵入性电刺激耳甲区（仅由迷走神经耳支支配的外耳区域）是否激活 NTS 和人类的"经典"迷走神经中枢投射的研究中，在同一时段对 12 名健康成人的耳垂和左侧耳甲进行电刺激（连续 0.25 ms 脉冲，25 Hz），并进行两次功能磁共振扫描，结果显示，与耳垂（对照）刺激相比，耳甲区刺激可显著激活经典迷走神经中枢投射，如同侧 NTS、双侧三叉神经脊核、中缝背侧、蓝斑、对侧臂旁区、杏仁核和伏隔核的广泛活动，还观察到中央旁小叶的双侧激活，双侧海马和下丘脑的失活。这些结果证明迷走神经耳支的中央投射与经典的中央迷走神经投射相一致，并且可以通过外耳非侵入性操作实现。taVNS 可以治疗偏头痛患者，激活 NTS 以及 NTS 与疼痛调节中枢的

连接。

通过 MRI 技术，可对 taVNS 的刺激位置、刺激参数等进行优化研究。37 名健康受试者在内耳屏、耳道后下壁、耳蜗和耳垂（假）接受两次 6 min 的 taVNS 刺激，结果显示耳道刺激导致 NTS 和蓝斑的激活减弱，NTS 是迷走神经传入投射的受体，蓝斑是从 NTS 直接输入的脑干核。与假手术组相比，刺激内耳屏和耳蜗激活了这两个细胞核。然而，ROI 分析表明，与假刺激相比，刺激耳蜗在 NTS 和蓝斑中产生了更强的激活。耳甲旁的 taVNS 可适当激活迷走神经通路，并导致其最强的激活，因此，耳甲旁可能是 taVNS 治疗的最佳位置。在四种不同的刺激频率（2 Hz、10 Hz、25 Hz、100 Hz）下，评估脑干 fMRI 对耳郭的反应，假（无电流）刺激用于控制呼吸对功能磁共振信号的影响。研究结果表明，100 Hz 的呼吸门控式耳迷走传入神经刺激（respiratory-gated auricular vagal afferent nerve stimulation，RAVANS）诱发的最强的脑干反应即定位于 NTS 的位置。在 2 Hz RAVANS 中发现了一种共定位（尽管较弱）响应，证明了刺激频率对脑干 fMRI 反应的显著影响。在呼气或吸气过程中进行 taVNS 并采用 7T fMRI 定位，同时对耳大神经（耳垂）进行呼气门控刺激作为对照，结果表明，呼气时采用耳迷走传入神经刺激（respiratory-gated auricular vagal afferent nerve stimulation during exhalation，eRAVANS）诱发的同侧脑桥延髓连接区（包括 NTS）的功能磁共振信号增加。脑干对耳大神经的反应定位大多与三叉神经脊核一致。eRAVANS 在包括蓝斑和中缝背核和正中核在内的单胺能源核中激活。所有核对 eRAVANS 的反应均显著大于吸气时采用耳迷走传入神经刺激（respiratory-gated auricular vagal afferent nerve stimulation during inhalation，iRAVANS），蓝斑和中缝背核对耳垂区域的耳大神经反应更大。此外，eRAVANS（而非 iRAVANS）增强了心脏迷走神经调节，反映了 eRAVANS 可增强中枢和外周神经生理学水平上的反应。此研究结果证明在呼气时应用 taVNS 可增强 NTS 靶向性。

在一项单盲、交叉 taVNS/fMRI 试验中，实验方招募了 17 名健康成人，参与者接受 500 μs 25 Hz 的左耳屏（活动）或耳垂（对照）刺激 60 s（在 6 min 内重复 3 次）。进行全脑 fMRI 分析。结果显示，主动刺激在对侧中央后回、双侧岛叶、额叶皮质、右盖部和左小脑产生显著增强的 BOLD 信号。对照组刺激在对侧中央后回产生 BOLD 信号激活。在主动对照组中，耳屏刺激使右侧尾状核、双侧前扣带回、小脑、左侧前额叶皮质和扣带回中部显著增加。

虽然采用的神经影像学方法各不相同，但在刺激健康人耳甲区耳穴的研究中，taVNS 已被证明能持续激活脑桥延髓连接处的同侧 NTS，并通过上行投射激活脑干、丘脑、脑干中的蓝斑、中脑导水管周围灰质（PAG）和脑桥中缝核，以及广泛的高级皮质区域网络，包括扣带回和前额叶皮质。

第二节　癫痫耳治作用机制

一、癫痫的发病机制

癫痫是一种神经系统疾病，是最常见的脑部疾病之一。癫痫发作是一种短暂的行为变化，可能是客观征兆或主观症状（如意识丧失、身体僵硬、抽搐、一种从腹部上升到胸部的感觉），由大脑中异常的过度或同步的神经元活动引起。癫痫发作可以是局灶性的（当异常的神经元活动在一个或多个局部脑区或半球产生时）、全身性的（当异常的神经元活动开始在两个半球广泛分布时）或发病原因不明的（现有的临床和实验室数据不能确定是局灶性还是全身性的）。当根据临床特征、脑电图和神经影像学检查结果对发病方式有80%以上的把握时，即可确诊发病。尽管许多癫痫病人的病因不明，但癫痫发作可能是几乎所有扰乱大脑功能的损伤的结果。这些损伤包括后天原因（如中风或脑外伤后）、传染病（如神经囊虫病）、自身免疫性疾病和基因突变。迄今为止，有超过500个与癫痫相关的基因已经被确认。

二、癫痫的流行病学

几乎10%的人在其一生中会经历一次癫痫发作。癫痫是造成全球神经系统疾病负担的第三大因素，影响到全球6 500万人。据国际研究的荟萃分析，癫痫的发病率为每1 000人中有6.4例，每年的发病率为每10万人中有67.8例。歧视、医疗水平不足等原因会使癫痫得不到有效治疗，故癫痫患者主要集中在低收入和中等收入国家。

三、癫痫的治疗方法

超过20种治疗癫痫的药物获美国FDA和欧洲药品管理局批准，然而，尽管存在许多抗癫痫药物，仍有约三分之一的患者的癫痫发作无法控制。癫痫病手术有最高的机会使这些患者免于癫痫发作，但是只有少数患者有资格接受这些手术。仍有相当数量的患者不适合采用现有的内科和外科治疗方法或用现有的方法治疗无效，这些患者的癫痫发作往往频繁、致残，这限制了他们工作和参加社会活动。因此，开发有效的难治性癫痫的新疗法（如神经刺激装置、饮食疗法或新型抗癫痫药物等）是相当重要的。

四、taVNS 抗癫痫的治疗

Penry 和 Christine 于 1988 年首次报道慢性间歇性刺激颈部迷走神经是治疗难治性

癫痫的一种替代疗法。在 1997 年，VNS 疗法被美国 FDA 批准用于治疗药物难治性部分发作癫痫，该疗法通过在颈部迷走神经干植入神经控制假体刺激迷走神经对癫痫进行治疗。颈部迷走神经的主要成分为副交感神经纤维。VNS 主要通过刺激迷走神经副交感传入纤维，通过 NTS 与脑广泛联系，去同步化脑电，抑制癫痫，起到治疗癫痫的作用。

到目前为止，VNS 在世界范围内已经治疗了超过 65 000 例患者，该方法可使癫痫发作频率降低 50% 左右。但 VNS 的局限性在于它是一种侵入性、可植入性手术，医生无法在术前准确预测手术结果和术后长期不良影响。与 VNS 相比，taVNS 对患者的损害更小，更经济便捷。因此，这种方法的应用将使更多的癫痫患者受益。

五、taVNS 治疗癫痫的基础研究

（一）taVNS 可改善癫痫大鼠的癫痫发作时间、发作频率和行为学积分

徐志明等研究发现，与难治性癫痫组和假刺激组（仅在耳甲腔粘贴电极，而不予以相应强度电流的刺激）相比，耳甲腔刺激组大鼠癫痫发作次数明显下降，空白组和假刺激组大鼠癫痫情况无明显改变。何伟等研究发现，与癫痫模型组和电针大椎组相比，耳甲刺激组大鼠第 1 次大发作潜伏期延长，第 1 次大发作持续时间缩短，行为学积分减少。

（二）taVNS 可改善癫痫大鼠的脑电波

与电针大椎组相比，电针耳甲组抑制脑电图癫痫波的时间增加，与颈迷走神经刺激组相比差异不显著。

（三）taVNS 可改善癫痫大鼠的学习和记忆

研究发现，与难治性癫痫组和假刺激组相比，耳甲刺激组大鼠在 Morris 水迷宫实验中定向航行实验潜伏期次数明显缩短，其穿越目标象限和在目标象限停留的时间长于另外两组。HE 染色结果也显示，耳甲刺激组大鼠海马神经元变性情况明显轻于另外两组。杨佃旭等发现 taVNS 与 VNS 在改善难治性癫痫大鼠海马神经元损伤方面差异不明显。

（四）不同刺激频率和不同刺激部位可对 taVNS 抗癫痫效应产生影响

何伟等观察不同部位耳电针对癫痫大鼠发作的抑制效应，在对癫痫模型大鼠耳尖、耳外缘、耳垂、耳甲艇、耳甲腔等部位电刺激 30 min 后发现，与模型组比较，各耳电针治疗组大鼠癫痫发作行为学评分和癫痫发作时间均减少，与其他耳电针刺激部位相

比，耳甲艇组和耳甲腔组大鼠癫痫发作行为学评分和癫痫发作时间均减少，研究得出结论：耳电针能抑制大鼠癫痫发作，电针耳甲（包括耳甲腔和耳甲艇）抑制癫痫发作的效应较电针外耳其他部位显著，这可能与刺激了迷走神经耳支有关。

王晓宇等比较 taVNS 不同频率和刺激时间对大鼠癫痫发作的影响，以明确不同频率和刺激时间所产生的抑制效应的差别。研究发现，taVNS 能明显抑制大鼠癫痫发作，20 Hz 的刺激频率对大鼠癫痫模型的治疗作用较好，2 Hz 的刺激频率在短期刺激后表现出较好的治疗作用，100 Hz 的刺激频率在长期刺激后才能表现出较好的治疗作用。

六、taVNS 治疗癫痫的作用机制

（一）增加 NTS 神经元放电频率

He 等首先观察了从迷走神经耳穴分支投射到 NTS 的传入神经末梢，并提出一种"耳 – 迷走神经传入通路"，通过经皮耳迷走神经刺激，激活大鼠的 NTS 神经元，抑制戊四唑诱导的癫痫发作；并且冷冻 NTS 可减弱 taVNS 的抗惊厥效应。

迷走神经是人体内行程最长、分布范围最广的混合神经。其包含大约 80% 的传入纤维和 20% 的传出纤维，在内脏功能的平衡调节中起着多重关键作用。其中，支配颈、胸、腹部大部分器官的平滑肌、心肌和腺体及咽喉肌的传出纤维起于延髓的迷走神经背核和疑核，传导耳郭后面及外耳道皮肤一般感觉的传入纤维止于三叉神经脊束核，而大部分迷走神经传入纤维可以通过 NTS 投射到臂旁核、下丘脑、延髓网状结构、蓝斑、杏仁核、海马、基底前脑等脑区，传导内脏感觉冲动。NTS 投射和分布的复杂、广泛，使得其成为迷走神经刺激抗癫痫的解剖学基础。

Zabara 通过实验发现迷走神经刺激的抗癫痫作用不因横断刺激电极远端的迷走神经而改变，提示迷走神经传入纤维参与了 VNS 治疗癫痫的过程。Magdaleno-Madrigal 等抢先的 NTS 电刺激干扰了癫痫的发生。这种抗惊厥作用可能与某些抑制癫痫发作的结构的激活有关。结果表明，NTS 介导了 VNS 的抗惊厥作用。另一项研究表明，针刺耳甲区能够在增加癫痫型大鼠 NTS 神经元的放电频率的同时抑制癫痫波的发放，并且能明显改善癫痫大鼠的行为学表现；耳迷走神经电刺激能够抑制癫痫大鼠癫痫场电位的出现。

（二）调节副交感神经系统平衡

迷走神经耳支主要分布在耳甲及外耳道区域，其是迷走神经在体表的唯一分支，起自头颈静脉神经节，自该节发出一个分支后，再和附近的舌咽神经的一个分支结成耳支，在茎乳孔处又与面神经交通，穿出鼓乳裂后，分成 2 支，分布于耳郭外侧耳甲腔、耳轮脚根部及耳甲腔、耳甲艇。传统解剖学认为，支配外耳道和耳甲区的迷走神

经耳支是耳神经、舌咽神经和迷走神经的一般躯体传入混合支，但实际上这些脑神经都有副交感传入的存在。实验结果和临床现象均显示针刺耳甲部（即迷走神经耳支支配部位）可以产生副交感神经紧张效应。

癫痫的发病表现为行为学发作和脑电图的高幅癫痫波，同时可能伴有自主神经系统功能的失衡。实验研究发现，电针刺激耳甲可以产生副交感神经紧张效应，电针耳甲区可以通过刺激迷走神经来激活 NTS 神经元的活动。He 等的随机对照试验研究表明，taVNS 对小儿癫痫有益处，可能与调节自主神经失衡、增加副交感神经的兴奋有关。Litscher 用计算机控制的定量分析来测定脑血流量，发现刺激和眼睛有关的耳穴可以增加眼动脉的血流量，只有副交感神经兴奋可以扩张血管和增加血流量。Haker 通过观察心电图的细微变化来确定交感神经或副交感神经的兴奋性，发现刺激耳穴可以增加副交感神经的兴奋性。

（三）调节大脑内神经生化物质的平衡

NTS 能向大脑和脊髓的去甲肾上腺素能和 5-羟色胺能神经调节系统发出投射，蓝斑是脑内去甲肾上腺素能神经元的主要的聚集区，而中缝核群则是 5-羟色胺能神经元的聚集区，而 NE、肾上腺素和 5-HT 具有抗癫痫的作用，这表明 NTS 可通过增加脑内 NE、肾上腺素和 5-HT 的含量来发挥抗癫痫的作用。研究报道，电针可以使癫痫大鼠脑内抑制性氨基酸（GABA、丙氨酸）含量升高，使兴奋性氨基酸（Glu）含量降低。Shu 等发现电刺激皮质下、神门、枕、脑等耳穴可以抑制癫痫大鼠皮质电位，改善大鼠行为学表现。

Walker 等研究发现大鼠 NTS 中间亚核内 GABA 神经递质的升高或 Glu 递质的减少可以降低边缘运动性癫痫的易感性，表明 NTS 中间亚核内 GABA 的增加或者 Glu 的减少可以增加前脑抗癫痫的能力。

杨海龙等发现，taVNS 可有效降低难治性颞叶癫痫大鼠自发癫痫频率与海马内白细胞介素-1β（IL-1β）、肿瘤坏死因子-α（TNF-α）、白细胞介素-6（IL-6）、mRNA 及蛋白表达，增加 IL-10 蛋白表达。刘蓉予等发现耳穴电针后，青霉素致痫大鼠额叶皮质、杏仁基底核、海马齿状回、前梨状皮质生长抑素 RNA 的表达明显减少。

第三节　抑郁症耳治作用机制

抑郁症是一种常见的精神疾病，以持久无应答的情绪低落和兴趣丧失为主要特征，且伴有食欲不振、失眠、疲乏、注意力不集中、愧疚感等症状，严重者甚至会表现出自杀倾向。抑郁症病因复杂，普遍认为其可能与遗传因素、生物学因素、社会心理等多种因素相关。最新研究结果显示，免疫激活以及细胞因子的产生可能与抑郁症有关，炎症也被普遍认为是抑郁症的一种潜在的发病机制，相关研究显示肠道微生物菌群的变化也与抑郁症的发生密切相关。

一、抑郁症神经免疫机制

（一）5-HT 和 NE 假说

在抑郁症的多种发病机制学说中，单胺递质类学说一直是主要学说，该学说认为抑郁症的发病与脑内 5-HT 和去甲肾上腺素（norepinephrine，NE）水平低下有关。5-HT 又称血清素（serotonin），是一种单胺类神经递质，在睡眠、进食、性行为、体温调节、疼痛和认知以及情绪障碍、焦虑障碍、精神病和疼痛障碍中发挥重要作用。研究表明，5-HT 系统及 NE 系统参与了抑郁症的发病，在抑郁症的病理生理学和治疗中都发挥着重要作用。增加血 5-HT 水平的药物浓度，抑制神经元对单胺类递质再摄取的 5-HT 和 NE 再摄取抑制剂（SNRIs），如 SSRIs，可有效治疗抑郁和焦虑症状。去甲肾上腺素通过去甲肾上腺素转运体（NE transporter）在蓝斑中与去甲肾上腺素受体结合，可以反映去甲肾上腺素的动态变化，Moriguchi 等采用 MRI 和 PET 扫描重度抑郁症患者，发现重度抑郁症患者丘脑及其亚区的去甲肾上腺素转运体可用性增高，表明与去甲肾上腺素转运体密切相关的抗抑郁药物治疗重度抑郁症可能存在效果。因此，去甲肾上腺素转运体已成为治疗重度抑郁症的一种新途径和新方式。

（二）氧化应激与神经免疫炎症

国内外研究表明，促炎症细胞因子，如 IL-6、IL-1 和 TNF-α、C 反应蛋白（CRP）可能参与抑郁症的病理生理过程。各种细胞因子在体内相互协同、相互拮抗，在细胞间充当信使，不仅能够协调免疫反应，而且还参与神经化学和神经内分泌的调节过程，参与维持机体内环境的稳定，并参与许多疾病的病理生理过程，最终影响神经突触可塑性、神经递质的代谢。相关动物研究表明，外部压力可导致核转录因子-κB（NF-κB）、IL-6 和 TNF-α 在大脑中的表达增加，并导致啮齿类动物出现食欲减退和快感缺乏等症状。部分研究表明，抑郁症患者的 CRP 和 IL-6 的升高明显高于健康对照组，抑郁症与较高的 CRP 水平相关。部分学者的研究表明，CRP 的水平也与抑郁的认知和情绪症状（如快感缺乏、抑郁情绪、自我价值感降低、注意力不集中和自杀意念）相关。Stewart 等研究发现，抑郁症状严重程度与患者 6 年时间内血清 IL-6 升高具有一定的相关性，但是抑郁症状的严重程度与 CRP 之间的双向关系微弱。对 32 项研究进行系统回顾和荟萃分析发现，CRP 和 IL-6 水平与老年人抑郁症具有一定的相关性，炎症可能导致抑郁症的发作。部分研究表明血浆 CRP 水平与腹侧纹状体和腹内侧前额叶皮质（vmPFC）之间的连接性降低呈负相关。纹状体和 vmPFC 之间的连接与轻度抑郁症患者血浆中的 IL-6、IL-1β 和 IL-1 受体拮抗剂的升高具有一定的相关性。值得注意的是，外周炎症细胞因子参与炎症过程和免疫系统对感染的协调反应，这些反应由巨噬细胞、B 淋巴细胞、T 淋巴细胞和肥大细胞、内皮细胞、成纤维细胞和各种基质细胞共同参与，共同促进外周炎症因子与大脑的沟通。

（三）DA 假说

DA 系统是个体发育期间大脑中最后一个单胺系统，主要位于中脑，其神经元群可投射到特定的大脑区域。DA 受体具有 5 种亚型，分为 D1 样受体（D1 和 D5 受体）和 D2 样受体（D2、D3 和 D4 受体）两大类，D1 样受体位于突触后，D2 样受体同时存在于突触前、突触后。相关研究表明，抑郁症患者 DA 功能减退，D1 受体在 DA 改善抑郁症中发挥着关键性的作用。还有研究发现，应激和抑郁状态下，D3 受体的表达及功能均有所下调，抗抑郁药能反转这种变化，D3 受体可能成为抑郁症治疗的新药理学靶点。DA 在调节活动状态和分别调制不同回路信息流等方面具有独特的功能，涉及大脑功能的多个方面，包括运动、情感和认知。DA 对大脑回路具有重要的稳定和整合作用，其被破坏可能会影响功能重要的回路的稳定性。研究表明，DA 系统功能障碍与抑郁症的病理生理改变息息相关，抑郁症患者出现的快感缺乏和运动性兴奋等症状与 DA 系统功能障碍有关。

（四）GABA 假说

GABA 是哺乳动物中枢神经系统中主要的抑制性神经递质，它参与多种代谢活动，具有很高的生理活性，与焦虑、抑郁、精神分裂等多种神经和精神疾病有关。近年来，越来越多的研究提示，GABA 的功能改变对潜在的抑制性精神疾病（包括重度抑郁症、双相障碍、精神分裂症）起一定的主导作用。研究发现，与野生型小鼠相比，缺乏GABAB1b 亚单位的小鼠对早期生活压力和成年期慢性社会压力的应对更具有弹性，但是在小鼠强迫游泳实验中，与野生型小鼠相比，敲除 GABAB1b 亚单位的小鼠却表现出抗抑郁样行为。部分研究表明，抑郁症患者小脑和前额叶皮质 GAD65 和 GAD67 水平均下调，枕叶皮质、脑脊液及血浆中 GABA 浓度显著降低，电休克疗法（electro convulsive therapy，ECT）和抗抑郁药物均可使枕叶皮质的 GABA 水平恢复正常。此外，抑郁患者海马旁回区域 GABA 受体表达量及眶额叶皮质 GABA 能神经元密度均降低。以上证据均表明，抑郁症的发病机制与 GABA 的水平异常及其受体功能障碍具有密切的相关性。

（五）肠道微生物菌群失调

肠道微生物菌群是包括细菌在内的数以万亿计的微生物的集合，它们栖息在人类宿主体内，与宿主相互作用，既有对人体有益者，也有对人体有害者，是肠道微生物群及其遗传物质的集合。除了分解其他不可消化的食物物质和产生微量营养素外，肠道微生物菌群还可影响 HPA 轴，产生神经活性物质，如 GABA 以及短链脂肪酸（SCFAs），影响免疫系统和肠道屏障。越来越多的文献支持并描述了脑肠轴，并阐明了肠道微生物菌群功能障碍在重度抑郁症中的作用，肠道微生物菌群的变化会诱发慢性低度炎症，以不同的方式调节 MDD 的奖赏和内感受神经回路。肠道微生物菌群组成的改变可以增加肠道屏障的通透性，激活全身炎症和免疫反应，调节神经递质的释放和药物疗效。Braith 等人发现复发缓解型 MDD 患者的唾液皮质醇升高，表明 HPA 轴失调可能是 MDD 患者的不利病程的标志。部分研究者将肠道微生物菌群移植到无菌或缺乏微生物群的啮齿类动物身上，导致了动物的抑郁样表现，包括快感缺乏和焦虑样行为，而这些表现在接受健康对照组微生物群移植的小鼠中没有出现。因此，肠道微生物菌群已经成为重度抑郁症病理生理学研究的一个新领域。

二、抑郁症患者的神经影像学机制

抑郁症患者大脑普遍存在负性认知图式，对外界信息加工时，倾向于选择负性信息，即存在负性认知加工的偏向。被负性心境诱导后，背外侧前额叶皮质、背侧前扣带回等脑区激活不足，同时双侧杏仁核、梭状回等功能区激活。也就是说，当抑郁症患者对情绪刺激进行评估反应以及情绪加工时，由于自上而下的认知控制功能不足（背外侧前额叶皮质、背侧前扣带回等区域激活不足），不能抑制负性情绪信息带来的干扰，同时负性情绪刺激使其自下而上的反应增强（杏仁核、梭状回等脑区激活过度），因此，患者更多体验到负性情绪，进而导致抑郁症的发生，情绪加工、认知控制相互作用，共同介导了抑郁症患者抑郁症状的发作。

国内外研究表明，抑郁症的病理生理学改变与大脑的脑区具有一定的相关性。国外部分学者通过基于抑郁和焦虑症状的高维数据聚类分析发现，抑郁症患者脑区的最大差异是默认网络（default mode network，DMN）和额颞叶网络之间的功能连接异常，以及楔前叶与额顶叶网络的功能连接异常。最近的一项荟萃分析表明，MDD 患者背外侧前额叶皮质（dlPFC）和背内侧前额叶皮质（dmPFC）中的灰质体积明显减小。Sun 等使用基于皮质的形态学分析方法发现，抑郁症发作的次数与齿状回的体积减小有关，而左侧 dmPFC 的皮质变薄与抑郁症的多次发作具有一定的相关性。通过使用基于体素的形态测量学，Ruhnau 等人发现右侧海马体和右侧杏仁核的灰质体积与抑郁发作的次数呈负相关。

除了结构磁共振成像的变化外，在抑郁症患者中还观察到了静息态功能磁共振的改变。国内相关学者使用静息态功能磁共振成像和基于图形的分析方法对抑郁症进行研究，发现右侧壳核网络异常拓扑与抑郁发作次数呈正相关。Dalgleigh 等人使用独立成分分析方法分析发现，前扣带回皮质亚区（sgACC）与抑郁发作的持续时间呈正相关。以后扣带回皮质（PCC）、杏仁核和前扣带回皮质亚区 sgACC 作为"种子"点，Capone等学者研究发现，抑郁症多次发作与左侧后扣带回皮质 PCC 和多个认知控制区域之间的连接不足有关，并与杏仁核和突显网络大部分区域之间的连接不足有关。

三、taVNS 治疗抑郁症的作用机制

大量影像学研究显示，抑郁症的发生与脑网络结构与功能改变有关。MAYBERG 等提出抑郁症边缘叶 – 皮质环路假说，该环路涉及前额叶、岛叶、丘脑、基底节区、杏仁核、海马、扣带回。随后部分学者进一步提出了抑郁症的边缘系统 – 皮质 – 纹状体 – 苍白球 – 丘脑环路假说，发表在 Lancet 的综述总结既往影像学研究，认为抑郁症患者存在情感认知环路、奖惩环路的功能异常。

HPA 轴是边缘系统的一部分，它涉及从下丘脑分泌促肾上腺皮质激素释放因子，刺激垂体分泌促肾上腺皮质激素，反过来又导致肾上腺释放皮质醇激素的过程。慢性免疫失调以及炎症紊乱是抑郁症患者的重要病理特征，其可通过过度释放前因子层状细胞因子抑制 HPA 轴的负反馈，增加血脑屏障的通透性，减少血清素的合成，干扰谷氨酸能系统，进而导致抑郁症的复发。

最新研究认为，HPA 轴是应激反应和抑郁症状的最终共同通路，EA 可以减轻应激刺激引起的 HPA 轴功能的过度兴奋，提高抑郁症患者的 HPA 轴活性，表现为下丘脑室旁核（PVN）促肾上腺皮质激素释放激素神经元数量显著增加，血清促肾上腺皮质激素释放激素（ACTH）和皮质醇（CORT）水平升高。在动物实验中，国内学者发现采用耳甲部迷走神经区电针刺激结合孤养模型大鼠，以旷场实验、糖水摄入实验为评价，发现耳甲部迷走神经区电针刺激对大鼠的行为抑郁状态的发展有一定的抑制作用。

临床研究表明，taVNS 可显著降低抑郁症患者 24 项汉密尔顿抑郁评定量表（HAMD－24）、SDS、SAS 及贝克抑郁量表评分，可产生与 iVNS 相似的临床疗效，且该抗抑郁疗效可维持至之后的 3 个月，是治疗抑郁症的安全、有效的方法。国内有学者对患者进行治疗前后功能核磁检查发现，taVNS 对抑郁症状的改善与 NTS – 边缘叶 – 脑默认网络功能连接密切相关，taVNS 与抑郁症相关的皮质 – 边缘丘脑 – 纹状体神经回路有直接和间接的联系，可增加左侧前扣带回皮质和双侧楔前叶、双侧岛叶等一系列

区域的功能连接性，降低 GABA 和 Glu 浓度，并调制中度至重度抑郁症患者功能连接的默认模式网络。此外，连续的 taVNS 调节 NTS 的活动，可使核团将信息投射到更高级的大脑结构，显著调节内侧下丘脑和前扣带回皮质的功能连接强度，且功能连接强度与 taVNS 治疗效果显著相关，故下丘脑与前扣带回皮质喙部的连接强度可以作为 taVNS 治疗效果的有效指标。

KRAUS 等报道了迷走神经刺激在左外耳道前壁、后壁对照的实验，其发现前壁 taVNS 刺激产生了蓝斑及 NTS 的负激活效应。FRANGOS 等研究 12 名健康受试者发现，taVNS 可明显激活经典迷走神经投射通路如同侧 NTS、双侧三叉神经脊束核、蓝斑、对侧臂旁核、杏仁核、伏隔核、双侧中央旁小叶，负激活局限于双侧海马及下丘脑，以上结论强调了迷走神经投射脑区蓝斑及 NTS 在 taVNS 治疗中的重要性。

国外部分学者通过研究刺激耳部不同迷走神经分布区产生的效应，发现耳甲艇部的刺激效应最强、最广，可引起脑干 NTS、蓝斑的激活，及杏仁核、海马、前后扣带回的负激活。Ferstle 等学者发现 taVNS 治疗组左侧 NTS 及边缘叶出现广泛而较强的负激活，体感区及岛叶等出现局限性激活；伪刺激组则右侧三叉神经核等脑干核团负激活及脑部体感区明显激活，故研究认为 taVNS 可产生 NTS – 边缘叶脑 – 网络调制效应。

既往脑功能影像学研究发现，抑郁症是由脑结构和功能网络失调引起的系统性疾病，故研究者提出了前额叶 – 边缘环路失衡等假说。在 taVNS 临床研究基础上，国内外同行采用 fMRI 探索了 taVNS 治疗抑郁症的脑功能机制。2008 年，Kraus 等首先采用 fMRI 观察到 taVNS 刺激健康者耳甲部可诱导出颞叶及边缘脑区负激活信号，并激活丘脑、中央前回等。随后 Kraus 等又发现 taVNS 刺激左外耳道可引起蓝斑及 NTS 负激活效应。Frangos 等对健康者进行 taVNS 刺激，明显激活了杏仁核、伏隔核、对侧臂旁核、蓝斑等脑区。taVNS 对正常人 NTS – 边缘叶通路产生了明显的负激活效应。对 taVNS 治疗轻中度抑郁症进行脑机制 fMRI 研究时发现，治疗 4 周后症状改善的同时，静息态 DMN 与前岛叶、海马旁回功能连接降低，而与楔前叶、眶额回功能连接增高，且均与抑郁评分改善明显相关。以上研究初步阐明了 taVNS 可通过调节 DMN 缓解 MDD 症状。荣培晶团队进一步分析发现，taVNS 调节了杏仁核和外侧前额叶之间的功能连接，且功能连接增加也与 HAMD 的降低呈负相关。此外，在针刺实时 fMRI 研究中我们观察到，第一次 taVNS 间断刺激时，左侧前岛叶激活，并与治疗 4 周后 HAMD 抑郁评分改善明显相关；第一次采用连续刺激时，双侧下丘脑内侧与前扣带回喙部之间的功能连接强度变化与治疗 4 周后抑郁评分改善显著相关。任务态研究说明岛叶激活强度、下丘脑内侧与前扣带回喙部的功能连接值可作为预测 taVNS 疗效的潜在的神经影像学标志物。

总之，神经影像学 fMRI 研究发现 taVNS 可以激活既往 VNS 影像学中明显的负激活效应区：NTS、臂旁核、蓝斑、下丘脑、杏仁核、前扣带回等。迷走神经刺激效应脑区与抑郁症的前额叶－边缘环路异常区域明显重叠，taVNS 通过调节、控制前额叶、边缘叶、楔前叶等与情绪调控相关的网络，对抑郁症治疗发挥了作用。

目前，在疗效确认的前提下对 taVNS 抗抑郁效应的分子机制进行的研究相对较少，有研究者基于慢性应激动物模型的实验研究表明，taVNS 可显著改善慢性不可预知性温和应激（chronic unpredictable mild stress，CUMS）模型大鼠的抑郁样行为，该抗抑郁样行为效应与 HPA 轴功能，海马内 Raf/ERK/RSK/CREB 信号通路，以及前额叶皮质中的 NLRP3/NF-κB/IL-1β、TLR4/MyD88/IL-1β 信号通路有关。

第四节　失眠耳治作用机制

一、失眠与过度觉醒机制

失眠是最常见的睡眠问题之一，是指尽管有合适的睡眠机会和睡眠环境，依然对睡眠时间和（或）质量感到不满足，并且影响日间社会功能的一种主观体验。主要症状为入睡困难（入睡潜伏期超过 30 min）、睡眠维持障碍（整夜觉醒次数 ≥2 次）、早醒、睡眠质量下降和总睡眠时间减少（通常少于 6.5 h），同时伴有日间功能障碍。失眠引起的日间功能障碍主要包括疲劳、情绪低落或激惹、躯体不适、认知障碍等。

全球范围内，近四分之一的成人认为自己睡眠质量不好。2006 年中国睡眠研究会在 6 个城市进行的一项研究表明，中国内地成人有失眠症状者高达 57%，远超欧美发达国家。2008 年一项关于北京市民的抽样调查表明，在采用相对严格的诊断标准的情况下，普通成人失眠的患病率为 9.2%。失眠具有持续性，在一项 1~10 年的随访研究中发现，成人失眠的持续率为 30%~60%。长期失眠会影响个体的正常生活和工作，增加罹患各种疾病的风险。流行病学研究表明，失眠是高血压、中风、焦虑、抑郁、免疫力降低、神经退行性疾病等问题的风险因素。严重的睡眠缺失会降低患者的工作效率和危险警觉，可能造成巨大损失。

失眠的主要假说是过度觉醒假说。过度觉醒假说认为失眠是一种过度觉醒，过度觉醒涉及身体的多个系统和功能。比如失眠患者在睡眠和清醒时表现出更快的脑电频率、自主神经功能活性增加、HPA 轴过度活跃及炎症因子释放增加等。因此，过度觉醒既被认为是失眠的核心特征，又在失眠的发生和持续中扮演了重要的角色。其包括相对独立又互相联系的三个方面，即皮质、生理、认知的觉醒过度，即这三方面的活动增强。皮质觉醒主要与脑内上行网状激活系统（Ascending reticular activation system，

ARAS）过度激活相关，可表现为睡眠时脑电高频功率升高等；生理觉醒主要由 HPA 轴与交感 - 肾上腺髓质系统过度激活所致，可表现为皮质醇、促肾上腺皮质激素分泌增加等神经内分泌的改变，以及交感 - 副交感平衡失调，表现为心率加快、体温升高、新陈代谢率增加、心率变异性指标的变化等；认知觉醒主要是对于失眠扭曲的认知、反刍等。

二、耳治调节过度觉醒机制

（一）基于脑电

1. 脑电原理及神经基础

随着脑机接口技术的发展，脑电（EEG）作为一种能够记录大脑功能活动的可视化分析方法，被誉为"脑功能的窗口"，其作为一种可靠客观的评估手段，优点在于具有极高的时间分辨率、相对低的成本、易记录且对受试者的身体无任何侵入式伤害。近几年，使用 EEG 研究失眠症机制逐渐流行起来。

神经振荡最早是由 Berger 等发现的，是中枢神经系统中存在的一种节律性、周期性神经元活动。不同形式的神经振荡活动分别在大脑处理、传递和整合感觉信息，巩固记忆以及高级认知加工过程中发挥重要的作用。在单个神经元中，神经振荡既可以表现为膜电位的振荡，又可以表现为动作电位的节律性活动，这些电活动引发突触后膜电位的振荡。在群体神经元水平中，大量神经元的同步发放可以引起宏观水平的振荡，这种振荡活动可以通过 EEG 记录到。群体神经元的振荡活动通常由神经元之间的反馈活动引起，这些神经元之间的相互作用会引起与单个神经元发放完全不同的节律振荡。在实际分析中，神经振荡常常被简化为五个互相作用的节律（图 4 - 4 - 1），即 δ 波（1 ~ 3 Hz）、θ 波（4 ~ 8 Hz）、α 波（9 ~ 13 Hz）、β 波（14 ~ 30 Hz）和 γ 波（31 ~ 80 Hz），其中每个节律都有其生理意义，并对应着特殊的生理功能。

大量神经生理学研究发现：①γ 波反映了大脑皮质的激活状态，与信息的注意加工、记忆内容的主动维持和意识感知密切相关。②前额 β 波与注意转移过程有关，β 波与抑郁症患者常见的焦虑和反刍思维有关。③α 波反映了视觉注意的抑制性，与认知表现呈负相关，α 波可能表明了对任务无关的大脑皮质结构的抑制，还有记忆和注意力过程。④θ 波通常与记忆过程密切相关，可以调节个体的知觉、记忆和注意过程。这些研究从神经活动层面揭示了注意资源分配的时间动态结构。

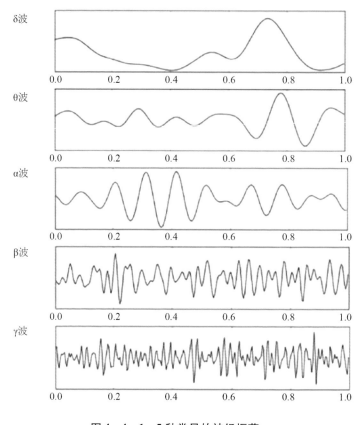

图 4 - 4 - 1　5 种常见的神经振荡

2. 脑电分析方法

目前，已有多种 EEG 分析方法被用于失眠症的机制研究，包括功率谱分析、循环交替模式分析（CAP）、事件相关电位分析等。与传统 PSG 相比，这些技术可对 EEG 进行更精细和复杂的分析。

（1）功率谱分析。Gudmundsson 等通过对功率谱分析、相干性、熵等定量脑电特征的分析发现，功率谱分析可靠性最高，在失眠症研究中得到了广泛应用。功率谱分析是目前失眠症研究中最常见的分析方法之一。通常采用快速傅里叶变换提取波形的频率成分，将不同状态下 EEG 信号从时域转换到频域，划分出典型的频段或节律，包括 SWA（0.5~2 Hz），δ 波（1~3 Hz），θ 波（4~8 Hz），α 波（9~13 Hz），β 波（14~30 Hz），γ 波（31~80 Hz）等。不同的频段代表不同的生理意义，比如，δ 波增加与睡眠深度有关。睡眠是丘脑皮质系统中数十亿个突触耦合神经元的同步振荡，可通过直接从 EEG 信号计算各种频率和频段的功率谱能量来量化 EEG 活性。使用功率谱分析，还可以获取 EEG 每个频段变化的百分比。统计指标包括每个频段的绝对功率和相对功率，后者是指每个频段功率占总频段功率的百分比。

很多研究已经采用了许多方法来量化失眠症患者清醒和睡眠期间 EEG 的差异，失眠症患者主要表现为睡眠期 β 波活动的升高。人们普遍认为，δ 波可能代表皮质觉醒相对较低（在睡眠期间发生），而高频段（例如 α 波和 β 波）则代表皮质觉醒升高。有研究指出，失眠患者高频升高并非横跨 24 h 周期，而是主要集中在非快速眼动睡眠期（NREM），并且与 β 波的升高和 δ 波的降低关系密切。我们知道，NREM 主要由 δ 波支配，与睡眠深度密切相关。最新研究表明，失眠症患者在 NREM 间 δ 波显著降低。

（2）循环交替模式分析。意大利帕尔马大学 Terzano 等人于 1985 年首次提出循环交替模式分析（CAP）的概念，认为其是 NREM 的生理成分之一，并于 2001 年提出了 CAP 的判读规则。CAP 作为 NREM 一种周期性 EEG 活动，特征为短暂的同步脑电活动事件突显在背景脑电中，并以最多 1 min 的时间间隔重复出现。一个 CAP 序列可以包含多个 CAP 周期。一个 CAP 周期可分为阶段 A（突出在背景 EEG 中的高振幅慢波同步脑电活动）和阶段 B（作为背景 EEG 的低振幅快波去同步脑电活动）。每个 CAP 序列均开始于阶段 A，结束于阶段 B。Parrino 等认为，CAP 与睡眠不稳定性及觉醒有关。研究发现，失眠患者阶段 A 的持续时间、CAP 比率显著高于对照组，阶段 B 的持续时间则显著缩短。Parrino 等对比了 20 位主观性失眠和 20 位正常睡眠人群的 CAP 指标发现，主观性失眠患者的 CAP 总比率、N1 和 N2 期 CAP 比率、A2 出现的概率等都显著高于对照组，但 SWS 阶段 CAP 比率差异不明显。大致可以认为，CAP 是在睡眠分期判读的基础上对 NREM 的进一步细分。CAP 参数是评估失眠症过度觉醒的重要电生理指标，特别是对主观性失眠的评估。

（3）其他分析方法。目前，EEG 分析方法既有时频、无标度等单导联分析方法，也有连通性、大脑不对称性、网络分析等多电极方法。既有基于头表的活动和连接分析，也有基于源定位后的皮质活动和连接分析。但总体来说，以上这些更为精细和复杂的分析在失眠症的研究中应用尚少。从以上研究结果可以看出，这些研究的结论并非完全一致。造成这一现象的可能因素主要包括：各个研究纳入的患者群体异质性较大而样本量较小，尚未考虑患者的年龄和性别因素，数据分析时指标及时间点不统一，采集的状态是睁眼、闭眼，被测试者是睡眠态还是任务态等。在以后的研究中需要注意这些问题，这样才能保证研究结论更具说服力和推广性。

3. 失眠耳电针作用机制

目前关于脑电在耳穴治疗失眠症中的应用的相关报告很少，荣培晶团队通过动物实验研究，探讨了耳甲区电刺激对氯苯丙氨酸（PCPA）引起的失眠大鼠的脑电活动的影响。

研究结果显示，电针耳甲穴位能显著提高失眠大鼠 EEG 信号中 δ 波的功率百分比，显著降低 β 波的功率百分比，而对 θ 波和 α 波的功率百分比没有产生明显的影响，表明电针耳甲穴位很可能激发了大脑神经元的同步振荡，从而使 EEG 信号中 δ 波、θ 波和 β 波的分布特征发生了变化，客观反映了失眠大鼠的大脑兴奋状态得到了抑制，为耳甲穴位电刺激改善大鼠失眠状态提供了有效证据。

（二）基于功能磁共振

1. 脑结构

脑解剖形态学研究已经用于检测失眠患者特定脑区结构的异常。Sexton 的研究揭示了不良主观睡眠质量与右额上叶皮质体积减小有关，而且失眠患者的大脑额叶、颞区和顶叶区萎缩率普遍增加。Yu 等运用结构磁共振技术对 67 例原发性失眠患者进行扫描，结果发现失眠对皮质厚度影响主要出现在后扣带回皮质。此外失眠还与海马、右侧眶额皮质、小脑等脑区的灰质体积减小有关。也有研究者从失眠患者脑结构连接特性出发，研究失眠患者异常脑结构网络，结果发现失眠患者的脑结构网络表现出小世界属性，其独特结构连接主要在右侧边缘皮质 – 基底 – 神经节回路中，并且这种结构特性与患者的临床症状显著相关。

认知行为疗法（CBT）是治疗失眠的一种有效方法，McCrae 对 CBT 与失眠患者脑灰质厚度相关性进行了研究，结果发现经过 CBT 治疗的失眠患者左侧眶额皮质、右侧内侧眶额皮质、右侧后扣带、左侧额中叶皮质厚度增加，该研究认为 CBT 可能通过减缓或逆转灰质萎缩发挥治疗失眠的作用。这一研究进一步证实了失眠患者相应脑区会出现结构异常，而有效的治疗手段可以通过纠正这些结构异常而发挥作用。

2. 脑功能

静息态脑功能成像在失眠相关的研究中发挥着重要的作用。Zhou 等对比了失眠患者和健康志愿者大脑自发神经活动的低频振荡幅度（ALFF），结果发现与失眠相关的 ALFF 广泛分布于小脑后叶、背侧和腹侧前额叶皮质、前扣带回皮质、前躯体和几个默认网络子区域，这些研究结果表明，在失眠期间，内在的功能可塑性主要响应过度觉醒状态。Wang 等选择脑岛为感兴趣区，研究了失眠患者脑功能连接的异常模式，结果发现相对于健康志愿者，失眠患者左侧脑岛与右前扣带回皮质、右侧额叶、双侧丘脑之间的连通性增强，而与左侧颞中叶的连通性降低，他们认为失眠患者的情绪环路和认知环路中出现了异常的功能连接模式。而 Yan 等对失眠患者全脑功能连接进行了研究，结果发现失眠患者在左侧额下回、颞中回和右侧前区中表现出异常的功能连接。Li 等研究了失眠患者静息态下的脑网络，相比于健康志愿者，失眠患者右侧额顶网络区域出现连通性降低，同时右侧颞中回与右侧额顶网络之间也表现出连通性降低，并且这与患者失眠症状的持续时间显著相关。

此外，最近有研究表明 DMN 功能连接的改变与失眠患者过度觉醒症状相关，并且

DMN 的大脑区域在睡眠阶段存在更高水平的活动，对失眠患者 DMN 的调制被认为是 CBT 发挥作用的机制之一。在前期的研究中，我们也发现耳甲电针可以显著调节 DMN 功能连接，并有效缓解抑郁患者的失眠症状。

3. 脑血流

磁共振动脉自旋标记成像技术（ASL）是一种较新颖且很有前途的成像技术，可用于测量脑血流量，且具有较低的主体间变异性，无须使用造影材料，也无辐射伤害。在失眠相关的研究领域，研究者已经使用 ASL 技术检测出一些与失眠症状相关的脑血流变化的异常。Smith 等研究发现，处于第一个非快速眼动期的失眠患者的外侧前额叶、顶叶和枕叶皮质的局部脑血流量（CBF）明显下降，基底节区降低最明显。最新的研究也表明睡眠剥夺受试者的左侧海马旁回/梭形皮质、右侧前额叶皮质的脑血流量（CBF）相对于基线受试者较低。

2005 年，Smith 等在前期研究的基础上，对 CBT 治疗后失眠患者的脑血流量变化进行深入研究，发现经过 CBT 治疗的患者脑基底节区 CBF 明显恢复，因此他们认为 CBT 可以通过调节患者脑血流量的变化发挥治疗失眠的作用。

4. 耳甲电针对失眠患者脑功能的调节作用

耳甲电针治疗失眠安全有效，其疗效机制可能与该疗法对脑内褪黑素能系统的调节相关，但确切机制尚不清楚。荣培晶课题组前期发现耳甲电针可引起失眠大鼠血浆褪黑素节律性升高；同时，耳甲电针对人脑边缘叶部分脑区（特别是下丘脑、NTS 及杏仁核等结构）的功能具有调节作用。大脑是一个功能网络，依靠各个脑区之间的协调平衡发挥正常的生理功能。因此，耳甲电针对睡眠相关脑区（特别是边缘 – 觉醒网络）的结构和功能的调节作用不容忽视。

（1）耳甲区迷走神经刺激对失眠脑结构和功能调节的假说。在全脑水平上，失眠症状的出现与觉醒系统内的结构和功能异常密切相关。大脑的主要觉醒系统包括网状激活系统、边缘网络和认知系统。ARAS 通过丘脑和基底前核与脑桥、蓝斑、背缝核、下丘脑后部发生突触联系。下丘脑外侧的食欲素能神经元投射到脑干和下丘脑的所有促醒功能区域，并加强其活动；情绪和认知系统可以增强单胺能神经元的表达并导致促睡脑区（如下丘脑腹外侧视前区）的功能抑制，使食欲素能神经元失去抑制，从而导致失眠的发生。因此，失眠通常被认为是大脑觉醒系统过度激活的一种疾病。体表刺激可以直接刺激迷走神经传入纤维，特别是位于耳甲区的迷走神经，通过 NTS 的中继，传入迷走神经背核。迷走神经背核内的多极神经元在中枢可与下丘脑、蓝斑、背缝核、海马等大脑皮质发生突触联系，通过对边缘 – 觉醒网络结构和功能的调节，发挥治疗失眠的作用。

（2）耳甲电针对失眠患者自发性大脑活动和脑功能连通性的研究。荣培晶课题组在前期的研究中，全面评估了耳甲电针对失眠患者自发性大脑活动和脑功能连通性的调节作用。研究结果表明，与健康成人相比，失眠患者的右楔前叶的 ALFF 显著增加，但是，耳甲电针治疗 30 min 后，患者的右楔前叶的 ALFF 显著降低，左枕中回 ALFF 增加。基于 ROI 的 RSFC 分析显示，耳甲电针治疗后，右楔前叶与右侧角回、右侧额上回、右侧额中回之间的 RSFC 显著降低。耳甲电针对自发神经活动和功能连接性的即刻调节可能是耳甲电针治疗失眠的重要机制。而在另一项以后扣带回为种子点进行功能连接分析的结果表明，耳甲电针治疗 30 min 后，后扣带回与楔前叶、左侧角回、左侧额上回、左侧额中回、右侧颞下回、右侧颞中回、左侧内侧眶额皮质的功能连接减弱，而与右侧舌回、右侧距状裂周围皮质的功能连接增强，这些功能连接发生改变的脑区属于默认网络和视觉皮质相关的脑区。

（3）耳甲电针通过调节楔前叶神经元的自发活动治疗睡眠。过度觉醒理论是最为普遍接受的失眠病理论。该理论阐明，睡眠系统和唤醒系统之间的调制不平衡，与失眠患者的睡眠 – 唤醒周期相关的皮质始终处于清醒状态，使患者难以入睡及保持睡眠。DMN 仅在静止状态下才起作用，主要参与情节记忆、情绪调节和内省。DMN 与大脑区域的过度兴奋也有一定的联系。在正常生理条件下，DMN 的神经活动在入睡后逐渐降低，而失眠患者的 DMN 仍然活跃。DMN 在失眠中也表现出对睡眠相关刺激的过度反应，CBT 治疗可以减轻过度反应。失眠患者的自省会激发 DMN，进而影响患者的睡眠。研究表明，过度关注睡眠质量的失眠患者的负性认知活动间接导致脑葡萄糖代谢率的升高和脑自主唤醒的增强，这是引起睡眠障碍的主要因素之一。楔前叶是 DMN 的主要节点，神经的自发活动异常是失眠患者自我反应障碍的主要原因。此外，在这项研究中，经耳甲电针治疗后，楔前叶与角回、右侧额上回、右侧额中回之间的 RSFC 显著降低。因此，调节楔前叶神经元的自发活动，抑制患者的自省，改善大脑皮质的过度觉醒可能是耳甲电针治疗失眠的关键机制之一。

（4）耳甲电针通过调节视觉皮质神经元功能治疗睡眠。视觉皮质神经元功能异常也是失眠的重要因素之一。在本研究中，耳甲电针治疗后的失眠患者左侧枕中回的 ALFF 明显增加。视觉皮质位于枕叶，不仅是视觉信息整合的重要场所，还是巩固视觉记忆过程的主要区域。研究表明，失眠患者视觉相关皮质区域的神经元在休息时异常活跃，这表明失眠患者的睡眠障碍与记忆力丧失有关。睡眠剥夺对象的视觉信息处理能力下降。耳甲电针治疗抑郁症和中风后失眠症的病例报道表明其可以调节视觉相关皮质的功能。因此，耳甲电针可能通过调节视觉相关皮质神经元的自发活性在失眠的治疗中发挥作用。

（三）基于生理生化的研究

1. 迷走神经刺激（VNS）调节失眠相关神经递质

尽管从耳论治失眠的机制研究很少，但我们可以从迷走神经刺激调节睡眠的相关机制中获得启发。迷走神经为混合型神经，80% 为传入纤维，其中大部分中枢突和 NTS 内的第二级神经元形成突触联系。NTS 发出的胆碱能纤维，部分到达臂旁核后再投射至蓝斑、中缝核、下丘脑及大脑皮质等，部分通过自主反馈环路调节 NTS 的自身活动，部分上行后直接投射至下丘脑腹外侧视前区（ventrolateral preoptic area，VLPO 区）、网状结构等，参与睡眠的调节。迷走神经是全身走行最长、分布范围最广的一对脑神经，对多器官、系统有广泛影响，在维持内稳态方面发挥着重要的作用。长期以来，刺激迷走神经调节神经及其相关脏器功能受到了临床和基础科研的广泛关注。刺激迷走神经可改变 GABA、5-HT 及 NE 等多种神经递质的浓度，影响大脑功能，调节睡眠活动。GABA 是中枢神经系统抑制性递质，可促进睡眠特别是慢波睡眠的形成，而 GABA 受体功能下降或数量减少会延长入睡潜伏期，减少 NREM 的 δ 波和 θ 波。有研究比较了耐药性癫痫患者大脑皮质 GABAA 受体密度在 VNS 治疗前和治疗 1 年后的变化，发现 VNS 增加了 GABAA 受体密度，可能参与了脑部区域皮质兴奋性的调节。此外，谷氨酸脱羧酶（glutamate decarboxylase，GAD）是 GABA 的合成酶，VNS 可保护大脑皮质中的 GAD 阳性细胞，进而保护 GABA 能细胞。蓝斑 - 去甲肾上腺素（LC-NE）神经元在调节睡眠持续时间和睡眠深度方面有关键作用，选择性损害 LC-NE 神经元可减少 NREM 的 δ 波数量，提示觉醒期的 NE 水平可影响 NREM 睡眠。有研究发现，较少的 VNS 可明显提高前额皮质、海马等的细胞外 NE 浓度，且 NE 浓度随刺激强度的增加而升高。另一项研究对小鼠进行 1 天的 VNS，发现 NE 神经元的代谢率明显上升，而连续 14 天的 VNS 可增高 5-HT 的代谢率，促进 NE、5-HT 的释放。5-HT 是调节睡眠觉醒的单胺类神经递质，其缺乏不会明显影响睡眠觉醒周期，但会抑制感光或非感光信息的输入，干扰昼夜节律的转换，缩短 NREM 睡眠时间。此外，VNS 不仅可以升高丘脑背缝核的代谢率，增加 5-HT 的释放，还可促进 5-HT 进入血脑屏障，升高中枢神经系统的 5-HT 浓度，并对 LC-NE 系统有正反馈影响。VNS 对 GABA、5-HT、NE 等神经递质浓度的调节，表明 VNS 对睡眠有一定的促进作用，可能会提高夜间睡眠质量。

2. 耳甲迷走神经刺激对于失眠相关神经递质的调节

现代神经解剖学发现，内脏耳穴区是体表唯一有迷走神经分布的区域，且迷走神经耳支存在直接向感觉中继核团 NTS 的投射纤维，并与蓝斑、臂旁核、下丘脑、杏仁核、海马等脑区发生突触联系，电刺激这些区域可能在脑干和中枢结构中产生迷走神经通路活动的变化。传统耳穴治疗失眠一般选取心、神门、肾等耳穴，这些耳穴从部位来看都分布在耳穴内脏代表区，即耳甲迷走神经分布区。在该思路的指导下，荣培晶课题组开展了对 taVNS 治疗失眠的基础和临床研究的初步探索。与上述 VNS 影响参与失眠的神经递质相似，taVNS 或许同样起到了调节神经递质的作用，可以调节睡眠。现有研究证实 taVNS 可调节脑内褪黑素能系统，促进中枢神经系统的 GABA 等递质浓度增加，Glu 等递质浓度降低，调节脑边缘叶 – 觉醒脑功能网络相关脑区。

3. 耳迷走神经刺激平衡自主神经功能

迷走神经张力被认为与睡眠质量、嗜睡以及疲劳现象相关，可能导致患者失眠。有研究评估迷走神经张力，阐明了迷走神经与睡眠中断之间的关系。受到情绪刺激的儿童、在睡眠过程中迷走神经张力较弱者的自我睡眠报告和睡眠活动记录仪测量结果往往更差。有研究通过阻断通往头颈等处的交感神经节前纤维调节交感 – 迷走神经的平衡，进而改善失眠所造成的自主神经功能紊乱。针对交感迷走神经平衡的干预可能会部分改善患者睡眠障碍和白天功能障碍。针灸可通过对周围神经和肌肉的直接作用调节自主神经张力和激活中枢，而耳针可促进迷走神经活动，改善交感神经内分泌失衡。失眠会增强自主神经系统的活动。刺激耳迷走神经可能会调节交感神经的过度活跃，从而改善睡眠。

4. 耳针对睡眠相关免疫功能的调节

临床中还发现，炎性反应过程通常会伴有睡眠障碍的发生，这或许提示了某些炎性反应因子与睡眠调节相关。比如 TNF-α、IL-1、白细胞介素-8（IL-8）、白细胞介素-12（IL-12）、白细胞介素-18（IL-18）等与睡眠发生相关，白细胞介素-4（IL-4）、白细胞介素-10（IL-10）、白细胞介素-13（IL-13）可能会影响慢波睡眠，甚至引起失眠；而在睡眠开始时，TNF-α、IL-1 水平最高，并可随着睡眠周期发生节律性变化。已有研究发现，在睡眠剥夺患者的体内，炎性反应因子水平急剧升高，这提示失眠与炎性反应因子水平的升高有密切联系。在下午至睡前，患者体内 IL-6 水平明显升高，而 IL-6 的水平与睡眠觉醒时间呈正相关，与睡眠质量呈负相关。有实验发现，经过睡眠剥夺的大鼠的脾组织 TLR4 信号通路关键基因 TLR4、IRAK1、TRAF6、NF-κB 和 TRIF 的 mRNA 表达水平升高了 1 倍；而经过耳穴贴压和安定干预的大鼠的相关基因的 mRNA 表达水平下调至正常，说明睡眠剥夺可能通过上调 TLR4 信号通路关键基因 mRNA 表达水平影响大鼠机体免疫功能。耳穴贴压治疗失眠症的作用可能与下调 TLR4 信号通路关键基因 mRNA 表达水平有关，可能是通过抑制促炎因子的释放调整机体免疫功能，并间接改善机体睡眠。其中，TLR4 的表达水平通过治疗只有正常水平的一半，提示耳穴贴压可能还可以抑制 TLR4 mRNA 的表达。

与此同时，睡眠受到个体情绪、健康状态、观念等多方面的影响，如癫痫、焦虑、抑郁会扰乱睡眠结构，降低睡眠质量。耳迷走神经刺激作为治疗癫痫、抑郁、痴呆等疾病的辅助治疗方法，在减轻原发疾病症状的同时，也可间接改善睡眠。因此，从耳论治此类疾病对睡眠还有间接的调节作用。总的来说，耳针治疗失眠的机制包括调节神经递质的释放，调节自主神经系统、免疫系统，并通过减轻原发病症间接改善失眠。

第五节　意识障碍耳治作用机制

获得性脑损伤是指非遗传性、非退行性或由出生后创伤引起的一切脑损伤的总称。其机制为感染、缺氧和外伤导致全身性或局灶性损伤的病理改变（如脑血肿、挫伤、弥漫性轴索损伤）。上述病因都有可能导致意识障碍（disturbance of consciousness，DOC）。我国至少有 50 万 DOC 患者。由于缺乏综合、系统、规范的治疗方式，DOC 患者的功能恢复成为亟待解决的世界性医学难题。在过去几年中，人们对开发 DOC 治疗策略的兴趣日益浓厚。VNS 作为一种新兴的治疗方法被用于改善和刺激 DOC 患者的认知和功能恢复。

DOC 患者根据意识状态的不同可以分为昏迷、无反应觉醒综合征（UWS）和微意识状态（MCS）。由于患者无法实现与外界的有效沟通使 DOC 误诊率高达 40%，诊断困难且缺乏有效的治疗方法使 DOC 成为临床上的一个挑战。先进的技术和分析方法，如 EEG、fMRI 和 PET 可用于测量 DOC 患者的意识水平，但它们都不能明确 DOC 患者的意识水平。因此，DOC 的诊断通常需要结合临床、神经生理学和神经成像评估来进行。

意识被认为由两个部分组合而成：觉醒和意识。觉醒是指警觉或警觉的程度，而意识是指与环境或自我交互的能力。昏迷的定义是既没有觉醒也没有意识。UWS 的定义是患者对环境或自我的意识缺乏，偶尔存在自发的间歇性觉醒或在刺激后可出现觉醒。MCS 的特点是存在觉醒程度的变化以及意识的波动性恢复，同时可出现重复性的意识迹象，如视觉追逐、物体定位或命令跟随。在这种情况下，虽然意识在波动，但仍存在有意识的行为。现虽存在多种行为评定量表，但昏迷恢复量表修订版（CRS-R）是目前公认且经常使用的评估意识水平的量表。

迷走神经是第 10 对脑神经，是副交感神经的主要神经。迷走神经传入纤维主要来源有两类。第一类传入纤维传递来自咽、喉、气管、食道的化学感受器等一般内脏信息。所有内脏传入纤维汇聚到食道丛，并由迷走神经向上传递。它们由上述内脏神经连接并一起形成结状（下）神经节。随后进入髓质并下降进入 NTS 的尾端，并从核团开始，与脊髓三叉神经核和网状结构（包括蓝斑、丘脑和下丘脑）产生重要的联系。

第二类传入纤维主要来自耳甲。目前的研究已经确定了耳迷走神经的解剖结构，并观察到耳甲是唯一有迷走神经分布的体表区域。耳支穿过颈静脉孔，进入髓质，然后上传至三叉神经脊束核。二级轴突投射到丘脑，形成两个不同的核团，分别投射到躯体感觉皮质和扣带回皮质。

人体正常的神经调节包括神经元或神经元释放的物质对神经元和突触特性的改变。神经刺激可以调节中枢神经对信息的处理，从而补偿由于疾病引起的生理功能丧失。迷走神经刺激可能通过多种机制调节大脑功能。大量证据表明，NE 是唤醒作用的重要介质，增加脑中 NE 浓度可促进颅脑重度损伤后的功能恢复，无论是处于昏迷状态，还是处于植物状态或微意识状态，DA 和 NE 的升高都可以使意识水平得到改善。迷走神经传入终止于 NTS，并激活具有神经调节功能的蓝斑和中缝背核，释放去甲肾上腺素能和 5-羟色胺能等，从而影响皮质突触的功能和可塑性。

植入式 VNS 被应用于 UWS 患者并已观察到疗效。有 15 年创伤性脑损伤病史的 DOC 患者接受了迷走神经刺激器植入手术。术后 1 个月开始刺激，起始强度 0.25 mA，每周增加 0.25 mA 直至加至 1.5 mA（脉冲频率：30 Hz，脉冲宽度：500 ms，刺激周期：刺激间隔 30 s，全天休息 5 min）。刺激 4 周后，当刺激强度达到 1 mA 时，患者临床症状有明显改善，即一般觉醒、持续注意、躯体运动和视觉追求均有可重复和持续性的进步（CRS-R 由 5 提高到 10）。3 个月后，FDG-PET 扫描研究显示，患者枕叶 – 顶叶 – 额叶皮质、基底节和丘脑区域的活动广泛增加。在刺激基线和 VNS 后 6 个月内，脑电图结果显示与意识有关的 θ 波功率显著增加。CRS-R 评分的提高被认为与丘脑 – 皮质和额顶 – 顶叶连接性的增加具有相关性。

一份病例报告了一名 73 岁 UWS 女性在心肺复苏后 50 天时接受 taVNS 治疗的效果。最初患者能够在没有刺激的情况下睁开眼睛，并且存在清晰的睡眠 – 觉醒周期。她的 CRS-R 总分为 6 分（满分 23 分），并在几周内保持稳定。患者接受 4 周双侧 taVNS 刺激后，CRS-R 评分从 6 分提高到 13 分，诊断从 UWS 变成 MCS。fMRI 检测观察到，taVNS 激活了丘脑和 PCC/楔前核。他们还发现，taVNS 增加了 PCC/前楔叶与丘脑、内侧 – 腹侧 PFC、下丘脑和颞上回之间的功能连接，而降低了 PCC/前楔叶与小脑之间的功能连接。另外一项研究对 5 名脑外伤患者进行了持续 8 周的每天 4 小时的 taVNS 刺激，其中 4 名患者出现了行为上的改善。

已知意识的恢复与丘脑皮质和皮质 – 皮质连接的恢复有关，fMRI 发现 taVNS 可使健康受试者前额叶皮质有效地产生 BOLD 信号变化，比较 taVNS 刺激组和对照组发现，taVNS 刺激组前额叶、丘脑、杏仁核、后扣带回等区域信号强度增加。丘脑选择性地将信息传递到皮质的各个部分，与睡眠调节和意识密切相关，在调节觉醒中起着关键作用；前期研究发现，情绪刺激可激活后扣带回皮质，该部位是边缘系统的一部分，介导情绪和记忆处理的相关过程。Capone 等提出 taVNS 通过调节 GABA 抑制性环路来调节健康受试者的皮质兴奋性。大脑皮质的可塑性使健康皮质区域承担了受损区域所丧失的某些功能。刺激迷走神经可以释放出多种可增强皮质可塑性的分子，包括 ACh、NE、5-HT 和 BDNF。动物研究表明，迷走神经刺激增加了 BDNF 的表达，BDNF 是神经元可塑性的关键调节因子。此外，迷走神经电刺激使颅脑损伤大鼠的海马和大脑皮质中 NE 的释放增加，提高了大鼠运动和认知功能的恢复速度。

基于解剖学，目前有四条通路可以用来解释 taVNS 对大脑活动的影响。首先，我们推断 taVNS 可以激活三叉神经脊束核，继而激活位于下脑干的 NTS。其次，这些核团直接投射到上脑干的蓝斑，并间接到达中缝核。有多个研究证实 taVNS 可以激活对侧或双侧的中缝核团，而该核团位于 ARAS，参与觉醒和一些自主神经功能的改善。一旦上脑干被激活，皮质下结构和神经递质通路应该通过直接投射被激活。ARAS 直接投射到丘脑，应该有利于丘脑的激活。丘脑活动的增加对纹状体产生刺激，纹状体也是中缝核的直接投射脑区，因此有助于重建皮质－纹状体－丘脑－皮质回路，这将对意识产生重大影响。丘脑是一个关键结构，具有调节觉醒和意识的潜力，是 NE 和 5－HT 通路的一部分。具体来说，蓝斑的激活导致 NE 的释放，而 NE 又对大脑区域产生广泛的影响。NE 可在突触、细胞、网络等不同水平起作用，并调节感觉运动反应和前额叶活动。所有层次的互动都有助于提高认知功能，如注意力、情感、决策、动机、学习和记忆。NE 的增加导致蓝斑密集支配区域的大规模脑网络重构。其中涉及岛叶、ACC、腹内侧纹状体、伏隔核、苍白球、丘脑和海马体、杏仁核等参与应激反应的脑网络，从而促进对任务的执行能力。NE 通路的投射途径促进 DMN 到外部额顶网络（ExN）的转换，从而提高注意力，也就是改善了两网络之间的负相关性，这种负相关性的增强是 DOC 患者意识恢复的部分原因。最后，中缝核团的激活引起 5-HT 的释放，并影响特定的大脑区域。这种神经递质对特定脑区具有亲和力，如海马、下丘脑、丘脑、伏隔核、小脑、前后扣带回皮质和背内侧前额叶皮质。这些投射增加了 DMN 的活动，减少了感觉－运动网络的活动。

中枢神经系统是迷走神经刺激效应的主要调控部位，随着脑科学的发展，近年来 taVNS 在治疗癫痫、抑郁症、偏头痛、儿童自闭症、心血管疾病等，以及调节神经免疫网络、默认脑网络和消化系统功能等方面都有十分重要的地位。taVNS 可以经由 NTS 将神经冲动投射到大脑皮质，调节紊乱的脑连接和脑功能状态，改善脑功能网络连接，还可以通过 NTS 等中枢核团，将神经信号投射到边缘系统以调动脑机制来促进情感、学习和记忆障碍的恢复。迷走神经刺激还可以通过胆碱能抗炎系统，抑制脑损伤后炎症。迷走神经刺激在缺血性脑卒中中，主要通过减弱兴奋性毒性、抑制急性期炎症和调节恢复期的神经可塑性发挥作用。在脑缺血的发病机制中，Glu 兴奋性毒性发生在急性期，脑卒中发生后 Glu 的过量突触释放可引起 Glu 兴奋性毒性。迷走神经刺激可以减轻大脑皮质微梗死，并且这种神经保护作用与抑制血脑屏障通透性、神经炎症和氧化应激有关。有研究证实：一方面，迷走神经刺激与海马中的 Glu 释放和神经保护相关；另一方面，迷走神经刺激还能调节 NO、ACh、NE 和 BDNF 的释放，且能使海马的长时程增强。然而，迷走神经刺激依赖性神经可塑性背后的细胞和分子的机制仍不清楚。

目前，taVNS 用于改善 DOC 患者意识的相关工作处于始发阶段，在传统的经典耳穴领域，采用贴压的方法，用磁珠、王不留行籽等刺激耳穴可达到治疗疾病的效果。耳穴贴压存在认穴不准、使用烦琐、容易导致皮肤过敏等一系列问题，虽然传统耳针的应用范围很广泛，但是相对集中在疼痛控制、失眠改善、情绪管控，以及与消化、心血管相关的内科疾病的治疗。使用现代耳迷走神经刺激改善意识状态的临床研究开展得相对较少，缺乏系统性和深入性。因此，继续开展相关工作将为 DOC 患者提供新的治疗方法和希望，也必将丰富中医耳针的研究内涵。

第六节　认知障碍耳治作用机制

动物实验及临床试验均表明，耳针能改善认知功能。一项系统评价肯定了耳针治疗认知障碍的临床疗效。

一、认知障碍耳治作用机制

天津中医药大学第一附属医院的阚伯红团队及韩国韩医学研究院药草研究所的蔡幕单团队用动物实验验证，针灸可通过改善 SAMP8 小鼠树突结构改善小鼠的空间学习记忆能力，通过抑制 AD 小鼠模型的突触变性和神经炎症改善小鼠的认知功能。

贵州医科大学蒋乃昌课题组采用海马 CA1 区微量多次注射冈田酸建立 AD 大鼠模型，针刺肾、脑耳穴，观察大鼠行为学变化，用 Bielschowsky 染色观察海马神经原纤维缠结（Neurofibrillary tangles，NFT）。与模型组相比，耳针组大鼠平均逃避潜伏期明显缩短，第Ⅲ象限活动时间明显延长，穿越站台次数明显增多，海马 CA1 区 NFT 数量明显减少。耳针可显著改善 AD 模型大鼠学习记忆能力，抑制神经原纤维缠结的形成。

天津市第四中心医院的苗婷团队将 30 只 SD 大鼠随机分为对照组、模型组、耳针组，每组 10 只。模型组、耳针组采用海马 CA1 区微量多次注射冈田酸建立 AD 大鼠模型，对照组注入等体积的对照液二甲亚砜。耳针组采用针刺脑、肾耳穴治疗，模型组、对照组大鼠耳部未做处理。通过 Morris 水迷宫观察大鼠行为学改变，免疫组化方法观察胆碱乙酰转移酶（ChAT）和胶质纤维酸性蛋白（GFAP）的表达。耳针治疗后，与模型组比较，耳针组 AD 大鼠在 Morris 水迷宫定向航行试验中平均逃避潜伏期明显缩短，空间探索试验中撤去站台后原站台象限活动时间明显延长，穿越站台次数明显增多，海马及皮质 GFAP 表达增多，而海马 CA1 区 GFAP 阳性反应物表达明显减少。耳针可以改善 AD 大鼠学习记忆能力，其可能机制是耳针降低了胆碱能神经元的损伤以及减少了星形胶质细胞的异常活化与增生。

西安交通大学医学院附属红会医院麻醉科蔡亮团队观察到，taVNS 治疗缓解了剖腹探查术后大鼠的记忆障碍，Morris 水迷宫试验中的游泳潜伏期和距离的缩短证明了这一点。此外，taVNS 还能减少老年大鼠海马术后的细胞凋亡，通过减少神经炎症和神经变性来防止术后老年大鼠的认知功能下降。伴随这些有益作用，taVNS 治疗可减轻术后神经炎症和 AD 相关病理。taVNS 效应可能归因于抑制神经炎症和 AD 相关病理。taVNS 可能成为 POCD 临床治疗的一种有希望的方法。

二、功能核磁共振是研究认知障碍耳治脑机制的重要技术

fMRI 是研究脑功能网络的主要方法。Menon 等人提出了包括 DMN、突显网络（salience network，SN）和执行控制网络（executive control network，ECN）在内的与认知功能密切相关的"三网络模型"。其中，SN 可以引导 DMN 和 ECN 执行认知任务，并帮助目标脑区对刺激做出适当反应，在执行认知任务中起关键作用。SN 可通过其关键脑区（前脑岛和背侧前扣带回）中独特的细胞核团来促进其控制功能。ECN 在情感信息处理期间连接增强，与在 SN 中观察到的结果类似。

2019 年发布的《阿尔茨海默病 MR 检查规范中国专家共识》指出：AD 患者存在包括内侧颞叶、丘脑、双侧额叶和楔前叶等部位的皮质广泛萎缩，MCI 患者脑萎缩的模式与 AD 患者大致相同，但程度较轻。MCI 患者异常的脑功能活动和功能连接主要集中在 DMN 的脑区，如楔前叶、后扣带回、侧顶叶、侧颞叶及内侧前额叶。扩散张量成像研究显示，MCI 患者在海马旁回束、扣带束以及长距离联合纤维束的各向异性（fractional anisotropy，FA）降低，平均扩散率（mean divusivity，MD）增加。

三、经皮耳穴电刺激调制情绪－认知脑功能网络

美国 FDA 分别于 1997 年及 2005 年批准迷走神经刺激用于癫痫及难治性抑郁的治疗，并且发现 VNS 可改善部分患者的认知功能，后期在 VNS 治疗认知障碍的研究中也开展了大量的临床试验及动物实验。

taVNS 是在中医耳穴理论指导下，结合现代医学神经分布证据的一种治疗疾病的新方法。研究结果显示，在癫痫和抑郁的缓解上，taVNS 与传统的 VNS 疗效相近，机制

也相似。因此，推测 taVNS 可代替 VNS，用于认知功能损害的治疗。

fMRI 研究发现，taVNS 刺激可以激活默认网络、突显网络、执行控制网络的重要脑区，例如 NTS、蓝斑、海马、下丘脑、杏仁核、伏隔核、前扣带回及前额叶皮质、前岛叶等，提示 taVNS 对 NTS－情绪－认知脑功能网络产生了调制效应。

2007 年 Kraus 等首次报道了在正常人身上进行的 taVNS 研究，研究发现除 NTS 及蓝斑外，还存在广泛的边缘叶及颞区海马的激活区，包括双侧杏仁核、双侧岛叶、海马、旁海马、上额回、楔叶、后扣带回脑区。Frangos 等发现，相较于耳垂刺激，耳甲刺激在迷走神经投射通路产生了更明显的激活效应，如同侧 NTS、双侧三叉神经脊束核、蓝斑、杏仁核、伏隔核、双侧中央旁回小叶；负激活区局限在双侧海马及下丘脑。2016 年，Yakunina 等研究了耳部不同位置的迷走神经效应，发现耳甲部刺激效应最强、最广。

荣培晶课题组近 5 年来采用 taVNS 治疗抑郁症（MDD），在临床疗效观察及脑功能成像研究方面取得了一系列成果。对 160 名 MDD 患者进行非随机临床对照试验，12 周治疗末时，80% 的患者治疗显效；另外还发现，治疗组抑郁相关的认知障碍也有改善趋势。fMRI 脑功能成像机制研究发现，4 周的 taVNS 治疗可以显著调制 DMN、背外侧前额叶－杏仁核环路，并与临床症状改善显著相关，推测这些是 MDD 的重要治疗机制；进一步研究发现左侧岛叶在首次 taVNS 间断刺激下的激活程度，以及下丘脑－前扣带回功能连接在首次连续刺激下的强度均与抗抑郁疗效相关，提示其可能是预测疗效的神经影像学标志物。由于这些发现，多位国际知名专家在 *Biological Psychiatry* 上推荐了 taVNS 疗法。

综上，taVNS 调节了 NTS－边缘叶－额叶脑网络，与情感、记忆、认知功能相关，与 MCI 异常的 DMN、SN、ECN 的脑区明显重叠。

荣培晶课题组利用脑电和 fMRI，先后进行了两项 taVNS 干预轻度认知障碍的脑机制研究。

第七节　头痛耳治作用机制

头痛的发生与头部的各种结构如头皮、肌肉、帽状腱膜、骨膜、血管、末梢神经等对疼痛较为敏感有关。其中动脉、肌肉和末梢神经最为敏感，是产生头痛的主要结构。颅内对疼痛最敏感的结构是硬脑膜、血管和颅神经。上述各种对疼痛敏感的组织受到影响时，就会出现不同形式及不同部位的头痛。现代医学对头痛的发病机制还未完全明确，多集中在遗传、血管、血液流变等因素上。耳穴疗法对头痛的治疗效果在临床已被证实，但关于耳穴疗法治疗头痛的机制目前尚不完全清楚。目前关于耳穴治疗头痛的机制主要有中医脏腑学说、经络学说、全息生物学说、神经机制、神经－体液机制、内环境学说、神经免疫机制、代谢机制等，学者们在内啡肽等内源性镇痛神经递质、血管微环境平衡、神经炎性反应及蛋白质代谢通路等方面做了大量研究。

一、中医学机制

（一）耳脑脏腑机制

头痛属于中医"脑风""头风"范畴，病位在头，病机为各种外邪或内伤等因素使头部经络失调、气血失和、脉络不通或脑窍失养，多由风邪、气郁、肝阳上扰，或痰浊、瘀血阻滞脑络，不通则痛而发，与五脏关系密切，尤其与肝、胆、肾、脾等有关。

中医认为耳与脏腑的生理、病理关系密切，各脏腑在耳中皆有相对应的穴位。《证治准绳》说："肾为耳窍之主，心为耳窍之客。"《医林改错》论述耳与脑相通："两耳通脑，所听之声归于脑。"《外科大成·卷三》说："耳者心肾之窍，肝胆之经，宗脉之所聚也。"《外经微言》记载："耳属肾而听声……脑属肾，各会诸体，是耳与脑有五脏之阴也。"可知，在生理上，脑、肾、耳是一个密切联系的系统。《厘正按摩要术》提出了耳背与五脏的关系，指出"耳珠属肾，耳轮属脾，耳上轮属心，耳皮肉属肺，耳背玉楼属肝"。在病理状态下，耳穴可反映机体内相应脏腑的病情变化。《素问·脏气法时论》说："肝病者……虚则目䀮䀮无所见，耳无所闻。"《素问·玉机真脏论》说："脾为孤脏……其不及，则令人九窍不通。"《素问·脏气法时论》说："气逆则头痛，耳聋不聪。"《素问·通评虚实论》指出："头痛耳鸣，九窍不利，肠胃之所生也。"综上可知，耳与脑、脏腑与脑、耳与脏腑之间的联系密切。耳又位居头部，靠近头痛的病位，故通过耳部施术对偏头痛具有良好的防治作用。

现代医学通过系统整理中医传统理论中耳与脑、脏腑与脑、耳与脏腑之间的联系，结合体表刺激耳迷走神经－NTS－默认网络脑效应机制研究，提出"耳脑脏腑"的相关理论。有学者认为刺激耳甲的耳穴心不仅可以直接调节心神，通过耳脑相关机制调理脑与脑神，还可以配合或间接刺激耳甲区的五脏，调理五脏之神（心神、肝魂、肺魄、脾意和肾志），从而实现神脑并调和体用兼治。孙立虹等的研究表明，头痛时贴压耳穴神门、颞、肝、胆、皮质下、交感，可清泻肝胆、调和气血、镇静止痛，并可调节神经－内分泌系统，使血管舒张，脑血流量增加并止头痛。临床经验表明，耳针对脏腑的调节作用与针刺对迷走神经的调制效应密切相关，如耳针产生的心脏、肺及支气管、胃肠道的效应明显与迷走神经调节功能重叠。因此，刺激耳穴可以调整脏腑阴阳而达到阴平阳秘、脏腑调和的状态。

（二）经络机制

《灵枢·口问》记载："耳者，宗脉之所聚也。"元代的《卫生宝鉴》提及："五脏六腑、十二经脉有络于耳者。"《丹溪心法》亦记载："十二经脉，上络于耳。"清代程钟龄《医学心悟·耳》说："然足厥阴肝、足少阳胆经皆络于耳。"肝与胆互为表里，足少阳胆经循耳之前后，并入耳中，出走耳前，为少阳根结之"结"，耳穴可通过调节少阳之枢机而调节一身之气。这说明耳穴与五脏六腑和十二经脉都有密切的联系，且它不是单线的联系，而是多途径的联系。根据中医经络学理论，偏头痛与足少阳胆经及手少阳三焦经的关系最为密切，而手三阳经从手走头，足三阳经从头走足，表明偏头痛与手足三阳经皆有不同程度的关系。手足三阳经循行经过耳部周围区域，与耳区经脉关系密切，手足三阴经通过经别与阳经相合，络于耳区，所以十二经脉都直接或间接与耳联系。十二经脉之中，阳经经脉各有相应部分经耳循行，刺激耳穴可舒张血管，增加脑血流量。因此，耳穴跟人体各部位经脉气血皆有密切关系，刺激耳穴可以治疗各经的头痛。杨佃会等从经络学说方面叙述了耳穴疗法治疗偏头痛的中医学机制，其认为耳背刺络放血法可以使瘀血外泄，经络通畅，气血通行，头痛得以解除，即所谓"菀陈则除之""血实宜决之"之意。耳背放血具有疏通经络、调和气血、祛瘀生新、出其恶血之作用，可泻肝火、去痰浊、化血瘀，使经脉通畅，气血得行，从而使经络得养，"通而不痛"，镇痛疗效立竿见影。经脉所过，主治所及，因此，在对于耳穴的治疗机制方面，研究者的目光渐渐聚焦在经络系统与耳的联系上面。在回顾经络循行的原文时发现了不少如"从巅至耳上角""直上出耳上角"等关于耳的记载，其中足太阳、手少阳、足少阳三经的循行均与耳尖穴有联系，而这三经都属阳经，这便解释了为何放耳尖血，能有除菀陈清热的功效。"瘀血不去，新血不生"。《灵枢·终始》云："久病者，邪气入深……必先调其左右，去其血脉，刺道毕矣。"即指治久病、痼疾之初，宜去其血，从而通其经脉，方能调其虚实，恢复机体正常平衡。故治疗实证型头痛可以采用耳尖刺络放血来放出瘀血，促进新血生成，从而疏通经络，达到通则不痛的目的。

（三）全息生物学机制

根据全息理论，耳郭是分布有各器官系统信息投射区的基本结构单位，各器官系统信息投射区的分布使耳郭这个独立的器官成为人体整体的缩影，整个耳郭包含了躯体及内脏的所有信息，能够反映人体各脏腑的机能状态，可以用于早期诊断和治疗相关疾病。因而，机体有病时会在耳郭相应的部位上有所反应，而刺激耳郭上特定的部位，就可以调整与其相应的人体器官或系统的功能。王萌萌认为现代全息理论认为耳背上三分之一为人体头部的缩影，而治疗头痛的耳背奇穴头痛 1 穴（耳后三角窝区后隆起上部的突起处）、头痛 2 穴（耳后三角窝区后隆起的外下方）、颈感（耳后上沟中央）等穴即位于耳背的上三分之一处。耳穴综合疗法正是基于中医基础理论和现代全息理论，选取了耳背上三分之一处的小静脉进行放血，因此可取得良好的临床疗效。

二、西医学机制

（一）神经机制

颅内痛觉敏感组织如脑血管、脑膜血管和静脉窦及其血管周围神经纤维和三叉神经可能是头痛发病的生理基础和痛觉传导通路。研究表明，偏头痛的病理生理机制可能与神经调节失调导致的神经源性血管扩张有关。耳郭上分布着丰富的血管、神经、淋巴管，神经有着较多的分支，如耳大神经及枕小神经源自脊神经颈丛，三叉神经（耳颞神经）、面神经、舌咽神经、迷走神经的分支源自颅神经，交感神经是随颈外动脉而来。耳郭皮肤上的神经分布有着较多的吻合支，可组成互相交织如网状的多个神经丛，这些神经丛在耳郭及三角窝处的分布尤为丰富。刺激这些神经对应的耳穴可以缓解疼痛，但耳穴发挥作用并非由某单一神经所作用，而是由神经网络共同发挥作用，再通过这些神经与机体各个部位产生相应联系，从而产生疗效。

耳迷走神经为人体迷走神经在体表的唯一分支，刺激迷走神经耳支对头痛有一定的镇痛效果。迷走神经耳支是作用的结构基础，迷走神经耳支的传入纤维终止于迷走神经和三叉神经的脑干核，主要包括同侧孤束核和三叉神经感觉核。虽然耳甲经皮迷走神经刺激只刺激迷走神经传入神经，但脑干副交感神经传入中枢和传出中枢之间有密切的联系，可能使迷走神经传入神经影响硬脑膜传出神经。Usichenko 等进行文献分析研究发现，taVNS 可能是耳穴针刺镇痛作用的机制之一。Straube 等通过迷走神经激活直接或间接抑制三叉神经的伤害性神经元，迷走神经刺激系统可能通过改变皮质兴奋性来预防偏头痛。

（二）神经 - 体液机制

耳穴与体液因素关系密切。耳穴的动物实验研究发现在切除或阻断支配穴位的神经后，针刺效应明显减弱，而不是完全消失，说明针刺效应不仅通过神经途径传播，还可能通过体液途径传播，这说明了耳穴调节中有体液因素的存在。耳郭内含众多的自主神经、淋巴管、微细血管，并与机体内部各器官存在着相当密切的联系，当耳穴受某种形式的刺激时，神经、体液通路激活，各器官的功能状态可得到改善。在耳穴治疗头痛的研究中发现，耳穴刺激的过程中伴随有体液因素的参与，主要表现如下。

1. 临床研究

（1）诱导镇痛介质的释放和分泌：耳穴贴压后，激活抑制疼痛控制系统，减弱了脊髓中枢疼痛伤害信号的传导，并通过释放内源性阿片肽发挥镇痛作用，耳穴贴压过程中局部位置的痛阈得到提高，对疼痛的耐受增强，进一步推动镇痛作用生效。常见的镇痛物质包括β-内啡肽、P物质（SP）、钙离子等。杨佃会观察耳穴综合疗法对不同时期无先兆偏头痛血浆SP的影响，发现血浆SP升高可能是引起偏头痛发作的主要因素之一，降低患者血浆SP，可达到止痛目的。杨佃会研究发现，调节血液中钙离子的浓度可以降低血小板的聚集性，从而降低血液黏稠度，改善微循环、缓解血管痉挛。刺血时对血管壁的损伤刺激，可促使组织胺或其他活性激肽类物质的释放，改变细胞膜的通透性，使血管壁内痛阈提高，血管紧张度恢复常态。激发机体内源性镇痛物质——内啡肽的产生，可有效抑制颅内血管收缩，增加血流量，改善缺血缺氧状态，从而产生镇痛作用，迅速缓解头痛。

（2）调节神经递质或介质变化：耳穴刺激可引起神经递质或介质的变化，如5-HT、降钙素基因相关肽（CGRP）、血浆内皮素1（endothelin，ET-1）、前列腺素F（PGF）、一氧化氮（NO）、血管升压素（AVP）等，从而直接或间接调整痛阈，发挥重要的镇痛作用。王萌萌发现，刺激耳穴额、颞、枕可有效缓解偏头痛，并可调节偏头痛患者血中5-HT、前列腺素$F2\alpha$、AVP等的含量，以发挥镇痛效用，同时可调节患者血中SP、β-内啡肽的含量，调节缓解期患者血中的CGRP、ET等，维持CGRP和ET的稳定，改善脑血管的舒缩功能，缓解偏头痛的发生，预防偏头痛的发作。贾春生、汪国翔等的研究认为耳穴透穴埋针刺法可提高偏头痛患者血浆5-HT含量，调节偏头痛发作时的单胺类神经递质水平，改善脑及血管的功能障碍，从而改善偏头痛症状。Straube等认为taVNS的抗偏头痛作用依赖于支配硬脑膜血管的传出副交感神经纤维（如蝶腭神经节纤维）的递质释放，特别是CGRP在硬脑膜血管的释放，以及在随后的神经源性炎症和初级传入物的致敏。此外，耳郭迷走神经刺激可影响副交感神经支配硬脑膜释放血管活性肠多肽（VIP）和垂体腺苷酸环化酶激活多肽（PACAP），调节血管扩张，有助于减轻伤害性三叉神经初级传入物的敏化。

2. 实验研究

耳穴刺激的动物实验头痛模型大多以皮下注射硝酸甘油造模为主，主要采用耳缘或耳背放血的方法进行研究，该法有非常明显的即刻镇痛作用，主要镇痛机制与耳穴刺激调节血浆及脑干中SP、CGRP、环氧化酶（COX-2）的含量，影响偏头痛大鼠脑组织即刻早期基因c-fos、c-jun的表达以及调控CGRP、COX-2、TRPV1、TRPA1信号通路等有关。

研究者发现，偏头痛发作时静脉血中SP样活性物质减少，肘静脉血及CSF（集落刺激因子）中的 CGRP 升高，耳缘静脉放血明显降低了偏头痛家兔模型血浆及脑干中 SP、CGRP 的含量，由此得出了耳背静脉放血对无先兆偏头痛发作期患者有非常明显的即刻镇痛疗效的结论。

刘莹莹为探索耳背静脉放血治疗对无先兆偏头痛发作期的影响，用 30 只家兔进行实验。模型组、治疗组与空白组比较，c-fos 阳性细胞数与 G 蛋白阳性细胞数增多，说明偏头痛可诱发 c-fos 基因异常表达并升高 G 蛋白含量；治疗组与模型组比较，c-fos 阳性细胞数与 G 蛋白阳性细胞数减少，说明耳缘静脉放血可抑制 c-fos 基因的异常表达并降低 G 蛋白含量。彭成采用 Cristina Tassorelli 硝酸甘油法复制大鼠实验性偏头痛模型，采用免疫组化 ABC 法研究偏头痛大鼠脑组织即刻早期基因 c-fos、c-jun 的表达。结果显示偏头痛大鼠出现双耳发红、甩头、前肢频繁搔头、活动增加等外在表现，脑组织 c-fos、c-jun 基因表达阳性细胞数增加，基因表达阳性细胞面积扩大、灰度降低或变化不大。以上结论显示 c-fos 基因异常表达与偏头痛必定存在内在联系。

王萌萌的研究表明，偏头痛发作可升高镇痛网络 PAG 区 G 蛋白含量，通过耳缘静脉放血可明显降低偏头痛家兔模型 PAG 区 G 蛋白含量，故 G 蛋白作为细胞内外受体和反应器的桥梁，是治疗偏头痛镇痛机制的重要蛋白。

偏头痛患者血浆 COX-2 水平在头痛发作期高于无头痛期。TRPV1 和 TRPA1 通道在偏头痛的病理生理学中发挥着重要作用。在 NTG 诱导的偏头痛大鼠模型中，CGRP、COX-2、TRPV1、TRPA1 免疫反应细胞升高，Liao 等研究发现耳穴电刺激通过 CGRP、COX-2、TRPV1、TRPA1 信号通路缓解硝酸甘油偏头痛模型大鼠头痛，其认为 CGRP 是一种兴奋性神经递质，在甲状腺球蛋白（Tg）中合成，在偏头痛中起着关键作用。

（三）内（微）环境学说

耳穴刺激可通过改善头痛患者的内环境，达到"通则不痛"的目的。仙晋等探讨耳穴综合疗法对偏头痛血瘀证患者血流变指标及血小板聚集率的影响，发现此疗法通过改善患者血液流变学及血小板凝集率达到止痛目的，可改善全血高切黏度、全血低切黏度、血浆黏度及血小板聚集率；方泽涵的研究证实耳尖放血疗法通过局部血液的流出，直接使部分致痛物质随血液排出体外，恢复微环境正常的动态平衡，减少致痛物质的生成和堆积。耳穴刺激在改善局部血液循环障碍的同时，使血管内皮细胞、血细胞、肥大细胞、血管平滑肌细胞、组织细胞所产生和释放的各种超微量致痛物质及时降解、灭活和转运，阻断了痛觉冲动产生这一环节。

（四）神经免疫学说

1. 激活机体应激机制

耳郭的血管及淋巴管分布广泛，血液供应相当丰富，且与头部毗邻。偏头痛血瘀证患者的发病与血管收缩障碍及神经炎性反应等相关，炎性因子如血清细胞间黏附分子-1（ICAM-1）、IL-6 等也受到了不少学者的关注。耳穴刺激可通过局部刺激改善头部血液和淋巴状态，激活机体应激机制，激发再平衡，达到祛瘀通络止痛的目的。

2. 胆碱能抗炎通路

耳针通过激活迷走神经耳支上传到内脏感觉中枢 NTS，经迷走神经背核激活迷走神经传出支，使迷走神经传出冲动增加，副交感紧张效应增强，传出纤维末梢释放主要递质 ACh 增多，促进 ACh 与巨噬细胞和其他免疫细胞上的受体结合，抑制网状内皮系统的组织 – 巨噬细胞活化，进而抑制促炎因子的生成和释放，通过调控局部或全身免疫反应，发挥神经免疫调节作用而镇痛。

3. 炎性因子和免疫反应

王萌萌采用蛋白质组学和代谢组学技术研究耳穴综合疗法治疗偏头痛的分子生物学机制，结果显示耳穴综合疗法能有效缓解偏头痛，患者血浆中 YWHAE、IGHV4-28、GNB4 和 IL-6R 蛋白表达均明显下调，SASH1、ZBED1 蛋白表达显著上调，有 IL-6R、YWHAE、NME2 等 12 个表达显著下调的蛋白，富集到 KEGG 通路、人巨细胞病毒感染通路、PI3K-AKT 信号通路，提示耳穴综合疗法对偏头痛的镇痛作用可能与调节多种炎性因子和免疫反应、改善脑循环和神经损伤等有关。

（五）脑中枢调控机制

耳穴刺激可引发中枢系统脑区功能的变化，激发脑疼痛网络协同作用，发挥镇痛作用。宫媛媛等采用耳穴神门压籽法研究偏头痛患者大脑低频振幅（amplitude of frequency fluctuation，ALFF）。基于 fMRI 技术初步研究耳穴神门压籽法对偏头痛患者静息态大脑神经元活动的影响。干预前，病例组（偏头痛患者）左侧额下回的脑功能区 ALFF 值低于健康组，但左侧距状裂周围皮质、左侧辅助运动区的 ALFF 值显著高于健康组；干预后，病例组双侧额上回、左侧额中回的 ALFF 值低于健康组，但左侧枕下回、右侧梭状回的 ALFF 值高于健康组。其机制是偏头痛发作期间，参与疼痛调节、视觉感受相关脑区功能分别增强、减弱，刺激耳穴神门可使视觉相关的脑区功能增强。该研究为耳针治疗偏头痛的中枢机制提供了数据支持。

taVNS 可能通过改变皮质兴奋性来发挥预防偏头痛的作用。Luo 等研究了连续 taVNS 对无先兆偏头痛（migraine without aura，MwoA）双侧杏仁核功能连接的调节作用。30 名发作性偏头痛患者参加了单盲交叉 fMRI 研究。每个参与者参加两种 8 min 的刺激，taVNS 和假 taVNS，按随机顺序间隔 7 天。最后，其中 27 人以左（或右）杏仁核为种子进行种子 – 体素功能连接分析。结果：与假 taVNS 相比，taVNS 期间左杏仁核、左额中回（MFG）、左外侧额叶上端、右侧辅助运动区（SMA）、两侧旁中央小叶、双侧角回和右额上回内侧、左右杏仁核的功能连接下降。在前 4 周内，左侧杏仁核功能连接和右侧 SMA 与偏头痛发作的频率与总时间呈显著正相关。结论提示连续 taVNS 可调节双侧杏仁核与 MwoA 疼痛相关脑区功能连接，涉及边缘系统、默认模式网络、疼痛矩阵，左、右杏仁核差异明显。taVNS 可能通过调节杏仁核和疼痛网络的异常功能连接而产生治疗作用，其中枢机制可能与耳针相同。

骆文婷等研究发现，与假 taVNS 相比，taVNS 时 MwoA 患者双侧 NTS、右侧后扣带回、左侧小脑及双侧丘脑的低频振幅积分（fractional amplitude of low-frequency fluctuations，fALFF）值显著升高。迷走神经刺激能激活偏头痛患者的 NTS，增加左侧 NTS 与左侧脑岛、左前扣带回皮质的功能连接，并与头痛改善相关，表明迷走神经活性与疼痛密切相关。刺激耳甲迷走神经后，左侧小脑、双侧丘脑的 fALFF 值较非迷走神经刺激显著升高，刺激耳穴迷走神经对疼痛矩阵有明显调节作用，可影响脑疼痛网络，发挥镇痛作用。

（六）代谢通路机制

头痛发生过程中，机体代谢出现异常，且其产物与炎症反应和血管舒缩关系密切。代谢组学能在刺激作用于生物体后对生物体的代谢应答做动态和多参数的定量分析，反映生物体在刺激源下的整体功能变化，与中医的整体观有很多相似之处。耳郭为机体动态变化整体的反映之一，耳穴疗法基于整体辨证的治疗理念与代谢组学全面动态的方法不谋而合，在治疗头痛方面具有显著作用，可通过代谢物质的变化调整机体炎症反应、血小板活化、血管舒缩等，在生理、病理过程中具有重要的调节作用。

王萌萌通过代谢组学发现，耳穴可调整偏头痛患者的代谢产物，可引起 L-天冬氨酸、L-酪氨酸、庚二酸盐等 10 个代谢物显著上调，L-赖氨酸、7-甲基黄嘌呤、3-甲基黄嘌呤等 16 个代谢物显著下调，并使之富集到赖氨酸降解、苯丙氨酸代谢等 8 条代谢通路。耳穴综合疗法实施后，患者血中咖啡因代谢通路的 7-甲基黄嘌呤表达相应上调，与偏头痛发生过程中的炎症反应和血管舒缩关系密切的花生四烯酸代谢通路下调，从而降低机体炎症反应，增加血小板活化，减少血管舒缩，达到镇痛调节的目的。

总之，耳穴治疗头痛机制复杂，至今尚未完全明晰。未来仍需开展大量的临床和基础研究，探明机制，为解除患者痛苦提供高级别证据支持。

第八节　帕金森病耳治作用机制

PD 作为 AD 之后第二常见的神经退行性疾病，患病人数庞大。数据显示我国现有

PD 患者超过 270 万人，每年新发患者人数达 10 万人以上。65 岁以上人群患病率为 1% ~2%，85 岁以上的群体患病率甚至高达 4%。随着老年群体在世界人口中所占比例的增长，预计在未来的 20 年内该病的发病率将翻一番。PD 的特征为静止性震颤、运动迟缓、僵硬和其他降低生活质量的症状，最终因无法控制运动功能而导致严重残疾。PD 主要是由黑质 DA 能神经元变性缺失，纹状体内 DA 含量显著降低所致。研究表明，氧化应激、线粒体功能缺陷、蛋白质错误折叠和聚集、胶质细胞增生等在 DA 能神经元变性死亡中起重要作用。

一、PD 的发病机制

（一）氧化应激

过量的活性氧（ROS）可导致氧化应激，进而损伤黑质 DA 能神经元。其主要原因可能是 ROS 靶向攻击线粒体使其功能紊乱、能量生成降低，而黑质 DA 能神经元拥有超长的无髓轴突，能量消耗更高。在 PD 患者中，处于氧化应激状态的细胞产生的 ROS 致使黑质 DA 能神经元能量需求更大，导致 DA 能神经元受损并死亡，进一步加重氧化应激。

（二）线粒体功能障碍

PD 的发生与线粒体功能障碍、DNA 突变等密切相关。线粒体为细胞提供"动力"，它可以通过氧化磷酸化生成 ATP，为细胞的正常生命活动提供能量。线粒体损伤会导致 ATP 产生减少，ROS 负担增加、钙离子水平升高，这些都将导致退行性神经系统疾病的神经元丢失。在 PD 进展过程中，线粒体呼吸链复合物 I 的降低在 DA 能神经元的丧失中起关键作用，缺乏凋亡诱导因子而导致的复合物 I 结构的变化不会导致 DA 能神经元丧失而出现神经退化，但会使 DA 能神经元对神经毒素更加敏感。除此之外，氧在线粒体代谢过程中产生自由基，如果线粒体功能受损就会减少 ATP 的合成而增加氧自由基的生成，导致氧化应激。

（三）蛋白过度表达和聚集

中脑特定脑区黑质致密部形成路易小体是原发性 PD 的主要病理特征之一。有毒低聚物可激活小胶质细胞，诱发神经炎症，最终导致 PD 的发生。氧化、硝化、泛素－蛋白酶体、溶酶体自噬系统都与 α-Syn 的降解有关。泛素－蛋白酶体系统主要降解短寿命蛋白质，其在 PD 中的作用主要与相关蛋白 Parkin 基因编码有关。而溶酶体自噬系统主要降解长寿命的蛋白质，其在 PD 中的作用主要与相关蛋白基因编码有关。

（四）神经炎症

神经炎症是 PD 的特征之一，神经炎症能促进 α-Syn 错误折叠、聚集，诱导 PD 的先天免疫和适应免疫。研究认为，嗅觉系统或肠道中的组织炎症可以触发较高水平的 α-Syn 错误折叠，使得一些 α-Syn 聚集体最终逃脱正常的降解机制。Sampson 等人的实验证据表明，肠道微生物区系在促进小胶质细胞活化和 α-Syn 病理以及运动缺陷方面起着重要作用。

（五）Ca^{2+} 稳态受损

Ca^{2+} 载体的调节和 Ca^{2+} 稳态影响 DA 能神经元的活动，线粒体动力学的改变与内质网之间接触位点的形成有关，适当的内质网 – 线粒体通讯是维持线粒体生物能量学、Ca^{2+} 稳态和细胞生存所必需的。对 Ca^{2+} 信号工具和其他成分的破坏可能会由于过量 Ca^{2+} 内流而导致脆弱的 DA 能神经元退化。神经炎症可导致 α-Syn 异常表达和聚集，α-Syn 聚集和线粒体功能障碍相互影响并进一步加剧，线粒体功能障碍和氧化应激相互影响并进一步加剧，最终导致 Ca^{2+} 稳态受损。上述因素相互作用形成了恶性循环，使损害效应不断扩大，最终导致半胱天冬酶激活，引起细胞死亡。

二、耳穴刺激治疗 PD 的作用机制

（一）耳穴刺激的抗炎作用和免疫调节功能

PD 的病理过程涉及多种因素，神经炎症被认为是核心因素，与神经炎症相关的小胶质细胞、星形胶质细胞和巨噬细胞可能与大脑中的免疫反应相互作用。越来越多的证据表明，T 细胞反应与神经退行性疾病密切相关。辅助性 T 细胞（Th17）是 CD4 + T 淋巴细胞的一个亚群，分泌促炎因子，包括白细胞介素-17（IL-17）和白细胞介素-22（IL-22）等炎性细胞因子。相反，调节性 T 细胞（Treg）保护生物体免受免疫活性的抑制。一些研究人员已经在死后人类 PD 标本和动物 PD 模型中鉴定出 SN 中的 CD8 + 和 CD4 + T 细胞。Brochard 等人的研究表明，在 2 种不同的免疫缺陷小鼠品系中缺乏的成熟 T 淋巴细胞可以抑制 1-甲基-4-苯基-1，2，3，6-四氢吡啶（MPTP）诱导的 PD 模型小鼠黑质纹状体细胞死亡。在这些 PD 模型中检测到免疫反应，表明免疫功能障碍可能是这些 PD 模型的潜在机制。因此，维持适应性免疫系统可能是 PD 一种有前途的治疗策略。

有研究表明，吸烟可下调 PD 的患病率，这可能是由于其激活了 α7 烟碱乙酰胆碱受体（α7nAChRs）的抗炎机制。该受体似乎也在 T 细胞分化中发挥作用，致使先天免疫系统参与 PD 的发病机制变得更加明显。有研究表明，采用成年雄性 Wistar 大鼠单侧

给予 6-羟基多巴胺（6-OHDA）到内侧前脑束，随后在手术后进行耳迷走神经刺激治疗。在运动行为测试之后，评估 SN 中酪氨酸羟化酶的表达和中脑腹侧的炎性细胞因子水平，并采用免疫荧光染色法测定 SN 中 CD4 + T 淋巴细胞亚群的变化趋势，用蛋白质印迹法评估 α7nAChRs 蛋白水平。结果显示，与 6-OHDA 诱导的大鼠相比，耳迷走神经刺激治疗可以显著改善运动缺陷，增加辅助性 T 细胞和 α7nAChRs 表达，降低炎性细胞因子、肿瘤坏死因子-α 和 IL-1β 水平。此外，房室结折返性心动过速增加了调节性 T 细胞的数量，同时减少了辅助性 T 细胞的数量。耳迷走神经刺激对多巴胺能损伤发挥神经保护作用，可能是通过抑制炎症的演变和调节先天免疫反应实现的。

有研究表明，迷走神经刺激能够有效抑制缺血后炎症反应和氧化应激，产生更好的康复效应。迷走神经刺激诱导的神经保护与缺血模型中中枢 α7nAChRs 的激活有关。新的证据表明，α7nAChRs 的激活可以减少 PD 病理中的炎症反应。因此，迷走神经刺激可能对 PD 的炎症和免疫平衡产生积极影响。另有研究报道刺激外耳迷走神经皮区也可诱导类似的神经保护作用。值得注意的是，耳迷走神经刺激是一种侵入性较小的迷走神经刺激，是一种更安全、更容易实施的干预方法，产生的神经保护作用与迷走神经刺激类似。因此，耳迷走神经刺激更适合临床应用。

PD 患者表现出启动运动的能力下降，既往研究发现，迷走神经刺激治疗可以减轻 6-OHDA 损伤大鼠的该功能的下降。有研究表明，耳迷走神经刺激可部分改善 6-OHDA 大鼠的运动行为，对黑质纹状体变性发挥神经保护作用，这可能是由耳迷走神经刺激对黑质 DA 系统和运动的影响以及纹状体 DA 水平的增加引起的。

迷走神经刺激可以改善 PD 动物的运动功能，并对蓝斑和 DA 能神经元产生有益的影响，使 PD 动物表现出的 TH 阳性蓝斑神经元减少近 50%。SN 中 TH 免疫反应细胞的减少可以被认为是正在进行的神经变性的组织学标志。研究发现，耳迷走神经刺激治疗对 PD 发病机制具有神经保护作用，这些神经保护作用可能是由抑制炎症和维持先天免疫平衡引起的。

根据以前的研究，VNS 是治疗难治性部分性癫痫、难治性抑郁症、失血性休克、心肌缺血、实验性关节炎和其他炎症性疾病的安全有效的方法。大量证据表明，在这些疾病的发病过程中，迷走神经刺激疗法可以抑制炎症级联反应并防止组织损伤。一种可能的机制是 VNS 促进 ACh 的释放，直接结合在神经元、小胶质细胞和巨噬细胞上表达的 α7nAChRs，并最终发挥抗炎作用。

此外，既往研究表明，通过电刺激迷走神经激活小胶质细胞和星形胶质细胞表达的 α7nAChRs 可以诱导抗炎作用，预防缺血性损伤。最近的一项研究表明，神经炎症参与了 PD 发病机制，并可能加剧黑质纹状体的退化。单侧微量注射 6-OHDA 神经毒素也可诱导显著的纹状体和黑质神经炎症。根据我们的发现，在 6-OHDA 损伤大鼠中，

taVNS 处理可以抑制炎性细胞因子的水平并增加腹侧中脑中 α7nAChRs 的表达。在这些 PD 模型大鼠中，α7nAChRs 可能介导由耳迷走神经刺激诱导的抗炎作用。

（二）耳穴刺激对 PD 脑干功能的影响

在 PD 早期，迷走神经核复合体的传入神经核保持完整，传出背运动核可能退化，而传出核是支配心脏的副交感迷走神经神经元的主要来源。解决迷走神经核复合体完整性的一种方法是在刺激迷走神经耳支后记录体感诱发电位（ABVN－SEP）。在外耳道电刺激迷走神经耳支时，特定的神经元反应可以记录为头皮的双极诱发远场电位。ABVN－SEP 出现在毫秒潜伏期，类似于早期听觉诱发电位（AEP），表明它们可能起源于脑干迷走神经核。动物和人类研究已经揭示了解剖学和功能性皮肤心电自动调节连接由迷走神经耳支介导的证据。因此，除了提供对限制体感传入的脑干加工的洞察外，迷走神经耳支刺激还可能为探索 PD 迷走神经核复合体的自主功能提供机会。

通过对迷走神经耳支传递的传入神经信息的检测和处理，可获得与这种模式相关的神经生理学证据。研究者在 50 名 PD 患者和 50 名年龄和性别匹配的健康对照者的横断面观察研究中，记录了 ABVN－SEP 和刺激迷走神经耳支调节心率变异性的 HRV 指数［低频功率（LF），高频功率（HF）］，还评估了听觉诱发电位和三叉神经体感诱发电位。结果显示患者和对照组人群的脑干听觉诱发电位和其他功能性脑干参数均无差异。尽管 PD 患者的 HRV 指数降低，但两组患者通过迷走神经耳支刺激对 HRV 低频功率与高频功率的比值（LF/HF）的调节（可能表明心脏副交感神经激活）并无差异。

重要的是，有研究发现 PD 患者完全保留了右房迷走神经刺激对左房/右房比值的调节。这一观察提供了一个迷走神经核复合功能实际上在 PD 中可能没有受到严重的功能损害的间接线索。皮肤自主神经通路的保留能力可能表明核的完整功能不明确，如上所述，这在 PD 中相对较少。或者，由于 DMN 也参与了调节心脏活动，HRV 低频功率与高频功率的比值（LF/HF）指示的保留的皮肤自主反射功能可能表明 DMN 变性比以前认为的要小。根据后一个结论，一些研究者认为，在 PD 的早期疾病阶段，DMN 没有受到 α-突触核蛋白病理的严重影响。

完整的 ABVN－SEP 和迷走神经耳支刺激对副交感神经张力的完整调节可能表明自主神经功能障碍要么始于外周自主神经系统，要么与中枢交感神经系统的 NE 丢失有关。总之，迷走神经的感觉部分在 PD 中可能不受自主神经功能影响。

第九节　中风耳治作用机制

中风为中医病名，又名脑卒中（stroke）或脑血管意外，是一种突然起病的脑血液循环障碍性疾病，是指患有脑血管疾病的人，因各种诱发因素引起脑内动脉狭窄、闭塞或破裂，而造成急性脑血液循环障碍。临床上表现为一次性或永久性脑功能障碍的症状和体征，主要包括突然昏仆、不省人事、半身不遂、口角歪斜、言语不清、偏身麻木等症状。脑卒中分为缺血性脑卒中和出血性脑卒中。

一、耳穴通过影响突触和神经可塑性改善脑卒中后认知

学习与记忆障碍是脑卒中后常见的认知障碍症状，可持续多年，严重影响患者的康复进程。脑卒中后 1 个月认知障碍的发生率为 28%，3 个月时为 35% ~ 55%。许多脑卒中患者在恢复后期存在明显的认知功能障碍，尤其是学习与记忆障碍。这些认知障碍对患者的功能独立性有负面影响，而且会阻碍患者运动等方面的康复进程，脑卒中的损害不仅仅为运动障碍，还包括注意力、执行能力、学习记忆、思维、语言等认知障碍。而其中学习与记忆障碍是脑卒中后认知障碍的一组核心症状，是导致脑卒中持久后遗症的首要因素。

我国古代文献中记载，有关学习与记忆障碍，归属于"痴呆""健忘""呆病""遗忘"等范畴。传统中医理论认为，"脑为髓之海"，该病应"从脑论治"。现代医家认为，本病由中风后气机逆乱，气血、阴阳不相续接，痰浊内生损及人体阴阳、气血，致使"脑神失养""神失所藏"而发。

（一）taVNS 改善脑卒中后学习与记忆障碍的神经科学基础

耳迷走神经为迷走神经的唯一浅表分支，密集分布于耳甲区，国际标准耳穴图谱中的心、脑等耳穴即分布于这一区域。该神经发自上神经节，分布于耳郭后面及外耳道的皮肤。因此，基于经络循行与耳部的联系、迷走神经刺激及解剖学而发展起来的 taVNS，具有和 VNS 相近的效果。有研究发现，taVNS 在癫痫和抑郁的缓解上，机制与传统的迷走神经刺激相似，疗效也接近。动物实验证实，0.5 mA、20 Hz 的 taVNS 能有效抑制缺血性脑卒中后再灌注损伤，且经皮迷走神经刺激可以明显抑制炎症反应并改善认知。

临床试验表明，康复过程中的迷走神经刺激促进了脑卒中患者的学习与记忆功能

恢复。迷走神经刺激直接和间接地通过慢性间歇性重复电刺激迷走神经调节皮质下和皮质的脑功能。目前，迷走神经刺激已经被美国 FDA 批准用于难治性癫痫与抑郁症，迷走神经刺激正被研究用于治疗脑卒中、心血管系统疾病、偏头痛、儿童自闭症等。耳穴与迷走神经的特异性联系被从形态学和功能学两方面进行了探索与证实。形态学表明，迷走神经耳支不仅投射到躯体感觉中枢三叉神经脊束核，而且还有纤维投射到内脏感觉中枢 NTS。有研究者用电生理学方法研究了刺激耳甲区和躯体穴位对 NTS 和迷走神经背核放电的影响，研究结果表明，taVNS 能更好地激活 NTS 和迷走神经背核神经元放电，因此，研究认为耳甲区神经调控效应与迷走神经活动密切相关，这为研究 taVNS 改善脑卒中后学习与记忆障碍建立了神经科学基础。

（二）taVNS 促进突触可塑性

突触可塑性是中枢神经系统最重要的特性之一，反映突触传递效率的增强或减弱，对神经系统疾病的预后具有重要意义，基于这种可塑性，神经系统形成了精密的环路结构。突触可塑性为很多学习、记忆和发育模型提供了神经环路基础，也为相关疾病的研究提供了切入点和可能，突触前、突触后机制均可以影响突触可塑性。突触可塑性主要分为短时程突触可塑性和长时程突触可塑性。大多数形式的短时程突触可塑性是由短暂的活动爆发引起的，这些活动导致钙离子在突触前神经末梢中短暂聚集，突触前钙离子的这种增加反过来通过直接改变构成突触小泡胞吐作用的生化过程而导致神经递质释放。短时程增强（LTP）和长时程抑制（LTD）是突触的学习记忆活动在细胞水平的生物学基础。BDNF、Neurotrophin-3（NT-3）等都被证实与脑卒中后突触的可塑性有关。迷走神经调控可以有效改变突触可塑性，研究表明，迷走神经刺激通过减轻脑线粒体功能障碍，改善脑胰岛素敏感性，减少细胞凋亡和增加树突棘密度来减缓肥胖胰岛素抵抗大鼠的认知能力下降。

有研究显示，在脑卒中早期开展相应的康复训练或治疗，患者脑功能重组的水平较没有开展康复训练或治疗的患者有明显的提高，且具有统计学意义。因此，taVNS 参与脑卒中后的早期干预可能对卒中后认知功能恢复更有意义。脑卒中后，学习与记忆障碍的恢复依赖大脑皮质，尤其是海马的功能重组，而皮质及海马的功能重组则与突触可塑性紧密相关，因此，如何促进脑卒中后大脑皮质及海马突触的可塑性是实现和加速学习记忆功能恢复的关键环节，这也是 taVNS 应用于卒中后认知障碍（post-stroke cognitive impairment，PSCI）研究的意义所在。

（三）taVNS 通过刺激耳甲区调节神经可塑性

迷走神经刺激对缺血性脑卒中的作用，主要通过减弱兴奋性毒性和抑制急性期炎症和调节恢复期的神经可塑性来实现。在脑缺血的发病机制中，Glu 兴奋性毒性发生在急性期，在脑卒中发生后，Glu 的过量突触释放可引起 Glu 兴奋性毒性。迷走神经刺激可以减轻大脑皮质微梗死，并且这种神经保护作用与抑制血脑屏障通透性、神经炎症和氧化应激有关。有研究证实：一方面，迷走神经刺激与海马中的 Glu 释放和神经保护相关；另一方面，迷走神经刺激还能调节 NO、ACh、NE 和 BDNF 的释放，且能使海马的长时程增强。然而，迷走神经刺激依赖性神经可塑性背后的细胞和分子机制仍不清楚。

二、迷走神经刺激调节脑功能网络状态

taVNS 可以经由 NTS 将神经冲动投射到大脑皮质，调节紊乱的脑连接和脑功能状态，改善脑功能网络连接，还通过 NTS 等中枢核团介导感觉传导，将神经信号投射到边缘系统以调动脑机制来促进情感、学习与记忆障碍的恢复；迷走神经刺激还通过胆碱能抗炎系统，抑制脑损伤后的炎症反应，对脑血管及心血管起到抗炎和保护效应，维持脑功能网络的稳定状态。

三、影响 PSCI 患者治疗前后的脑电特征

脑电图在脑卒中方面的应用得到了长期研究。脑电图是一种检测脑细胞群自发性和节律性电活动的高时间分辨率技术，常用于癫痫、注意力障碍、颅内并发症的检测。脑卒中后，神经元损伤影响脑电信号的产生和传递。不同病理、频率下，各导联脑电图功率谱特征不同，局部神经细胞较活跃时，脑电图功率升高。脑电图的特征变化也与认知功能有关联。当缺血性脑卒中引发神经细胞缺血缺氧和神经纤维变性等病理改变时，神经细胞电活动异常，从脑电图中可观察到异常表现。基于频域、空域的脑电信号分析方法拥有成熟的理论和实践基础，在认知功能障碍的诊断与病情判断方面积累了大量的经验，对注意功能的评价也有很高的研究价值。有研究表明，脑电 α 波与人的认识过程密切相关，αAP 和 αRP 增高表明大脑参与信息处理的能力增强，认知功能改善。脑对称指数（brain symmetry index，BSI）是反映大脑半球平衡程度的敏感指标，BSI 越小，对称性越好。若患者病灶神经细胞无法参与生理活动，则左右脑功率不平衡，BSI 升高。相对功率比 [（δ + θ）/（α + β）ratio，DTABR] 反映高低频段功率的变化趋势，在生命后期或患有各种不同神经系统疾病的患者中，脑电高频 α 波段功率降低，低频 θ 波段功率增高。研究显示，PSCI 患者康复后，αAP 和 αRP 升高，BSI 和 DTABR 降低，故 αAP、αRR、BSI 和 DTABR 可以作为康复后脑功能活动恢复的指标。

四、影响 PSCI 的功能性磁共振变化

静息态 fMRI 是采集脑部不同区域低频 BOLD 信号来反映神经元活性的方法，相较于任务态 fMRI 更加简便易行，适用范围和人群也更加广泛。局部一致性（ReHo）作为 fMRI 研究方法中的一种，可以计算静息态下脑部神经元自发活动同伦性。基于体素水平的 ReHo 分析可以快速地得到任一受试者全脑的局部神经元活性图谱，曾被运用于卒中后康复治疗效果的评估。低频振荡波幅（ALFF）也是一种用来检测静息态下的自发性神经活动的重要静息态 fMRI 算法，目前也已经用于多种脑部疾病的研究。T Paus 认为，ACC 和外侧前额叶皮质（lateral prefrontal cortex，PFC）之间的相互联系支持 ACC 在认知中的作用，不同的研究揭示了认知任务执行期间这两个区域之间功能性和有效连接性的确存在。认知控制是一个动态过程，在大脑中是由分布式网络实现的，该网络涉及紧密相互作用但在解剖上可分离的部位。在此系统中，背外侧前额叶皮质（dorsolateral prefrontal cortex，DLPFC）为任务适当的行为提供了自上而下的支持，而 ACC 则可能参与评估过程，这些过程指示何时需要进行更强有力的控制。因此，需要进一步研究 DLPFC 和 ACC 在调节认知和行为方面的作用。Xue 等发现在健康受试者的左侧 DLPFC 上进行 20 Hz 的重复经颅磁刺激技术（repetive transcranial magnetic stimulation，rTMS）后，喙部 ACC 低频波动的分数幅度增加。该研究还观察到额叶、颞叶和海马区的 rACC/vmPFC 功能连接增强，表明 rACC 是通过额叶扣带途径促进左 DLPFC rTMS 对 DMN 区域的枢纽区域的影响。另一项研究则在 PSCI 患者中通过左 DLPFC rTMS 激活左 MPFC，并增强与对侧 MPFC 和 ACC 的功能连接，以实现对 DMN 的调节。PCC 属于边缘系统的重要组成部分，与人类的认知及情感过程有着密切的关系。有研究发现，与健康对照组对比，在 DMN 中，非 PSCI 患者和 PSCI 患者在扣带回皮质/楔前叶（PCC/PCu）中的功能连接均显著降低，PCC/PCu 中的功能连接与在 10 天的随访中测得的 MoCA 评分有相关性。DMN 中是一个枢纽和热点脑区，新陈代谢率比全脑的平均新陈代谢率要高出约 40%。皮质下卒中患者 PCC 的 ReHo、ALFF 相对于健康对照组降低，提示该脑区的神经元活性在脑卒中后有所降低。PCC 不仅属于 DMN 系统，也属于通过控制上下行的视觉注意力的背侧注意网络以及参与执行运动控制的额顶叶网络系统。PSCI 涉及不同的认知域，最主要的是记忆力、注意力和执行功能的损伤，前后扣带回均属于与认知功能密切相关的边缘系统，ACC 和 PCC 在注意力和认知控制理论中占据核心地位，有理论认为 ACC 通过监控反应冲突和信号或直接调整认知过程。故有研究者选择以 ACC、PCC 为主要研究部位观察其功能变化，以及其和 DLPFC、MPFC、海马的联系。

五、促进皮质功能重组，改善脑卒中后运动

有研究认为运动皮质中运动功能的重组与脑卒中后的恢复有关。在未受损伤的大鼠中，VNS 与前肢训练配对能驱动运动皮质中训练特定皮质功能重组。这种由 VNS 驱动的强大的、特定的可塑性增强被认为是 VNS 与康复训练相结合时观察到的功能恢复改善的基础。大多数迷走神经纤维上行并投射到 NTS。迷走神经的刺激激活了位于蓝斑的去甲肾上腺素能神经元和位于基底前脑的胆碱能神经元，导致整个中枢神经系统释放神经递质。在外部干预时，神经递质的释放增强了特异性皮质可塑性。因此，预计在运动训练时间之外提供的 VNS 不会增强可塑性或改善功能恢复。既往研究发现，在训练后提供 VNS 时记忆保留的增强，可能是通过增强巩固来实现的。因此，在训练后延迟时，VNS 仍可能带来有益效果。我们的研究结果表明，延迟 VNS 在改善中风后前肢功能恢复方面的效果明显不如 VNS 与康复训练相结合，并且仅比没有 VNS 的康复训练有效。这证实了先前研究的初步结果，表明 VNS 必须与训练配合使用以改善中风后恢复。VNS 和康复训练之间时间精度的重要性支持依赖于可塑性的恢复机制，而不是时间精度的替代机制，例如神经保护或免疫系统调节。巩固记忆保留的增强和卒中后恢复具有共同的分子机制。这些研究表明 VNS 和康复训练的临床实施中，使用精确定时的刺激传递可以实现最大化收益。在另一项研究中，研究人员评估了 VNS 与康复训练相结合是否可以改善前肢旋转功能的恢复，以及功能益处是否适用于未经训练的前肢。研究发现，与单独进行广泛的康复训练相比，VNS 与康复训练相结合，使旋后功能的恢复程度提高了一倍以上。此外，与在没有 VNS 的情况下接受训练的受试者相比，在一项强调前肢旋后的任务的训练期间接受 VNS 的受试者前肢力量显著提高。停止 VNS 后，旋后功能的恢复持续了至少 7 周，这表明 VNS 对前肢功能的改善作用稳健而持久。

因此，刺激耳甲区激活迷走神经传入通路如果和康复训练相结合，会有很好的治疗效果。

第十节　抑郁症伴失眠耳治作用机制

抑郁症是一种常见的精神疾病，以持久无应答的情绪低落和兴趣丧失为主要特征，且伴有食欲不振、失眠、疲乏、注意力不集中、愧疚感等一系列症状，严重者甚至会有自杀的想法。90% 的抑郁症患者存在睡眠问题。而失眠症是抑郁症常见的伴发症状，

情绪障碍会导致失眠严重化和慢性化，需要高度重视及积极处理。

一、调节 HPA 轴功能亢进

抑郁症和失眠患者均存在 HPA 轴功能亢进。HPA 轴功能亢进是抑郁伴失眠的一种表现，主要体现在皮质醇（CORT）的分泌增加。HPA 轴在应激障碍发病过程中起关键作用，是反映机体处于应激状态（主要包括抑郁、焦虑、失眠等）的中枢神经系统，所以 HPA 轴的过度活跃是构成精神疾病的基本生物学机制之一。CORT 作为 HPA 轴的终末产物，是目前公认的应激反应的经典指标，对判断机体是否出现应激状态以及应激程度具有特异性，其升高会导致 HPA 轴过度激活，使抑郁症患者发生认知障碍，出现情绪低落、失眠等症状。因此，HPA 轴功能亢进是抑郁伴失眠的一个主要原因。

耳甲区是耳部唯一有迷走神经分布的区域，刺激耳甲区穴位，可以通过耳甲 - 迷走神经联系将冲动直接投射到 NTS，而 NTS 与 PVN 间有直接的神经纤维投射。动物实验表明，耳甲电针可下调抑郁大鼠的促肾上腺激素及皮质醇的含量，明显改善 CUMS 引起的抑郁模型大鼠 HPA 轴功能亢进状态。因此，刺激耳甲区耳穴可以通过迷走神经 - NTS - PVN 投射通路而直接影响 HPA 轴的活动，抑制 HPA 轴的亢进，减少皮质醇的分泌，从而达到治疗抑郁及失眠的目的。

二、调节边缘系统及情绪觉醒相关脑网络

边缘系统中海马结构、海马旁回及内嗅区、齿状回、扣带回、乳头体以及杏仁核等脑区与其他脑结构（新皮质、丘脑、脑干）有广泛联系，主要参与情绪调节，同时又与网状激活系统密切相关。既往研究显示，边缘系统的海马、扣带回及丘脑前核等脑区与睡眠 - 觉醒系统关系密切。在快速眼动睡眠期间，情绪调节脑区激活显著增加，包括前额叶、杏仁核、海马及丘脑等。与睡眠和情绪密切相关的还有扣带回，尤其是前扣带回与负性情绪激活和睡眠质量相关。来自前额叶、海马和杏仁核的情绪相关神经冲动，经下丘脑乳头体和丘脑前部，向基底前脑、腹侧纹状体、岛叶、扣带回等部位传递，扩散到大脑皮质并产生情绪体验。

DMN 主要是参与自我参照加工、情感认知和情绪调理的网络，其核心脑区内侧前额叶、海马、楔前叶等的功能与情绪调节及睡眠觉醒具有密切关系。前额叶与杏仁核功能连接是情绪调节最重要的神经回路。一般认为，前额叶对边缘系统（尤其是杏仁核、扣带回）的功能活动进行抑制性调节。前额叶与杏仁核是失眠和情绪相关性研究最深入的区域。研究发现，长期失眠会加剧边缘系统对负性情绪刺激的易感性，且与前额叶活动降低有关。因此，抑郁伴失眠患者存在边缘叶系统及负责情绪觉醒相关脑网络的功能异常。

既往研究表明，经皮电刺激正常人耳甲部可激发左侧 NTS 及边缘叶脑区广泛而较强的负激活效应，局限性激活位于体感区及岛叶等，因此，经皮电刺激迷走神经产生了广泛的 NTS - 边缘叶脑网络的调制效应。静息态功能磁共振研究发现，耳甲电针可显著调节内侧前额叶、脑岛、海马及前扣带回等脑区与情绪、情感及睡眠觉醒相关的 DMN 的功能连接，从而起到治疗抑郁和失眠的作用。

第十一节　糖尿病伴抑郁症耳治作用机制

糖尿病是一种以慢性高血糖为特征的终身代谢性疾病，具有高发病率及高死亡率。国际糖尿病联盟（IDF）发布的第 9 版全球糖尿病地图显示，全球糖尿病患者数量不断上升，全球平均增长率为 51%，目前有 4.63 亿糖尿病患者，按照此增长趋势，到 2045 年，全球将有 6.93 亿糖尿病患者。其中中国的糖尿病患者数及老年糖尿病患者数将排名第一。在 2019 年，大约有 420 万成人（20~79 岁）因糖尿病及其并发症而死亡。抑郁症是一种常见的精神障碍性疾病，抑郁症患者会表现出以情绪低落、快感缺乏、无价值感、决策能力下降、注意力不集中、罪恶感、自杀倾向为特征的心理障碍，和以体重和食欲变化、精神运动性激动或迟滞、疲劳、睡眠障碍为特征的身体症状，并伴有不明原因的身体疼痛。抑郁症的发病率随着现代社会的压力和竞争增大而逐年增加，不仅给患者个人及其家庭带来痛苦和经济上的负担，也造成了巨大的社会危害。抑郁症的高发病率、高致残率，使其成为"中国脑计划"关注的神经精神疾病之首。抑郁症是糖尿病患者临床常见的一种并发症。调查研究显示，糖尿病与抑郁症间存在密切的联系，二者常常共病，被认为有"孪生流行"（twin epidemic）的倾向。糖尿病可增加抑郁症的发病率，抑郁症也使 2 型糖尿病的患病率增加，二者相互影响且互为风险因素。

在最近的一项 meta 分析中发现，抑郁症与糖尿病发病过程中胰岛素抵抗尤其相关。因此，可以推测，及时服用抗抑郁药控制抑郁症状，可降低患糖尿病的风险，协助糖尿病的临床治疗。然而，也有大量文献报道，即使控制空腹血糖水平和体重等潜在影响因素，使用抗抑郁药物也将增加发生 2 型糖尿病的风险，因此，可以确定的是抑郁症可引发糖尿病，而抗抑郁药治疗虽可缓解抑郁症状，但对于患有糖尿病的抑郁症患者而言需慎用。有研究针对糖尿病患者进行了患抑郁症预测性研究，发现糖尿病能增加 15% 的患抑郁风险。而在 2013 年，Icks 等在一项研究中发现，糖尿病患者与未患糖尿病者相比，患抑郁症的风险增加了近 22%。同样的相关研究发现，口服降糖药可以显著降低糖尿病患者患抑郁症的可能性，这也解释了糖尿病导致的抑郁症患病率降低可能是因为口服了降糖药，糖尿病可导致抑郁情绪的产生，而口服降糖不仅可作为控制血糖的有效方式，还可有效预防抑郁的发生。同时，针对糖尿病合并抑郁症发生的危险因素进行的研究表明，不良的婚姻状况、合并躯体疾病、缺乏运动和高糖化血红蛋白（HbA1c）是糖尿病伴发抑郁症的主要危险因素，也有一些研究显示糖尿病伴发抑郁患者和非抑郁患者在年龄、性别、文化程度、病程方面的差异均有统计学意义。

一、现代医学对糖尿病伴抑郁症的研究进展

（一）发病机制

1. BDNF

BDNF 是一种具有促进神经细胞分化、增殖、重塑及再生的神经营养因子，在人体内含量最多。BDNF 可以修复神经细胞，增强神经元的可塑性。BDNF 在抑郁症的发病过程中有着重要的作用，其表达的增加能够促使大脑海马区神经元的形成，在前额叶皮质表达减少则会导致焦虑、抑郁等症状。BDNF 能够在一定程度上通过调节瘦素分泌来控制血糖代谢。研究认为，糖尿病患者脑部 BDNF 水平的降低，可导致人体能量代谢系统进一步紊乱。

2. 瘦素抵抗

瘦素是一种由肥胖基因调控表达，脂肪细胞分泌的蛋白质类激素，其基因主要在中枢神经系统如下丘脑、海马、大脑皮质以及胰岛、肝脏等器官表达。瘦素通过血液循环作用其受体，通过抑制摄食、增加能量消耗、抑制脂肪细胞的合成等途径参与糖、脂肪以及能量代谢。下丘脑胰岛素抵抗导致脑部及血浆中瘦素水平异常升高，瘦素受体反馈水平下调，信号传导受阻，机体产生高瘦素血症，脑部瘦素浓度升高抑制色氨酸羟化酶-2（TPH-2）的表达导致 5-HT 浓度不足，这可能是糖尿病患者更易患抑郁的证据之一。新近动物实验发现，小鼠中枢系统瘦素抵抗可由高脂膳食直接导致，同时也是诱发糖尿病的罪魁祸首，小鼠的抑郁行为亦可以通过高脂膳食诱发。药理学研究表明，瘦素具有类似抗抑郁药的效果。

3. 昼夜节律

抑郁症和 2 型糖尿病都存在正常昼夜节律的破坏，如慢波睡眠的减少和快速动眼期的延长，可能与炎性细胞因子如 IL-6 和 TNF 浓度的增加相关。IL-6 作为一种多组织表达的多功能因子，不仅参与体内的炎症反应，如促进和活化 T 细胞、刺激 B 细胞分化和免疫球蛋白分泌等，还可调节体重、造血功能和新陈代谢。如前所述，IL-6 等细胞因子水平增加可导致 HPA 轴功能紊乱，此外，IL-6 还可通过促进血管紧张素原的合

成诱导多种炎症因子的释放，进一步刺激中性粒细胞释放 IL-6，形成正反馈循环。还有研究证实，IL-6 介导的炎症反应是糖尿病足发生、发展的独立危险因素。在抑郁症发作期可以看到这种睡眠结构的变化。在 2 型糖尿病患者中，生物钟基因的表达与空腹血糖水平直接相关。在抑郁症患者中，低剂量的氯胺酮和睡眠剥夺疗法的快速抗抑郁作用可能与异常生物钟基因的修复和昼夜节律的恢复有关。

（二）动物模型评价

建立模型大鼠，可采用高脂饲料喂养加腹腔注射小剂量链脲佐菌素（STZ）的方法制备 2 型糖尿病模型，并在其基础上再用 21 天慢性束缚应激抑郁的方法建立糖尿病兼抑郁症大鼠模型。从大鼠的宏观表征、空腹血糖、体重、旷场实验行为学角度评价此模型，模型大鼠前期焦躁、反抗力强，后期毛发散乱、无光泽，反抗力减弱、活动迟缓、扎堆、反应迟钝，精神萎靡，皮肤及黏膜颜色变浅、皮毛变黄、清洁度明显下降，大便时干时稀甚至稀溏，进食量、饮水量增加，粪便、尿量增加。大鼠体重下降，增长缓慢，血糖升高，旷场实验总移动距离和移动速度显著降低。

（三）药物治疗的局限性

糖尿病合并抑郁症的临床用药以常规降糖药和抗抑郁药相结合为主。现临床治疗抑郁症主要用药大都是基于 HPA 轴假说研发，以三环类（TCA）、SSRI 类药物、5-HT 和去甲肾上腺素再摄取抑制剂（SNRI）以及单胺氧化酶抑制剂为主，由于 TCA 的不良反应不利于血糖控制，单胺类药物与降糖药联用则会影响糖代谢，故糖尿病伴抑郁症的治疗多以 SSRI 类药物为首选，但近来有文献报道 SSRI 类药物能使胰岛素作用受到抑制，甚至导致胰岛 β 细胞死亡。总之，大部分西药能满足临床需要，但是不可避免需要面对两大基本问题：延迟起效和不良反应。多数药物的临床效应一般在开始服药的第 2～6 周出现，作用较缓慢。另外，部分药物可能产生比较严重的副作用如体位性低血压、心律失常等，使其在老年人群中的应用受到限制，这些副作用还会在服用作用相似的药物时加剧。中医药治疗糖尿病伴抑郁症虽不乏疗效好的案例，例如糖尿病患者使用六味地黄丸辅助降糖，发现能够显著提高治疗有效率，改善患者血液流变学指标；糖尿病伴抑郁症患者在常规用药同时，采用血府逐瘀汤加减辨证治疗，可有效缓解临床症状，但中医临床诊断及遣方用药带有强烈主观色彩，个案处理差异大，缺乏量化的客观指标，并且相关机制的现代科学研究不够深入，无法取得有效推广。因此，寻找一种行之有效且无副作用的治疗方式势在必行。

二、中医学对糖尿病伴抑郁症的研究进展

(一) 中医的病因病机

糖尿病合并抑郁症属于中医"消渴病郁证"范畴。古代医籍虽没有对"消渴病郁证"的明确记载，但仍记载了情志与消渴的关系，《灵枢·本脏》云："肝脆则善病消瘅易伤。"《灵枢·五变》云："怒则气上逆，胸中蓄积，血气逆留，髋皮充肌，血脉不行，转而为热，热则消肌肤，故为消瘅。"二者皆阐述了肝郁致消渴的病因病机，张从正《儒门事亲》云："消渴一症……不戒嗜欲，不节喜怒，病已而复作。"指出了情志因素贯穿了消渴病治疗始终。郁病是指由情志不调、肝气郁结所导致的疾病，主要表现为心情郁结、情绪不宁、胁肋胀痛，或易怒善哭，以及咽中如有异物、失眠等。"郁病"之名首见于明代《医学正传》，《黄帝内经》中虽无此病名，但仍有大量关于情志致郁的论述，如《素问·举痛论》云："思则心有所存，神有所归，正气留而不行，故气结矣。"《灵枢·本神》云："愁忧者，气闭塞而不行。"《医经溯洄集·五郁论》云："凡病之起也，多由乎郁，郁者，滞而不通之义。"由此可见，肝主疏泄，喜条达而恶抑郁，在志为怒，情志失畅，郁怒不伸，肝木不能条达，气机失去其疏泄功能，致使肝气郁结，损伤七情，则气血阴阳失调，百病由生。二者病因均与情志因素有密切关系，故治疗上应以疏肝理气为主。

(二) 治疗方法

1. 针灸治疗

针灸是中医治疗抑郁症的一个重要手段。针灸可以安神定志、调理脑神，明显缓解抑郁或心理障碍。有研究表明，以平补平泻法针刺百会、神门、神庭、四神聪，辅以针刺太冲、三阴交、内关，可有效改善糖代谢异常，缓解心理障碍。长期的临床研究已经初步证实，针灸治疗抑郁症效果明显，且具有无毒副作用、无依赖性、患者经济负担低等优势。推拿、气功、拔罐等多种形式的疗法具有驱邪扶正、调和阴阳的作用，也广泛用于糖尿病合并抑郁症的治疗。

2. 耳穴疗法

耳针是针灸学的重要组成部分，广泛用于多种疾病的治疗，尤其是在精神情志类疾病的治疗中发挥着重要的作用。《灵枢·口问》中提到了耳与经脉的关系："耳者，宗脉之所聚也。"十二经脉皆通于耳，全身脏器皆联系于耳，故当机体某一脏腑发生病变时，在耳部相应的区域内会出现一些异常反应点，刺激耳部相应的穴位反应点，即可治疗机体疾病。《阴阳十一脉灸经》记载"耳脉"，清代耳背图记载了耳穴相关脏

腑；近代研究发现，耳甲区是哺乳动物体表唯一有迷走神经传入纤维分布的区域，即迷走神经耳支是可到达中枢神经系统的一条外周通路，且耳郭的迷走神经分布区域具有与各内脏对应的体表代表区。迷走神经起源于脑部的延髓，是第 10 对脑神经，是 12 对脑神经中最长的一条，分布也最广泛，能影响包括脑在内的多个内脏器官。对此，中西医观点不谋而合。迷走神经传入纤维可以通过 NTS 投射到下丘脑、杏仁核和前脑，并通过延髓网状结构投射到其他皮质区域。迷走神经耳支能直接参与迷走神经感觉核－NTS 的纤维投射，该研究为耳甲－迷走神经联系理论奠定了解剖学和形态学基础。

（1）耳穴疗法治疗糖尿病：从西医学观点来看，耳郭有丰富的神经分布，尤其是迷走神经耳支单独分布于耳郭，专门支配内脏活动，这为耳穴刺激、调节内脏功能提供了客观的理论依据。现代医家运用耳穴压豆辅助治疗糖尿病、糖尿病胃肠并发症等均取得较好疗效。临床常用耳穴有大肠、直肠、交感、皮质下、内分泌、肺、脾、肾、胃等。降糖是耳穴治疗糖尿病最常用到的功能，耳穴降糖具有简便易行、无副作用的优点；其机制可能是调节胰岛素的分泌，提高机体对胰岛素的敏感性，从而降低血糖。常规降糖药物结合耳针综合疗法（耳穴按摩、放血疗法、耳穴贴压）可显著降低患者的空腹血糖、餐后 2 h 血糖及糖化血红蛋白。耳针效应的产生可能与耳甲腔与迷走初级中枢特别是 NTS 之间存在直接的纤维联系这一形态学基础有关；耳针的降糖效应可能是通过调节 NTS 处的葡萄糖敏感神经元和胰岛素敏感神经元的活动，特别是调节对葡萄糖起抑制作用的神经元活动而产生的。褪黑素受体同样参与血糖代谢，褪黑素通过胰岛 β 细胞 MT1 及其偶联的环磷酸腺苷（cAMP）信号通路和 MT2 及其偶联的环磷酸鸟苷（cGMP）信号通路分别调控胰岛素的分泌。电刺激迷走神经传出纤维可作用于肠嗜铬细胞，激活胃肠道内褪黑素系统，促进褪黑素分泌，进而平衡胰岛素和胰高血糖素的分泌，产生间接且持久的血糖调节效应。

（2）耳穴疗法治疗抑郁症：一项非随机临床对照试验证实了耳甲刺激可以有效改善抑郁症患者的症状，提高 HAMD 评分。电刺激耳甲区可在脑干和中枢结构的迷走神经通路产生活性变化，产生类似于迷走神经刺激的作用。耳甲电针是 VNS 与耳针的结合，通过电刺激耳甲腔和外耳道的耳迷走神经末梢，可显著缓解轻中度抑郁症患者抑郁症状。耳甲电刺激后可以显著逆转 CUMS 模型大鼠的抑郁样行为，包括减少强迫游泳不动时间和加快体质量增长幅度，同时降低大鼠前额叶皮质中 TLR4、MyD88、IL-18 蛋白的表达，提示脑内炎性反应水平的变化影响着大鼠行为学的改变，也表明前额叶皮质 TLR4、MyD88 信号通路可能参与了耳甲电针抗抑郁效应，为耳甲电刺激在 CUMS 抑郁模型中的抗抑郁作用提供了新的实验依据。除此之外，耳甲电刺激可能通过抑制前额叶皮质 NF-κB 激活和 NLRP3 炎症小体组装，减少 IL-1β 分泌抑制中枢神经系统炎症，进而改善抑郁模型大鼠抑郁样行为。电针耳甲区可有效治疗轻中度抑郁症，采用

fMRI 技术探究其中的脑效应机制，发现电针耳甲区激活了患者脑功能并影响了功能连接，产生了类似于迷走神经刺激的广泛的边缘叶 – 旁边缘叶系统调制作用。电针耳甲区还可以治疗重度抑郁症，一项 RCT 研究招募了 35 例患者，并将之随机分为两组，治疗组电刺激耳甲部，对照组电刺激耳缘部，连续干预 4 周，以 HAMD、HAMA、焦虑自评量表（self – rating anxiety scale，SAS）和抑郁自评量表（self – rating depression scale，SDS）评分作为疗效指标，此外对患者进行 fMRI 数据采集，结果显示，治疗组量表评分显著降低，taVNS 可显著调节与情绪和情感相关的大脑区域中的 DMN 的功能连接。

（3）耳穴疗法治疗糖尿病伴抑郁症：对于 2 型糖尿病伴抑郁症，耳穴疗法依然有效。对 STZ 介导的 2 型糖尿病大鼠进行耳甲电针干预，发现造模后大鼠出现消瘦、高血糖及行为学得分降低、探索欲减少的抑郁样行为，经电针干预后大鼠血糖降低，旷场运动得分升高，抑郁样行为得到缓解。转基因 2 型糖尿病（ZDF）大鼠经高脂饲料喂养后，随着年龄的增长，出现高血糖并且强迫游泳不动时间与对照组大鼠相比显著延长，提示出现抑郁样行为，分析发现，大鼠的抑郁样行为与糖代谢功能障碍密切相关，经耳甲区电针刺激后，ZDF 大鼠空腹血糖降低，血清胰岛素水平升高，大鼠下丘脑、肝脏和骨骼肌胰岛素受体表达较对照组上调，因此研究者认为 taVNS 可以缓解 ZDF 大鼠抑郁样行为并阻止高血糖的进一步发展。

第十二节 脑病共病耳治作用机制

针灸治疗脑病的机制是多靶点多途径的，充分体现了针灸治疗疾病时整体调整的优势。例如，针灸治疗抑郁症主要是通过影响机体的神经内分泌、神经递质、神经肽、免疫功能等来发挥抗抑郁效应，和抗抑郁药相比，针灸的调节作用更加广泛。耳穴疗法是针灸学的重要组成部分，采用非侵入式治疗方式，在治疗精神和行为障碍疾病方面应用较多，如癫痫、失眠、抑郁症等，疗效确切且无明显副作用，作用温和，患者也易于接受，因而作为精神疾病的补充治疗手段越来越受到重视。耳穴疗法治疗脑病共病的作用机制的相关研究处于起始阶段，多集中在脑卒中后抑郁、焦虑、失眠、认知障碍等疾病方面。

一、焦虑障碍共病失眠

（一）焦虑障碍共病失眠的病因学认识

现代研究发现，焦虑障碍的发生与生理、社会、心理等多重因素有关，多与大脑神经递质分泌紊乱、激素水平紊乱、免疫功能失调、遗传、社会压力、创伤后应激障碍及家庭生活环境密切相关，且影响身心健康，使患者陷入严重的精神和躯体痛苦之中，大脑思维、记忆、创新性功能和社会活动功能受损，甚至采取轻生的行为。焦虑常见的伴随症状之一就是失眠。焦虑障碍患者中 1/3 以失眠为前驱症状，同时失眠也是焦虑障碍患者的一个主要的临床表现，而长期失眠又可以诱发焦虑症状或导致原有的焦虑症状加重。因明显的焦虑症状或持续性紧张、不安、恐惧等情绪障碍而出现的失眠症称焦虑性失眠（Anxiety – related Insomnia）。中医学中并无"焦虑症"或"焦虑障碍"的病名，但根据临床表现，其属于"郁证"和"不寐"的范畴。有研究者提出神经内分泌功能紊乱是焦虑障碍的重要发病机制，HPA 轴的异常改变是焦虑障碍发病的关键机制之一，焦虑障碍与遗传因素、心理因素等密切相关。研究认为，焦虑是脑中单胺递质如 NE、5-HT 和 DA 功能不足所致。因 BDNF 具有保护中枢和外周神经细胞和促进其损伤后再生、调节细胞增殖分化的作用，目前被认为是精神障碍性疾病神经发生假说的重要环节。

（二）焦虑障碍共病失眠的耳治作用机制探讨

焦虑障碍与失眠共病的发病机制多与遗传、生理、心理、社会、家庭及创伤后应激障碍、神经生化、大脑内部神经结构异常活动密切相关。多数研究发现，中枢神经系统 5-HT 和 NE 障碍是焦虑的生物学基础，而 5-HT 和 NE 在人类睡眠节律调整过程中也起重要作用。5-HT 及 NE 分别与慢波睡眠及快速眼动睡眠相关。相似的发病基础可能是焦虑症易与失眠共病的原因之一。有研究观察穴位电刺激联合耳穴贴压对围绝经期综合征（perimenopause syndrome，PMS）患者焦虑抑郁症状、生活质量及神经递质的影响，结果表明，穴位电刺激联合耳穴贴压治疗 PMS 能够有效缓解患者临床症状和焦虑抑郁状态，改善患者生活质量，并提高血清单胺类神经递质（5-HT、NE、DA）水平。

二、卒中后睡眠障碍

（一）卒中后睡眠障碍的病因学认识

脑卒中后睡眠障碍的产生与多种因素息息相关，主要包括卒中部位、病理生理因素、环境因素、心理因素、机体因素等。卒中后患者局部脑区受损，脑血流量及相应神经递质的变化都会导致抑郁及失眠的发生，而针刺治疗有利于促使正常睡眠 – 觉醒周期的恢复。相关研究显示，针刺可以增加脑血流量，改善脑部缺血缺氧状态，其次，针刺可以影响与睡眠相关的单胺类神经递质含量，使 DA、NE 及肾上腺素含量降低，5-HT 含量增加。另外，人体细胞因子如白细胞介素、肿瘤坏死因子等具有昼夜节律性，也参与睡眠的调节过程，而针刺可以抑制脑卒中后患者异常升高的细胞因子相关蛋白表达。

（二）卒中后睡眠障碍的耳治作用机制探讨

有研究发现，睡眠情况较好的脑卒中患者脑神经损伤程度显著低于失眠的脑卒中患者，提示失眠会加重脑卒中的损伤，影响患者神经功能恢复，给患者生活质量带来较大影响。目前中风后睡眠障碍的发病机制尚未完全明了，可能与脑组织损伤、神经递质改变、情绪变化等因素相关。有研究选取耳穴皮质下、内分泌、交感、心、垂前、神门进行贴压，配合针刺百会、四神聪穴，可显著改善卒中后患者的睡眠质量，并能提高血清 GABA、Glu、5-HT 水平，降低 DA 水平。提示耳穴贴压联合针刺可有效调节中风后睡眠障碍患者的神经递质分泌，从而有效改善睡眠质量。

三、卒中后抑郁

（一）卒中后抑郁的病因学认识

古代没有对脑卒中后抑郁（post – stroke depression，PSD）的记载，PSD 属中医"中风后郁证"的范畴。气机郁滞是郁证的主要病机，古人治疗郁证主要从情志方面入手。现代医学对中风后抑郁症发生的机制探讨，主流学说有反应性机制学说和原发性内源机制学说两种，内容主要集中于社会心理因素、病程、性别、年龄、解剖、内分泌（HPA 轴）、神经递质（NE、5-HT 及 DA）等方面。

（二）卒中后抑郁的耳治作用机制探讨

PSD 是脑血管病常见并发症之一，临床主要表现为情绪低落、兴趣减退、反应迟钝，甚至绝望自杀等一系列情感障碍性病症。有研究从细胞免疫角度探讨多穴位针药同用联合耳穴贴压治疗 PSD 的作用机制，结果提示多穴位针药同用联合耳穴贴压可纠正患者血清 IL-1β 及 IL-6 的异常表达，通过调节细胞免疫来达到治疗脑卒中后抑郁的目的。

四、卒中后焦虑障碍

（一）卒中后焦虑障碍的病因学认识

卒中后焦虑障碍（post – stroke anxiety disorder，PSAD）属于中医学中情志病的范畴，与"中风""郁证""不寐""脏躁""百合病"等病证有关。病因病机方面，有研究者认为病机关键是因瘀致虚，痰瘀浊气郁结于脑髓，脑乏清阳之功、精髓之助，元神失养，附加情志刺激，从而表现出抑郁焦虑症状。

焦虑障碍发病机制复杂，PSAD 同样可能是生理、心理、社会等综合因素作用的结果。针对 PSAD 病理生理学机制的研究欠缺，鲜有有效证据。推测脑卒中是 PSAD 主要的生物学因素，卒中病灶直接使神经结构发生改变，其神经网络、神经递质、神经内分泌等也随之改变，导致神经精神功能异常。DMN 破坏可能比损伤部位更能解释 PSAD，采用 fMRI 来评估神经功能的连接性，探讨其发病机制值得进一步设计和研究。

（二）卒中后焦虑障碍的耳治作用机制探讨

PSAD 是脑卒中后常见的并发症，此并发症会给患者及其家人带来持续痛苦，也会间接影响到患者的肢体功能恢复。有研究表明，针刺可降低抗焦虑药物副作用，明显改善患者的焦虑情绪。耳穴贴压也可缓解焦虑和疲劳，具有抗焦虑作用，其作用机制尚未明确，可能与大脑内海马和大脑皮质的关系密切。有研究发现，电针创伤后应激障碍患者百会、神庭等主穴后，患者双侧海马与中央后回、顶上小叶存在功能连接增强，而双侧海马与左侧海马旁回和右侧杏仁核的连接被抑制，说明电针通过穴位的刺激作用促使顶叶与海马联系，使海马与海马旁回、杏仁核的异常神经环路被阻断，从而改善患者的相关临床症状。创伤后应激障碍使杏仁核的功能遭到破坏，这也被国外学者所印证。针刺可通过改变前额叶皮质活动降低焦虑程度。有研究表明，针刺抗焦虑可通过调节血浆糖皮质激素、促肾上腺皮质激素及血小板 5-HT 水平实现。胃动素（motilin，以下简称 MTL）及其受体在杏仁核的表达不仅控制胃肠运动功能，还可能在焦虑行为的调节中具有重要作用。MTL 在神经系统可能主要参与了神经传递或者神经元兴奋性的调节，进而产生焦虑调节作用。针刺通过调节神经肽 Y 受体来治疗焦虑。

五、卒中后认知障碍

（一）卒中后认知障碍的病因学认识

卒中后认知障碍（PSCI）是一种包括认知能力、记忆力、判断和思维力、计算力、社会生活能力的减退以及情感、性格改变在内的慢性进行性疾病。中医学根据认知障碍的临床症状如记忆力下降、反应迟钝、注意力下降等将之命名为"健忘""痴呆"等，属于神志病范畴。脑卒中主要发生在左侧大脑半球、丘脑、前脑和额叶，脑卒中后认知障碍主要是因为与额叶功能相关的神经环路受到了损害。认知障碍和失眠均是卒中后常见的并发症，两者常以共病形式出现且相互影响，进而影响卒中患者功能康复，延长住院时间。卒中发生后，患者的激素水平及脑血流量会发生改变，这可能与卒中并发症存在相关性。

（二）卒中后认知障碍的耳治作用机制探讨

学习与记忆障碍是脑卒中后常见的认知障碍症状，可持续多年，严重影响患者的康复进程。有研究提示，耳穴埋针联合针刺对改善患者认知功能的疗效更为显著。研究表明，taVNS 可改善脑卒中后学习与记忆障碍效应，可能与 taVNS 促进突触可塑性，调节脑功能网络状态密切相关。taVNS 可以经由 NTS 将神经冲动投射到大脑皮质，调节紊乱的脑连接和脑功能状态，改善脑功能网络连接，还通过 NTS 等中枢核团介导感觉传导，将神经信号投射到边缘系统以调动脑机制来促进情感、学习和记忆功能的恢复。taVNS 还通过胆碱能抗炎系统抑制脑损伤后炎症反应，对脑血管及心血管起到抗炎和保护效应，维持脑功能网络稳态。

目前，中西方较有代表性的耳穴基础理论学说有经络学说、脏腑学说、全息学说、近脑学说、神经学说、超微结构变化学说等，但尚未有公认的学说阐释。近期，研究者提出了新的科学假说，针刺通过调节神经－内分泌－免疫（Neuro－endocrine－immune，NEI）网络及关键响应递质，调节靶器官病变，进而达到抗炎镇痛的治疗效果。有研究基于大量基础文献和临床实践，阐释了"耳脑互联"的神经生物学机制，提供了规范化循证证据，转化为成熟的脑系疾病治疗共性技术，开拓了耳穴－外周神经－脑网络－机体功能整体调节的"脑病耳治"新思路。

第十三节　功能性胃肠病耳治作用机制

功能性胃肠病（FGIDs）通常包括胃食管反流性疾病（GERD）、功能性吞咽困难、功能性消化不良（FD）、胃轻瘫、肠易激综合征（IBS）、功能性便秘、功能性腹泻与功能性大便失禁等。临床症状包括腹痛、腹泻、便秘、腹胀、饱腹感、恶心呕吐等，这些症状在一些器质性疾病如胃肠肿瘤、炎性肠病、消化性溃疡、动力性疾病（胃轻瘫）中也广泛分布。该类疾病患者在疾病久治不愈，反复发作后还经常出现焦虑、抑郁等情绪异常症状。因此，FGIDs 是生理、精神心理和社会因素相互作用产生的消化系统疾病。此外，FGIDs 患者经常伴有胃肠道外症状，如呼吸困难、心慌、慢性头痛、肌痛等。随着对心身疾病认识的不断深入，研究者们发现，既往大量的功能性疾病往往属于心身疾病的范畴，尤其是某些内科疾病，如 FGIDs。耳穴疗法对于 FGIDs 有较好的临床疗效，但其内在机制研究尚处于早期阶段，目前在以下方面取得了初步成果。

一、功能性消化不良

通过对功能性消化不良（FD）模型大鼠的研究发现，以参数为刺激 0.1 s、休息 0.4 s、振动频率 100 Hz、脉宽 0.3 ms、电流 0.4～0.5 mA 的电针刺激模型大鼠耳穴胃区可显著缓解模型大鼠的内脏痛，调节心率变异系数（HRV），从而促进迷走－交感平衡。

在 FD 模型大鼠耳穴心区与胃区给予 taVNS：电流 0.5 mA，刺激 0.1 s/休息 0.4 s 交替，30 min/d，连续刺激 14 天后发现，颈斜方肌肌电（EMG）积分值和腹部撤退反射（AWR）评分显著降低，HRV 低频功率（LF）与高频功率（HF）比值（LF/HF）也明显降低，胃窦组织中 ACh 及其受体 M3R 表达明显增多，表明 taVNS 可通过提高 FD 模型大鼠迷走神经活性、调节自主神经交感－副交感平衡，改善 FD 大鼠胃肠道功能。

在给予 FD 模型大鼠耳甲艇与耳甲腔区电流 2 mA、20/100 Hz 的疏密波 taVNS 刺激，每天 30 min，连续刺激 14 天后发现，大鼠总体评分与胃排空显著提升，肠道紧密连接蛋白（ZO-1）、闭合蛋白（occludin）、β 连环蛋白（β-catenin）的表达均明显升高，表明 taVNS 可以改善 FD 大鼠的整体状态与胃排空状况，这一效应可能是通过提高十二指肠黏膜的 ZO-1 与 occludin 蛋白的表达进而修复十二指肠黏膜屏障实现的。

在给予耳甲腔每天 30 min，连续 7 天的 taVNS 刺激的 FD 模型大鼠的研究中发现，EMG 明显降低，血清胆囊收缩素（CCK）、胰高血糖素样肽－1（GLP-1）、IL-4、IL-10 显著下降，而血清肽胃动素、IL-1β 明显升高。这一结果提示，taVNS 调节 FD 模型大鼠的胃敏感可能是通过迷走神经的抗炎通路以及调节脑肠相关肽的异常分泌实现的。

在急性直肠扩张压力（CRD）模型大鼠的研究中发现，以参数为刺激 2 s、休息 3 s、振动频率 25 Hz、脉宽 0.6 ms、电流 0.8 mA 的电针刺激耳穴胃肠区 30 min，可以显著降低模型大鼠的内脏高敏感，这可能是通过降低结肠组织与大脑中缝核中 5-HT1a 受体的表达有关。

对于酒精灌胃导致的胃动力障碍模型大鼠，在耳穴胃、十二指肠区给予 2 Hz、15 min 电针刺激后，大鼠的胃肠推进率显著改善，且该效应可以被阿托品阻断，证明该作用是通过耳迷走通路实现的。

在耳穴刺激调节烫伤模型大鼠的胃动力障碍的研究中发现，以参数为刺激 2 s、休息 3 s、振动频率 25 Hz、脉宽 0.5 ms、电流 0.3～0.4 mA 的电针刺激耳穴胃区，可以显著改善胃排空率，抑制 NE 的含量以及胃体环氧合酶－2（COX-2）蛋白的表达，该效应可能是通过交感-COX-2 通路实现的。

二、肠易激综合征

在肠易激综合征（母婴分离结合醋酸灌肠）模型大鼠的研究中发现，给予参数 2 Hz，（3.0±0.5）mA，连续波，持续 30 min，每天 1 次，治疗 5 次/周，共治疗 2 周的耳穴胃区电针刺激，可以显著降低模型大鼠的内脏高敏感，这种效应可能是通过降低下丘脑 CRF mRNA、nesfatin-1 mRNA、CRF1R mRNA、CRF2R mRNA 的表达，提升模型大鼠远端结肠 5-HT4RmRNA 的表达实现的。

第五章

脑病耳治的临床研究

第一节　癫　痫

一、概述

癫痫是一种由多种病因引起的慢性脑部疾病，以脑神经元过度放电导致反复发作的、短暂性的中枢神经系统功能失常为特征。其特点是长期（即持续）存在能产生癫痫发作的脑部持久性改变，无任何直接导致中枢神经系统损伤的原因，并出现相应的神经生物学、认知心理学以及社会学等多方面的后果。癫痫发作是以刻板行为改变为特征的反复发作事件，反映了疾病的潜在神经机制。

据汇总分析，癫痫的发病率为7‰。癫痫不分性别，可以影响所有年龄段的人，在世界范围内均有分布。癫痫的发病率在各国之间存在显著差异，这取决于当地的风险和病因分布、诊断时的癫痫发作次数以及是否仅考虑活动性癫痫（活动性发病率）或包括缓解期病例（终身发病率）。与女性相比，男性癫痫的患病率和发病率略高，且在老年人中趋于高峰，反映出该年龄组脑卒中、神经退行性疾病和肿瘤的发病率较高。在儿童和成人中，癫痫局灶性发作比全身性发作更常见。除了癫痫发作的复发外，治疗的根本原因和副作用还有神经、认知、心理和社会后果，这些后果严重影响了患者的生活质量，使癫痫成为一个复杂的疾病实体。

大多数患者的癫痫总体预后良好。大约一半的病例倾向于获得长期的癫痫发作缓解。癫痫本身具有较低的病死率风险，但在比较发病率和患病率时发现，儿童和成人以及特发性和症状性癫痫患者预期死亡率存在显著差异。不明原因的猝死最常见于全身强直阵挛发作、夜间发作和药物难治性癫痫患者。药物治疗仍是治疗癫痫的主要手段。癫痫西药治疗主要包括苯妥英钠、丙戊酸钠、卡马西平等，以及新型抗癫痫药物拉莫三嗪、托吡酯、奥卡西平、加巴喷丁、左乙拉西坦等，其中拉莫三嗪临床多用于各种类型儿童癫痫的治疗，托吡酯主要用于癫痫局灶性发作、全面强直阵挛发作及婴儿痉挛症的治疗，是临床广谱抗癫痫药物。新型抗癫痫药物的开发，并没有显著改善癫痫发作结果，尽管耐受性和相互作用特征已变得更有利。因此，癫痫治疗迫切需要替代或补充治疗方案。近年来，手术、基因疗法、细胞移植及神经刺激等多种治疗方法逐渐应用于临床。外科治疗包括癫痫病灶切除术、癫痫放电传播途径切断术、神经刺激术等。左侧迷走神经电刺激术是当前临床治疗难控制性癫痫发作的有效方法。VNS是包括癫痫在内的几种疾病的脑刺激治疗方法。侵入性迷走神经刺激（iVNS）最早在20世纪90年代就已被批准，并被广泛研究，其安全性已在20多项研究中得到证明。taVNS是一种非侵入性的外部刺激疗法，其对癫痫的治疗作用也被广泛研究。taVNS的刺激位置与我们中医传统的耳穴刺激位置相同或相似，近年来的研究也观察到，耳穴刺激可有效缓解癫痫的症状。

二、耳穴疗法治疗癫痫的临床研究

早在 1991 年，就有了研究者采用自制耳针治疗小儿癫痫收到良好效果的报道。该研究中，医者选取耳穴神门、肝、肾、脑、枕、心、交感、脾，医者左手拇、示两指夹住耳轮，其他手指托住耳背，右手持消毒无齿镊夹住耳针圆圈部分，缓慢刺入耳穴中，以针尖不刺穿耳背皮肤为度。根据病情，每次选穴 4～5 个，每次静留针120 min，隔日 1 次，治疗 15 次后休息 3～5 天，3 个月为 1 个疗程。根据癫痫的临床表现，风、痰为其主要病理因素，故治疗当以熄风祛痰定痛为法。神门穴具镇静止痉之功；肝、肾二穴调理肝肾两脏，肝为风木之脏，风主升主动，肝木赖以肾水滋养；脾穴健脾助运，化痰湿，可断生痰之源；脑、枕二穴可镇痉安神；心穴可醒脑开窍，交感穴能调整内脏功能，诸穴合用，共奏熄风化痰定痛之功。

郑红等招募脑卒中后癫痫患者 60 例，随机分为两组。观察组：给予耳穴压豆，取穴心、神门、脑干、皮质下、交感，贴压穴位由轻到重，每次 3～5 min，嘱患者家属每天按压 3～5 次，左右耳交替进行；卡马西平 100～300 mg/d，2～3 次口服，并给予中药汤剂，方由桃仁 15 g、白芍 15 g、僵蚕 15 g、地龙 20 g、香附 10 g、半夏 15 g、龙齿 15 g、远志 20 g、茯神 20 g、石菖蒲 15 g、当归 15 g、丹参 15 g、甘草 10 g 组成，日 1 剂，水煎，分早晚两次服用，4 周为 1 个疗程，3 个疗程后评定疗效。对照组：予卡马西平 200～600 mg/d，分 2～3 次口服。结果显示，观察组治疗有效率为 90%，高于对照组有效率（73.3%），且观察组治疗后脑电图的改善优于对照组。

唐贝等观察外伤后引起的癫痫的患者 80 例，随机分为对照组 40 例，治疗组 40 例。取癫痫点、脑干、皮质下、脑、神门、枕、肝、肾等耳穴为主穴，根据辨证分型取枕小神经点、耳颞神经点等配穴。治疗时用探棒进行耳穴探查，找出阳性反应点，对准穴位紧贴压其上，并轻轻揉按 1~2 min。每次以贴压 5~7 穴为宜，每日按压 3~5 次，隔 1~3 天换 1 次，两组穴位交替贴压。对照组除未进行耳穴贴压外，其余治疗与治疗组相同。经过 2 个疗程的治疗后，两组临床症状均有改善，耳穴治疗组总有效率为 95%，显著高于对照组（70%）。耳穴压豆无任何副作用，操作简单，患者家属可以操作，对于脑卒中后癫痫不失为一种有效的辅助治疗手段。

三、taVNS 治疗癫痫的临床研究

在 VNS 作为选择性抗药性癫痫病例的辅助治疗引入 30 年后，研究者仍保持着对 VNS 的兴趣。欧洲于 1994 年、美国于 1997 年首次批准了一种用于治疗癫痫的植入式装置，之后的改进提高了该装置系统的安全性和有效性。迷走神经刺激的最新应用是经皮装置，据说其具有强大的治疗潜力。一般来说，VNS 的疗效在治疗的第六个月左右达到最佳，可使 45%~65% 的患者的发作频率降低 50%~100%。然而，一些临床相关差异已被报道与特定因素有关，如癫痫病因或类型、患者年龄以及 VNS 治疗的延迟。VNS 对癫痫发作频率的疗效已在儿童和成人、病变和非病变病例、局灶性和全身性癫痫、癫痫发作和癫痫共病中得到证实。

Ventureyra 于 2000 年提出了经皮迷走神经刺激方法控制部分发作性癫痫的新概念，讨论了这种创新的非侵入性方法的基本原理。taVNS 是一种新型的无创性脑刺激技术，被认为是难治性癫痫患者潜在的辅助治疗选择。它的确切作用机制尚不完全清楚。taVNS 可以显示出类似的迷走神经传入纤维到 NTS 的投射。

Stefan 等在 2012 年报道了在一项初步研究中纳入 10 例耐药癫痫患者应用 taVNS 治疗的结果。taVNS 对左侧耳屏迷走神经耳支进行刺激，每天 3 次，持续 9 个月。刺激效应的主观记录来自患者的癫痫发作日记。为了更可靠地评估癫痫发作频率，他们进行了长期门诊视频 EEG 监测。此外，还进行了认知、情感和情感功能的计算机测试。3 名患者中止了研究。在剩余的 7 名患者中，5 名患者在接受 taVNS 治疗 9 个月后癫痫发作频率总体下降。在所有患者的 3 次检查过程中，大多数患者的认知功能都是稳定的，所有患者的生活质量和抑郁指标均稳定或改善。无创性 taVNS 在相对较长的时间内是一种安全且耐受性良好的治疗方法，可能是癫痫患者的一种替代治疗选择。

荣培晶、朱兵团队对 taVNS 治疗难治性癫痫的安全性和有效性做了探索。先期预实验随机选择 50 例耐药癫痫患者进行临床试验，观察 taVNS 的治疗效果。在治疗的第 8 周、16 周和 24 周，根据发作频率减少的百分比评估发作频率、生活质量和严重程度。结果：先期预实验中，50 名癫痫患者中有 47 名完成了 24 周的治疗。治疗 8 周后，47 名患者中有 6 名（12%）无癫痫发作，12 名（24%）癫痫发作频率降低；连续治疗 16 周后，47 名患者中有 6 名（12%）无癫痫发作；17 例（34%）发作频率降低；治

疗 24 周后，8 名患者（16%）无癫痫发作；19 例（38%）发作频率降低。随后，在全国癫痫病防治中心等 3 家医院开展的大规模临床 RCT 试验研究中，144 名患者被随机分为 taVNS 组（$n=98$）或 sham taVNS 对照组（$n=46$）。每天进行两次治疗，持续 24 周。治疗 8 周、16 周和 24 周后，根据改良恩格尔量表（四级）对患者进行评估。8 周后，根据医学伦理设计，将 sham taVNS 组患者转换为 taVNS 组。治疗 8 周后，taVNS 组和 sham taVNS 组分别有 41.0% 和 27.5% 的患者出现发作频率降低，与基线相比，根据改良恩格尔量表的标准，发作频率达到 Ⅰ、Ⅱ 和 Ⅲ 级，表明两组之间的发作减少程度存在显著差异。taVNS 组患者在治疗 16 周后 47.5% 的患者发作频率降低，治疗 24 周后 47.7% 的患者发作频率降低。治疗 8 周后，taVNS 和 sham taVNS 的平均发作频率百分比分别降低了 42.6% 和 11.5%，两组之间的结果具有统计学意义（$P<0.05$）。此外，治疗后患者的 EEG 和日常生活质量均有显著改善，结果表明，taVNS 治疗可有效降低癫痫发作频率，提高患者的生活质量。故 taVNS 可能是治疗难治性癫痫的有效方法，同时，它安全、经济、适用范围广。该研究为临床提高耳穴治疗癫痫的安全性和实用性提供了有力的科学依据。

Bauer 团队进行了一项随机、双盲对照试验（cMPsE02），以评估 taVNS 与对照刺激对耐药癫痫患者的疗效和安全性。本研究主要刺激耳甲处迷走神经的左耳支，观察 taVNS（刺激频率 25 Hz，$n=39$）与刺激频率（1 Hz，$n=37$）在 20 周内降低癫痫发作频率的差异，并从基线检查到治疗结束对 taVNS 进行减少癫痫发作频率、亚组分析和安全性评估。1 Hz 组和 25 Hz 组的治疗依从性分别为 84% 和 88%。1 Hz 组（1.02 ± 0.83 mA）和 25 Hz 组（0.50 ± 0.47 mA）之间的刺激强度显著不同。治疗结束时，癫痫发作类型和基线发作频率的亚组分析显示无显著差异。不良事件通常为轻度或中度，包括头痛、耳痛、用药部位红斑、眩晕、疲劳和恶心。报告了四起严重不良事件，包括 1 Hz 组癫痫患者中的 1 例原因不明的猝死，评估为与治疗无关。由此得出结论：taVNS 治疗依从性高，耐受性好。在这项相对较小的研究中，无法证明 25 Hz taVNS 优于 1 Hz taVNS，这可能是因为对照组的刺激强度较高。疗效数据显示，进一步的试验需要更多的患者数量和更长的观察期。

taVNS 治疗时间影响其治疗效果。Song 团队纳入 52 例癫痫患者进行观察，27 名患者接受 taVNS，每次 30 min，每天 1 次，每周 2 次，共 4 周。25 名患者被分配到对照组。主要结果包括每周发作频率，次要结果包括每一次癫痫发作和生活质量，通过癫痫患者生活质量评定量表 – 31（QOLIE-31）中的生活质量以及不良事件来衡量。治疗 4 周后，taVNS 组的癫痫发作和 QOLIE-31 与治疗前比较无明显改善。与对照组相比，taVNS 组在发作频率、发作次数和 QOLIE-31 方面也无显著差异。说明 4 周的 taVNS 治疗对癫痫患者无效，可能是治疗时间相对较短影响了癫痫患者 taVNS 的疗效评估。

taVNS 还可以作为评估植入 VNS 手术疗效的工具。20 名成年患者接受为期 6 个月（T1）的每天 4 小时的 taVNS 治疗，然后接受为期 2 个月的清洗期（T2）。将 T1 和 T2 记录的发作频率和类型与进入研究前 3 个月（T0）发生的发作频率和类型进行比较。应答者（总发作次数减少 30% 以上）随后在接下来的 6 个月内每天接受 2 小时的 taVNS（T3）。所有患者均接受 EEG 检查，并在基线检查和 T1 检查时完成癫痫患者生活质量问卷。结果显示，在 T1 时，有 6 名患者被认为是应答者。在这些患者中，与 T0（$P = 0.043$）相比，T3 时癫痫发作频率的平均减少率为 60%，与 T2（$P = 0.043$）相比，癫痫发作频率的平均减少率为 51%。与无应答者相比（14 例中的 3 例，占比 21.4%，taVNS 使其癫痫发作频率降低了 47.5% 至 100%），应答者更会经常出现癫痫发作并跌倒（6 例中的 5 例；占比 83.3%）。刺激后应答者的脑电图结果没有变化。试验结束时，3 名应答者继续 taVNS，1 名植入 VNS。

taVNS 治疗癫痫有效，其临床作用机制以及伴随症状也有一些研究报道。刘爱华等观察了 taVNS 治疗 3 个月和 6 个月后癫痫发作的频率、EEG 的变化，并完成了 SAS、SDS、利物浦癫痫严重程度量表（LSSS）、QOLIE-31 和匹兹堡睡眠质量指数（PSQI）。17 例患者完成了 6 个月的 taVNS 治疗。taVNS 治疗 3 个月后，17 名受试者中有 13 名癫痫发作频率降低，平均发作率降低 31.3%。taVNS 治疗 6 个月后，17 名受试者中有 16 名癫痫发作频率下降，平均发作率下降 64.4%。基线 EEG 异常者 14 例；2 名患者的脑电图改善了 3 个月，10 名患者的脑电图改善了 6 个月。taVNS 是治疗难治性癫痫的一种有效、安全的辅助治疗方法，可降低癫痫发作频率，减少临床改善后的异常脑电图改变。

为了探索 taVNS 引起的大规模癫痫脑网络的即时改变以及伴随的认知和行为变化，在一项前瞻性试验中，研究者对 14 名癫痫患者进行了为期 3 小时的连续 EEG 记录，并将其应用于两项标准化的神经心理学评估中。在大多数受试者中，taVNS 对脑网络具有稳定作用，并且这些作用在高达 50% 的受试者中持续存在。taVNS 诱导了网络特性的可测量且持续的改变，这些改变指向一个更具弹性的癫痫脑网络，而不会对认知、行为或情绪产生负面影响。短期 taVNS 对大规模癫痫脑网络具有拓扑修正、坚固性和稳定性增强的即时效应，对认知和行为没有有害影响。

为了探索 taVNS 治疗癫痫及其伴随抑郁焦虑等症状的效应，一项研究纳入 60 名癫痫患者，随机分为两组：Ramsay - Hunt 区组（治疗组）和耳垂组（对照组）。进行 12 个月治疗的前后，所有患者均完成 SAS、SDS、LSSS 和 QOLIE-31。根据患者的发作日记确定发作频率。所有受试者的抗癫痫药物均维持在恒定水平。12 个月后，治疗组的每月发作频率低于对照组。癫痫发作频率的降低与基线检查时的发作频率和癫痫持续时间相关。此外，所有患者的 SAS、SDS、LSSS 和 QOLIE-31 评分均有所改善，但与发作频率的降低无关。对照组的发作频率、SAS、SDS、LSSS 或 QOLIE-31 与基线检查时相比无显著变化。

四、癫痫耳治的 meta 分析

taVNS 是一种新开发的治疗难治性癫痫的无创性技术，对不能耐受有创性迷走神经刺激的患者有积极作用。在一项 meta 分析中，为了确定 taVNS 与癫痫控制、生活质量（QOL）和其他一些因素之间的关系，通过 PubMed 和科学网搜索相关文章，共筛选出 3 篇文章，有 280 名患者，包括两项随机双盲试验和一项随机单盲试验，进行荟萃分析和系统评价，利用现有数据分析 taVNS 和发作频率之间的关系，还分析了应答率、生活质量和不良反应。结果显示，治疗组和对照组的癫痫发作频率有显著差异。然而，只有两项研究提供了应答者的数据，结果未能得出显著差异。使用现有数据很难确定 taVNS 是否改善了治疗组和对照组患者的生活质量。副作用似乎很少，最常见的是头痛。因此，根据现有数据可以证明，taVNS 是控制癫痫发作频率的有效方法，特别是对于那些不愿意接受手术的患者。

在另外一篇系统回顾文献中，共纳入了 10 项研究，共 350 名癫痫患者。双侧和单侧放置电极，刺激频率在 10 ~ 30 Hz，而治疗强度通常根据患者的偏好和耐受性（约 1 mA）进行调整，并低于痛阈。在综述中包括的临床试验中，平均癫痫发作频率的减少从 30% 到 65% 不等。8 项和 4 项研究分别提供了关于 QOLIE-31 和 LSSS 问卷的信息。3 项研究报告了患者生活质量的显著改善，两项研究报告了癫痫发作严重程度的显著降低。最常见的副作用是头痛（8.9%），其次是放置部位的皮肤刺激（7.1%）和鼻咽炎（5.1%）。未报告严重或危及生命的副作用。由于纳入研究的异质性，无法得出关于 taVNS 疗效安全的结论。然而，这篇综述的结果表明癫痫患者可能受益于 taVNS 的使用。

在 2021 年的一篇回顾性报道中公布了有关 taVNS 治疗癫痫的疗效和安全性的临床数据。对 118 例耐药癫痫患者进行 5 项前瞻性试验，对 280 例耐药癫痫患者进行 3 项 RCT，研究方案在患者特征、使用的设备、刺激参数、研究持续时间和终点方面存在异质性。结果显示，癫痫发作减少达 64%，应答率 65%（发作减少 ≥50%）。癫痫发作自由率高达 24%，在一个小型儿科研究组中甚至达到 31%。在 4 项研究中提供了癫痫发作严重程度评分，其中两项研究显示有显著改善。副作用主要为头痛、耳痛和皮肤改变，分级为轻度至中度。嗜睡可能取决于刺激强度。在两项研究中，反映疾病负担的生活质量得分显示出显著改善。taVNS 在癫痫患者中的疗效和安全性被解释为可靠的。采用标准化刺激方案和长期随访研究的多中心随机双盲临床试验对于最终评估 taVNS 治疗耐药癫痫的疗效是必要的。

五、耳穴疗法治疗小儿癫痫

目前小儿癫痫的治疗方法与成人类似，首选药物治疗，包括常规西药和中药。非药物治疗方法包括特殊饮食（如生酮饮食）、手术疗法及电刺激疗法如迷走神经刺激等。然而在治疗过程中存在一定的缺点，其中药物的毒副作用是许多患儿家长首先考虑的问题；其次是药物治疗要求用药时间长（发作停止后还需继续用药 2～4 年，以减少复发），停药过程慢（停药过程需半年至 1 年，这也是部分患儿及其家长不愿接受药物治疗的原因之一）。上述问题的存在致使部分患儿及其家长拒绝接受药物治疗。虽然国际上已经开始了 VNS 手术治疗 12 岁以下难治性癫痫的临床研究，但 12 岁以下癫痫患儿应用 VNS 手术疗法还未得到美国 FDA 批准，其疗效与安全性尚未得到验证。相较于传统的西药或者手术治疗小儿癫痫，耳穴治疗具有疗效显著、副作用小、安全可靠、实用性强等特点，尤其是对于用药依从性好的较大儿童，是一个很好的选择。

潘静等在 4 个月～16 岁的癫痫儿童患者中进行临床研究，以神门、心、肾、皮质下、缘中、枕、胃为常规耳穴选穴。痰多者加脾、大肠，抽搐甚者加肝。不发作时用压丸或者指针刺激上述穴位 2～3 次/天，每次 3 min。发作时根据诊断选取上述穴位，常规消毒耳郭皮肤，左手固定耳郭，并将注射部位皮肤绷紧，右手持吸有盐酸消旋山莨菪碱的注射器，将针头推入耳穴皮下，注射药液每次 0.1～0.2 ml。两耳交替注射，每日 1 次，10 次为 1 个疗程，疗程间隔 5～7 天。结果观察到，246 例患者中，治疗 1 个疗程内症状缓解且随访 1 年内无复发者 165 例，占 67.07%；治疗 2 个疗程内症状缓解，但随访 1 年内有复发，仅表现为发作频率减低，发作时症状减轻或持续时间缩短者 63 例，占 25.61%；无效 18 例，占 7.32%。治疗总有效率达 92.68%。

叶玉华等观察耳穴疗法治疗头痛型癫痫 500 例，取穴额、颞、枕、脑干。用 1 ml 注射器抽吸盐酸山莨菪碱 1 ml，耳屏区常规消毒，从额穴进针到颞，再到枕，再到脑干，快速进入，缓慢推注盐酸山莨菪碱 0.1～0.2 ml 即 0.5～1 mg，徐徐出针，左右耳交替注射，1 日 1 次，10 次为 1 个疗程。显效（1 个月内症状消失）率为 94%，有效（2 个月内症状消失）率为 6%，明显高于口服药物（苯妥英钠或苯巴比妥）者（显效率 50%，有效率 36%）。

耳穴治疗在儿童癫痫患者中取得了良好的疗效，但由于需要多次进出医院进行治疗干预而存在一定的限制。因此，朱兵、何伟团队将 taVNS 应用于儿童癫痫患者，观察其疗效与安全性。在一项前瞻性临床研究中，对 14 例难治性癫痫患儿进行双侧耳甲 taVNS 治疗，根据患者的发作日记，将基线发作频率与 8 周后、第 9 周～第 16 周末和第 17 周～第 24 周末的发作频率进行比较。1 名患者在治疗 8 周后因疗效不佳而退出，而其余 13 名患者完成了为期 24 周的研究，用药方案没有任何变化。与基线相比，8 周后癫痫发作频率的平均减少率为31.83%，第9周~第16周末为54.13%，第17周~第24周末为54.21%。8周后应答率为28.57%，第9周~第16周末为53.85%，第17周~第24周末为53.85%。治疗期间未报告严重不良事件。因此，taVNS可能是减少儿童难治性癫痫发作频率的一种补充治疗选择，值得进一步研究。随后该团队进行了一项三中心、随机、平行、对照试验，以评估taVNS是否能改善儿童癫痫。招募2~14岁患有癫痫的儿童患者，并随机分为taVNS、sham taVNS组和对照组，刺激组患者每天接受3次sham taVNS或taVNS，为期6个月。对照组患者在6个月内不接受任何刺激。患者的监护人必须有详细的日志记录数据。结果评估［包括发作频率、EEG、心率变异性（HRV）分析、生活质量（QOL）和不良事件］将在基线检查时以及taVNS开始后2个月、4个月、6个月进行。发作频率和不良事件将在taVNS开始后1年和1.5年进行随访。本试验结果将有助于阐明taVNS治疗是否有益于儿科患者，并将明确taVNS的抗惊厥作用是否与改善交感神经–迷走神经失衡相关。

耳针通过耳迷走神经的联系治疗癫痫，简便验廉，对于小儿癫痫有很大的推广价值，也为家庭社会解决了大笔经济费用。

六、典型病例

耳电针治疗重度颅脑外伤后癫痫2例。姜劲峰应用电针耳穴治疗重度颅脑外伤后癫痫，取得了很好的疗效。患者男，30岁，车祸致头部外伤，术后多次癫痫发作，发作时以局灶性癫痫发作为主，给予德巴金、奥卡西平口服控制癫痫发作，2010年12月癫痫发作3次，后开始给予耳穴电针治疗，取耳穴心、神门，外接电针仪，每日1次，双耳交替，治疗结束后，癫痫发作减少，5个月共癫痫发作3次。患者女，43岁，车祸致头部外伤，诊断为重度颅脑外伤后、外伤性癫痫，入院前2个月发作4次，每次3~5 min，入院后给予丙戊酸钠、拉莫三嗪，癫痫发作控制不理想，1个月发作2次，后给予电针耳穴治疗，取耳穴心、神门，低频1 Hz，留针30 min，每日1次，双耳交替，治疗结束后，3个月癫痫发作1次。

耳穴贴压法治疗原发性癫痫1例。患者孔某，女，16岁，原发性癫痫10余年，多年服用抗癫痫药物未见好转，发作由原来月余1次至1日3次以上。耳穴治疗方案：停用抗癫痫药物，予以王不留行籽耳穴贴压，穴用皮质下、神门、心、肝、颈。自行按压，每穴刺激30 s，1日3次。10日后，因有欲发作之呕恶感，换左耳，耳穴改取皮质下、心、肝、胃、肾、神门。7日后换右耳，继续按压7天。共治疗24天，治疗期间癫痫未发作。2个月后，有1次不典型发作，持续时间1 min，取耳穴皮质下、胃、神门、心、肺压籽治疗1周。3个月后又发作1次，治疗同前。其后随访2年癫痫未再复发。

耳穴贴压法治疗儿童癫痫 1 例。武某，男，6 岁。入睡困难 5 个月，12 小时内癫痫发作 2 次。双侧甲状腺Ⅱ度肿大，双眼轻度突出。视频 EEG 检测：双侧 Rolandic 区棘波、棘慢波发放，睡眠期显著。甲状腺增大伴不均质改变，血供丰富，双侧颌下淋巴结轻度肿大。予揿针体针，取体穴双侧风池、上天柱、内关、神门、足三里、三阴交、太冲穴，揿针埋于上述穴位，按压粘贴，每 3 天更换 1 次，每天轻压揿针 1 min，力度适中。耳穴取王不留行籽贴压，取耳穴神门、心、肝、肾、脾、胃、内分泌。耳穴左右交替贴压，每 3 天更换 1 次，每天压豆 2 min，以有酸麻胀热感但能耐受为度。坚持治疗 1 年，患儿复查甲功指标基本正常，甲状腺肿大好转，突眼明显改善。1 年后随访未复发。

taVNS 是治疗癫痫患者的替代方案。有研究者从 2013 年开始治疗 1 名从 11 岁开始癫痫发作的 24 岁女性患者。该患者表现为局灶性至双侧强直阵挛性癫痫发作，伴有焦虑和眩晕，有时伴有先兆，且始终伴有口腔自动功能。起初癫痫发作与睡眠有关，后来也发生在清醒时。在过去的 12 年中，癫痫只发生在清醒时。大脑 MRI 显示双侧皮质下带异位，基因检测显示 DCX 基因第 5 外显子发生杂合突变。EEG 显示左右颞区 θ 带区域性减慢。癫痫确诊后，开始使用拉莫三嗪，18 个月内癫痫未发作。在癫痫复发的情况下，服用拉莫三嗪、左乙拉西坦和拉考沙胺，但未达到控制癫痫的目的。在第一次就诊前，她每年癫痫发作 3~4 次，并遭受多药联合治疗（左乙拉西坦 2000 mg，拉可沙胺 150 mg，拉莫三嗪 400 mg）的轻微副作用。拉莫三嗪用量逐渐减少，发作频率未增加。之后出现焦虑症状，需要心理治疗。由于焦虑，加用普瑞巴林（300 mg/d），但未实现显著的癫痫发作控制。2014 年 6 月，她接受了 taVNS 治疗。在第 1 个月，抗惊厥药物治疗不依从后，出现 1 次双侧强直阵挛发作；治疗 10 周后又观察到 1 次局灶性癫痫发作。自 2014 年 8 月以来，该患者一直没有癫痫发作。taVNS 开始为 0.8 mA，后调整为 1.5 mA，每天进行 4 h，最好是在下午，并且大部分时间在同一个时段内进行。未检测到局部皮肤改变或其他副作用的临床症状。EEG 与刺激前记录无差异。最后一次报告焦虑是在开始 taVNS 治疗后的第 18 个月，此后，患者心理病理评估正常。癫痫治疗有效，导致心理稳定。患者目前担任家庭助理，并已获得驾驶执照。该研究报告了 1 例 taVNS 对抗药性癫痫的治疗，该治疗取得了惊人的成功，表明 taVNS 是治疗癫痫的替代方案。

第二节　抑郁症

一、概述

抑郁症作为最典型的抑郁障碍亚型，患者临床表现为以情绪低落、快感缺乏、无价值感、决策能力下降、注意力不集中、认知受损为特征的精神症状，以及以体重和食欲变化、疲劳、睡眠障碍为特征的身体症状。抑郁症在各类精神心理疾病总负担中高居首位，据估计，到 2030 年，抑郁症将成为全球疾病负担之首，会造成极大的医疗、经济与社会负担。

在我国，抑郁症的发病率呈逐年上升的趋势。2010 年李献云等对北京地区综合医院抑郁症患者的调查提示，抑郁症的终身患病率为 8.22%；2019 年中国精神卫生调查数据显示，大陆地区抑郁症的终身患病率为 6.8%。Phillips 等针对我国 4 省市的流调发现，抑郁症治疗率仅为 10%。抑郁症的复发率约为 35%，有 20%～35% 的患者会存在持续的残留症状和社会或者职业功能损害。抑郁症因高发病率、高复发率、高致残率及低治愈率，已成为我国一个重大的公共卫生问题，临床存在药物治疗疗效不佳、副作用明显，心理治疗资源匮乏、费用昂贵，患者依从性低的现状，迫切需要快速、有效、安全的抗抑郁非药物疗法。在抑郁症的治疗中，当药物治疗、心理治疗和最古老的脑刺激技术陷入僵局时，新疗法是一种必然的发展方向。

二、不同耳治方法治疗抑郁症的研究进展

（一）taVNS 治疗抑郁症

近些年来，对于 taVNS 治疗轻中度抑郁症的研究逐渐增多。现代神经解剖生理学研究表明，耳甲区是体表唯一有迷走神经分布的区域，而迷走神经具有支配内脏器官的功能，因此 taVNS 具有明确的中西医理论基础。研究进一步发现，迷走神经耳支直接向感觉中继核团 NTS 投射，并进一步与蓝斑、臂旁核、下丘脑、杏仁核、海马等脑区发生突触联系，这些核团与大脑情感调控的前额叶眶回、扣带回、岛叶、楔前叶等密切相关，也是重要的 5-HT 受体神经递质分布脑区，对以负性情绪为主的抑郁症状的产生及变化起着中枢调控作用。

2012 年，Rong 等发布了一项随机、多中心、双盲的临床试验研究方案，该方案纳入 120 例自愿参加治疗的轻中度抑郁症患者，采用双盲法研究原则，患者需满足《国

际疾病分类手册（第十版）》ICD-10 的诊断标准［轻度（2 例典型症状 + 2 例其他核心症状）、中度（2 例典型症状 + 3 例其他核心症状）］，随机分为 taVNS 和假 taVNS 组，刺激点按标准做法消毒后，将耳夹贴在要刺激的耳区（耳郭）。刺激参数包括：①密度波调整为 20 Hz，波宽小于 1 ms；②开启 1 mA 电流。强度是根据患者的耐受性来调整的。每次治疗持续 30 min，每天 2 次，每周 5 天，持续治疗期间，假 taVNS 组刺激点位于上舟（外耳缘中点），此处无迷走神经分布。干预措施假 taVNS 组所有操作步骤均与 taVNS 组相同。治疗期为 4 个月，以观察 taVNS 和假 taVNS 治疗轻中度抑郁症患者的临床疗效，该双盲临床试验的结果将为我们对穴位特异性的理解和针灸治疗临床试验方法的发展提供新的思路。

2016 年，Rong 等在北京中医药大学附属护国寺中医医院、中国中医科学院广安门医院及针灸医院，进行了经皮耳迷走神经刺激治疗轻中度抑郁症的临床研究，共完成病例数 160 例。在此次轻中度抑郁症的临床研究中，将 HAMD、SDS 作为主要评价指标。治疗参数为：20 Hz，疏密波，4 ~ 6 mA，30 min/次，早晚各 1 次，5 d/周，治疗 2 个月。最后纳入经皮耳迷走神经刺激治疗组 91 例，选取耳穴心、肝作为治疗组（taVNS 组）；对照组 69 例，选取耳穴肩、肘（非迷走神经分布穴位）作为假穴对照组（sham taVNS 组）。最终 148 例患者完成 4 周的治疗，138 例患者完成整个研究过程 12 周的治疗。该研究以 HAMD、HAMA、SDS、SAS 来评估患者抑郁为主的症状改善程度，并在治疗前和治疗后 4 周、8 周、12 周进行评估，将 HAMD 减分率降低 50% 以上定义为有效。经过伦理委员批准，此研究从第 5 周开始将 sham taVNS 组改为 taVNS 治疗。经过 4 周治疗后，两组的 HAMD-24 评分均有所下降，但 taVNS 组的下降幅度明显大于假穴对照组。为了探讨治疗对患者基线抑郁严重程度的影响，研究者根据 HAMD-24 评分将患者分为两个亚组（轻度亚组，HAMD-24 评分 <20；中度亚组，HAMD-24 评分 ≥ 20）。观察到轻度亚组（$P = 0.04$，效应大小 0.4）和中度亚组（$P < 0.0001$，效应大小 0.68）都有显著的治疗效果。治疗 8 周后，治疗组有效率 53.49%，对照组有效率 12.72%。两者比较具有显著性差异。taVNS 组患者接受治疗 3 个月，临床结果以及缓解、改善症状持续到本研究结束。

关于抑郁症耳治的临床机制，已进行了多项研究。2016 年的一项单盲临床随机对照研究，将临床招募的 49 例轻中度抑郁症患者随机分为 taVNS 组和 sham taVNS 组治疗，共 34 例患者完成研究并被纳入数据分析。两组刺激参数包括：①调整密度波至 20 Hz，宽度小于 1 ms；②根据患者耐量调整强度（4 ~ 6 mA）。每次治疗时间为 30 min，每天 2 次，每周至少 5 天，疗程为 4 周。taVNS 组刺激部位位于耳甲艇和耳甲腔的迷走神经分布区，sham taVNS 的刺激部位位于外耳边缘中点（没有迷走神经分布）。49 名受试者（taVNS 组 27 名，sham taVNS 组 22 名）中 35 名患者（taVNS 组 19 名，sham taVNS 组 15 名）在 0 周和第 4 周完成了两次 fMRI 扫描。在 taVNS 组脱落的 8 名患者中，有 4 人因为失去联系而退出，3 人因为不感兴趣而退出，1 人因为日程冲突而退出。在 sham taVNS 组脱落的 7 例患者中，3 例因日程冲突而退出，3 例因不感兴趣而退出，1 例因数据质量不佳而退出。经过 1 个月的 taVNS 治疗，taVNS 组 HAMD-24 评分较 sham taVNS 组显著降低。结果显示，以 HAMD 评分衡量的抑郁严重程度变化与相应的功能连接变化之间存在正相关。患者脑 DMN 与前岛和海马旁回之间的功能连接降低；taVNS 组 DMN 与楔前叶和眼眶前额叶皮质之间的功能连接较 sham taVNS 组增强。所有观察到的这些功能连接的增加都与 HAMD 的减少有关。得出 taVNS 组能明显调节 MDD 患者 DMN 的功能连接，为阐明 taVNS 治疗 MDD 患者的脑机制提供了新的发现。

2017 年该团队又进行了一项单盲非 RCT，深入研究了 taVNS 和假 taVNS 对伏隔核的功能连接的影响，并探讨其与抑郁症状变化在治疗 1 个月前后的关系。研究前后招募两批 MDD 患者，两批受试者分别接受 taVNS 和假 taVNS 治疗 4 周。两组的刺激部位和刺激强度和既往研究保持一致。两组均治疗 4 周。本研究的主要临床结局指标是 HAMD，在第 0 周和第 4 周进行测量。研究结束后均进行静息态和任务态的脑功能 fMRI 扫描，每次扫描持续 6 min。研究共有 20 名 taVNS 组受试者和 21 名假 taVNS 组受试者完成了基线静息态和任务态 fMRI 扫描。37 名受试者完成了为期 4 周的治疗。假 taVNS 组的 1 名受试者由于时间冲突而退出，taVNS 组的 3 名受试者在第 4 周结束时退出研究（2 名受试者不能执行治疗，1 名受试者失去联系）。只有完成 4 周治疗的受试者才被纳入最终的数据分析。研究结果显示，taVNS 组治疗后 HAMD 评分低于假 taVNS 组，两者前后降低分值具有显著差异。fMRI 结果显示：①在连续的真、假治疗中，伏隔核与壳核、尾状核、内侧前额叶皮质（MPFC）和前扣带回皮质（ACC）之间存在显著的功能连接；②与假 taVNS 相比，taVNS 可增加左侧伏隔核与双侧 MPFC/ACC 间的功能连接，增加右侧伏隔核与左岛、枕回、右舌/梭状回间的功能连接。taVNS 可以调节参与奖赏的关键脑区，为 taVNS 治疗 MDD 的脑机制提供了新的思路。

（二）耳电针治疗抑郁症

耳电针疗法是将耳穴与体穴结合起来，进行电针以治疗疾病的方法。2013 年，Shi 等采用耳电针治疗 10 例抑郁症患者，每次 15 min，进行心率、心率变异性（HRV）和 HAMA、雅典失眠量表（AIS）和 HAMD 测量，结果发现耳电针可以显著改善抑郁症患者的生活质量，同时也可改善抑郁症患者的心率变异性。此临床研究由北京解放军总医院军事针灸中心与奥地利中心合作进行。

（三）耳针治疗抑郁症

2007 年，Courbasson 等观察常规治疗与耳针联合常规治疗对女性焦虑及抑郁的改善情况，选择在多伦多进行，研究对象为女性（一般女性比男性更容易患有抑郁症），治疗方式为常规治疗与耳针联合常规治疗，评定量表包含贝克抑郁量表，用于衡量患者当前的抑郁水平；贝克焦虑量表，用于衡量患者当前焦虑水平和相关躯体症状的项目；反思性活动量表，用于衡量个人内省和情境意识的能力。305 名女性同意参与这项研究。其中 204 人（66.9%）被纳入针刺加常规治疗组，101 人（33.1%）被纳入单纯常规治疗组。32 名（10.5%）入选女性由于在治疗后未能完成问卷调查或因情绪、身体或其他健康原因退出该计划，没有完成研究（干预组为 25% 或 12.3%，对照组为 7% 或 6.9%）。另外 27 名女性由于缺少数据被排除分析，耳针每次 45 min，治疗 21 天，针灸加常规治疗组的女性比单纯常规治疗组的女性抑郁、焦虑评分明显降低，并且能够更好地反思和解决困难，在随访期间，焦虑和反思水平的差异保持不变。

2017 年，de Lorent 等进行了一项耳穴针灸与进行性肌肉放松对焦虑症或重度抑郁症患者的疗效比较的前瞻性平行组临床试验。为了评估耳穴针灸治疗焦虑症或重度抑郁症的有效性，该研究比较了耳针和渐进式肌肉松弛法（PMR）的有效性（渐进式肌肉松弛法是一种标准化和公认的松弛方法）。该研究调查了 162 名初步诊断为焦虑障碍或重度抑郁障碍的患者，每个患者都选择了耳针治疗和 PMR 治疗。每组治疗 4 周，每周 2 次。治疗前后，对每位参与者进行视觉模拟量表四个项目（焦虑、紧张、愤怒/攻击性和情绪）的评分。统计分析使用原始视觉模拟量表得分和变化强度指数，变化强度指数是衡量和变量两个值之间差异的适当指标。结果显示，在 4 周内，耳针治疗显著降低了紧张、焦虑和愤怒/攻击性，但没有提高情绪。在耳针和 PMR 之间，任何时候都没有发现有统计学意义上的差异。因此，我们认为耳针有一定的临床疗效。

国内也对耳针开展了广泛的研究。王红等为观察耳针治疗抑郁症的临床疗效，将 57 例抑郁症患者随机分为耳皮内刺组和安慰针刺组，2 组患者均接受 SSRIs 治疗。选择单侧外耳的耳甲区作为进针区域，选取位置相对固定的 4 个进针点：三角窝内对耳轮上脚和对耳轮下脚分叉处（1 处）；耳甲艇内对耳轮下脚下方和耳轮脚上方（各 1 处）；耳甲腔（1 处）。选择上述区域内相对平坦处进针。耳皮内刺组、安慰针刺组皆用胶布将毫针贴敷于穴区皮肤表面，留针 4 h，每周 5 次，共 3 周，分别在第 0、1、2、3 周观察 2 组 HAMD-17、五项因子及 SDS 评分变化情况。结果发现第 2 周末，耳皮内刺组 HAMD-17 和 SDS 的减分率明显高于安慰针刺组。与安慰针刺组比较，在第 2、3 周末耳皮内刺组中睡眠因子的减分率较高，两组 HAMD-17 总分、五项因子及 SDS 总分在各组治疗后评分均降低。得出 SSRIs 抗抑郁药物基础治疗之上加以耳皮内刺可以增强疗效，特别是在改善睡眠方面。由此可见，耳皮内针刺结合抗抑郁药物治疗抑郁症有确切的临床疗效。耳皮内刺要求针体贯穿刺激区域的皮肤而不触及软骨，因此操作过程无痛。该方法受试者接受度高，依从性好；且受试者基本无感觉，便于隐藏，实现假针刺的安慰对照，这也使得安慰针刺得以实现。

（四）耳穴或耳穴按摩治疗抑郁症

耳穴按摩法是在耳郭不同部位上用双手进行按摩、提捏的一种治疗方法，耳穴按摩具有养血宁心安神、疏肝健脾补肾的效果，其通过刺激耳穴心、脾、肝、肾而起效。脑为元神之府，肝主疏泄，取穴神门、皮质下、交感可调节大脑皮质及血管舒缩功能，有镇静、安神、催眠之效，可协同心身护理措施，共同提高干预效果。近年来，耳穴按摩多联合其他疗法治疗抑郁症。

刘艳红等为探讨耳穴按摩结合心身护理对脑卒中后抑郁患者遵医行为和生活质量的影响效果，将112例卒中后抑郁患者随机分为研究组和对照组，对照组给予常规护理，研究组增加耳穴按摩和心身护理干预措施，对患者的遵医行为和生活质量进行观察比较。结果发现研究组遵医率和生活质量指数各项评分均显著高于对照组，得出耳穴按摩结合心身护理可以提高卒中后抑郁患者的生活质量。

三、其他类型抑郁症耳治临床研究

（一）老年人抑郁

老年人的抑郁症发病率在社区为8%～15%，在长期护理机构可高达45%。研究显示，22%的健康老年人在护理机构生活1年后出现抑郁症。对老年人来说，抑郁症通常伴有焦虑症状，焦虑症和抑郁症呈现共病现象。在患有焦虑症的患者中，26.1%的患者表现出严重的抑郁障碍，47.5%的中度抑郁障碍患者患有焦虑症。因此，全球人口的快速老龄化意味着老年抑郁症和焦虑症成了主要的健康问题。Tseng YT等开展了一项单盲临床试验，评估耳穴按压对老年人抑郁和焦虑的影响。该试验采用随机分组法，将长期护理机构中的47名老年人随机分为两组。实验组将贴有磁珠的贴片贴在耳穴神门上，贴14天。对照组使用空白贴剂。在研究机构的老年人中，82.09%的老年人抑郁症量表得分>5。治疗7天和14天后，两组受试者老年抑郁症量表（GDS）评分有显著差异。两组受试者的焦虑评分在干预第7天时无显著性差异，但在干预14天后有显著性差异。其结果表明，穴位按摩可以减少长期护理机构中老年人的抑郁和焦虑。

老年患者的药物兼容性往往较差（包括肾脏或肝功能障碍和伴随疾病），因此需要开发新的非药物治疗方法。2015年，Geib等观察了耳针疗法对老年抑郁的影响，此次研究在德国进行，目的是观察耳针的疗效和可用性，耳针位置选用神门、肾、肝和肺，每次治疗45 min，每周治疗3次，共治疗3周。采用GDS和HAMD评估抑郁症状。此次治疗有效率为95.2%，且在为期3周的研究阶段结束后，仍有大量患者继续接受耳针治疗。同年，Geib等发布了一项关于耳针治疗抑郁症的治疗方案，为了评估耳针治疗抑郁的可行性和可接受性，研究者在门诊招募了 20 名被诊断为抑郁症的老年精神病患者。耳穴治疗每周进行 3 次，时间为午餐前 30～45 min。耳穴选用神门、肾、肝、肺，观察量表采用 GDS 和 HAMD、PSQI 以评定健康相关生活质量，从而判定耳针治疗老年性抑郁症的临床疗效。

（二）新型冠状病毒肺炎（简称新冠肺炎）流行期间的抑郁状态

新冠肺炎的全球传播已成为国际关注的公共卫生紧急情况。尽管传染病管理措施（包括城市封锁和家庭隔离）降低了病毒传播的风险，但也产生了相当多的情绪困扰患者，如焦虑、抑郁和睡眠不佳。因此，有效和方便的治疗方法将为新冠肺炎流行期间的情绪困扰的治疗带来相当大的希望。外耳是一个特殊的解剖区域，迷走神经耳支的神经纤维和终末大量分布在外耳和周围区域。越来越多的临床研究证据证实，刺激耳穴可以有效改善睡眠质量，降低焦虑和抑郁情绪，且副作用小。Rong 等提出了一个假设，即自我管理的耳迷走神经指压（AVNA）可能是一个有效的管理干预新冠肺炎大流行下的情绪困扰的方法。为了验证这一假设，研究者通过基于智能手机的在线微型程序进行了一项 RCT。该研究比较了自我管理的 AVNA 疗法和常规护理组（UC）在中国新冠肺炎城市封锁和家庭隔离期间减轻当地居民情绪困扰的效果。研究从 2020 年 2 月 26 日至 2020 年 4 月 28 日，在包括中国武汉、北京、沈阳和广州在内的四个研究地点招募了具有相当大的情绪困扰且医院焦虑和抑郁量表（HADS）评分 ≥9 的当地居民。参与者被随机分配到每天 3 次 AVNA（$n=191$），在上午、中午和晚上进行，或常规护理（$n=215$）每天 1 次，持续 14 天。疗效评价指标是应答率，即医院焦虑和抑郁量表（HADS）评分从基线降低 ≥50% 的参与者比例。评估在第 3 天和 14 天进行。结果表明 AVNA 组在第 3 天（AVNA 组 35.6%，常规护理组 24.9%，$P=0.02$）和第 14 天（AVNA 组 70.7%，常规护理组 60.6%，$P=0.02$）的有效率明显高于常规护理组。AVNA 组在两个测量点的 HADS 评分和第 3 天的贝克焦虑量表（BAI）评分显著降低（$P≤0.03$），平均各自的影响大小为 0.217 和 0.195。进行 AVNA 治疗的参与者入睡需要的时间更少，并且他们的睡眠质量明显高于那些仅进行常规护理的参与者。因此，该研究认为在新冠肺炎大流行期间，自我管理的 AVNA 治疗在减少孤立人群的情绪困扰方面比常规护理更有效。这些发现支持将自我管理的 AVNA 作为新冠肺炎大流行或其他紧急事件下情绪困扰患者的治疗选择。

（三）产后抑郁

2018 年，Nader 发表了一篇关于耳针治疗产后抑郁症的综述，产后抑郁是最常见的产后情绪障碍，且具有较高的发病率，通常会影响 50%～80% 的母亲，因此被认为是怀孕期间和之后最常见的并发症之一。除了分娩和分娩的压力，母亲通常会经历一系列与新生儿到来相关的情绪。症状包括情绪不稳定、悲伤、不知所措、焦虑、过度哭泣、睡眠障碍、易怒和食欲改变。围产期抑郁症会对个人和家庭生活产生深远的负面影响。这些疾病也会带来严重的育儿后果。产后抑郁发病机制与体内激素和神经递质以及脑内结构有着密切的联系，最近的 fMRI 研究表明，边缘系统中的许多结构与抑郁症的发展有关，额叶，特别是前额叶皮质、基底神经节、杏仁核、丘脑、海马体和扣带回，研究还认为耳区与脑内边缘系统关系密切，因此刺激耳穴有利于改善抑郁症状。耳针为治疗产后抑郁提供了一种安全的方法，没有副作用或并发症。耳针微系统作为治疗产后抑郁障碍的一种辅助方法具有重要价值，对那些对抗抑郁药物没有充分反应的患者，或者对药物副作用反应很严重的患者来说，它可能更有用。耳穴治疗可以以针灸形式独立干预，也可以与其他针灸疗法相结合。梁贤等探讨耳穴压豆配合心理治疗对产后抑郁症的疗效，采用 HAMD 进行测评，选取轻中度产后抑郁症患者 80 例，随机分为两组：对照组和治疗组，每组 40 例，分别给予单一心理治疗和耳穴压豆结合心理治疗，均按照 2 周 1 疗程，每周 1 次进行治疗，对治疗效果进行研究。在第 1 疗程、第 2 疗程、第 3 疗程结束后对两组分别进行测评，结果显示，治疗组在各疗程结束时的总有效率均优于对照组（$P < 0.05$），差异有统计学意义；3 疗程结束后治疗组总治愈率优于对照组。耳穴压豆配合心理治疗产后抑郁疗效优于单一心理治疗，起效快，治愈率高。

　　焦虑和疲劳对女性产后恢复有不利影响，但目前很少有有效的非药物干预措施来缓解这两种常见且令人不快的症状。Kuo 等开展了一项单盲 RCT 以研究产后早期提供耳穴穴位按摩干预在降低焦虑、疲劳水平、皮质醇水平、血压和心率方面的效果。接受剖宫产手术的妇女被随机分为两组：干预组（耳穴压，$n = 40$）和对照组（常规护理，$n = 40$）。干预组采用耳穴穴位按摩，每天 2 次（上午 9 时、下午 5 时），对照组采用常规产后护理。用免疫化学发光法测定血清皮质醇水平，用血压计测定血压，测量心率。焦虑和疲劳症状分别采用焦虑状态 - 特质问卷中焦虑分量表和疲劳连续体表格进行评估。结果表明在 76 名完成研究的女性中，接受耳穴穴位按摩的女性的平均皮质醇水平（平均差 = 4 μg/dl，$P < 0.05$）、心率（平均差 = 9.2 次/分，$P < 0.001$）、焦虑症状（平均差 = 3.8，$P < 0.01$）和疲劳症状（平均差 = 7.1，$P < 0.01$）都有所好转。因此，该研究认为耳穴穴位按摩是改善剖宫产术后早期皮质醇水平、心率、焦虑和疲劳的一种有效的非药物方法。

（四）青少年抑郁

　　随着生活节奏的加快，抑郁症近年来呈现年轻化的趋势。有研究发现，青少年抑郁症的患病率在青春期占到 5% ~ 8%，由抑郁症引发的一系列心理、行为等问题，给青少年的身心健康、家庭和社会都带来了不良影响。因此，如何防治青少年抑郁，降低由此带来的一系列后果就变得尤为重要。盐酸舍曲林是治疗青少年抑郁症的常用药物，但由于患者及家属对药物不良反应的过度担心等导致患者依从性较差。抑郁症属于中医"郁证"的范畴，而耳穴压豆是中医常用外治疗法，多项研究表明耳穴压豆对抑郁症具有良好的治疗作用且不良反应低。刘秉等将盐酸舍曲林与耳穴压豆疗法联合应用，探讨其疗效和不良反应。刘秉等选取轻中度青少年抑郁症患者 60 例，用随机数字表法分 2 组，每组患者 30 例。治疗组采用耳穴压豆联合口服盐酸舍曲林治疗，对照组采用口服盐酸舍曲林治疗。应用 HAMD 和 SDS 观察并分析 2 组的临床治疗效果和不良反应。结果 2 组临床疗效比较差异无统计学意义（$P > 0.05$）；2 组治疗后的 HAMD 评分、SDS 评分差异均有统计学意义（$P < 0.05$），但 2 组间比较，差异无统计学意义（$P > 0.05$）；治疗组在口干和睡眠障碍的不良反应上明显低于对照组，差异有统计学意义（$P < 0.05$）。研究认为，耳穴压豆疗法联合盐酸舍曲林治疗青少年轻中度抑郁症，疗效与单用盐酸舍曲林相当，但不良反应少，有助于提高患者依从性。2019 年，Koenig 等采用 taVNS 治疗青少年抑郁症，在一项横断面、病例对照、受试者内交叉 RCT 中，患有抑郁症的青少年（14 ~ 17 岁）（$n = 33$）接受 taVNS 治疗，非抑郁对照组（$n = 30$）接受假刺激，真假刺激均设置为 0.5 mA，频率为 1 Hz，周期为 30 s。同时执行不同的任务评估情绪识别。在三个不同的计算机情绪识别任务中，正确的反应、反应时间、遗漏和执行错误被评估为主要结果。同时记录心电图和皮肤电活动，并取样唾液测定 α-淀粉酶，用于量化真假刺激对自主神经系统功能的影响。结果发现 taVNS 增加了 MDD 青少年对悲伤目标刺激的忽略反应的可能性，得出 taVNS 能够调节 MDD 患者对负情绪效价刺激的早期视觉加工，且对青少年重度抑郁症有潜在的治疗益处。

（五）门诊护理相关抑郁状态

门诊护理是一种具有高情绪劳动和工作压力的职业。Lee 等进行了一项探讨耳穴穴位按压对门诊护士压力、焦虑及抑郁的影响的 RCT 研究。54 名门诊护士分为试验组和对照组。试验组给予王不留行籽穴位按压，对照组给予安慰剂。疗程持续 5 周。结果测量包括血液测试（如皮质醇和血清素）等。研究发现耳穴穴位按压可降低抑郁评分，与抑郁相关的生理指标血清素也有明显变化，结论为耳穴穴位按压可有效降低门诊护士的抑郁情绪。

（六）乳腺癌伴抑郁

乳腺癌患者容易出现抑郁，抑郁发生率为 13% ~ 23%，晚期患者抑郁发生率高达

70%。一方面，这与女性自身的生理特征、个性特征和社会因素有关；另一方面，它与肿瘤、检查和抗肿瘤治疗有关。化疗药物的严重副作用、过重的经济负担、社会和家庭的理解不足、歧视和患者自身的心理承受能力都是导致患者出现抑郁症状的原因。耳针作为一种在 RCT 研究中被证实有效且非常适合患者的针灸疗法，可长期应用于乳腺癌相关抑郁症患者。耳针是一种无痛的治疗方法，不直接刺激痛觉神经末梢。临床研究发现，刺激耳穴治疗乳腺癌相关抑郁症非常有效。由于这一优势，患者的依从性大大提高。此外，耳针与普通针刺相比，体薄体短，安全性更好。将皮内针长期埋入皮下肌筋膜层，可使针刺的电化学效果最大化。长期刺激可调节自主神经功能，促进血液循环，达到较好的疗效。肖彬等比较针刺配合耳穴压疗法与西药治疗乳腺癌抑郁症的疗效差异，将 60 例患者随机分为观察组和对照组各 30 例。观察组采用针刺配合耳穴压法治疗，主要针刺穴位为合谷穴、太冲穴、百会穴、足三里穴、气海穴等，根据辨证论治，结合补穴，每天 1 次，每周 5 次，间隔 2 天。耳穴穴位为肝、脾、内分泌等，每 4 天 1 次，每侧 1 次。对照组患者给予盐酸氟西汀胶囊口服，每次 20 mg，每日 1 次。采用 HAMD 分别评估治疗前、治疗 4 周和 8 周的病情严重程度和疗效。观察治疗前及第 8 周末 HAMD 因子变化。采用 Asberg 抗抑郁药副反应量表（SERS）进行安全性评价。观察组总有效率为 86.7%（26/30），优于对照组 63.3%（19/30）。第 4、8 周末，两组 HAMD 评分均明显降低。第 8 周末，两组患者 HAMD 因子 1（焦虑/躯体系统）、5（发育迟缓）、6（睡眠障碍）评分均较治疗前降低；观察组疗效优于对照组。观察组 SERS 评分明显低于对照组。结果显示，针刺配合耳穴压法治疗乳腺癌抑郁症达到了抗抑郁的效果，且副作用小，安全性高。

（七）脑卒中伴抑郁

李壮苗等观察耳磁治疗对脑卒中抑郁症患者康复后抑郁及生活质量的影响。将 93 例脑卒中伴抑郁患者随机分为常规组（对照组）、常规联合磁疗组（观察 1 组）、常规联合王不留行籽组（观察 2 组），每组 31 例。三组均采用常规治疗。在常规治疗的基础上，观察 1 组加入耳磁疗法，观察 2 组加入王不留行籽贴压疗法（将王不留行籽贴压于肝 、心、脾、肾、神门、皮质下等耳穴，每天按压 3 次，每隔 3 天换 1 次，耳交替压籽和治疗 4 周）。观察各组治疗前后 17 种汉密尔顿抑郁量表（HAMD-17）和脑卒中特异性生活质量量表（SS－QOL）评分。治疗后 4 周随访评定抑郁症，并比较各组临床疗效。83 例患者完成了检测。治疗及随访中发现，观察 1 组和观察 2 组患者 HAMD 评分较治疗前下降。观察 1 组患者 HAMD 总分低于观察 2 组和对照组。治疗后，观察 1 组患者抑郁、自杀、初失眠、中失眠、终失眠、工作和兴趣维度评分均低于观察 2 组和对照组。观察 1 组患者治疗前后 SS－QOL 总分较治疗前升高，观察 2 组与对照组治疗前后 SS - QOL 总分比较，差异无统计学意义。治疗后，观察 1 组和观察 2 组患者 SS - QOL 总分均高于对照组（$P < 0.01$、$P < 0.05$），两组比较差异无统计学意义。观察 1 组患者在精力、家庭特征、情绪维度得分均高于观察 2 组和对照组，人格、上肢功能评分均高于对照组。观察 2 组家庭角色维度评分显著高于对照组。观察 1 组总有效率为 72.4%，高于观察 2 组的 44.4%（12/27）和对照组的 11.1%（3/27）。结论显示，耳磁治疗可改善恢复期脑卒中伴抑郁患者的抑郁症状，提高患者的生活质量。

张林等观察西药结合针刺配合耳穴贴敷治疗脑卒中后抑郁的临床疗效。将 60 例中风后抑郁患者随机分为针刺加耳穴贴敷组（联合组，30 例）和药物治疗组（药物组，30 例）。药物组口服盐酸帕罗西汀 20 mg，每日 1 次，连续 8 周。基于上述治疗，联合组加用针灸治疗和耳穴贴敷。针灸治疗穴位包括百会、四神聪、神庭、印堂、神门、内关、太冲、合谷、足三里、三阴交、丰隆，每次 30 min，隔日 1 次，每周 3 次，连续 8 周。耳穴贴敷分别选择神门、皮质下、心、肝等耳穴，每日 3 次按压，一次贴 3 ~ 5 天，连续 8 周。观察两组患者治疗前后 HAMD 总分及各因素评分、SERS 评分，评估临床疗效。治疗后，两组患者 HAMD 总分均较治疗前降低，联合组疗效较好。治疗后联合组焦虑躯体化因子、睡眠障碍因子、绝望因子得分均低于药物组。联合组总有效率为 86.7%，优于药物组 66.7%。联合组 SERS 评分低于药物组。结果证明，针刺配合耳穴贴敷可改善 PSD 的临床症状，是一种安全有效的治疗方法。

综上所述，耳治疗法在抑郁症的治疗中有着广泛的应用，国内外都有相关研究，其治疗抑郁症安全、绿色、有效，但其评价指标仍以临床量表为主，缺乏客观的诊断标准，之后还需进一步加深研究，对客观指标进行报道，加强远期预后随访，开展多中心、大样本量的报道，为更进一步挖掘耳治脑病疗法探索新的研究思路。

第三节　难治性抑郁

抑郁症是全球性的严重的公共卫生问题和突出的社会问题之一。难治性抑郁症（Treatment Resistant Depression，TRD）被 Sackeim 等定义为对两种或两种以上足量足疗程的抗抑郁药无效的抑郁症。难治性抑郁症患者对一线抗抑郁药不敏感，与对药物治疗敏感的抑郁症患者相比，TRD 患者病程更长，焦虑症状、抑郁症状、自杀风险更加严重，因此更加需要重视。

一、药物疗法

（一）西药

目前临床上使用最为广泛的一线抗抑郁药物种类主要有：SSRIs、去甲肾上腺素能和特异性5-羟色胺能抗抑郁药（Noradrenergic and Specific Serotonergic Anti‐depressants，NaSSA）、SNRI 等。然而仍有 40% ～50% 的患者对上述两种或者两种以上一线抗抑郁药物治疗不敏感，这类抑郁症即难治性抑郁症。一线抗抑郁药物通常需要经过较长的起效周期（4～6 周）才可以观察到临床上有意义的抑郁症状改善。漫长的起效周期会降低患者的服药依从性并增加抑郁症患者尤其是难治性抑郁症患者的自杀风险，Oliva 最新的 meta 研究还表明常用的 15 种抗抑郁药对于胃肠道功能均有不同程度的伤害。

2019 年上市的氯胺酮为快速抗抑郁药物，美国 FDA 批准将氯胺酮用于难治性抑郁症的治疗。起效快是氯胺酮的一个关键性的优点，然而使用氯胺酮的患者可能会立即出现严重的解离和镇静损伤，这一不利影响可能造成氯胺酮的滥用。为避免这一风险，美国 FDA 批准了基于风险评估和缓解策略的氯胺酮使用方案，风险评估和缓解策略的制定目的是减轻氯胺酮滥用和误用产生的严重不良后果、使抗抑郁治疗更加有效和安全。该策略方案规定，只有医疗监督下的卫生保健门诊或者药店才具有氯胺酮的处方权，以方便对患者进行 2 小时的不良反应监测。美国 FDA 精神药物安全专家认为在医疗服务水平不足的地区，TRD 患者不能在较短时间内获得氯胺酮治疗，这可能会影响患者的依从性。2019 年美国 FDA 批准由 Axsome Therapeutics Inc 生物医药公司研发的 AXS‐05 有治疗 TRD 的快速通道资格。AXS‐05 是一种新型的口服非竞争性 N-甲基-D-天冬氨酸（N-Methyl-D-Aspartate，NMDA）受体拮抗剂，也称谷氨酸受体调节剂。2020 年 12 月，该公司公布了来自开放标签 2 期的新药 AXS‐05 对于 TRD 患者治疗效果的临床研究，该研究评估了 70 名 TRD 患者，每天 2 次口服 AXS‐05，疗程为 12 个月。使用蒙哥马利抑郁评定量表（Montgomery‐Asberg depression rating scale，MADRS）在第 1 周、第 2 周、第 6 周进行评估，发现患者 MADRS 评分显著下降以及临床反应率逐渐提高。同时该研究使用伤残量表、由临床医生评估的临床总体改善印象量表对药物治疗效果进行评估，发现 AXS‐05 具有长期、快速、可持续地对抑郁症状及功能受损进行改善的作用。该药最常出现的不良反应有头晕、恶心、头痛、口干和食欲下降，这一结论与前期该药治疗抑郁症的不良反应一致。

（二）中药

中国古代医典未提出"抑郁症"的概念，也没有"难治性抑郁症"的专门论述，但大部分权威中医专家根据抑郁症的临床表现，认为对应抑郁症的中医病名主要有

"梅核气""脏躁""郁证""百合病"。从中医病因病机的角度来看，抑郁症主要是由肝气不舒、肝脾不和、气机不畅导致。东汉时期张仲景创制了广泛用于抑郁症治法与方剂，如：基于和解少阳与疏散气机治法的小柴胡汤及在其基础上变化的柴胡类方剂、临床上治疗"妇人脏躁，喜悲伤，欲哭，象如神灵所作，数欠伸，甘麦大枣汤主之"的甘麦大枣汤、针对"百合病者……意欲食复不能食，常默默，欲卧不能卧，欲行不能行……百合病发汗后者，百合知母汤主之"的百合知母汤。宋代官府组织编写的《太平惠民和剂局方》收录的逍遥散目前被众多医家用于治疗情志类疾病，临床疗效显著。清代医家王清任所著《医林改错·脑髓说》云"灵机记性不在心在脑"，并基于此观点创立以通窍活血汤、血府逐瘀汤为代表的在临床上广泛用于治疗抑郁症在内的脑病的方剂。血府逐瘀汤在脑病科被广泛使用，《医林改错》载血府逐瘀汤的适应证为不眠、瞀闷、急躁等与抑郁密切相关的症状。

近现代医家在前人治疗抑郁的理法方药的基础上进一步发展，根据多年临床实践，创建了一批有效的抗抑郁方剂，如养心开郁片、解郁合剂等。由邹连勇团队研究开发的巴戟天寡糖胶囊被证实治疗阳虚型轻中度抑郁症有较好疗效。抑郁症中西医结合治疗专家共识指出，巴戟天寡糖胶囊可作为轻中度抑郁症的辅助治疗药物。但既往研究中采用中成药治疗抑郁症的设计较为粗糙，未来的研究中实验设计需要更加严谨，以便进一步探索中医药治疗难治性抑郁症的作用机制。

二、非药物疗法

（一）西医非药物疗法

目前对于抑郁症的现代神经调控技术主要包括经颅直流电刺激（transcranial Direct Current Stimulation，tDCS）、ECT、rTMS、VNS，以及尚未被美国 FDA 批准的深部脑刺激（deep brain stimulation，DBS）。

tDCS 是一种无创的脑刺激治疗技术，它的抗抑郁机制较为复杂。有学者从神经生理学和影像学角度分别对其进行探讨，但是结论仍不确定。有学者提出 tDCS 通过头皮电极刺激诱导左前背外侧皮质电活动产生兴奋，进而改善抑郁症状。另一种脑机制研究则认为 tDCS 可使大脑前额叶皮质异常的功能恢复正常，增加大脑的肌醇含量，同时，tDCS 可以让两侧前额叶的阳极和阴极协同工作，可同时增强左侧前额叶活性以调整抑郁状态。该技术具有不良反应少、成本较低且使用方法简单的特点。

ECT 抗抑郁疗效明显优于药物治疗，如三环抗抑郁药和单胺氧化酶抑制剂，也有学者提出 ECT 抗抑郁疗效高于所有其他的抗抑郁疗法。然而，抑郁病程较长或对多种药物均无较好疗效的患者对于 ECT 治疗产生反应的机会可能较低。如能在 ECT 治疗前预测和筛选适合 ECT 疗法的患者，则可节省患者医疗成本以及减少患者不必要的痛苦。

Waarde 等在静息态 fMRI 研究中发现，背内侧前额叶皮质为中心的神经网络作为神经影像学标志物，对预测 ECT 治疗 TRD 及严重抑郁症的效果具有较高的敏感性和特异性。该研究初步提出假设：静息态网络可以预测个体患者的治疗结果，指导个体化治疗决策。由于 ECT 具有认知损害、头痛、肌痛、心律不齐的短暂副作用，因此主要用于治疗严重的 TRD 患者。值得注意的是，使用 ECT 治疗有效的患者中，有大约 50% 的患者在一年内复发，因此，后续的治疗与随访至关重要。

Rebecca 等纳入 15 例未用药的 TRD 患者，18 例抑郁症患者和 24 例健康受试者，TRD 组枕叶皮质 GABA 与前扣带回 GABA 的比值较其他两组均降低。26 例 TRD 患者经过 6 周的 rTMS 治疗后，抑郁症状明显好转，且左侧背 PFC 的 GABA 水平增加。对 rTMS 有反应的 TRD 患者的 GABA 显著增加，但是对 rTMS 治疗无反应的 TRD 患者的 GABA 水平增加并不明显，进一步证明 TRD 患者前额叶 GABA 和 Glu 在 rTMS 治疗后升高，这可能是 rTMS 抗抑郁起效的机制。美国 FDA 目前批准的斯坦福大学的斯坦福加速智能神经调控疗法（Stanford Accelerated Intelligent Neuromodulation Therapy，SAINT）是一种更加有效的 rTMS 疗法。SAINT 在普通 rTMS 的基础上更加注重精确定位治疗靶点，极大缩短治疗时间（由 37 min 缩短到 3 min），且无认知损害的副作用。但是由于 SAINT 研究缺乏对照组且样本量较小，因此后续需要更多的 RCT 实验以进一步验证其安全性和有效性。

美国 FDA 于 2005 年批准 VNS 治疗 TRD，研究证实 VNS 与传统抗抑郁药影响相同的脑区及神经递质。近年来的研究不断证实 VNS 对于 TRD 疗效确切，且相比其他疗法几乎无副作用。最早，Rush 等对 TRD 进行了为期 10 周的中短期的 VNS 对 TRD 患者的 RCT 研究，与假 VNS 组相比，VNS 组的 HAMD 评分的缓解率为 15.2%，而假 VNS 组 HAMD 评分的缓解率为 10.0%，差异并无统计学意义，说明短期的 VNS 辅助治疗对于 TRD 无显著疗效。但是此研究还发现 VNS 组对于次要疗效指标的改善显著高于假 VNS 组。David 纳入包括 109 例 TRD 患者在内的 124 位抑郁症患者，进行为期两年的多中心的观察，研究结果显示，进行 VNS 的 TRD 患者在相同时间内所达到的缓解率显著高于接受电休克疗法的 TRD 患者。此项 RCT 研究是目前关于 VNS 的唯一的临床 RCT 研究，由于该设备为有创的植入性神经设备，故后续需要更多的 RCT 实验评估 VNS 疗法的疗效和潜在的风险。

DBS 可用于 TRD 的辅助治疗。Scangos 等根据前期研究者的结果绘制了个性化皮质电刺激图以作为 DBS 个性化治疗的参考。Scangos 纳入了 1 名严重抑郁症患者进行 DBS 个性化治疗。该患者发病后 1 年内经历了多次严重的 TRD 发作，研究者在该患者头部植入多部位颅内电极，发现由 Scangos 改进的 DBS 在几分钟内迅速缓解了该患者的严重的抑郁症状。该研究进一步报道，刺激不同脑区疗效会产生差异，且疗效与刺激时患者的状态有密切关系。如在患者焦虑时刺激眶额回，可令其产生积极、平静的感觉。由于该研究为有创性，因此影响了 DBS 个性化治疗技术的推广。

（二）中医非药物疗法

根据 2018 年的分析统计，在 13 种治疗抑郁症的方法中，针刺疗法的治疗频次为 76 次，仅次于西药疗法（78 次），而合并治疗方案中则以针刺与推拿并用治疗居首，西药结合电针治疗次之。此外，通过对国内外 64 例（7104 名患者）针刺治疗抑郁症的系统性回顾发现以下几点：①与其他未进行治疗的抑郁症患者相比，接受针刺治疗后患者的抑郁程度明显降低，其疗效甚至可维持至半年；②单纯针刺与单纯口服药物治疗虽皆有效，但药物组出现不良反应的情况远多于针刺组，且药物组的恢复率亦低于针刺组；③与单纯药物组对比，针药结合治疗组可助患者减少药物的剂量与副作用，有效提升患者的生活质量。

耳针疗法是在中医针灸学基本理论以及西医神经解剖学指导下，通过对耳郭进行刺激来达到减轻身体各部位病理状态的一种物理疗法。王红等对 33 例抑郁症患者采用耳皮内针刺治疗，在三角窝内、耳甲艇内、耳甲腔处进行针刺，对 24 例安慰针刺组取穴同耳皮内刺组，用胶布将针贴敷平坦处，但不予刺入，两组均留针 4 h，1 天 1 次，治疗 3 周，结果发现耳皮内刺组 HAMA 及 SDS 评分的减分率优于安慰针刺组。

针灸治疗抑郁症的经验较为丰富，还可缓解抗抑郁药物的副作用。头电针联合 tDCS 可显著降低患者的抑郁程度，将 100 例 TRD 随机分为对照组及治疗组，均采用足量足疗程的抗抑郁药物治疗，治疗组在与对照组使用相同的药物疗法的基础上再加用针刺治疗。治疗 3 个月后，治疗组的不良反应率低于对照，随访 6 个月，发现治疗组的复发率低于对照组。迷走神经对维持人体神经内分泌等多系统正常工作至关重要，现代神经解剖学研究发现，耳甲区是体表唯一有迷走神经分布的区域，刺激耳甲区可激活迷走神经耳支，而其神经冲动可传入中枢神经系统。有研究者基于 VNS 技术原理，结合中医耳穴理论，开发出对于难治性抑郁症有较好疗效的 taVNS 疗法，避免了 VNS 手术费昂贵、术后感染等问题。根据中医理论，耳甲区有肝、心等与情志关系密切的耳穴分布，根据《黄帝内经》"耳者，宗脉之所聚也"的理论，刺激耳穴可治疗对应部位疾病。taVNS 疗法正是基于传统的耳针理论、结合现代解剖学的中西医结合成果。

Li 等纳入了一例有 20 余年病史的 TRD 患者，该患者服用过 5 种抗抑郁药物而临床症状改善仍不明显。研究者在维持患者服用抗抑郁药物舍曲林的基础上加用 8 周的 taVNS 治疗，HAMD 减分率 94.4%，且焦虑评分明显下降。许等纳入了 23 例 TRD 患者，在服用原有药物的基础上，配合早晚各 1 次的 taVNS 治疗，在 20 例完成 8 周治疗的患者中，患者的 HAMD 减分率达到 43.77%，其余焦虑、抑郁、冗思、睡眠量表等症状评分相比治疗前均有不同程度改善，证明了 taVNS 对于 TRD 治疗具有增效作用。因此，taVNS 对于抑郁症、难治性抑郁症的症状有明显的改善作用。

目前，西医对于难治性抑郁症的治疗主要依靠新型药物，然而存在较多的不良反应。长期的中医药针灸临床实践显示出针灸对于抑郁症及难治性抑郁症不仅具有治疗作用，而且具有副作用少的优点，但是大部分针灸临床研究存在样本量较少、随访时间较短等问题，研究设计方法有待完善。综上所述，基于传统耳穴理论，结合现代解剖知识研发的 taVNS 对于难治性抑郁症的治疗有较好的前景。

第四节　失　眠

一、概述

（一）定义

失眠症指尽管有适当的睡眠环境及睡眠机会，但仍对睡眠时间或质量感到不满意，且影响日间功能的一种主观体验。慢性失眠症要求病程≥3 个月以及频率≥3 次/周。由于引起失眠症的原因很多，故产生了不同的诊断分类标准。目前常用的诊断标准主要包括《睡眠障碍的国际分类（第三版)》（ICSD‐3）、《美国精神疾病诊断与统计手册（第 5 版)》（DSM‐V)。根据病因的不同，按原发或者继发于其他疾病进行分类，常难以明确其真正的因果关系，又因失眠本身就值得引起独立的临床关注，因此，美国精神科学会在 DSM‐Ⅳ基础上修订出版了 DSM‐V，将"原发性失眠"定义为"失眠"，取消了原发和继发的区别。ICSD‐2 将失眠分为 7 类，更关注失眠症的心理病理机制，但常因诊断范围较广、较难把握诊断的具体操作，导致使用受限，2014 年美国睡眠医学会更新制订了 ICSD‐3，根据失眠症状持续时间的不同，分为慢性失眠症、短期失眠症及其他类型的失眠症，更适合临床使用及推广。

（二）流行病学调查

失眠症已成为全球第二大最常见的精神障碍，普通人群中约三分之一的成年人报告至少有一种失眠症状。由于失眠症诊断标准、调查方法及研究人群的差异，失眠症患病率数据报告差异较大。2006 年中国睡眠研究会在 6 个城市进行的一项研究表明，中国内地成人有失眠症状者高达 57% 。远超过欧美等发达国家。最近一次回顾性研究发现失眠症的患病率为 10% ~50% 不等。慢性失眠的发病率约为 10% ，短期失眠的发病率为 30% ~ 35%。一项分析研究发现，我国普通人群失眠的患病率为 15%。失眠症是最常见的睡眠障碍之一，严重影响患者的健康及幸福感。有大量研究显示，失眠症与高血压、糖尿病、恶性肿瘤等常见慢性病，抑郁症、AD 等神经精神疾病密切相关，甚至会增加自杀风险，并且是中青年人群最常见的亚健康状态，给个人和社会带来了沉重负担。

（三）中医病名

"不寐"是以不易入睡或睡眠短浅易醒，甚至数夜不能入睡为主要表现的疾病。在现代中医名词术语规范确立前，失眠存在多种表达方式，它们长期并存于古代中医学文献中，对后世影响深远。从失眠的中医病名沿革来看，古代对失眠有多种表述，包括不得卧、不得睡、目不瞑、不得眠、不寐等。时代不同，病名的含义有所区别，所指病证亦不尽相同。《足臂十一脉灸经》和《阴阳十一脉灸经》称不得卧，《黄帝内经》称不得卧、目不瞑、夜不瞑等，《难经》始称不寐。张仲景的《伤寒论》和《金匮要略》称不得眠和不得卧，给后世医家以较大影响。不寐的病名直至明清时期应用才逐渐增多。在明清以前最常使用"不得眠"，明清以后则多用"不寐"及"失眠"。目前，"不寐"是失眠法定的中医病名，而"失眠"则是使用最为普遍且为人们所熟知的病名。

二、耳穴疗法在失眠中的应用

耳穴疗法作为针灸的代表，已被失眠症的治疗指南所推荐。临床中已得到广泛的应用。

（一）单纯耳穴疗法治疗失眠

郝蓬亮等发现，单纯贴压耳穴枕、垂前可降低患者失眠的严重程度，减轻焦虑、抑郁程度，改善患者自主睡眠感受，延长睡眠时间，提高睡眠效率。一项比较耳针及认知行为疗法（CBT - I）治疗失眠的临床疗效观察发现，治疗结束后，71% 的耳针参与者和 84% 的 CBT - I 参与者成功地停用了催眠药物，其余参与者亦减少了催眠药物的服用。说明耳穴疗法改善失眠的疗效显著。杨达钧发现，耳穴贴压可改善腹腔镜肝癌切除术后患者的整体睡眠状况，而且对睡眠质量、入睡时间（情况）、睡眠效率、觉醒状况等方面的改善显著。多项临床研究发现，耳穴贴压可以改善血液透析、慢性肝炎及新冠肺炎合并失眠症患者的睡眠质量，并能改善失眠导致的焦虑情绪，减少躯体性疾病的用药情况。因此，耳穴贴压技术安全方便简单，值得推广应用。

（二）针刺联合耳穴疗法

已有研究表明耳压联合针刺治疗失眠的疗效优于单纯针刺治疗。杨金亮等运用温针灸配合耳穴贴压治疗失眠患者亦取得较好的临床疗效。曹文聪采用耳穴联合体穴揿针治疗肝火扰心型短期失眠发现，耳穴联合体穴揿针疗法可以更好地改善睡眠障碍、日间功能障碍，缩短入睡时间，延长睡眠时间，提高睡眠效率和睡眠质量，并且有效降低日间嗜睡程度，减少觉醒次数，缩短觉醒时间。李茜茜等人发现，针刺联合耳穴贴压治疗抑郁障碍相关性失眠（心脾两虚型）具有良好疗效。周捷采用耳穴疗法治疗痰热扰心型短期失眠发现，耳穴针刺结合耳穴贴压治疗痰热扰心型短期失眠疗效好，并且耳穴针刺可以增强耳穴贴压法治疗痰热扰心型短期失眠的效果。研究表明，针灸合并耳穴揿针与单纯服用催眠药物具有同等的治疗效果。针灸和耳穴疗法在治疗失眠中具有协同作用。

（三）中药联合耳穴疗法

中药在失眠的治疗中也发挥着重要作用。中药联合耳穴疗法，改善失眠患者睡眠质量的效果更佳。张芳芳等在活络安神方联合耳穴贴压治疗血瘀型失眠症患者的临床疗效观察中发现，联合疗法治疗血瘀型失眠症患者疗效明显，在降低中医证候分、PSQI 分值及改善临床症状方面比单纯运用艾司唑仑更具优势，能较好地提高患者的睡眠及生活质量。张丽娜临床运用加味温胆汤配合耳穴贴敷，发现该法可有效改善脑梗死后合并痰热内扰型失眠症患者的睡眠质量。李艳等观察中医辨证论治结合耳穴与单纯西药治疗失眠的效果，结果发现中药联合耳穴治疗失眠的总有效率高于单纯西药治疗。这些研究说明，耳穴疗法可增强中药治疗失眠的临床疗效。

（四）其他疗法联合耳穴疗法

龙梅香等人临床中发现，耳穴配合音乐疗法对于改善非精神病性障碍失眠患者的睡眠质量具有良好疗效，而且此法操作简单，无副作用，经济实惠，适宜临床推广。向雄在临床研究中发现，头面部推拿结合耳穴埋针对慢性失眠伴焦虑患者具有良好的疗效，能够有效地缓解患者的失眠，减轻患者的焦虑情绪，有一定远期疗效。

（五）其他耳穴刺激

徐可等采用新型微针耳穴贴压疗法治疗失眠并进行临床观察，发现微针耳穴贴压疗法和王不留行籽耳穴压丸法治疗失眠总体疗效明显且有效率相同，而微针耳穴贴压在改善睡眠质量、减少催眠药物使用方面优于王不留行籽耳穴压丸法。罗曼等采用耳穴迷走神经治疗原发性失眠，发现耳迷走神经刺激仪可缓解原发性失眠症状，同时又可改善患者的焦虑、抑郁症状，具有一定远期疗效，且较为安全。

三、典型案例

钟某，女，60岁，2013年2月11日初诊。主诉：入睡困难伴睡眠时间减少3年，加重1个月。患者因家庭琐事，心理负担较重，精神紧张，3年前开始出现反复入睡困难，睡后易醒，醒后难再入睡，近1个月症状加剧。夜间睡眠约3.5小时，时寐时醒，醒后难以入睡，梦多，偶尔出现彻夜难眠；平时精神较紧张，伴心慌、乏力、自汗、纳差，平素四末欠温，畏寒肢冷，月经已停。望闻问切：精神差，面色萎黄，口唇少华，形体消瘦，口淡，食少，二便正常，舌质淡红，苔薄白，脉细。

西医诊断：神经衰弱。中医诊断：失眠（心脾两虚）。

治则：健脑、宁心安神，调理脏腑。

处方：心、神门、皮质下、脾、交感、三焦。

耳穴揿针操作：用探棒按压所取穴位，找出最敏感的点，局部用2%碘酒涂擦，继以75%酒精涂抹脱碘，左手固定耳郭，绷紧埋针处的皮肤，右手用消毒过的镊子夹起环形揿针（高压消毒，一次性使用），对准穴位刺入压尽，按压1～2 min，刺激强度以患者感到胀痛、麻木、灼热、能耐受为度，然后用小方块胶布固定。每天按压3～5次，每次1～2 min，并强调患者每日睡前30 min必须按压1次，以耳部发红并感觉热胀酸痛为宜；埋针处不要淋湿或浸泡。

反馈：2013年2月16日二诊，自诉经上治疗后多梦症状明显好转，但睡后仍易醒，醒后难再入睡。2013年2月22日三诊，自诉经上治疗后睡觉较前沉，睡觉时间由3.5小时增为5～6小时，饮食较前好，但仍偶觉心慌。2013年2月27日四诊，自诉经上治疗后睡觉深沉，睡觉时间基本在6小时左右。平时心情较愉快，食可。经过20多天的治疗，患者症状明显好转，睡觉时间基本保持在6小时左右，睡眠深沉，醒后精力充沛。随访近4个月，失眠症未复发。

第五节　意识障碍

一、概述

意识障碍（DOC）是指各种严重颅脑创伤后觉醒而未清醒并超过28天的状态，包括植物状态（vegetative state，VS）和微意识状态（minimally conscious state，MCS）两个意识层次，其中，MCS又进一步分为MCS-和MCS+，MCS-指临床出现视物追踪、痛觉定位、方向性自主运动，但无法完成遵嘱活动；MCS+指临床出现眼动、睁闭眼或肢体稳定的遵嘱活动，但无法完成与外界的功能性交流或无法有目的地使用物品。

近10年来，随着重症监护学科的发展，重型颅脑损伤和缺氧缺血性脑病患者的死亡率显著下降。然而，脑外伤和缺氧缺血性脑病的幸存者大多患有意识障碍。意识障碍患者常常加重家庭的经济负担，加重社会医疗资源的负担，并引发伦理和法律问题。因此，对意识障碍患者进行有效的干预是非常重要的，目前已有脑深部电刺激和脊髓电刺激等神经刺激技术应用于意识障碍的治疗。虽然这些技术显示出一些提高患者反应能力的前景，但仍有一定的局限性。例如，脑深部电刺激涉及开颅手术，这可能会增加颅内出血和感染的风险。此外，这些技术的复杂性和高昂的成本也限制了它们的潜在应用。

二、taVNS治疗DOC的临床研究

VNS是一种通过电刺激迷走神经来调节脑功能活动的神经刺激技术。迷走神经传入纤维可将信号投射到NTS，与丘脑、杏仁核、前脑和延髓网状结构相连。一项前瞻性试点临床试验发现，迷走神经刺激改善了严重脑损伤患者的预后。然而，迷走神经刺激也具有一定的局限性，如手术的必要性、手术期的风险、潜在的不良反应和高昂的费用。解剖学研究表明，迷走神经在耳甲处有大量的传入投射，直接电刺激迷走神经耳支可能产生与经典VNS类似的疗效，而不存在与手术相关的潜在风险。基于这一原理，中国中医科学院荣培晶教授团队在数年前开发了taVNS，并发现这种新的非侵入性的电刺激在治疗癫痫和抑郁症的疗效上与经典VNS相当。

2016年，荣培晶教授团队发表在 *Brain Stimulation* 上的研究为taVNS治疗意识障碍揭开了序幕。一名被诊断为持续性VS的女性患者，在接受了4周taVNS治疗后，表现出可重复遵嘱的新行为，CRS-R临床量表评分由6分提高至13分，患者的意识水平从持续性VS跃升至MCS。同时，患者的脑fMRI显示，在治疗前后，患者的后扣带回/楔前叶与下丘脑、丘脑、腹内侧前额叶皮质、颞上回之间的连接性增强。在这些大脑区域中，taVNS激活了被称为意识信息处理中枢的后舌骨/楔前叶和在听觉和意识中起重要作用的丘脑。该病例的结果表明，taVNS诱导该患者的默认网络之间的连接增强可能是改善脑功能的主要原因。根据之前的一项研究，在接受taVNS治疗之前，该患者被归类为持续性植物状态，自然觉醒的希望很小。因此，可以认为患者的病情改善与taVNS治疗密切相关，但不能排除自然恢复的可能性。这是taVNS治疗意识障碍患者的

全球首例报道，但仍需进一步的研究来验证这一重要发现。

2020 年，Hakon 等人进行了 taVNS 治疗意识障碍的可行性研究。该研究团队针对 5 名弥漫性轴索损伤的患者进行了为期 8 周的 taVNS 治疗，每周由同一位神经心理学家对患者进行 CRS – R 量表的评估。经过 8 周的治疗，有 3 名患者在 CRS – R 量表评分方面表现出改善（> 3 分）。其中，2 名患者在 taVNS 治疗后从持续性 VS 和 MCS 进展为脱离微意识状态（EMCS），1 名患者从持续性 VS 进入 MCS。研究发现，对于接受高度专业化神经康复治疗的持续性 VS 或 MCS 患者，持续 8 周的 taVNS 治疗，是一种可行、安全的刺激方案，且副作用很小或没有副作用。taVNS 已被证实可激活与植入 VNS 类似的传入脑干和大脑网络的神经通路。taVNS 特异性地刺激迷走神经传入纤维，因此理论上可以使植入 VNS 的传出纤维激活相关的潜在心脏风险最小化。

VNS 可能通过各种机制调节大脑功能，意识的恢复与丘脑 – 皮质和皮质 – 皮质连接的恢复有关，故对创伤性脑损伤患者 VNS 的机制进行研究是有必要的。有证据表明 taVNS 可能潜在地促进了与意识恢复相关的丘脑和皮质区域之间的大脑可塑性和连通性。由于 Hakon 等人仅在 8 个刺激周期内评估患者意识，故未来的研究需探明 taVNS 对意识的潜在影响是否是永久性的，或者终止刺激是否会导致意识水平下降。

这项研究已经证明，taVNS 在 DOC 患者的治疗中是可行和安全的。taVNS 可能是 DOC 的患者耐受性好、无创性和无复发性的一种有希望的补充候选疗法。未来的研究中需要进行 RCT，以确定 taVNS 是否能改善严重脑外伤后的意识恢复。

DOC 的治疗目前主要包括有创调控和无创调控两个方面。有创调控包括 DBS 和脊髓电刺激（SCS），是现在治疗意识障碍的主要手段，但是面临着手术费用昂贵、具有多种潜在的风险等问题；无创调控包括 taVNS、tDCS、TMS 三种主流的刺激方式，之前的研究都局限于单一的无创刺激，而刺激的协同或许可以更好地调控大脑的默认网络的连接与功能，联合疗法的应用或许可以更快、更有效地治疗意识障碍。

2021 年，孙金博等人通过 fMRI 探究 taVNS 和 tDCS 的即时生理效应和协同效应，为无创神经调控联合治疗意识障碍提供了新的思路。

tDCS 已广泛用于调节健康和疾病人群的认知功能。尽管 tDCS 的潜在神经机制尚不清楚，但最近的研究发现 tDCS 的调节作用高度依赖于大脑状态。tDCS 主要影响网络层面的神经功能，此外，tDCS 的另一个可能的重要机制是电场影响头皮周围神经的兴奋性，通过自下而上的途径调节认知功能。因此，tDCS（特别是前额叶 tDCS）的影响可能由一系列不同的经颅和潜在的经皮机制共同作用产生，难以区分。taVNS 是一种很有前途的颅神经刺激方法，可以调节健康人群和疾病人群的多种认知功能，孙金博团队在研究中通过 fMRI 探讨了同时进行前额叶 tDCS 和 taVNS 的即时生理效应以及协同效应。

据我们所知，这是首次探索 tDCS 和 taVNS 同时刺激（simultaneous joint stimulation，SJS）的脑反应的研究。研究结果显示 SJS 在皮质和皮质下区域引起张力性激活，在默认模式网络中引起去激活。特别是在双侧丘脑、苍白球、海马旁回灰质、中缝背核、黑质和中脑导水管周围灰质中发现了显著的协同效应（SJS 激活强于 tDCS 和 taVNS 激活的数值总和）。这些结果表明，SJS 可能以更有效的方式调节多脑网络。考虑到 tDCS 或 taVNS 的作用高度依赖于大脑状态，taVNS 可能会将大脑活动调节到一种 tDCS 更容易起作用的状态，反之亦然。总之，在健康人群和疾病人群中，SJS 调节特定认知功能的能力有待进一步探讨。

第六节 认知障碍

认知功能从正常到痴呆分为六个阶段，分别是认知正常、主观认知下降、轻度认知障碍、轻度痴呆、中度痴呆和重度痴呆。

一、概述

（一）AD 流行病学分析

随着国家《"健康中国 2030"规划纲要》的逐步实施，为使人均健康预期寿命得到较大提高，预防重大慢性病被放在了更加突出的位置。然而，就目前情况来看，慢性病预防形势严峻，由于人口老龄化进程日益加快，单是痴呆的发病率就越来越高。《2015 年世界阿尔茨海默病报告》显示：全球每年新增 990 万例痴呆患者，全球痴呆相关治疗及照护费用已从 2010 年的 6040 亿美元增加到 2015 年的 8180 亿美元。2019 年贾建平团队进行的国内大规模流行病学调查研究显示：中国 65 岁以上老年人中，痴呆的患病率为 5.6%。目前我国痴呆人数已超 800 万，2040 年可能超过 2600 万。痴呆已经成为严重威胁我国老年人精神健康和生活质量的疾病，也给社会、家庭增添了沉重的经济负担。

（二）痴呆前期

首都医科大学宣武医院韩璎教授在发表的论文中阐述了主观认知下降（subjective cognitive decline，SCD）的临床意义和概念。主观认知下降是指个体主观上认为自己较之前正常状态有持续的记忆或认知功能下降，但客观神经心理测试在正常范围内。越来越多的证据显示 SCD 人群有可能处在 AD 的超早期，且 SCD 增加了日后认知下降及进展到轻度认知障碍（mild cognitive impairment，MCI）、AD 的风险。基于标志物的研究也发现 SCD 人群具有和 AD 患者类似的特征性的病理改变，进一步提示 SCD 为 AD 高风险人群。随着全球人口老龄化程度日益加深，人们对脑健康的关注度也逐年提高，认知功能正常却担心记忆下降而求医的 SCD 人群也相应增加。在中晚期 AD 还没有特效药的情况下，早发现、早诊断、早干预，成为 AD 防治的当务之急。如何降低 AD 的困扰，有质量地生活？那就需要在主观认知下降阶段，及时、及早筛查，延迟临床症状出现的时间，切实落实非药物干预措施，让症状尽可能晚地出现。因此，在临床中如何早诊断、早预防、早干预痴呆是全世界面临的一项新课题。Hao 等对北京市 2689 名 60~80 岁居民进行的流行病学调查显示，SCD 的发病率高达 14.4%，是发展成 MCI 的潜在人群。

MCI 是指记忆力或其他认知功能进行性减退，但不影响日常生活能力，且未达到痴呆前期的病理状态。国外研究表明，MCI 向痴呆的近期转化率为 20%~40%，5~10 年后，其转化率增为 60%~100%。为防止老年性痴呆的发生及发展，深入研究 MCI 的诊断、治疗显得尤为重要。

（三）AD 要在早期甚至超早期进行干预

AD 治疗要在早期甚至超早期开始，越早开始效果越好。2020 年国际著名医学杂志《柳叶刀》中有文章指出，随着人口老龄化，全世界的 AD 患病率都在增长，但是高收入国家由于近 20 年来有效控制了危险因素，发病率处于下降期。而中低收入国家的 AD，无论是发病率，还是患病率都在不断增长。因此，中低收入国家预防 AD 的潜力和获益都会更大。报告警示我们 AD 是可以预防的疾病，并给出了 12 种可防可控的危险因素，如果能够做到终身有效控制这些危险因素，将会降低 40% 的患病风险。

目前认为，淀粉样蛋白在大脑皮质沉积到一定程度后，一旦触发后面的 tau 蛋白过度磷酸化，神经元死亡程序就会自动进行。此时，即使去除掉了大脑皮质沉积的淀粉样蛋白，也不能阻止疾病的进程。因此，治疗 AD 要在早期甚至超早期开始，越早效果越好。

（四）药物治疗认知障碍效果不佳，迷走神经刺激初步显示有效

Sperling 等综述多个研究发现，AD 缺乏明显有效的药物治疗方法。多种治疗轻中度痴呆的抗 β 淀粉样蛋白药物及抗 tau 蛋白新药研究相继宣告失败。因此，MCI 作为新的治疗靶点逐渐引起关注。然而，迄今为止，对包括胆碱酯酶抑制剂、非甾体抗炎药、银杏制剂、壳聚糖卵磷脂及维生素 E 等多种药物进行的研究，均证实该法基本无效。

特别值得关注的是，物理治疗技术 VNS 可改善认知功能。VNS 通过手术于迷走神

经埋置电极，产生电刺激，也称侵入式迷走神经刺激术（invasive VNS，iVNS）。美国FDA 正式批准 iVNS 用于治疗难治性癫痫（1997 年）及难治性抑郁症（2005 年），但iVNS 治疗机制尚不明确。2002 年瑞典 Sjogren 等人的研究证实了 iVNS 可改善 AD 患者的认知功能，之后于 2006 年采用 iVNS 治疗 17 例 AD 患者，治疗 6 个月后，70% 的患者认知功能未有进一步损害。2017 年，芬兰坦佩雷大学医院行为神经病学研究室的孙立华团队的一项研究证实，VNS 可提高工作记忆。2020 年波兰罗兹大学神经医学研究院 Broncel 团队做了一项系统回顾，评价 VNS 为一项比较有前景的改善认知障碍的治疗方法。综上所述，VNS 可以提高患者的工作记忆能力，改善 AD 患者的认知功能。

VNS 对脑的刺激是直接的，但 VNS 的缺点是：①需要手术；②非常昂贵；③有一定的围手术期风险。有认知功能损害的 AD 患者，很难接受 VNS 的有创治疗，因此寻找新的替代疗法非常有必要。

相对于 iVNS，更有突破意义的是，基于传统中医耳针及现代神经科学理论，荣培晶团队历经十余年研究，发现了耳甲 - 迷走神经联系（耳甲表面存在唯一的体表迷走神经分布区），克服了 iVNS 的手术局限性，原创性地研发出了 taVNS。taVNS 已初步应用于治疗癫痫、抑郁症、失眠等脑部疾病，在临床上取得了与 iVNS 类似的疗效。我们还初步观察到 taVNS 能改善癫痫患者伴随的认知功能障碍；还发现 1 个月的 taVNS 治疗可以明显改善轻中度抑郁症患者的多种症状，包括焦虑、精神运动性阻滞、睡眠障碍、绝望，同时也有改善认知的趋势。

（五）中医耳穴疗法初步发现对认知障碍治疗有效

中医古籍中关于痴呆的文献记载有很多，痴呆的病因病机有多种。《医林改错》云："高年无记性者，脑髓渐空。"《石室秘录》云："痰势最盛，呆气最深。"《本草备要》云："小儿善忘者，脑未满也；老人健忘者，脑渐空也。"

认知障碍的基本病机为虚、痰、瘀、情志不遂等导致气血亏虚、髓减脑消，情志不舒、耗伤心脾，终致神机失用。病性为本虚标实，正虚为本，痰浊、瘀血为标。治疗上以补虚益损为法，使脑髓得充，神机正常。而中医在防治痴呆上具有独特的优势，尤其是针灸，对防治痴呆效果更为显著。

《灵枢·口问》曰："耳者，宗脉之所聚也。"人体的经络、脏腑与耳有着密切的联系，耳与人体脏腑通过耳穴沟通。通过刺激相应的穴位，耳穴贴压法可以活血通络，补肾填精，益气健脑，调节机体相应机能，治疗神经系统疾病。例如：耳穴心具有宁心安神、调畅气血之功效；耳穴皮质下、额、枕具有调节大脑皮质的功效；耳穴肝具有疏肝理气、祛风除痰的功效；耳穴肾可补肾气、填肾精，肾生精，精生髓，脑为髓之海，肾精充足则脑髓充盈。因此，耳穴贴压法治疗认知障碍相关疾病有深厚的理论基础。

目前关于针灸防治 AD 的研究逐年增多。天津中医药大学第一附属医院针灸科贾玉杰和于建春团队开展了一项关于针灸与盐酸多奈哌齐比较的临床试验，发现与盐酸多奈哌齐比较，针灸可有效改善 AD 患者的认知功能及整体临床状态，而在 AD 患者的日常生活及神经精神方面未见明显差异。该研究说明针灸治疗对改善 AD 患者的认知功能和整体临床状态是安全的、耐受性好的、有效的。

二、耳穴疗法治疗认知障碍的临床研究

（一）耳穴疗法治疗轻度认知障碍

徐光镇等观察耳穴压丸法联合耳穴按摩法治疗 MCI，选取 MCI 患者 60 例，采用随机对照方法将患者分为治疗组和对照组各 30 例，在给予高血压、高血糖、高血脂等原发病基础治疗的同时，治疗组给予耳穴压丸法联合耳穴按摩法治疗，对照组给予健康教育。记录并比较两组患者入组时、治疗 1 个月及 3 个月后日常生活活动能力量表（ADL）评分、简易精神状态量表（Mini - Mental State Examination，MMSE）评分。该研究试验组选取耳穴皮质下、颞、额、心、肾、肝、脾。耳穴按摩法操作包括 5 步：①全耳腹背面按摩法，即双手摩擦使掌心劳宫穴发热，先将劳宫穴对准耳郭前（腹）面，做耳郭前面按摩，然后按摩耳郭后（背）面，按摩耳郭前面及后面至耳郭发热，每次 20～30 下，每天 2～3 次。②手摩耳轮按摩法，即以拇、示指沿耳轮由轮 4 向上至轮 1，然后沿耳尖向前至耳轮脚，反复按摩至耳轮发热，每次 20～30 下，每天 2～3 次。③提拉耳尖法，即以拇、示指捏耳郭上部，先揉捏，再往上提拉，至此处充血发热，每次 20～30 下，每天 2～3 次。④揪拉耳垂法，即拇、示指前后对捏，夹捏住耳垂部，先向下然后再向外揪拉、摩擦，至耳垂充血发热，每次 20～30 下，每天 2～3 次。⑤全耳按摩法，即以示指指腹自三角窝开始摩擦耳甲艇、耳甲腔，每次 20～30 下，每天 2～3 次。结论表明耳穴压丸法联合耳穴按摩法可改善 MCI 患者的日常生活能力和认知能力，是经济有效的治疗 MCI 的外治方法。

（二）耳穴疗法结合其他疗法治疗认知障碍

将耳穴疗法结合其他疗法（体针、中药、认知康复训练等）综合治疗认知障碍优于单独使用其他疗法，对于临床推广具有重要意义。

1. 耳针结合体针治疗血管性认知障碍

血管性认知障碍（vascular cognitive impairment，VCI）由脑血管病及其高危因素导致，以认知障碍为特征，也可存在行为症状、运动异常和自主神经功能障碍，包含了

轻度到重度认知障碍的所有类型。王澍欣等采用耳针配合体针进行非痴呆型 VCI 的随机对照研究，将 100 例非痴呆型 VCI 患者随机分为耳针配合体针组和体针组，每组 50 例。两组均予以内科基础治疗，耳针配合体针组予耳针配合"靳三针"针刺治疗，耳针选取耳穴皮质下、心、肾、肝、耳中，每周一、三、五各治疗 1 次；"靳三针"选取"颞三针""智三针"和"四神针"，每日 1 次。体针组单纯使用"靳三针"针刺治疗，每日 1 次。两组均治疗 4 周，比较两组患者治疗前、治疗 2 周及治疗 4 周后蒙特利尔认知评估量表（MoCA）和社会功能活动问卷（FAQ）评分。结果表明，耳针配合体针治疗能有效提高非痴呆型 VCI 患者的认知功能和社会功能，优于单纯体针治疗，耳针配合体针对患者社会功能的改善优势集中在治疗中的前 2 周。

2. 耳针结合中药治疗骨折术后认知障碍

戴振滔等采用醒脑静针联合中医耳穴疗法治疗老年患者骨折术后认知障碍，进行临床疗效分析及安全性评价。全麻下手术治疗的 100 例老年骨折患者按照随机分组法分为治疗组（$n = 50$）和对照组（$n = 50$）。对照组采用常规对症治疗，治疗组在对照组基础上加用醒脑静针联合中医耳穴疗法治疗。两组疗程均为 14 天。对比分析两组疗效、MMSE 评分、格拉斯哥昏迷评分及安全性评价。结果显示，醒脑静针联合中医耳穴疗法治疗老年患者骨折术后认知障碍临床疗效更加显著，安全可靠。

3. 耳穴放血结合认知康复训练治疗脑卒中后认知障碍

冯晓东等观察耳穴放血结合康复训练治疗脑卒中后认知障碍疗效，将 60 例脑卒中后认知障碍患者随机分为治疗组和对照组，每组 30 例，对照组采用常规认知康复训练，治疗组采用常规认知康复训练结合耳穴点刺放血，疗程 2 周。采用 MMSE 评分评定认知功能，Barthel 指数评定日常生活活动能力（Activities of Daily Life，ADL），分析认知康复对脑卒中患者认知功能及 ADL 的影响。结果表明，耳穴放血结合认知康复训练能有效改善老年脑卒中患者的认知功能和日常生活活动能力，且效果优于单纯认知康复训练。

三、taVNS 治疗轻度认知障碍的临床研究

基于耳针及 VNS 在 AD 中的应用，并结合 taVNS 的前期基础，taVNS 有望在 AD 的治疗中发挥作用。

taVNS 可改善健康受试者的高自信识别记忆。Giraudier 等进行了一项 taVNS 单盲、随机、受试者间设计研究，60 名健康志愿者在词汇决策任务中接受真刺激或假刺激，其中情绪刺激和中性刺激分为词汇刺激和非词汇刺激。在随后的再认记忆任务（刺激后 1 天）中，测试参与者对这些单词的记忆表现和他们的主观记忆信心。taVNS 对基于回忆的记忆表现产生了微妙的影响，这可能表明 taVNS 促进了海马介导的记忆巩固

过程。

成年人的认知能力随着年龄增长呈现下降趋势，而 taVNS 可以帮助减缓衰老过程。taVNS 可以使自主神经系统重新达到平衡，有助于减缓衰老。利兹大学 Bretherton 等招募了 29 名 55 岁以上的健康参与者每天进行 15 min 的 taVNS，持续两周。研究发现，接受 taVNS 的人在心理健康和睡眠方面有所改善，从而延缓了衰老。

taVNS 可增强记忆巩固能力。Llanos 等研究了亚知觉阈经皮迷走神经刺激（TE-SAAPVN）结合非母语语音能否增强成人的语音类别学习。24 名以英语为母语的人接受了识别非母语普通话声调类别的培训。在两组中，taVNS 和较容易或较难学习的音调类别配对。对照组不接受刺激，但遵循与干预组相同的阈值程序。研究发现，taVNS 有力地增强了言语类别学习和保留正确的刺激－反应关联，但此效应仅出现于刺激与较容易学习的类别配对时。这种效应出现迅速，在推广到新的人群中后发现，接受 taVNS 的人群与数百名在没有刺激的情况下完成同一任务的学习者的正常个体变异性有质的不同。

taVNS 可增强认知控制能力。Sellaro 等在两个独立的实验中，让参与者在执行两个情绪识别任务之前和执行过程中接受 taVNS 或假 taVNS，衡量参与者从面部和身体表情中识别情绪的能力。与假 taVNS 相比，taVNS 增强了参与者对整张脸的情绪识别。

taVNS 可改善联想记忆能力。Jacobs 等在健康老年人（$n = 30$，男性占 50%）中进行了一项单盲假对照随机交叉试验研究。在刺激或假刺激条件下，参与者进行了一项联想的脸－名记忆任务。与假刺激相比，taVNS 增强了记忆任务的命中率。这种效应是特定于实验任务的，对参与者几乎没有副作用，即使只有 1 次 taVNS 治疗也可以改善老年人的联想记忆能力。

2020 年，美国德克萨斯基督教大学心理学系 Vishal 团队的一项研究表明，taVNS 可促进成人学习新的字母和声音，改善成人阅读习得的各个方面，有望在改善认知功能方面发挥重要作用。

四、耳针治疗认知障碍的 meta 分析

Kwon 等对 12 个电子数据库进行了对 RCT 研究的搜索，时间从建库开始到 2017 年 8 月，评估耳针对认知障碍和（或）痴呆患者的影响。主要疗效指标是认知功能，次要指标是自理能力、生活质量、临床疗效率，以及不良事件的发生率。纳入 9 项研究，对其中 5 项涉及 677 名参与者的研究进行了定量分析。与西药相比，耳针对认知功能有混合效应［MMSE，平均差异（MD）0.73，95% 可信区间（CI）－0.02 ~ 1.48；分层痴呆量表（HDS）MD 2.21，95% CI 1.09 ~ 3.33］；血管性痴呆（VD）患者日常生活活动（ADL）评分无明显改善（MD 0.20，95% CI －3.51 ~ 3.91）。与西药相比，耳针

联合西药治疗 VD 的临床有效率更高［风险比（RR）1.42，95% CI 1.06～1.91］；MCI 患者认知功能无明显改善（MMSE，MD 0.97，95% CI − 0.44～2.38）；MoCA，MD 0.22，95% CI − 1.83～2.27）。与中草药相比，耳针联合中草药在 MCI 患者和 VD、无痴呆（VCIND）患者的认知功能（MMSE，MD 1.31，95% CI 0.13～2.49）及在 MCI 患者中 ADL 评分方面有显著改善（MD − 6.70，95% CI − 8.78～− 4.62）。未报告与耳针相关的不良事件。该研究提示耳针可以改善认知障碍，安全可靠。

五、耳穴疗法治疗小儿脑瘫

20 世纪 80 年代末，著名耳穴前辈李家琪采用耳穴疗法治疗弱智儿患者，获得了较好的疗效，智商提高一级者占 54%，提高二级者占 18%，提高三级者占 14%，总有效率高达 85.6%；平均智商提高 23 分者占 83.4%，智龄平均增长 6 个月以上者占 96.8%。

六、典型病例

患者女，70 岁，诊断为轻度认知障碍。给予经皮耳穴电刺激，耳穴选取心、肾。波形为疏密波，频率为 20 Hz，刺激强度为 4～6 mA。每天 2 次，每次半小时，每周连续治疗 5 天，休息 2 天，治疗 24 周。治疗后，蒙特利尔量表基础量表（MoCA – B）评分比治疗前增加 5 分，HAMD 评分下降 3 分，HAMA 下降 4 分，听觉词汇学习测验 N5 未发生变化、N7 增加 3 个，形状连线测试完成所需时间下降，动物词语流畅性（AFT）未发生变化，波士顿命名测试增加了 4 个，功能活动问卷（FAQ）评分未发生改变，PSQI 降低 10 分，快速眼动睡眠期行为障碍量表（RBDSQ）未发生改变，艾普沃斯嗜睡量表（ESS）得分下降。治疗后，患者整体认知得到改善。抑郁和焦虑情绪得到改善。记忆、执行（理解和反应速度）能力改善，命名能力得到改善，睡眠得到改善，白天嗜睡得到缓解。

第七节　头　痛

一、概述

（一）现代医学对头痛的认识

头痛是一种自觉症状，一般泛指头上半部，即眉毛以上至枕下部的疼痛。2018 年国际头痛协会（International Headache Society，IHS）发布《国际头痛疾患分类第 3 版

（正式版）》，这是 IHS 1988 年以来第 4 次对头痛分类进行规范和完善，明确了各类头痛及其亚型 300 余种，并将头痛分为 4 大类，包括原发性头痛、继发性头痛、疼痛性颅神经病、其他面痛及头痛。

头痛常见部位及特点如下。前头痛：多由眼、鼻、咽、喉等疾病引起，亦可见于部分贫血症患者。头侧痛：多见于耳病及偏头痛。枕部痛：多由高血压、脑部肿瘤、脑震荡后遗症、颈椎增生所致，亦可见于枕大神经痛。全头痛：多见于脑动脉硬化、感染中毒等疾病。头顶痛：多属于神经机能性原因。

根据进展情况头痛可分为以下几种。慢性进行性发作型：见于颅内压增高及某些毒血症，常在早晨出现剧痛，伴恶心呕吐，以后逐渐减轻。反复发作型：多见于偏头痛、脑挫伤、脑动脉疾患、高血压、颈椎病等。急性发作型：多见于急性感染、头部外伤、蛛网膜下腔出血、腰穿后等。

2017 年《柳叶刀》杂志公布了 2016 全球疾病负担调查结果，排名前十的常见疾病中，头痛疾患有 2 个：偏头痛和紧张型头痛。我国原发性头痛患病率为 23.8%，其中紧张型头痛为 10.8%，偏头痛为 9.3%，偏头痛患者中女性与男性数量之比约为 2:1。偏头痛的全球发病率约为 12%，其中 2% 为慢性偏头痛。2017 年全球疾病负担调查结果显示，按失能所致生命损失计算，偏头痛在致残性疾病中位居第二。世界卫生组织将严重偏头痛定为最致残的严重疾病，类同于痴呆、四肢瘫痪和严重精神病。在 2019 年神经系统疾病负担排名中，偏头痛排名第二，仅次于卒中。头痛具有反复发作、顽固难愈、致残率高等特点，给患者及其家庭造成了严重的身心伤害，显著降低了患者及其家庭的生活质量，同时也给社会造成了沉重的经济负担。

（二）中医对头痛的认识

头痛属于中医学"首风""头风""头痛"范畴，中医学对本病的认识悠久，历代文献中多依据病位、症状、病因病机等特点对本病进行命名、记录，如"首疾""疾首""头半寒痛""脑风""偏头风""偏头痛""真头痛""厥头痛"等。

中医学认为头痛多由外感六淫、上扰清窍，或内伤七情、精神刺激致肝阳上亢或气血阴精不足，气血不能上荣于脑，或跌仆损伤、瘀血停滞等引起，可归纳为外感及内伤两方面，情志失调、先天不足、饮食劳倦为主要病因。外邪侵袭，沿经脉循行上犯，孔窍失养，邪毒侵入脑髓，阻滞脑络，不通则痛；内伤久病致正气虚衰，阴阳失调，气血亏虚，髓海不足，脑络失养，不荣则痛。

中医认为，根据病所在的经，头痛可分阳明经头痛、少阳经头痛、太阳经头痛和厥阴经头痛。头痛的证型以肝阳上亢型为多。有研究通过中医望、闻、问、切四诊信息采集，发现偏头痛患者出现频率最高的舌象有红舌、黄苔、白苔等；频率最高的脉象有沉脉、弦脉、细脉；频率最高的症状、体征有心烦易怒、口干、口苦等。偏头痛的中医分型中以肝阳上亢型最为常见，而舌、脉及其他症状体征亦多与证型相吻合。历代医家均认为偏头痛与肝的关系密切，如北宋史堪《史载之方》中讲道："风气之胜而头痛，六脉之应，皆属于肝。"明代董宿《奇效良方》云："令人偏头痛，其经肝胆风木为邪也。"明代吴昆《黄帝内经素问吴注》中指出："肝脉与督脉会于巅，故其逆也，令人头痛员员，脉引冲头也。"肝失疏泄，气机失调，可引起脑窍"不通"或"不荣"，同时出现周身相应的舌脉及症状体征的改变。

（三）头痛的耳穴反应

头痛时，耳郭相应部位的敏感点如额、颞、枕、脑干、皮质下会出现点状或片状红晕，或者点状白色，边缘红晕。顽固性头痛时，在枕、颞、额区有白色片状隆起或暗红。颞区触及软组织片状隆起，伴软骨增生，常为顽固性偏头痛。头痛时，耳穴电阻测试相应部位及相关部位电阻下降明显。

二、耳穴疗法治疗头痛的临床应用

（一）优势

耳穴疗法是针灸微针疗法之一，具有良好的镇痛特性，临床研究证实耳穴治疗头痛疗效肯定，且适用方法较多，适用范围广，可反复操作。其操作简便，疗效显著，无毒副作用，被患者广为接受。尤其是耳穴在头痛治疗中即刻镇痛优势明显。耳背放血或联合针刺对偏头痛发作期患者有非常明显的即刻镇痛效果。耳穴电针疗效主要体现在治疗后 10～60 min；研究表明，耳背放血配合自血穴位注射综合疗法可以双向调节头痛患者发作期大脑动脉血流速度的异常，即刻止痛疗效和止痛时效优于口服麦角胺咖啡因。耳穴贴压可使维持性血液透析患者的透析头痛发作在 30 min 内明显缓解，对肝肾阴虚型、气血亏虚型等不同证型的头痛具有明显即刻止痛疗效，可作为透析头痛发作止痛的首选方法。刘芳等对耳穴贴压治疗偏头痛进行的系统评价与 meta 分析显示，耳穴贴压治疗偏头痛疗效较好、操作方便且无毒副作用，具有一定的优势。

（二）治疗方法

除单纯耳穴治疗外，耳穴治疗头痛大多选用多种治法相配合，如体针配合耳穴法、耳穴联合电针、耳穴配合中药内服、耳穴综合疗法、耳穴贴压联合刺血、耳穴联合口服药（尼莫地平、盐酸氟桂利嗪、头痛宁、普萘洛尔等）、耳穴联合推拿按摩等多种方法。单纯耳穴治疗方法也有不同，如耳穴透刺、耳穴贴压、耳尖放血、耳缘或耳背放血、耳针、耳甲迷走神经刺激、耳穴埋针、耳穴割治、耳穴自血注射等。耳穴治疗偏头痛的文献计量学分析结果显示：在 52 个临床研究中，研究者多采用不同的方法治疗偏头痛，其中综合疗法是指采用≥2 种的方法，例如针刺耳穴配合中药、刮痧配合耳穴刺激等。综合疗法所占比重最大，占 65.4% ，是目前耳穴治疗头痛最常用的方法。总体而言，患者治疗后临床疗效评价在临床症状评分、兼症平均总评分、治愈率、显效率、有效率、复发次数和时间等方面，耳穴治疗头痛疗效优于对照组。一般急性期以耳针、放血等配合其他方法综合治疗为主，缓解期以耳穴贴压配合其他方法综合治疗为主，便于提高依从性和效果。无论选择何种方法，要对症对病，辨证治疗，以确保疗效和患者安全为本。除了耳穴贴压、耳针等方法，耳穴放血、耳穴透刺、耳甲迷走神经刺激以及耳穴割治等治疗头痛也独具特色。

1. 耳穴放血

临床研究证实，单纯耳穴放血以及联合其他方法对头痛治疗效果均较好，尤其对外伤所致瘀血头痛及颅脑外伤性头痛的实证、急症。根据头痛最明显处确定取穴部位：额、颞、枕部，通过耳穴放血疏通经络，去除瘀血，达到治疗头痛的目的，一般治疗后患者头痛程度会明显减轻，使用止痛剂的频率显著下降，说明耳部放血疗法对于缓解头痛效果良好且作用持久。

2. taVNS

近年来，运用 taVNS 治疗偏头痛也取得了一定的效果，且 taVNS 操作方便，实现了耳穴治疗的自主化，有助于减少药物副作用和药物滥用。常用 taVNS 参数如下。耳迷走神经刺激点：左耳耳甲内（富含迷走神经传入纤维）胰胆、肺两穴，非迷走神经刺激点：左耳耳舟部（无迷走神经传入纤维）腕、肩两穴（图 5 - 7 - 1）。刺激参数：恒压，连续波，频率 1 Hz，波宽 0.2 ms，强度为痛阈下电流，持续 8 min。

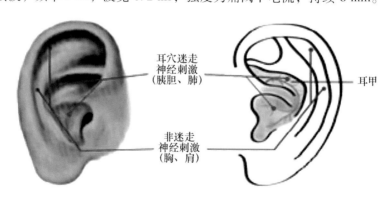

图 5 - 7 - 1　taVNS 治疗无先兆偏头痛

3. 耳穴透穴埋针刺法

采用耳穴透穴埋针刺法，主穴取额、颞、枕，伴有恶心、呕吐者加胃、交感，伴畏光者加眼。先于患侧耳郭埋针，第 2 次在健侧埋针，两耳交替运用。每次留针 5 天，5 天为 1 个疗程，疗程之间间隔 2 天，共治疗 4 个疗程。埋针期间嘱患者每天自行按压 2 ~ 3 次，每次每穴 1 min。此法具有近期和远期疗效均好的特点，但需患者对针刺疼痛有一定的耐受度。耳穴额 – 颞 – 枕透穴埋针刺法是治疗偏头痛的一种安全、有效的方法，且其具有操作简便、疗效显著、痛苦较小、无副作用等特点，值得在临床中推广使用。

4. 耳背放血加自血穴位注射

在患侧耳后上沟找出耳后动、静脉耳支，做好标记，全耳常规消毒，铺好洞巾，用 2% 利多卡因以标记点为中心打一直径约 1 cm 的皮丘，做 0.5 ~ 1 cm 的纵向切口，刺破耳后动、静脉耳支，但不要损伤软骨，用装有枸橼酸钠葡萄糖注射液约 3 ml 的注射器抽取血液，边抽边轻轻晃动以防血凝，取血 6 ~ 8 ml 备用，刀口常规包扎。体穴注射选穴：主穴为患侧太阳、风池，配穴是患侧肝俞、心俞、外关、阳陵泉。操作：患者取侧卧位，以防晕针。上述穴位常规消毒，按一般毫针进针角度刺入，得气后每穴推注 1 ~ 2 ml 血液，此时患者会产生强烈的胀酸痛感，有时胀酸痛感沿经脉上、下放散。20 天 1 次，双侧偏头痛者，可 10 天 1 次。两侧交替操作，体穴可两侧同时选用。该方法属于国家中医药管理局公布的中医适宜技术之一，是集耳背放血、自血穴位注射及耳穴点刺于一体的一种综合疗法，中医特色突出，临床疗效显著，操作方法简便，技术成熟度高，安全性好，适用于难治性偏头痛患者，即时效应和远期效果均好，但要注意无菌操作，避免感染。

三、典型病例

李某，女，32 岁，教师。2019 年 6 月 15 日就诊。

主诉：左侧头痛 3 年。

病史：头痛 3 年余，每遇风邪即感左侧头痛加剧，头痛如裂，同时伴有呕吐及眩晕。

查体：体形偏胖，面色白，舌质暗，苔黄，脉弦数。

耳穴视诊：额、颞处有片状隆起及红晕。

耳穴探诊：额、颞、神门、胆、交感、胃、风溪处电阻降低。

耳穴触诊：额颞部触诊有结节样硬物，触之疼痛。

西医诊断：神经性头痛。

中医诊断：外感头痛。

辨证：证属外感风邪，胆络失和。

治则：祛风通络，和解少阳。

治疗：耳尖放血联合耳穴贴压。耳穴贴压主穴：额、颞、神门。配穴：胆、交感、胃、风溪。

耳尖放血，每周1次，4次1个疗程。

疗效：6月21日复诊：诉左侧头痛有所减轻，呕吐止，睡眠欠佳。耳尖放血，配穴：原方去胃加枕、心。6月27日复诊：诉左侧头痛已止，失眠、眩晕尚存，乃肝阳上亢之象，原方加结节、垂前，耳尖放血。7月5日复诊：诉失眠、眩晕均已经消除，未再头痛。原方加减调理而头痛痊愈。随访一年，头痛未再发作。

分析：李女士头痛伴有呕吐及眩晕症状，配合舌脉象，综合中医辨证为外感风邪、胆络失和。因此，取穴除相应部位及镇痛要穴神门、交感外，组方外加用胃穴调和脾胃，加用胆穴加强一身之表之正气生发，同时加强运化，和解少阳，加用风溪祛风散寒，配合耳尖放血，疏通经络，调理气血。诸穴合用，则气机条达，寒气散结，清升浊降，头痛得解。

第八节　帕金森病

帕金森病（Parkinson's Disease，PD）是临床常见的神经系统退行性疾病，中老年群体为其高发人群，临床主要表现为肢体静止性震颤、行动迟缓、肌肉僵直、步态不稳或姿态异常等运动功能障碍症状，以及认知功能障碍、心理障碍、睡眠障碍、排尿和排便功能障碍、疲劳乏力及多汗等非运动症状。随着我国人口的逐步老龄化，该病的发病率呈逐年增加趋势。2014年，该病的发病率高达362/10万，已成为严重影响我国老年人生活质量的第三大慢性神经系统疾病。

一、概述

"帕金森病"属于现代医学的病名，中医古籍中未见有关该病名的记载，根据其典型的运动症状，如静止性震颤、姿势步态异常、动作迟缓、肌强直等，可将其归属于中医中的"震颤""抖""挛"以及"痉证"等范畴。在1992年研讨会上制订的《中医老年颤证诊断和疗效评定标准》将PD称为"老年颤证"。

现代医家对本病的病因病机进行了更加深入的认识和论述。任继学认为本病以肾为本，以脾为根，而以肝为标，乃肾虚精气耗散，脾虚生化乏源，肝失疏泄所致。王永炎认为本病以肝肾不足为主，但可涉及心、脾、胃等脏腑，更有痰浊、瘀血、火热之邪参与。颜德馨认为颤证应从瘀血生风论治，瘀血阻络，虚风内动，筋脉失养而为颤证。周仲瑛等认为本病的基本病机为肝风内动，筋脉失养。李如奎发现气血亏虚及肝肾亏虚在 PD 的病机中有非常重要的作用，并通过止颤汤治疗 PD，取得良好疗效。马云枝在临床实践中发现，除了肝肾亏虚，脾虚痰阻、瘀血阻络也是贯穿 PD 全程的病机，通过化痰健脾、通络熄风治疗 PD，能获得良好疗效。杨明会在长期实践中总结出肾虚血瘀为 PD 的主要病机。王格林通过总结，认为 PD 属本虚标实，其中肝肾虚损为本虚，痰浊、瘀血、风动为标实。白雪认为"脾虚络阻"为 PD 的根本病机，其中脾胃亏虚为本虚，络脉阻滞为标实。目前，大家普遍认为 PD 总属本虚标实，其中以肝肾亏虚、气血两虚为本，风、火、痰、瘀为标。综上，各医家对颤证的病因病机进行总结后认为，PD 以本虚标实为主，本虚涉及肝、肾、脾三脏，标实则以痰浊、风动、血瘀、气滞等为主。

二、耳穴治疗 PD 的研究进展

PD 的病程长、病情重，目前尚无治愈的方法，造成了严重的社会负担。药物治疗 PD 过程中多伴药效波动及药物毒副作用，而外科手术不仅费用昂贵且不能有效阻止病情的发展，因此研究治疗 PD 的安全有效、经济方便的方法势在必行。随着中国传统医学的发展，成方验方、中成药制剂、针刺灸法、心理疗法等各种疗法及其综合运用都取得了良好的临床疗效。

（一）耳穴疗法对 PD 患者非运动症状的影响

1. 睡眠障碍

睡眠障碍是 PD 患者最常见的非运动症状之一，发生率为 65% ~ 95%。PD 伴睡眠障碍的常见症状包括失眠、白天过度嗜睡、快速眼动睡眠期行为障碍、睡眠发作、睡眠呼吸障碍、周期性肢体运动障碍、不宁腿综合征等，对 PD 患者的生活质量有明显影响。睡眠障碍作为 PD 患者临床最常见的非运动性并发症，不仅严重影响患者的生活质量，还对 PD 患者的预后产生不利影响。有研究指出，伴睡眠障碍的 PD 患者病程和病情明显较无睡眠障碍的 PD 患者严重，睡眠障碍常随着 PD 患者的病情进展而加重，睡眠质量下降与病情进展存在一定的相关性。Bugalho P 等认为，伴睡眠障碍的 PD 患者的临床症状与无伴睡眠障碍 PD 患者的临床症状并不完全相同，其浅度睡眠时期的肌肉松弛是蓝斑或脑桥神经兴奋导致，而夜间喊叫症状可能是脑干受损的表现，故推测伴睡眠障碍 PD 患者与无睡眠障碍 PD 患者存在不同的病理基础，可能与脑黑质 - 纹状体以外神经的生理性病变有关。因此，临床治疗中应对 PD 患者的睡眠问题给予足够的重视，不断完善和改进治疗方法，以改善患者的预后。目前，西医治疗 PD 伴睡眠障碍取得了一定进展，但难以避免药物毒副作用，影响患者预后。

有研究表明，在西医治疗基础上联合止颤汤及耳穴压豆（心、肾、神门、交感及垂前等）对 PD 伴睡眠障碍患者进行干预，可明显改善 PSQI 评分、睡眠潜伏期表现和睡眠觉醒次数，能有效提高 PD 伴睡眠障碍患者睡眠效率，合理调节睡眠时间，对于维持睡眠稳定和改善睡眠质量具有较好的疗效。中医学认为，在耳郭上可以找到五脏六腑相应的位置，当人体出现病症时，往往会在耳郭上的相应穴位区出现反应，刺激这些反应点，可达到防治疾病的作用。心主血脉，主神明，藏神，为火脏，心穴能养心安神、通络止痛。肾藏精，为水脏，肾穴能益精气、壮肾阳、强肌肉、渗水湿、纳肾气。按压心、肾可补心气、益肾精，从而达到心肾相交，水火相济，阴平阳秘。神门具有镇静安神的作用；交感能滋阴清热、益心安神；垂前能安神定志。以上诸穴相互协调，具有镇静、安神、催眠的作用，可使气血调和，经脉疏通，阴阳协调，能够有效治疗失眠。

有研究采用耳穴埋豆配合安神方治疗 PD 失眠（肝肾阴虚型），并观察其临床疗效、安全性。研究采用随机对照设计，将 58 例 PD 失眠（肝肾阴虚型）患者随机分成治疗组 29 例和对照组 29 例，对照组予 PD 常规治疗并予阿普唑仑片每晚 0.4 mg，治疗组在对照组的基础上加耳穴埋豆配合安神方治疗，观察 4 周，比较两组治疗前后的 PSQI 评分以及操作的安全性、患者的依从性。治疗组治疗前后的 PSQI 总分分别为（12.55 ± 2.11）分和（5.92 ± 2.86）分，对照组治疗前后的 PSQI 总分分别为（12.43 ± 2.17）分和（8.28 ± 2.56）分，两组治疗后患者睡眠均得到明显改善，且两组治疗后的 PSQI 总分组间比较差异有统计学意义。耳穴埋豆配合安神方治疗 PD 失眠（肝肾阴虚型）有显著疗效，且安全性高。安神方具有滋养肝肾、养心安神之功效。耳穴埋豆治疗失眠是通过耳穴的刺激，引起大脑网状系统的正常有序化激活和抑制，从而使病理性的睡眠状态向正常的生理性睡眠转化。耳穴埋豆治疗能滋养肝肾、养心安神，治疗 PD 失眠（肝肾阴虚型），操作简单，无副作用，经济实惠，值得推广。

2. 便秘

便秘是 PD 患者的常见并发症之一，发生率高达 80%。PD 患者便秘的发生与自主神经症状及迷走神经背核的损害有关，主要表现是排便的敏感性下降，直肠、肛门肌异常紧张性反应和收缩，以及耻骨直肠肌、盆腔平滑肌功能不良引起肠麻痹。PD 患者的便秘常表现为顽固性便秘。有报道抗胆碱药、DA 激动剂等抗 PD 药会使肠道运动功能下降，从而有加重便秘的可能。便秘还可能与年龄有关，老年患者直肠壁弹性减弱，牵拉感受器应激性减退，不能对到达直肠的粪便及时产生排便反射。47.8% 的便秘患者使用通便药，但长期使用通便药不仅会加重便秘，还可诱发癌前病变——大肠黑变病。相比于容易发生耐药性及不良反应的西药，中医外治法以其由表及里的作用力、安全方便的操作性和显著的效果等优点被越来越多的人所接受和推崇。

人体各经络脏腑器官与耳郭表皮之间可通过耳穴实现互相连通，故通过刺激耳穴可以达到预防、缓解、甚至治愈便秘的目的。

有研究观察了 120 例社区老年 PD 便秘患者，随机分成治疗组和对照组，每组各 60 例。对照组给予常规非药物性改善方式干预治疗（包括生活调节、运动调节和心理调节等），治疗组在对照组的基础上给予艾灸随身灸联合耳穴压籽干预治疗，两组疗程均为 4 周。结果显示，治疗组的总有效率及总满意度分别为 85.0% 和 93.3%，对照组分别为 66.7% 和 70.0%，组间比较，治疗组的便秘疗效及总满意度均明显优于对照组，差异均有统计学意义。治疗后两组患者便秘 Wexner 量表评分和 PAC－QOL 量表各维度评分及其总分均较干预前明显降低，且治疗组的降低幅度均明显优于对照组，差异均有统计学意义。采用艾灸随身灸联合耳穴压籽干预措施治疗社区老年 PD 便秘患者具有显著疗效，不仅能够改善患者便秘症状，提高患者生活质量，还能明显提高患者的满意度，值得临床推广使用。

有研究采用六磨汤热敷脐部联合耳穴（直肠、大肠、三焦、交感穴）压豆治疗 PD 便秘。将 60 例 PD 便秘患者随机分为治疗组和对照组，每组 30 例。对照组患者口服枸橼酸莫沙必利片，治疗组在对照组的基础上加用六磨汤敷脐和耳穴压豆，观察两组的疗效。治疗组显效率为 86.7%，明显高于对照组的 66.7%，治疗组疗效优于对照组，差异有统计学意义。耳为宗脉之所聚，耳穴是分布在耳郭上的一些特定区域，是人体五脏六腑在耳部的反应点，刺激相应的反应点可起到防病治病的作用。选取直肠、大肠耳穴，目的是刺激司职传导功能的腑脏，通过经络的传导及耳穴的特定刺激以促进直肠、大肠的蠕动收缩，从而促进排便；三焦总司全身气机和气化，刺激耳穴三焦可调畅全身气机，气机得畅，则糟粕得以排出；耳穴交感是自主神经功能在耳部的反应点，刺激交感可改善 PD 患者的自主神经功能，对消化系统功能进行整体调节。六磨汤热敷联合耳穴压豆治疗 PD 便秘疗效显著，副作用小，实用性好，具有临床推广价值。

另有研究表明，腹部按摩结合耳穴点按法治疗 PD 患者便秘症状疗效显著。该研究中有 19 例患者临床痊愈或好转，腹部按摩结合耳穴按摩对于改善 PD 患者排便自我感觉、大便性状、大便间隔时间及腹胀腹痛尤为明显，这可能与按摩疏通了腹部经气有关。1 例患者无效，可能与以下原因有关：高龄患者；病程比较长；住在福利院，生活不能自理，不能及时排便；经气已衰，按摩刺激不能激发起经气，不能促进胃肠蠕动。结果显示，年龄越小，病程越短，抗胆碱药、DA 激动剂使用量越少，能活动者、有良好护理的患者便秘缓解得越快。另外，所有患者均在停止按摩治疗后 9～15 天复发便秘，说明按摩治疗需要坚持长期应用。相对于药物及其他的治疗，按摩治疗没有药物的副作用，手法操作简单易学，家庭护理人员就可以操作，故很受老年 PD 便秘患者欢迎。同时，该研究认为，胃为水谷之海，肠为传导之官，若胃肠积滞，耗伤津液，则大便干结难解。故取六腑之会、胃之募穴中脘穴，大肠之募穴天枢穴，调理胃肠，通导积滞；又脾胃相表里，胃主肃降，脾主运化水谷和津液，脾失健运而水谷内停，津液失布而便干难解，故取脾经在腹部的腹结穴、任脉的气海穴，健脾益气，通便导滞，且上述穴位位于腹部，接近胃肠之府，按摩直抵腹膜，直接增加肠蠕动以治疗便秘。生物全息论认为耳和脏腑有着密切的联系，通过耳穴可以治疗各种疾病。便秘点具有疏导肠胃气机，通导大便的作用；耳穴大肠、直肠下段可疏通肠道，促进肠胃传导；耳穴肺、脾、肾、内分泌、神门联合应用可以疏导气机、调理肠胃。

3. 焦虑、抑郁症状

PD 属于神经系统的老年常见病，其主要影响患者的运动功能，主要表现为不自主震颤、肌肉强直、姿势异常等症，严重影响患者的生活质量。PD 患者常伴有焦虑和抑郁表现，如紧张、失眠及认知失常等，发病率可达 40% ~ 50%。PD 合并抑郁的危险因素包括病程长、女性、右侧肢体运动症状、动作迟缓和肌张力增高症状突出、认知功能受损及同时存在精神症状。患者患 PD 后能动性降低、兴趣减少、食欲下降、睡眠障碍、自我评价降低、罪恶感、情绪不稳，甚至出现自杀意念等，严重影响患者生活质量，部分患者对治疗疾病失去信心甚至不愿治疗，部分患者对疾病缺乏认识，未能积极诊治，部分患者接受治疗但不按医嘱执行，擅自停药或增加药物用量，导致疾病出现严重并发症，焦虑、恐惧恶性循环，最终不治身亡，为家庭、社会带来沉重负担。

有研究观察耳穴埋豆联合心理护理对 PD 患者焦虑、抑郁的影响。将 70 例 PD 合并焦虑、抑郁患者随机分为对照组和观察组各 35 例，均给予常规护理，观察组则在此基础上给予耳穴埋豆及心理护理干预，观察两组患者治疗效果。干预后，观察组 SAS、SDS 评分均较干预前显著降低，对照组 SAS、SDS 评分差异无统计学意义。两组干预后 SAS、SDS 评分差异有统计学意义。在 PD 患者的住院护理中，在常规护理基础上加用耳穴埋豆联合心理护理干预能够降低患者的焦虑、抑郁评分，有效缓解患者的焦虑、抑郁情绪。耳穴埋豆联合心理护理能降低 SAS、SDS 评分，改善患者焦虑、抑郁病情，取得满意疗效，值得推广。

（二）耳穴压豆对 PD 运动症状的影响

PD 是好发于老年人的中枢神经系统退行性疾病，临床表现多为进行性运动迟缓、静止性震颤、肌强直和姿势步态异常等运动症状，且随着病情的加重，有的患者甚至生活无法自理，长期需要他人照顾，给家庭和社会带来沉重的负担。运动症状是 PD 的主要症状，可分为典型运动症状和相对次要运动症状。典型运动症状包括运动迟缓、静止性震颤、肌强直，相对次要运动症状包括语言表达障碍、面部表情异常、书写障碍等，其中姿势平衡及步态的异常是相互影响的，参照最新 PD 诊断标准，姿势平衡障碍虽已不列入 PD 诊断的支持标准，但仍是患者常见症状。PD 病程早期运动症状进展迅速，其中震颤症状进展独立于其他症状，非震颤症状中的轴性症状评分能更敏感地反映疾病加重的趋势。PD 患者运动症状表现以男性居多，且大多数患者首发症状以右侧肢体震颤为主。有研究发现 PD 运动症状起病部位与性别、文化程度、职业、特殊嗜好、高血压病史、糖尿病病史六个因素没有明显关联，但与年龄具有明显意义的相关性，发病年龄越小，越倾向于以上肢起病，起病年龄每增加一个年龄段，其以上肢起病的风险就减少 10% ~ 20% 。

有研究将符合纳入标准的 62 例患者，依据统计学随机数字表法分为治疗组和对照组。治疗组（耳穴压豆组）31 例在西药基础治疗上加用耳穴压豆，每周治疗 1 次，连续治疗并观察 3 周。对照组 31 例单纯西药治疗，连续治疗并观察 3 周。记录治疗组就诊当时、就诊后 10 min、就诊后 5 天，以及对照组同一时间点的 Hoehn - Yahr 分级、UPDRS - Ⅲ评分、中医证候量化分级标准积分，经统计学方法处理后对比两组间疗效差异。结果提示，耳穴压豆可改善 PD 运动症状，其即刻疗效显著，疗效持续 5 ~ 7 天。耳穴压豆简便易行，疗效显著，无毒副作用，相较于药物、手术治疗更加安全经济、方便有效，具有临床应用价值。

第九节　自闭症谱系障碍

一、概述

（一）定义

自闭症谱系障碍是一系列以社交障碍、刻板行为、兴趣狭隘为主要临床特征的神经发育障碍性疾病，临床表现及背景的异质性极大。自闭症谱系障碍核心症状包括社会交往障碍、重复（或刻板）行为两大领域。超过 70% 的自闭症谱系障碍还伴有其他发育和精神障碍，常见的伴随症状包括智力发育落后、注意缺陷多动障碍、感觉异常、抽动性运动障碍及运动功能异常；免疫失调、胃肠问题；还可能出现睡眠障碍、焦虑、癫痫、抑郁、强迫症等。

（二）流行病学

自首次报道以来，自闭症发病率一直呈持续、显著上升趋势。1966 年，Lotter 进行了首个自闭症流行病学调查，当时英国的自闭症患病率为 0.04% 。而随着研究的深入与发展，2000 年美国疾病预防和控制中心（CDC）的监测数据显示，美国 8 岁儿童的自闭症平均患病率为 0.67%；至 2006 年，该数据增长至 0.9%，相当于每 110 名儿童中即有 1 名患有自闭症。2010 年，世界卫生组织根据一项在占全球儿童人口 16% 的国家进行的调查结果估计，全球约有 0.76% 的儿童患有自闭症，这与其他国家和地区儿童自闭症患病率调查得出的儿童自闭症患病率（0.7%）基本一致。截至目前，我国尚没有进行全国范围内的自闭症患病率的统计调查。2017 年一项中国 0～6 岁儿童自闭症谱系障碍患病率的 meta 分析结果显示，2006—2015 年 0～6 岁儿童自闭症和自闭性障碍患病率分别为 3.51% 和 1.77%，男女患病率比分别为 2.59∶1 和 3.63∶1。根据 2017 年发布的《中国自闭症教育康复行业发展状况报告Ⅱ》，以我国 1% 的自闭症患病率保守估计，13 亿人口中，至少有超过 1000 万的自闭症人群、200 万的自闭症儿童，并且，自闭症患者以每年近 20 万的速度增长，形势十分严峻。尽管自闭症的患病率在不同种族与文化中是一致的，但它们的性别差异很大，男孩被诊断出的频率远高于女孩。据目前资料，自闭症的平均男女诊断比率为 4.2∶1，即每 70 名男孩中约有 1 名患有自闭症，每 315 名女孩中约有 1 名患有自闭症。

（三）中医认识

中医典籍中并没有"自闭症""孤独症"病名记载，但有大量与自闭症相似症状的记录，如《左传·成公十八年》有"周天子有兄而无慧，不能辨菽麦，不知分象犬"的记载，《国语·晋语四》记载"童昏不可使谋"，《诸病源候论·小儿杂病诸候》有"数岁不能行候""四五岁不能语候"，《小儿药证直诀》记载"心气不足，五六岁不能言"，《小儿卫生总微论方》曰："心气怯者，则性痴而迟语……心系舌本，怯则语迟也"，等等，说明古人已观察到了自闭症的一些临床症状。现代医家将自闭症归入"语迟""呆病""童昏""无慧"等病范畴，其发病以胎儿期、新生儿期、婴幼儿期居多。

中医学对自闭症的认识是以"整体观念、辨证论治"为基础的，其中以病位在脑，与肝、心、肾有密切联系为主要辨证特点。自闭症儿童目无对视、听而不闻、语言重复、嗅觉异常等异常行为的根本原因是脑神经紊乱。如《素问·五脏生成》曰："诸髓者皆属于脑。"《灵枢·海论》曰："髓海不足，则脑转耳鸣，胫酸眩冒，目无所见。"《医林改错》云："鼻通于脑，所闻香臭归于脑。"可见，五官在生理、病理上与脑息息相关，五官表现出来的异常行为与脑神或心神有关。

《灵枢·邪客》曰："心者，五脏六腑之大主也，精神之所舍也。"《素问·灵兰秘典论》曰："心者，君主之官也，神明出焉。"神功能正常，则精神振奋，反应敏捷，思考灵活。神功能异常，则精神萎靡，反应迟钝等。自闭症儿童不识亲疏、不爱交际、表情淡漠、听而不闻、言语重复、行为怪异等表现都是心神失养所致。同时肝主疏泄，有调理情志和调节气机的作用。肝开窍于目，肝的经脉上系于目系，肝的功能也可以反映于眼睛的活动状态。大多数自闭症儿童后天脾胃虚弱，普遍存在长期便秘或腹泻、胃食管反流、腹痛、偏食、挑食等肠胃问题。后天不足造成水谷精微来源不足，严重影响患儿的生长发育；脾运化水湿功能异常会滋生痰湿。痰之为物，随气升降，无处不到。痰入于心或入于脑，扰乱神明则出现睡眠障碍、自伤、摇头、尖叫、傻笑等；痰湿郁久化热，痰火热炽心营，致心营耗损、心神失养，致多动、注意力不集中、旋转、狂奔等。

二、临证经验

（一）中医病因病机诠释

自闭症病位在脑，同心、肝、肾三脏有密切联系。

1. 从脑诠释自闭症内因

脑居颅内，由髓汇集而成，《素问·五脏生成》曰："诸髓者，皆属于脑。"脑的功能正如《素问·脉要精微论》所说——"头者精明之府"。明代李时珍明确提出"脑为元神之府"，《云笈七签·元气论》谓："脑实则神全，神全则气全，气全则形全，形全则百关调于内，八邪消于外。"清代王清任在《医林改错·脑髓说》中也说："灵机记性不在心在脑。"可见，古人早已认识到脑与精神活动的密切关系，脑主宰生命活动，人的视、听、言、动及思维、感觉、记忆等均与脑的功能有关。

2. 从肾诠释自闭症内因

肾为先天之本，藏精生髓。脑居颅内，由髓汇集而成。《灵枢·海论》说："脑为髓之海。"《医方集解》云："人之精与志皆藏于肾，肾精不足则志气衰，不能上通于心，故迷惑善忘也。"若先天肾精不足，导致肾精亏虚不能化髓充脑，则神明用之不足，元神不得滋养，发为精神活动异常。自闭症儿童常见于母孕期间感受外邪、跌仆损伤、精神刺激、误服药物等损伤胎元；或父母健康欠佳，孕母素体虚弱；高龄妊娠导致胎儿禀赋不足。以上诸多因素都可以导致先天肾精不足，脑失所养。另外，在分娩过程中，如果产程过长或胎吸、产钳等器械使用不当，亦可直接损伤元神之府。精亏髓少，骨骼失养，则患儿生长缓慢，身材矮小，囟门迟闭，骨骼痿软；脑髓不充，则智力低下、语言迟缓。

3. 从心诠释自闭症内因

心主神志，心藏神。人体生命活动的外在表现，以及人的精神、意识、思维活动都是"神"的具体表现。所以《素问·灵兰秘典论》曰"心者，君主之官也，神明出焉"，《灵枢·邪客》曰："心者，五脏六腑之大主也，精神之所舍也。"这一切都强调了心在主管神志、思维活动方面的重要性。心主神志的功能正常，表现为精神振奋、神志清晰、思考灵活、反应敏捷。心主神志功能不正常，表现为神志不宁、反应迟钝、精神萎靡等。自闭症儿童不认亲疏、表情淡漠、不喜交际、听而不闻、言语重复、语难理解、行为怪异、兴趣狭窄、貌聪无慧等表现皆由心神失养所致。另，《素问·阴阳应象大论》曰："心主舌。"心开窍于舌，又称"舌为心之苗"，《灵枢·忧恚无言》云："舌者，音声之机也。"心气通于舌，舌才能柔软灵活，语言流利。《灵枢·经脉》曰："手少阴之别……循经入于心中，系舌本。"若心神失养，经脉不通，则舌强语謇或失语等，在自闭症儿童中表现为少语、错语、无语、发音不清等症状。

4. 从肝诠释自闭症内因

肝主疏泄，具有调畅气机和调畅情志的作用。肝的疏泄功能正常，则气机调畅，心情开朗；肝失疏泄则肝气郁滞，心情抑郁难解。反复、持久的异常情志刺激，会影响肝的疏泄功能，导致肝气郁滞。自闭症儿童由于其特殊的行为方式，在生活中会不可避免地被动接受大量批评和指责，给心理乃至身体造成极大的伤害。这种不良的精神因素刺激，会造成患儿肝郁气滞，进一步影响肝失疏泄的功能，肝失疏泄日久，还会影响脾胃的生理功能。

5. 从耳穴诠释自闭症内因

（1）耳与脏腑经络的关系。耳穴是分布于耳郭上的腧穴，是脏腑经络病理变化在体表的反应点。耳穴与五脏六腑和四肢百骸密切相关。

（2）耳穴与脑神经的关系。现代研究发现，耳郭的皮肤与软骨膜之间仅有薄层浅筋膜相连，其中分布有三叉神经、面神经、舌咽神经、迷走神经及脊副神经等脑神经终末支及其伴行血管。耳郭上神经分布较为丰富，包括来自脊神经颈丛的枕小神经和耳大神经，来自脑神经的舌咽神经、耳颞神经及迷走神经分支等；耳郭内脏代表区由面神经、舌咽神经及迷走神经支配，躯体代表区由耳颞神经、耳大神经及枕小神经支配。耳郭的迷走神经耳支是耳－迷走神经反射的结构基础，针刺耳穴能激活迷走神经的传出活动，从而产生相应的作用。taVNS在与社会交往相关的情绪和内脏状态调节中有潜在作用。此外，越来越多的证据表明，taVNS可激活与自闭症谱系障碍相关的脑区，触发神经免疫调节，对癫痫、抑郁等自闭症谱系障碍产生治疗作用。因此，taVNS在治疗自闭症谱系障碍方面有很大的潜能。

（二）耳穴治疗

耳穴疗法对伴随睡眠障碍、情绪障碍以及认知障碍等合并症的自闭症具有良好的调节作用。选用耳穴治疗时，可通过不同的方式刺激耳穴。从最简便常用的徒手按摩，到民间及医疗机构都可应用的王不留行籽或磁珠贴压法，临床上常用的毫针、皮内针、三棱针等耳针方法，以及新式的药物注射、红外线照射等方法，都可以刺激到有异变之耳穴。在自闭症儿童患者中常应用的刺激方法有磁珠贴压和皮内针疗法。在耳穴选择上，基本上都先选择与自闭症病因病机相关的脏腑及病位的相对耳穴（如肝、肾、心、缘中等），再按儿童自闭症特有的 3 个主要病症特点选择相应的耳穴进行治疗（如口、舌等），与头针疗法、体针疗法等比较，耳穴疗法选穴及操作相对简单，患者的接受程度更高。

（三）注意事项

（1）严格消毒，预防感染。

（2）耳郭上有湿疹、溃疡、皮肤破损等情况时，不宜用耳穴治疗。

（3）对于体质虚弱的儿童，治疗前应使之适当休息，以避免剧烈哭闹。

（4）儿童皮肤娇嫩，耳穴贴压时手法应轻柔，避免刺激量过大。

（5）耳针法亦可能发生晕针，故须避免在饥饿、有感染时治疗。

三、典型病例

患儿，男性，2 岁 5 个月。家属主诉发现其语言表达、社交能力落后于同龄人 1 年余。患儿自幼语言发育落后，不理人，1 年前外院诊断为"自闭症谱系障碍"，在社会特殊培训机构进行康复训练，语言表达和社交能力未见明显改善而前来就诊。患儿语言表达落后，偶会发"爸爸"音，不能理解日常指令，不会指认五官，不能执行日常简单指令，不会使用手势语表达，反应迟钝，呼名无反应，喜欢独自玩耍、傻笑，喜欢转圈、看旋转的风扇，喜欢玩圆形的玩具，如玩具汽车的轮子，自言自语，不能形成伙伴关系，与家人无亲近感，脾气暴躁，不听指令，不午睡，夜间入睡困难，小便正常，大便干，2～3 天 1 次，舌质红，舌苔薄黄，脉弦细。与陌生人基本无互动，喜欢在诊室走来走去，呼名无反应，不能完成对答，不听指令，原地转圈，自言自语，敲打键盘，无危险意识，不怕生。头颅 MRI 平扫未见明显异常；视频脑电图正常；视觉诱发电位及 BAEP 未见异常；卡氏儿童自闭症评定量表 33 分，克氏自闭症行为量表 16 分，自闭症行为评定量表 68 分，Gesell 发育商 43 分。

西医诊断：自闭症谱系障碍。

中医诊断：五迟，证属心肝火旺。

治则：滋阴敛阳，清心安神。

治法：

（1）taVNS 治疗。刺激强度均为 1 mA，频率为 20～30 Hz，脉冲持续时间 1 ms。每

天 1 次，连续治疗 10 次为 1 个疗程。疗程间隔
10 天。

（2）耳穴贴压。取穴：肝、肾、心、口、舌、
内分泌、交感、神门、脑干，每次选取 6 个穴位。
操作方法：安尔碘常规皮肤消毒后，将粘有磁珠的
小方形胶布贴敷于耳穴上，以单手拇、示指间歇按
压磁珠，手法由轻到重，使耳郭产生酸胀、灼热感
（见图 5 - 9 - 1）。嘱患儿自行按压磁珠，年龄小、
不能配合者由家长代为按压，每日不少于 3 次，每
次 2 ~ 3 min。每次贴压单耳，隔日交替，10 次为 1
个疗程。疗程间隔 10 天。

以上两种方法交替进行。共治疗 3 个疗程。

经 taVNS 和耳穴贴压各治疗 3 个疗程后，CARS

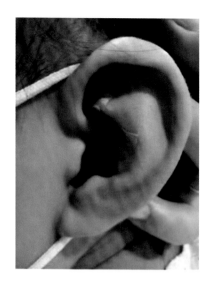

图 5 - 9 - 1　耳穴贴压治疗

30 分，CABS 14 分，ABC 57 分。患儿社交障碍较治疗开始前有明显改善，与父母开始
有少许的互动，呼名反应次数较前增多，出现短暂的视线交流，有模仿发音的意识，
多动较前好转，睡眠较前好转。

第十节　中　风

一、概述

中风为中医病名，又名脑卒中（stroke）或脑血管意外，是一种突然起病的脑血液
循环障碍性疾病，指患有脑血管疾病的患者，因各种诱发因素引起脑内动脉狭窄、闭
塞或破裂，而造成急性脑血液循环障碍。临床上表现为一次性或永久性脑功能障碍的
症状和体征，主要包括突然昏仆、不省人事、半身不遂、口角歪斜、言语不清、偏身
麻木等症状。脑卒中分为缺血性脑卒中和出血性脑卒中。

二、临床研究

有研究以脑卒中后平衡障碍患者为研究对象，随机分为常规平衡训练联合毫针针
刺治疗组（治疗组）和在此基础上予耳穴埋豆的治疗组（观察组）两组，治疗 4 周后，
两组 Berg 平衡量表、Fugl - Meyer 量表得分均显著高于治疗前，且观察组 Berg 平衡量

表、Fugl-Meyer 量表得分均高于对照组。治疗期间，两组均未出现不良反应，该研究表明耳穴埋豆联合普通针刺法有助于加快脑卒中后平衡障碍患者平衡功能的恢复。

　　脑卒中抑郁会严重影响患者的康复进程，有研究表明，耳穴刺激结合其他疗法能有效抑制脑卒中后抑郁，有助于患者的康复。有研究将中风后抑郁患者随机分为治疗组和对照组，对照组予盐酸氟西汀胶囊口服，治疗组予耳穴电针及体针，治疗 4 周后，治疗组 HAMD-24 评分、SDS 评分均较对照组显著降低。且对照组出现恶心呕吐 1 例、头痛 1 例，治疗组未出现不良反应。这表明耳穴电针结合体针辅助治疗中风后抑郁，疗效确切。中医汤剂和耳穴刺激的结合，也在中风后抑郁的治疗方面具有很高的疗效，有研究将卒中后抑郁患者分为对照组和治疗组，两组均给予运动康复、心理治疗，对照组予口服盐酸帕罗西汀治疗，治疗组予口服解郁清心汤联合耳穴治疗，治疗 30 天后结果显示，治疗组总有效率高于对照组；两组患者治疗后的 HAMD 评分、神经功能缺失程度评分均低于治疗前，BI 评分高于治疗前，且治疗组变化幅度均高于对照组。研究表明，解郁清心汤联合耳穴治疗卒中后抑郁较对照组传统治疗方式更佳，能够有效缓解患者的紧张、抑郁等负性情绪。

　　失眠也是中风后的常见症状，对患者的康复进程和生活质量具有非常大的影响，耳穴刺激联合其他疗法在中风后失眠方面有较多的临床应用研究，具有很好的治疗效果。有研究选择肝郁脾虚型卒中后失眠患者，将之随机分为对照组和观察组，对照组给予阿普唑仑片口服，观察组给予逍遥散合归脾丸加减内服及耳穴埋豆，治疗 1 个月后观察组 PSQI 评分、HAMA 评分和 HAMD 评分的改善情况明显优于对照组。这表明中药内服联合耳穴埋豆治疗肝郁脾虚型卒中后失眠的疗效明确，并能显著改善患者的焦虑、抑郁情绪。宋淑玲等将中风后睡眠障碍患者随机分为对照组和观察组，对照组服用地西泮片，观察组在对照组治疗基础上给予耳穴贴压联合针刺治疗，结果显示，两组患者治疗后入睡时间、睡眠时间、睡眠质量、效率、障碍、催眠药物、日常功能评分及血清 DA 水平均明显低于治疗前，且观察组均明显低于对照组，研究表明，耳穴贴压联合针刺治疗中风后睡眠障碍能明显改善睡眠质量，疗效确切。有研究选取缺血性脑卒中后失眠患者，随机分为对照组和治疗组，两组均给予西医常规治疗手段，治疗组在其基础上应用耳穴揿针联合体针，结果治疗组总有效率显著优于对照组。治疗后，两组 PSQI、HAMD 评分均有明显下降，但治疗组下降幅度明显大于对照组；两组血清细胞因子指标 IL-1β、IL-6 及 TNF-α 的水平均明显下降，且治疗组较对照组改善更显著；两组患者治疗后神经递质指标 ACh、5-HT、NE 活动信号均明显升高，且治疗组升高程度更为明显。研究表明，耳穴揿针联合体针可以改善脑卒中后失眠患者临床症状和体征，缓解患者失眠情况，提高患者睡眠质量，调节血清细胞因子和神经递质的失常表达，对于脑卒中后失眠有较好的治疗效果。

　　吞咽障碍是脑卒中后常见的并发症状，对患者的生存质量影响很大。叶玉侠以脑卒中患者为对象，依据随机数字表法将之分为两组，41例作为对照组接受常规吞咽功能训练，41例作为观察组另外接受冷刺激配合耳穴压豆康复。结果显示，观察组康复总有效率高于对照组，观察组康复后生活质量评分明显高于对照组。该临床观察表明，在脑卒中患者吞咽功能训练中应用冷刺激配合耳穴压豆方法能够更明显地减轻患者吞咽障碍，改善患者吞咽功能，提升患者生活质量。何玲燕等将80例脑卒中后吞咽障碍患者分为观察组及对照组，两组患者均给予神经肌肉电刺激及吞咽康复训练等常规干预，观察组患者在此基础上辅以耳穴按压治疗，治疗前、治疗4周后分别采用表面肌电图（sEMG）、标准吞咽功能评定量表（SSA）评估两组患者吞咽功能改善情况，采用HAMD、HAMA评估两组患者情绪改善情况，采用特异性吞咽障碍生活质量量表（SWAL－QOL）评定两组患者生活质量变化。结果显示，治疗4周后，两组患者咬肌、口轮匝肌、舌骨下肌、颏下肌群吞咽时限、最大波幅均较治疗前明显改善，两组患者SSA、HAMA、HAMD及SWAL－QOL评分亦显著优于治疗前水平；组间比较发现，治疗后观察组患者咬肌、口轮匝肌、舌骨下肌、颏下肌群吞咽时限、最大波幅、SSA、HAMA、HAMD及SWAL－QOL评分亦显著优于对照组水平。该研究表明在常规康复干预基础上辅以耳穴按压对脑卒中后吞咽障碍治疗具有协同作用，有助于重构吞咽反射，加速吞咽功能恢复，对改善患者负性情绪及生活质量具有明显促进作用。

　　二便障碍也是脑卒中后的常见症状，对患者的生活质量影响很大。有研究选择重症脑卒中便秘患者，分为观察组和对照组。两组患者入院后，均给予脑卒中治疗及护理干预。对照组在常规治疗基础上给予便秘护理干预，观察组在对照组基础上给予耳穴埋籽联合辰时穴位按揉。比较两组排便效果、干预前后的便秘相关症状评分、首次排便时的异常情况发生率及心率和血压情况。结果显示，观察组排便效果优于对照组。干预后，两组排便困难程度、粪便性状、排便时间评分较干预前降低，且观察组各项评分均低于对照组。观察组排便困难、排便费时、大便干结、大便残余感发生率均低于对照组。干预前后，两组心率以及血压均未出现明显变化。研究表明，耳穴埋籽联合辰时穴位按揉干预重症脑卒中合并便秘，可以改善便秘症状，安全性良好。

　　有研究者用耳穴贴压联合腹部艾灸治疗脑卒中术后尿潴留，发现联合组的患者膀胱功能积分低于腹部艾灸组、耳穴压豆组和对照组，且治疗后，四组脑卒中术后尿潴留患者的排尿积分差异明显，表现为联合组＜腹部艾灸组＜耳穴压豆组＜对照组。与其他三组相比，联合组脑卒中术后尿潴留患者排尿量最多，表现为联合组＞腹部艾灸组＞耳穴压豆组＞对照组，由此可见，耳穴压豆和腹部艾灸均能改善脑卒中术后尿潴留患者的排尿情况，且与单独应用耳穴压豆或腹部艾灸相比，联合干预措施对改善脑卒中术后尿潴留患者的膀胱功能疗效更明确。

三、典型病例

患者孙某，女，71 岁。就诊日期：2018 年 1 月 15 日。主诉：饮水呛咳、吞咽困难 5 个月。患者于 2017 年 7 月 18 日晨起上厕所期间自觉眩晕，左侧肢体不利，吞咽困难，由家人送至本市某三甲医院神经内科，头颅 MRI 示右侧基底节区、右侧半卵圆中心、延髓可见低密度影。诊断为脑卒中、吞咽障碍、高血压、冠心病。患者拒绝溶栓治疗。经抗凝、抗血小板、抗氧化、改善微循环、降压、调脂等治疗，患者眩晕、左侧肢体不利等不适均消失，饮水呛咳、吞咽困难未见明显缓解。出院后，往返于本市多家医院，经传统体针、电针、项针、头针、中药汤剂等治疗，饮水呛咳、吞咽困难症状缓解不明显。为求进一步诊治，就诊于我院。症见：饮水呛咳，吞咽困难，发音障碍，左侧肢体肌力 4 级，肌张力正常，伴急躁易怒、痰多、乏力，寐差，二便正常；舌嫩色红、边有齿痕，苔薄微黄，脉沉弦滑，双关滑。既往高血压病史 10 年、冠心病病史 3 年。给予穴位贴敷、耳部磁珠贴、舌部针刺及刺络治疗。穴位贴敷选穴与用药分别为：右边涌泉穴用肉桂贴敷以引火归元；左边涌泉穴用山茱萸贴敷以滋阴敛阳；双侧太冲穴用香附贴敷疏通气血；双侧阴陵泉用砂仁、茯苓贴敷以芳香化湿、渗湿健脾；中脘穴用清半夏贴敷以和胃降逆；喉结处用胆南星、紫苏子、白芥子、全蝎、僵蚕贴敷以化痰通络。用穴位贴贴所选穴位，1 天 1 贴。耳部磁珠贴选枕、颞、脑干、缘中、皮质下以改善头部血供，选心、肝、脾、肺、肾以安和五脏，选咽喉以疏通咽喉部局部气血，选神门以安神调气，选耳尖放血以清热祛风。每 2 天 1 贴，每天按压穴位 30 min。半年后随访，未见异常。

第十一节　抑郁症伴失眠

一、概述

长期失眠会严重影响抑郁症患者的正常工作与生活，可引起疲乏、精力及日间警觉性下降、抑郁焦虑、认知以及行为情绪障碍等并发症，使得抑郁症状加重，增加抑郁症患者的自杀风险。有 70% ~ 84.7% 的抑郁症患者可出现不同程度的失眠，失眠患者中抑郁症的患病率比非失眠患者高 3 ~ 4 倍，由此可见，失眠与抑郁存在着密切的关系，失眠可引发抑郁，抑郁亦可加重失眠，两者互相影响，从而加重病情。近年来，随着人们生活节奏加快、外界压力增加，抑郁伴失眠的发病率呈逐年升高趋势，给患者和社会带来沉重的负担，已成为公共健康领域的热点问题之一。

（一）中医古代文献对抑郁与失眠相关性的记载

中医将失眠伴抑郁症归为"不寐""郁证"范畴。中医认为郁证主要为七情所伤，情志不遂，或郁怒伤肝，导致肝气郁结而为病，故病位主要在肝，其次为心、脾、肾。肝主疏泄，喜条达而恶抑郁，长期肝郁不解，情怀不畅，肝失疏泄，可引起五脏气血失调；若肝郁化火，或痰热内扰，上犯心神，则神不安而不寐；肝气郁结，横逆乘土，则肝脾失和，心脾两虚，气血不足，或心火偏亢，火郁伤阴，心肾阴虚，导致心神失养，神不安宁而不寐。因此，在中医理论里，"不寐"和"郁证"有着密切的关系。《清代名医医案精华·不寐》中指出："忧思抑郁，最损心脾……心为君主之官，脾乃后天之本，精因神怯以内陷，神因精伤而无依，以故神扰意乱，竟夕不寐。"可见，忧思抑郁等情志变化可损伤心脾，导致气血不足，神明受扰，进而引发不寐。长期的临床观察证实，抑郁症患者多数以不寐为主要临床表现。

（二）抑郁伴失眠的发病机制

失眠与抑郁、焦虑等负性情绪之间存在复杂的双向关系，相互影响，相对独立。长期失眠或睡眠质量低会导致交感神经和副交感神经作用失衡，引起焦虑、抑郁等负性情绪。当身体长期处于紧张、焦虑的状态时，神经系统的感觉功能会极度敏感，造成入睡困难、容易醒来，加重睡眠障碍，形成恶性循环。使用静息态 fMRI 的研究表明，失眠与认知大脑区域的唤醒、情绪、奖励及异常功能活动有关。

（三）抑郁伴失眠的常规治疗手段

当前临床上对抑郁相关性失眠症的治疗主要分为药物治疗与非药物治疗，药物治疗以常规的抗抑郁药为主，或辅以镇静安眠药；非药物治疗则涵盖了以中医针灸等为代表的替代疗法和心理干预。抗抑郁类药物包括三环类抗抑郁药、SSRIs、选择性 5-HT 和去甲肾上腺素再摄取抑制剂、褪黑素受体激动剂、米氮平等，抑郁伴失眠的治疗过程为长期过程，长期大量的抗抑郁类药物治疗易增加记忆损害、药物依赖、内分泌失衡等副作用的发生风险，停药后极易复发。镇静催眠类药物包括巴比妥类镇静催眠药、苯二氮䓬类镇静催眠药等，服用镇静催眠类药物时常会出现反跳性失眠、日间嗜睡、头晕、恶心等副作用，长期服用会出现耐受性和依赖性，给患者及其家属造成极大的负担和伤害。尤其是对失眠、焦虑、抑郁三症并存的治疗，往往分别针对抑郁、焦虑、失眠用药或联合用药，疗效不尽如人意，且患者可能因费用高昂、服药次数增多而依从性差。相比之下，中医药在治疗抑郁伴失眠上具有疗效好、副作用少、经济实惠等优势，可以有效缓解患者抑郁状态和失眠症状。其中耳穴疗法操作简便、安全性高、患者依从性好，可对患者身心进行整体调节，体现了非药物疗法的优势，是治疗抑郁伴失眠症最具潜力的疗法之一。

（四）耳穴及耳穴疗法

耳穴是以中医理论为指导，结合现代全息理论，以耳部腧穴治疗全身性疾病的一种疗法。通过对耳穴的物理刺激，调节相关的经络，调理脏腑阴阳，从而起到平衡阴阳、安定神志的作用。耳穴神门可镇静安神，耳穴皮质下、内分泌、交感三穴能够改善大脑皮质的兴奋或抑制状态，并调节机体内分泌；耳穴心可宁心安神；耳穴肾可滋阴降火，补肾填髓；耳穴脾可健脾安神；耳穴肝可疏肝解郁；耳穴胆可清肝利胆。耳穴皮质下、交感、垂前和神门等穴位可安神宁心、调节情志，也有宽胸理气的功效，能够使患者阴阳平衡，有助于治疗抑郁伴失眠。耳穴疗法治疗可以作为改善抑郁伴失眠状况的有效治疗手段。

二、meta 分析和临床研究

（一）meta 分析及系统评价

Xiaowen Ji 等系统回顾补充和替代药物对失眠及伴随抑郁和（或）焦虑影响的 RCT，通过计算每种补充和替代药物治疗对失眠、抑郁和（或）焦虑测量的组内效应量完成 meta 分析。结果显示，研究所纳入的包括耳穴疗法在内的所有补充和替代药物均对失眠、抑郁和焦虑症状产生显著的、中度到较高程度的疗效，且特异性较高。

Bo Dong 等的系统评价和 meta 分析评估针灸（包括耳穴疗法）作为单一疗法和替代疗法治疗抑郁症相关失眠的有效性，引入了 18 项随机对照临床试验，研究结果表明，与西药相比，针灸能更有效地降低 PSQI 评分。与单独西药治疗相比，针灸联合西药在改善睡眠质量和抑郁程度方面有更好的疗效。在提高 HAMD 评分方面，针灸和西药没有显著差异。在不良事件方面，针灸很少发生不良事件，即使发生血肿或疼痛等，也可以得到很快的解决，没有其他严重不良事件的报告。综上所述，研究证据支持将针灸作为改善抑郁相关失眠症状的有效治疗方法。

Yao 等基于 Rs－fMRI 对针灸（包括耳穴疗法）改善失眠伴抑郁、焦虑的系统评价和 meta 分析，利用低频波动幅度和区域同质性的分析方法，更稳定、准确地反映静息态下自发性大脑活动的变化，揭示针灸治疗疾病的机制。结果表明，针灸可以调节失眠患者的情绪、认知，调节有关脑区的功能活动以及功能性脑网络的功能连接。但是，由于纳入的研究使用不同的评价标准和针灸方法，所以它们之间可能存在特异性。该研究为阐明针刺治疗失眠伴情绪障碍的中枢神经机制提供了循证医学依据。

田鸿芳等对国内外针灸（包括耳穴疗法）治疗失眠症伴抑郁焦虑的临床研究进行评价，结果显示虽然国内外针灸治疗失眠症伴抑郁焦虑的临床研究大部分采用随机对照方法，但诊断标准不统一，样本量偏少，干预措施种类多，疗效评价标准多样化、主观化，缺乏远期疗效随访，大多未描述不良反应及脱失率。未来还需要开展更多高质量、大样本 RCT，以充分证明针灸治疗失眠症伴抑郁、焦虑症状的有效性和安全性。

（二）临床研究

罗曼等观察和评价外配式耳迷走神经刺激仪治疗原发性失眠及其情感障碍的临床疗效，选取 35 例失眠兼情感障碍患者，于耳甲迷走神经分布区使用外配式耳迷走神经刺激仪对其进行治疗，每次 30 min，每天 2 次，每周 5 天，持续治疗 4 周，第 6 周周末随访。结果发现在治疗第 2 周周末，患者的原发性失眠症状得到显著缓解，在治疗第 4 周周末及第 6 周周末，患者的焦虑、抑郁症状均得到显著改善，表明该疗法具有一定远期疗效。

李茜茜等开展针刺联合耳穴贴压对抑郁障碍相关性失眠（心脾两虚型）的临床疗效的研究，耳穴选取与证型相对应的神门、皮质下、心、内分泌，这些穴位均具有健脾理气、调养心神的作用，嘱咐患者每天按压 4 次，每次每穴按压 20 下，每次贴一侧，3～5 天后取下，换另一侧进行耳穴贴压，1 周为 1 个疗程，共治疗 4 个疗程。结果显示普通针刺疗法可起到改善睡眠及缓解焦虑状态等作用，配合耳穴贴压组与其相比疗效更明显，这可能与耳穴贴压能对穴位进行持续刺激，提高局部穴位兴奋性有关，并且耳穴贴压对焦虑、睡眠、日渐残留、绝望等情绪因子效果优势明显。

张康婧对抑郁伴失眠患者使用耳穴压豆法治疗，选取的穴位有神门、皮质下、交感、枕耳、垂前（主穴），心、肾（配穴），在使用耳穴压豆法的过程中确保穴位准确，手法力量适中，并注意观察患者是否存在不适。对比分析两组病患治疗前、治疗 10 天、治疗 20 天、治疗 30 天的 HAMD 评分和 PSQI 以及睡眠时长。结果表明该疗法可以改善睡眠质量，增加睡眠时长，对治疗抑郁症伴失眠有明显效果。

张云飞等探讨耳穴压豆对轻中度抑郁症伴失眠的疗效，在患者的耳郭神门、心、肾、垂前、皮质下进行贴敷，后使用手指对患者的耳部压豆区进行按压，以患者感觉局部有酸、麻、胀、热感为适宜，每天揉按 3 次，每次每穴按压 30～60 s。贴敷 5 天后休息 2 天并更换 1 次，双耳交替施治。观察治疗 4 周后的 HAMD 评分、PSQI、血清 5-HT 水平，结果显示与常规的药物治疗相比，耳穴压豆可以显著而有效地改善轻中度抑郁症伴失眠患者的睡眠质量，同时具有不良反应小、操作简单可行、患者依从性高等特点，其作用可能是通过增加机体中枢的 5-HT 水平来发挥的。

温静的研究表明，相较于单纯温针灸治疗方式，通过耳穴压丸结合温针灸治疗抑郁症伴失眠的疗效更好，值得在临床上进一步普及与推广。

第十二节 糖尿病伴抑郁症

一、概述

2 型糖尿病是一种以糖代谢异常为特征的异质性疾病。根据国际糖尿病联盟（IDF）的报告，2017 年全球糖尿病患者有 4.51 亿人，预计到 2045 年，患病人数将增加到 6.93 亿人。2017 年，全球约有 500 万人死于糖尿病，全球糖尿病患者的医疗保健支出估计为 8500 亿美元。糖尿病给各国的财政和卫生系统带来了巨大的负担。糖尿病与多种并发症有关，例如精神健康相关障碍，尤其是抑郁障碍。一项综述表明，糖尿病患者中抑郁症患病率呈上升趋势。研究显示，患有 2 型糖尿病的成年人患抑郁症的风险增加，可能与糖尿病患者的大脑微血管功能障碍相关。社会和经济因素是诱导糖尿病伴发抑郁症的主要因素之一，在中低收入国家，与一般人群相比，糖尿病患者更易患抑郁症。

抑郁症和糖尿病并发症之间的关系似乎是双向的。抑郁症会增加发生 2 型糖尿病的风险以及随之而来的高血糖、胰岛素抵抗以及微血管和大血管并发症的风险。同样，2 型糖尿病也会增加抑郁症发生的风险，并可能导致更严重的抑郁症。

（一）HPA 轴亢进与糖尿病伴抑郁症

HPA 轴失调或亢进可伴随交感神经系统的激活，进而引起儿茶酚胺、皮质醇及白细胞介素等炎症标志物水平缓慢升高。在亚临床皮质醇增多症的状态下，脂肪细胞分化和增殖，从外周到中枢，脂肪重新分布，脂肪细胞的大小和数量增加，游离脂肪酸的脂肪分解和释放，糖代谢紊乱，发生类似胰岛素抵抗的病理生理学改变，从而引起 2 型糖尿病，并增加抑郁症的风险。此外，过量的皮质醇分泌会干扰神经元生成和海马功能，而该区域的功能异常与糖尿病和抑郁症的发病密切相关。

（二）中枢胰岛素抵抗与糖尿病伴抑郁症

一项 meta 分析发现，抑郁症和胰岛素抵抗之间存在统计学意义的横向关联，这一正相关使抑郁症和 2 型糖尿病之间存在生物学联系的合理性增加。海马特异性胰岛素抵抗可引发大鼠海马结构和功能缺陷，进而诱发大鼠抑郁样行为，在抑郁症患者中也可以观察到胰岛素缺乏或胰岛素抵抗。高脂饮食诱导的糖尿病大鼠中也存在胰岛素信号受损，并具有抑郁样行为。

胰岛素抵抗是许多糖尿病和抑郁症患者共同的代谢异常，因此用于治疗胰岛素抵抗的疗法可能有助于治疗糖尿病和抑郁症共病。临床研究发现，用于治疗胰岛素抵抗相关糖尿病的核转录因子过氧化物酶增殖物激活受体-γ的选择性激动剂可以改善胰岛素抵抗和葡萄糖耐量，并且具有显著的抗抑郁作用。此外，降糖药二甲双胍可缓解胰岛素抵抗小鼠的焦虑和抑郁样行为。这些结果均说明，通过靶向治疗胰岛素抵抗来管理糖尿病相关抑郁是有效、可行的。

（三）炎性反应与糖尿病伴抑郁症

炎症可能是介导抑郁症和糖尿病共病的重要生物学通路。研究发现，促炎细胞因子通过引起脑内免疫激活介导神经内分泌疾病的发生和相互转化。各种应激在不同层面参与中枢神经调节，激活机体免疫系统，使促炎性细胞因子分泌增加，HPA 轴功能紊乱，导致患者认知功能损伤。抑郁症与 2 型糖尿病具有共同的生物学起源，特别是过度激活先天免疫导致细胞因子介导的炎性反应和 HPA 轴的失调，促炎细胞因子可以直接影响中枢，导致抑郁症状。糖尿病伴抑郁症已被证明与低水平全身免疫炎症有关。近年来，全身免疫炎症指数已发展成为一种综合性的新型炎症指标，有研究证明，高水平的全身免疫炎症是糖尿病伴发抑郁症的独立危险因素。慢性低水平炎症反应引起的细胞因子浓度增加也会导致胰腺 β 细胞凋亡和胰岛素抵抗及大脑中的氧化应激增强，以及 HPA 轴和色氨酸 – 犬尿氨酸途径的激活，增加糖尿病和抑郁症共病的风险。氧化应激的特征之一为活性氧释放增多，这不仅会直接损害产生胰岛素的胰腺 β 细胞，还会导致炎症反应、免疫激活、单胺能神经递质氧化增加和脂质过氧化，这些均与糖尿病和抑郁症相关。

二、临床研究

糖尿病和抑郁症共病的日益流行给全球健康带来沉重的负担。糖尿病患者对抑郁症的认识不充分，与没有抑郁症的糖尿病患者相比，患有抑郁症的糖尿病患者的自我护理、治疗依从性、生活质量均更差，医疗保健费用均增加，伴发更多的糖尿病并发症，并且预期寿命缩短。

（一）药物治疗

药物疗法主要针对抑郁症状和血糖两方面，应采用降糖药与抗抑郁药联合治疗。虽然抗抑郁药被用于糖尿病的药物干预，但它们在改善抑郁症状方面的效果是中等的。

除已证实的心脏代谢作用等不良反应外，大量抗抑郁药会增加患者的食欲，导致体重增加的风险增高，不利于控制血糖。5-HT 再摄取抑制剂为糖尿病伴抑郁症的首选药物，但由于药物间的相互作用，其在临床上的应用受到了限制，目前没有大样本的临床研究。

（二）心理疗法

认知行为疗法是常用的心理干预方法之一，是指在纠正患者不合理的认知观念（或）行为的基础上，帮助其转变不良情绪，进而解决患者的一系列生理和心理问题。认知行为疗法通过改变负性情绪和认知、增加良性情绪的技能培训，帮助患者树立信心、增强应对能力，进而有效减少抑郁发作次数和降低严重程度。研究发现，接受认知行为疗法的糖尿病患者抑郁情绪改善效果更佳，抑郁症状减轻不但能使患者糖尿病症状明显改善，且能明显提高患者生活质量。在治疗糖尿病伴抑郁症时，对患者的心理干预应贯穿整个过程，从而提高患者治疗的依从性，更有效地达到治疗目的。若忽视心理干预，则可能增加糖尿病并发抑郁症患者病情加重的风险。

（三）运动疗法

运动疗法不仅在糖尿病治疗中具有重要意义，同时在抑郁症的预防、治疗和康复方面也发挥着积极作用。运动训练可以提高糖尿病患者的生活质量，改善抑郁症状，提高患者幸福感。

（四）中医疗法

糖尿病伴抑郁症是建立在"消渴"病基础上的，与一般"郁证"有所不同，其为本虚标实之证，本虚为气阴两虚，标实为血瘀肝郁，其基本病机可用"虚、瘀、郁"来概括。中药治疗多从肝论治、从心论治、辨病论治，还包括中医情志护理、养生功法、耳穴疗法等其他疗法。

耳穴疗法属于针刺疗法中的微针，已被广泛应用于临床。耳穴疗法包括耳针、耳穴贴压、耳穴割治、耳穴揿针及耳穴电刺激等。

已有大量临床试验证明耳穴疗法治疗糖尿病伴抑郁症安全有效。一项研究纳入 90 例 2 型糖尿病合并抑郁症患者，分为 3 组，分别为单纯耳穴压豆组、耳穴压豆联合抗抑郁药组、单纯抗抑郁药组，3 组均进行常规降糖药物治疗，以 HAMD 作为临床疗效观察指标，以《中药新药临床研究指导原则》中的疗效判定标准作为临床疗效评定标准。结果显示，耳穴压豆联合抗抑郁药组的患者抑郁症状改善明显，HAMD 评分显著降低，耳穴压豆联合抗抑郁药临床疗效确切并且无明显副作用。当耳穴压豆作为糖尿病合并抑郁药物疗法的辅助护理时，甚至取得了比药物疗法更好的临床效果，并且显著提高了患者的依从性及治愈率，减少了不良反应的发生。另有研究纳入 64 例 2 型糖尿病伴抑郁患者，随机分为两组，对照组使用常规降糖药物连续治疗 12 周，观察患者临床症状、HAMD 评分及不良反应，以探究耳穴疗法的安全性及有效性，结果显示，刺激耳穴可调节相关经络功能，起到运行气血、调整脏腑阴阳的作用，最终达到调畅情志、镇静安神、治疗 2 型糖尿病伴抑郁症的目的，与西药组相比，耳穴治疗组的有效率高达 93.75%。近年来，焦虑和抑郁对血糖的影响越来越受重视。研究表明，抑郁可抑制胰岛素分泌，降低糖尿病患者的糖代谢功能，焦虑情绪体验源于下丘脑，焦虑情绪本身可以激活 HPA 轴，使肾上腺分泌的糖皮质激素水平增加，进而引起血糖升高，因此，从抗焦虑抑郁的角度出发，可为糖尿病的临床治疗方法提供新思路。为探究耳穴电针对 2 型糖尿病患者脑卒中后抑郁的影响，有研究纳入患者 100 例，随机分为两组，两组均予抗抑郁药物治疗，治疗组在此基础上行耳穴电针治疗，选取的耳穴为神门、脑干、心、肝、肾，对耳穴神门和心加用电流刺激，连续治疗 6 周，以 HAMD 评分及 SERS 评分为观察指标，以 HAMD 减分率判定治疗方法是否有效，结果显示，治疗组出现 1 名患者脱落，对照组出现 2 名患者脱落，治疗 6 周后治疗组 HAMD 评分显著低于对照组，且治疗组在治疗 3 周、6 周后的 SERS 评分比较差异无统计学意义，对照组治疗 6 周后的 SERS 评分高于治疗 3 周后，因此研究者认为耳穴电针作为一种良性刺激，能改善 2 型糖尿病伴卒中后抑郁患者的抑郁症状，疗效肯定，操作简便，安全性高，较抗抑郁药物治疗起效快，并可减少抗抑郁药物的不良反应，其作用机制可能与调节患者单胺类神经递质的平衡有关。

第十三节　脑病共病

凡脑功能失调，或脑实质损伤引起的疾病皆可称为脑病。《中医脑病学》按病因将脑病大致分为 6 类：外感性脑病、内伤性脑病、外伤性脑病、中毒性脑病、先天性脑病和其他原因的脑病。若按西医病名归类，则脑病根据内容与范围大致可概括为 3 类：神经系统疾病（多为器质性病变）、精神疾病（多为功能性病变）、心身疾病（如情绪反应、心理因素创伤、环境适应不良以及与情志影响有关的疾病）。

共病一词最早在 1970 年由美国耶鲁大学流行病学教授 Feinstein 提出，也常被称为并存疾病、同病、合病等，最初的定义为"同一患者患有所研究的索引疾病之外的其他任何已经存在或发生在索引疾病过程中的疾病"，既包括同时发病，即所谓横向联系，也包括先后发病，即所谓纵向联系。共病概念首先被引入诊断混乱的精神疾病领域，被精神病专家用于研究精神病学领域"一人多病"的现象。目前精神疾病领域把共病研究重点放在多个独立的精神疾病共存的表现上，即一个患者符合一种以上综合征的诊断标准，而有多个诊断，如酒瘾与抑郁症共病、焦虑障碍与抑郁障碍共病、脑梗死性痴呆与抑郁共病等。这些诊断涉及病人的全部症状、体征和病程。共病包括三种情况，分别是：①一个潜在的共同病因导致了两种或两种以上不同的疾病；②一种疾病导致另外一种疾病的发生；③两种毫不相关的疾病同时发生。耳穴疗法治疗的脑病共病，目前主要集中于焦虑障碍共病失眠，卒中后睡眠障碍，卒中后抑郁、焦虑等。

一、焦虑障碍共病失眠

失眠与焦虑障碍共病是指失眠和焦虑均达到疾病诊断标准，并且二者的起病和病情演变相对独立，属于中医"不寐""郁证"范畴。国外调查显示，失眠伴焦虑的患者占失眠患者的20%～30%。虽然失眠常与焦虑共病，但却有相对独立且可叠加的特点。失眠可以是焦虑的独立危险因素，反之亦然。

耳穴疗法治疗失眠与焦虑障碍共病，临床多采用耳穴埋针、耳穴贴压等疗法，常结合中医其他疗法，如中药、针刺、情志疗法。耳穴疗法多选取神门、肝、心、交感、皮质下、内分泌、脾、三焦。任建宁采用针刺加耳穴埋针法治疗焦虑型失眠症，耳穴埋针方法取穴神门、肝、胆、心、脾、皮质下、交感、三焦，痰多者加肺，强迫思维者加脑干，纳呆者加胃，恐惧者加肾，气滞血瘀伴疼痛者加耳尖，气血两虚伴神疲者加肾。耳穴埋针法具体操作方法是：用75%酒精严格消毒耳部，将皮内针埋入所取耳穴，用医用胶布将皮内针固定，留针48 h。嘱患者每日自行按压3～5次，每次1 min，使耳郭有酸胀、灼热感即可。1周埋针3次，10次为1个疗程。左右耳交替使用。经过6个月的治疗，该疗法治疗焦虑型失眠症的总有效率达到68.6%。施海燕等选取耳穴心、肝、肾、交感、神门、内分泌进行埋针治疗，每周周日休息，4周为1个疗程，连续治疗2个疗程。配合中医情志干预，每2周进行1次，共4次。结果提示，耳穴揿针配合中医情志干预能够更好地改善失眠症患者焦虑、抑郁情绪及睡眠质量，疗效更佳。

二、卒中后睡眠障碍

卒中后睡眠障碍又称中风后失眠（post-stroke insomnia，PSI），是指脑卒中患者并发的睡眠质量下降，睡眠时长、时间紊乱，主要表现为入睡困难、睡后易醒、日夜睡眠颠倒、身体疲乏无力等。此病为脑卒中常见的并发症，相关研究数据显示，超过70%的急性脑卒中患者存在睡眠障碍。中风后失眠在中医学中被称为中风、不寐之并病，二者存在明显的因果关系，发病后患者比较容易出现焦虑抑郁，也是自杀意念的危险因素，一年后有自杀倾向的概率高达 6.6%。

耳穴疗法治疗卒中后睡眠障碍，临床多采用耳穴贴压法，常结合针刺、音乐疗法，耳穴以神门、心、交感、皮质下、内分泌为主。陈志慧对 80 例中风失眠患者进行耳穴贴压王不留行籽治疗，治疗后采用自身对照法观察治疗前后患者入睡及睡眠时间、醒觉次数等，并进行睡眠治疗评价，结果显示治疗总有效率为 80.8%。邢雨胜将 64 例中风后失眠患者随机分为试验组与对照组，试验组给予耳穴贴压治疗，对照组予口服艾司唑仑治疗，两组治疗后比较，试验组总有效率为 90.6%，高于对照组的总有效率 81.2%，二者有显著性差异。王子豪等观察耳穴压豆治疗中风后失眠的临床疗效，以口服地西泮片为对照，给予双耳穴压豆治疗，选取交感、神门、心、皮质下、内分泌，以 7 天为 1 个疗程，连续治疗 3 个疗程后进行疗效评定。结果认为耳穴压豆疗法治疗中风后失眠的疗效优于西药治疗，且操作简单方便，副作用较小，应用广泛，疗效可靠。李俭观察针刺配合耳穴压豆治疗中风后失眠的临床疗效，选择神门、心、交感、皮质下、内分泌贴压，按揉 10~15 min，每天 1 次，连续治疗 20 天，又采用针刺配合耳穴压豆法对中风后失眠患者进行治疗，发现二者均能显著改善患者睡眠障碍症状，对促进患者病情的恢复及生活质量的提高均具有重要意义。

三、卒中后抑郁

卒中后抑郁（post-stroke depression，PSD）是卒中后表现出卒中以外的一系列症状的情感障碍综合征，常伴有躯体症状，是卒中后常见且可治疗的并发症之一。研究显示，卒中后 5 年内 PSD 的综合发生率为 31%，国内研究显示，PSD 的发病率在 40%~50%，以轻中度为主，重度约占 10%。目前 PSD 的治疗以抗抑郁药物为主，但存在不良反应大、药物依赖性强等不足。

耳穴疗法通过调节内脏及大脑的功能改善抑郁症状，是一种安全有效、不良反应少的绿色疗法，以耳穴贴压、耳穴电针或者结合针刺治疗常见。目前 PSD 应用频次最多的主穴为心、神门、肝、肾、皮质下。除国标用穴外，还有丘脑、神经衰弱点、神经衰弱区、睡眠深沉穴 4 个经验用穴。黄宏敏等采用耳穴贴压法治疗 PSD，试验组采用耳穴贴压法，取神门、脑、内分泌、肾、肝 5 个耳穴，对照组口服盐酸氟西汀（百优解），结果耳穴贴压法疗效与盐酸氟西汀（百优解）相当。李壮苗等观察耳穴磁疗对卒中后恢复期抑郁患者抑郁情况、生存质量的影响，结果认为耳穴磁疗可明显改善 PSD 患者的生存质量，在精力、家庭角色、情绪等方面的改善效果明显优于常规治疗组与常规治疗 + 王不留行籽贴压组。张林等观察在西药基础上配合针刺联合耳穴贴压治疗 PSD 的临床疗效。耳穴取神门、皮质下、心和肝，每日晨起、午间、睡前分别自行揉按 1 次，3~5 天重新贴压 1 次，连续 8 周。针刺联合耳穴贴压结合抗抑郁药治疗卒中后抑郁临床总有效率达到 86.7%，表明针刺及耳穴贴压联合，可调节经络与耳 – 神经 – 内脏反射效应的协同作用，增强穴位 – 经络累积刺激效应，对抑郁的临床研究具有积极意义。

耳穴贴压治疗 PSD 的 meta 分析结果显示，耳穴治疗 PSD 的总有效率和 HAMD 评分均优于对照组，且差异有统计学意义。耳穴贴压治疗 PSD 有效，但尚需高质量、大样本、多中心的 RCT 进一步验证。

四、卒中后焦虑障碍

卒中后焦虑障碍（Post-Stroke Anxiety Disorder，PSAD）是脑卒中患者临床常见的并发症，主要是由不良情绪导致机体适应环境变化而产生的一种复合情绪反应，临床症状不仅有频繁、持久的焦虑和烦恼，甚至有恐惧、恐慌等精神症状，还有肌肉酸痛、颤动等躯体症状。国外流行病学研究显示，至少 30% 的脑卒中患者会出现焦虑抑郁症状，且病因不明。国内调查分析显示，PSAD 发病率较高，接近 30%。除继发于脑卒中以外，PSAD 也与患者的性别、年龄、病变部位、病程等因素密切相关。但是由于缺乏对脑卒中及其相关伴发疾病的了解，许多患者往往很容易产生一定的恐惧和不安，这种情绪对疾病的恢复有较大的负面影响。

耳穴疗法治疗 PSAD，多采用耳穴贴压法，或结合针刺、药物、情志护理等，耳穴多取神门、交感、心、皮质下等。蔡昊峰选用针刺配合耳穴压籽联合帕罗西汀作为对照，治疗组采用针刺联合耳穴压籽的方法，耳穴按缘中、神门、心、交感、皮质下的顺序轮流选穴，每次选取 3 穴，嘱患者每日自行按压 5 次，每次约按压 5 min，至耳郭有酸胀发热的感觉为宜，2 日于对侧耳部换贴 1 次，疗程为 4 周。结果提示，针刺配合耳穴压籽从调理脏腑功能入手，除改善焦虑障碍状态外，还可使人体气血调和，阴阳平衡；该法操作简单，无副作用，成本低廉，联合帕罗西汀，可补充帕罗西汀起效慢的不足，减少帕罗西汀的不良反应，可长久治疗，适用人群广泛，容易使患者接受并采纳，且患者依从性较好。龚立琴对老年高血压脑卒中恢复期伴焦虑症状患者应用情志护理结合耳穴埋籽治疗，耳穴选取神门、肝、肾、心、额、枕、皮质下、耳尖等，每日按压 3~5 次，每次 1~2 min，隔 1~3 日更换 1 次，两耳交替或同时贴用。结果显示该疗法对老年高血压脑卒中恢复期伴焦虑症状治疗效果显著。

第十四节　功能性胃肠病

一、功能性消化不良

（一）taVNS 改善功能性消化不良

1. taVNS 对功能性消化不良（FD）患者的即刻效应

Zhu 等观察 taVNS 对 FD 患者消化不良症状、胃电图（electrogastrogram，EGG）、心电图（electrocardiogram，ECG）以及饱饮试验的影响。患者（$n=36$）按随机顺序分别接受 taVNS 治疗和假电刺激（sham electrical stimulation，Sham-ES）组治疗，两次治疗时间间隔 1 周。分别记录 30 min 基线值，禁食状态下接受 taVNS 或 Sham-ES 刺激 30 min 以及餐后（饱饮试验）30 min 的临床症状、EGG、ECG、饱饮试验等指标。taVNS 和 Sham-ES 均使用手表大小的耳迷走神经经皮电刺激仪（SNM-FDC01，宁波迈达医疗仪器有限公司，中国宁波）。taVNS 的刺激点是迷走神经支配丰富的耳甲区。用酒精清洁耳郭皮肤后，将一个电极夹连接到一侧耳朵的耳甲腔内，另一个电极夹连接到另一侧耳朵的耳甲腔内。Sham-ES 的刺激点在手臂外侧肘部上面 15 cm 处。刺激参数：启动时间 2 s 和暂停时间 3 s、脉冲宽度 0.5 s、频率 25 Hz、强度 0.5～1.5 mA（准确值根据患者的耐受程度确定）。

与 Sham-ES 组相比，即刻 taVNS 增加了 FD 患者营养液饱饮试验的最大耐受量，降低了餐后饱腹感，改善了空腹状态和进食状态下胃电图正常胃慢波百分比（The percentages of normal gastric slow waves，NSW%），促进了迷走神经活动并抑制了交感神经活动。

2. 连续 taVNS 对 FD 患者的效应评价

Zhu 等观察连续 taVNS 治疗对 FD 患者消化不良症状、焦虑和抑郁评分、EGG、ECG 以及饱饮试验的影响。36 名 FD 患者随机分成两组，分别接受 2 周 taVNS（$n=18$）或 2 周 Sham-ES（$n=18$）治疗。每天接受两次治疗，分别在早餐和晚餐后 30 min 进行，每次治疗时间 1 小时，持续 2 周。在治疗开始和结束时评估消化不良症状量表、焦虑和抑郁评分、EGG、ECG、饱饮试验等指标。此外，39 名健康对照组也进行一次性饱饮试验，同时记录 EGG 和 ECG。

（1）胃容受功能：与健康对照组相比，FD 患者的胃容受功能下降，2 周 taVNS 改善了胃容受功能。与健康对照组相比，FD 患者的饱食后最大胃容量显著降低，经过 2 周 taVNS 治疗后，FD 患者的饱食后最大胃容量得到显著增加。2 周后 taVNS 组患者的饱食后最大胃容量显著高于 Sham-ES 组，并与健康对照组无显著差异。

（2）餐后消化不良症状：与健康对照组相比，FD 患者在最大饱饮后 20～30 min 的饱腹度评分显著增加，2 周的 taVNS 治疗使饱腹度评分显著降低，而 Sham-ES 对饱腹度无影响。FD 患者在饱饮后 10 min、20 min 和 30 min 的饱腹度评分均高于健康对照组。2 周治疗后，taVNS 组患者最大饱饮后 30 min 的饱腹度评分较治疗前显著降低，而Sham-ES 组没有降低。

（3）消化不良量表：taVNS 降低了消化不良量表的评分，主要与改善腹胀和疼痛症状有关。Sham-ES 组则治疗前后消化不良量表评分没有显著差异。

（4）焦虑和抑郁评分：与健康对照组相比，FD 组焦虑和抑郁评分显著增加。2 周的 taVNS 治疗显著降低了焦虑和抑郁评分。然而，Sham-ES 组焦虑和抑郁评分无显著变化。其中，抑郁和焦虑评分与消化不良量表评分呈弱正相关。

（5）EGG 的影响：与健康对照组相比，FD 组 NSW% 显著降低，治疗 2 周后，taVNS 组在禁食和喂食状态下 NSW% 均增加，而 Sham-ES 组无显著改变。在 2 周的治疗结束时，taVNS 组在禁食和喂食状态 NSW% 均高于 Sham-ES 组。其中，禁食状态下的 NSW% 与饱食后胃最大容量呈弱正相关，与 30 min 喂食状态下的饱腹度评分呈负相关。

（6）ECG：在空腹状态下，FD 患者的迷走神经活动低于健康对照组，2 周的 taVNS 治疗使空腹和餐后状态下的迷走神经活动增强。Sham-ES 治疗对迷走神经活动无显著影响。其中，迷走神经活动与 NSW% 呈弱正相关。

（二）耳穴埋丸法改善胃肠功能紊乱症状

俞锦芳采用耳穴埋丸法治疗胃肠功能紊乱症状。选取符合胃肠功能紊乱诊断的患者 88 例，男性 15 例，女性 73 例，经肝功能、便常规、胃肠道钡餐以及乙状结肠镜检查，均未发现器质异常。耳穴取穴胃、大肠、肝、脾、交感、神门、内分泌，同时根据辨证加减配穴。耳郭常规消毒后将王不留行籽固定于耳穴上，2 天更换 1 次，双耳交替贴换，5 次为 1 个疗程，共 2～3 个疗程。治疗期间每日按压 4～6 次，每次 5 min。痊愈 54 例，显效 18 例，好转 14 例，无效 2 例，有效率为 97.7%。其中，年龄越小，病程越短，治疗效果越好。

二、肠易激综合征

（一）耳穴贴压改善临床症状及中医症候评分

郭建峰等在研究中，将 90 例肠易激综合征（irritable bowel syndrome，IBS）患者随机分为综合组、中药组和西药组 3 组，每组 30 例。其中，综合组采用耳穴压丸（穴位：心、大肠）联合安肠止痛颗粒口服治疗，中药组单独使用安肠止痛颗粒口服治疗，西药组予马来酸曲美布汀片配合黛力新口服治疗，均治疗 4 周，综合组临床症状评分（腹痛、腹胀、大便次数及性状、情绪及睡眠等）、临床疗效及中医证候评分均优于中药组和西药组。

刘菲在研究中，将 84 例便秘型肠易激综合征（irritable bowel syndrome with predominant constipation，IBS-C）患者随机分为观察组和对照组，每组各 42 例。对照组采用马来酸曲美布汀口服治疗，观察组在对照组基础上，采用耳穴压丸（穴位：胃、大肠、小肠、直肠、脾、肺、肾、交感、三焦）配合穴位贴敷（将枳实、厚朴、大黄、芒硝等自制成敷贴，贴敷天枢、神阙），两组均治疗 20 天，观察组临床有效率显著高于对照组。

韩知忖等在研究中，将 80 例腹泻型肠易激综合征患者分为对照组和观察组，每组各 40 例。对照组采用蒙脱石口服治疗，观察组采用耳穴压丸（穴位：胃、大肠、肝、脾、内分泌、皮质下），两组均治疗 4 周，观察组临床有效率显著高于对照组，耳穴压丸法优于单纯口服蒙脱石治疗。

（二）耳穴贴压改善肠易激严重度及腹痛症状

郭建峰等报道，耳穴压丸（穴位：心、大肠）配合安肠止痛颗粒口服治疗 IBS 4 周，肠易激严重度评分（主要对患者腹痛程度、腹痛天数、排便次数及性状、抑郁、失眠焦虑、生活受影响程度、腹胀情况七个方面进行评估，每项 0～10 分）及腹痛评分均优于单纯中药或西药治疗。

（三）耳穴贴压改善生活质量及焦虑抑郁情绪

郭建峰等采用耳穴压丸（穴位：心、大肠）配合安肠止痛颗粒口服治疗 IBS 4 周，患者情绪抑郁伴失眠焦虑评分优于单纯中药或西药治疗。

于新捷等采用耳穴压丸（穴位：肺、大肠、三焦）配合心理疏导治疗 IBS 4 周，患者健康状况调查问卷简表 - 36 的评分［SF - 36，国际通用的生存质量普适性量表，分别从生理机能（PF）、生理职能（RP）、躯体疼痛（BP）、人总体健康（GH）状况、精力（VT）、社会功能（SF）、情感职能（RE）以及精神健康（MH）状况 8 个方面全面概括被调查者的生活质量〕显著优于单纯口服奥替溴铵片治疗。

何文芳等在常规药物治疗与护理干预基础上，耳穴压丸（穴位：大肠、肝、脾、心、神门、交感、皮质下等）治疗 IBS 6～9 天，患者 HAMA 量表评分显著优于常规药物治疗。

韩知忖等采用耳穴压丸（穴位：胃、大肠、肝、脾、内分泌、皮质下）治疗 IBS 4 周，患者 SDS 和 SAS 的评分均得到显著的改善，耳穴压丸疗效优于单纯口服蒙脱石治疗。

（四）耳穴贴压改善临床症状，抑制血清 5-HT 的表达

研究发现，IBS 患者血清中 5-HT 的表达高于正常人，5-HT 可能是 IBS 的关键调控因素之一。黄应杰等将 64 例腹泻型 IBS 患者随机分为治疗组与对照组，每组 32 例。治疗组采用耳穴压丸（穴位：直肠、大肠、交感、神门、内分泌、皮质下、肝、脾、胃），对照组采用口服匹维溴铵片治疗，两组均治疗 4 周。与药物匹维溴铵片比较，耳穴压丸治疗能较好地改善腹泻型 IBS 的临床症状评分，同时抑制血清 5-HT 的表达。

（五）耳穴贴压改善肠道菌群代谢

徐瑾等在常规护理基础上，采用耳穴压丸（穴位：以内分泌、大肠、神门、交感、直肠、胃、肝、脾、皮质下为主穴，以小肠为配穴）配合口服逍遥散治疗 IBS 4 周，患者肠道中肠球菌、乳酸杆菌菌落数显著升高，酵母样真菌菌落数显著下降，以上肠道菌群改善程度均显著优于常规护理配合口服逍遥散治疗。

（六）耳穴贴压改善肠道运动功能

徐瑾等报道，在常规护理基础上，采用耳穴压丸（穴位：以内分泌、大肠、神门、交感、直肠、胃、肝、脾、皮质下为主穴，以小肠为配穴）配合口服逍遥散治疗 IBS 4 周，通过直肠测压检测患者肠道运动功能，结果显示患者直肠静息压（rectal resting pressure，RRP）水平显著下降，最小抑制容量（minimum inhibition capacity，MIC）、直肠顺应性（anal compliance，AC）、首次便意阈值（desire to defecate threshold，DDT）、最大容量感觉阈值（maximum amount sensing threshold，MAST）水平显著升高，以上肠道运动功能的改善程度均显著优于常规护理配合口服逍遥散治疗。

（七）耳穴贴压改善临床症状评分以及血清相关脑肠肽的表达

人类大脑中含有许多联系中枢神经系统与胃肠道的神经递质，也称"脑肠肽"。其中，兴奋性脑肠肽 SP 和抑制性脑肠肽 VIP 是两种共同协调并维持胃肠运动功能的脑肠

肽。李志远将60例便秘型IBS患者随机分为治疗组与对照组，其中治疗组采用耳穴压丸（穴位：肝、腹、交感、皮质下、大肠、内生殖器）配合口服四磨汤治疗，对照组口服莫沙必利治疗。4周后观察组临床症状评分显著优于对照组，且血清P物质含量较对照组显著升高，血管活性肠肽含量较对照组显著下降。

第十五节　taVNS与国内外治疗技术对比的先进性

与抗抑郁药相比。抗抑郁药可针对抑郁症急性发作进行干预，品种丰富，药物治疗机制明确，但存在肝肾毒性，血液系统、神经系统毒性，仍然存在部分患者药物治疗无效、患者依从性极差、部分需要终身按时用药的不足。taVNS的有效率可达53.49%，和抗抑郁药物（舍曲林治疗抑郁症的有效率为58%）具有相似的疗效。同时taVNS治疗安全性高，副作用少，易于被患者接受，可避免药物首过效应以及因此产生的可能的药物副作用，且taVNS对器官特定神经区域的调节精度较强。

与心理治疗、认知行为疗法相比。心理及物理治疗可以用来预防抑郁症的复发；心理治疗与药物治疗具有同等重要的作用；心理治疗对于防止抑郁症复发有良好的作用。有人提出心理加药物治疗是治疗抑郁症的最佳方法，但该疗法起效缓慢，需良好的训练专业的精神医师进行，且部分患者依从性差。taVNS安全有效，操作简单，患者可在医生指导下居家自助治疗，依从性好。

与植入式神经刺激术相比。taVNS具有与植入式神经刺激术相似的疗效，但为无创疗法，患者可在医生指导下居家自助治疗，减少了不必要的手术创伤。taVNS可直接刺激迷走神经传入纤维，直接投射到NTS，广泛投射到大脑皮质，对于脑系疾病的治疗更具优势；耳迷走神经在体表分布相对于颈部迷走神经更为浅表，从解剖结构上更能保证迷走神经刺激强度、频率等参数的准确性；taVNS操作仪器体积较小，携带方便，参数可视。难治性癫痫iVNS手术费用约17万元/次，轻中度抑郁症终身服药费用为20万～25万元，而经皮耳迷走神经刺激仪约0.5万元/台，费用更为低廉。

与普通电针仪相比。耳迷走神经刺激仪采用一体式硅橡胶耳塞电极，解决了传统耳穴疗法难规范、难操作、难持久的技术难题；芯片控制模拟仿生针刺手法编码作为输出刺激信号，克服了常规电脉冲易耐受的缺陷，实现了材料安全、刺激无创和参数优效的技术突破。本仪器具较大优势，如：患者可在家自助治疗，能及时减少患者病痛，节约大量医疗费用及时间，且安全有效。该疗法基于原创性耳穴－迷走神经－NTS理论创新，有临床高等级循证证据验证疗效，刺激方法易操作，刺激强度明确量化。

与头针相比。头针主要采用毫针针刺，需要专业针灸医生进行针刺、起针等操作，头针刺激性较强、刺激时间较长，作为微创刺激方法，患者有晕针、出血、感染、弯针、疼痛等风险。taVNS 疗法无创、安全，患者可居家自助治疗。

与体针比较。taVNS 疗法较体针毫针针刺机制明确、刺激方法明确、无创。相较于普通电针，taVNS 疗法以仿生国医大师程莘农针刺手法群组生物信息编码作为刺激输出信号，克服了电脉冲耐受的缺点。该技术实现了患者自助治疗。

第六章

经皮耳电刺激技术成果转化

经皮耳迷走神经刺激仪是经皮耳电刺激技术成果转化的典型代表。

一、什么是经皮耳迷走神经刺激仪

历经三代技术升级，我们成功研制了具有我国自主知识产权的"经皮耳迷走神经刺激仪"（图6-1-1、图6-1-2）。

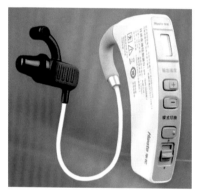

图6-1-1　第3代耳迷走神经刺激仪

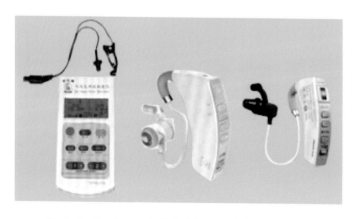

图6-1-2　经历三代技术升级的耳迷走神经刺激仪

该技术获授权国家发明专利9项、实用新型专利7项、外观设计专利3项、软件著作权1项,取得江苏省医疗器械注册证书。

代表专利证书如图6-1-3、图6-1-4。

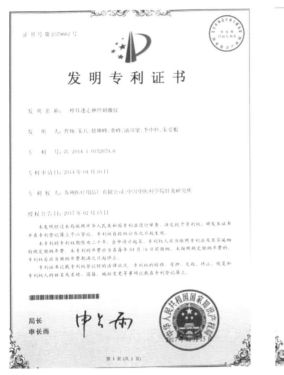 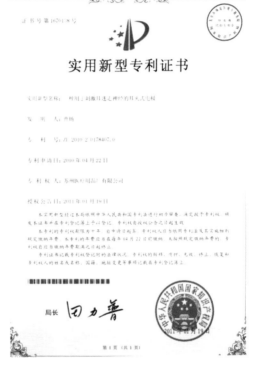

图6-1-3 发明专利证书　　　　　图6-1-4 实用新型专利证书

二、经皮耳迷走神经刺激仪的领先之处

1. 克服了常规电脉冲易耐受的缺点

近年来,经临床验证,电子技术与传统针灸经络理论相结合的神经电刺激疗法对神经功能失调疾病具有疗效。迷走神经为第10对脑神经,是脑神经中行程最长、分布最广的一对,含有躯体感觉纤维、内脏感觉纤维、躯体运动纤维和内脏运动纤维四种纤维。迷走神经支配呼吸系统和消化系统的绝大部分器官和心脏的感觉、运动以及腺体的分泌,大量研究表明,电刺激迷走神经,对癫痫、糖尿病、失眠、抑郁症等具有很好的辅助治疗作用。迷走神经颈部分支中的耳支含一般躯体感觉纤维,发自上神经节,向后外分布于耳郭后面及外耳道的皮肤,神经末梢丰富,因此,采用耳迷走神经刺激仪在耳甲处穴位进行电刺激即可达到神经电刺激治疗的效果。芯片控制模拟仿生针刺手法编码作为输出刺激信号,克服了常规电脉冲易耐受的缺陷。

2. 材料安全、刺激无创和参数优效

耳部电极是耳迷走神经刺激仪用来实施耳部耳甲处穴位电刺激的专用电极,其设计的形式和性能直接影响使用效果。老式的耳部电极多采用头箍式和耳夹式设计,这些耳部电极在使用中夹持力量较大,不舒适,而且作用点不可调节,灵活性较差。

鉴于此,我们创新性地设计出一种耳迷走神经刺激仪一体式硅橡胶耳部电极,目的是要改进传统耳部电极的性能和效果,提高使用的便利性和舒适度。值得强调的是,上述的硅橡胶是指主链由硅原子和氧原子交替构成,硅原子上通常连有两个有机基团的橡胶材料。硅橡胶具有优异的绝缘性能,不导电,耐电晕性和耐电弧性也非常好。该耳迷走神经刺激仪一体式硅橡胶耳部电极,由硅橡胶制成的耳塞和耳郭以及座体组成。座体由主体和弹性臂组成,弹性臂是从主体上延伸出的一个悬臂结构,弹性臂与耳郭连接处内部埋设有第一连接体,第一导线与第一连接体电连接,并在弹性臂体内延伸至主体,再从主体伸出。主体与耳塞连接处内部埋设有第二连接体,第二导线与第二连接体电连接,并经主体伸出。这种创新型的电极不仅保持了一体式设计结构,又解决了不同材料之间组合的矛盾,耳塞和耳郭对不同耳的形状和大小都具有很好的适应性,提高了仪器的性能及使用的便利性和舒适度。

在现有经皮耳迷走神经刺激技术中,耳迷走神经刺激仪通常由主机和耳部电极两部分组成。耳部电极是耳迷走神经刺激仪用来实施耳部耳甲处穴位电刺激的专用电极,包括用于刺激耳部耳甲艇处的耳塞电极以及用于刺激耳部耳甲腔处的耳郭电极,其设计的形式和性能直接影响使用效果。我们在现有的耳部电极使用过程中发现其具有以下不足:①当出现耳部电极损坏时,由于主机部分通过导线直接连接耳部电极,两者不可拆卸或难以拆卸,导致使用者无法自行更换耳部电极,使产品完全报废,需完全换新,造成用户使用成本提升;②在使用过程中,耳部电极中耳郭电极连接于耳塞电极的弹性臂经常会弯折,致使耳郭电极的电极本体与导线的焊接端发生断裂、脱落,从而影响耳郭电极的实际使用性能和治疗效果;③长时间使用后会出现神经电刺激强度变弱、神经电刺激无输出、电极头失效等问题,拆解产品后发现是由内部电极氧化引起,这一问题导致无法满足用户或患者治疗需求或治疗效果甚微。

为了突破上述局限,我们改进了耳迷走神经刺激仪,改进部位包括主机和耳部电极,主机连接第一导线,耳部电极连接第二导线;还包括一对公母接插端子,一者连于第一导线,另一者连于第二导线,使主机与耳部电极可插拔连接;耳部电极包括耳塞电极和耳郭电极,第二导线通过耳塞导线连接耳塞电极,并通过耳郭导线连接耳郭电极;耳郭电极具有 T 型电极本体,其尾部设有通孔,耳郭导线的端部穿过通孔后弯折,并与电极本体尾部焊接固定。

电极本体表面经工艺处理,材料安全,工艺处理包括:①对电极本体的表面进行钝化处理，先将电极本体在盐酸清洗溶液中进行浸泡，盐酸清洗溶液中的盐酸浓度为 10%~20%，在不超过 35℃ 的环境温度下进行，再对电极本体的表面通过铜材专用缓蚀剂进行处理；②对电极本体的表面进行镀镍处理，镀镍的参数要求为操作环境温度 28~35℃，环境洁净度等级不低于 10 万级，镀液温度 60~65℃，镀液浓度 100~200 g/L，镀液中硼酸浓度 45~50 g/L，氨基磺酸控制值 4.0~4.5，弱电解电压为 0.5~2 V，电流强度为 0.2±0.1 A，pH 3.5~4.0，经镀镍处理后电极本体的表面镍层厚度为 6~10 μm。

相比现有技术，该改进型耳迷走神经刺激仪通过可插拔设计，将主机和耳部电极分离成两个组成部分，若耳部电极发生损坏，也可方便地将其与主机进行分离，实现耳部电极自行更换，由于避免了对主机的更换（主机的价格较高），所以能够降低使用成本；同时，在耳部电极的耳郭电极本体上打孔，并将对应导线直接穿设于该通孔中并弯折缠绕后焊接，实现了耳郭导线与电极本体电性连接的可靠性和稳定性，避免了弹性臂经常弯折导致的电极本体与导线焊接端断裂、脱落的问题，从而保证了耳郭电极的实际使用性能和治疗效果。

3. 其他优势

本仪器具有的另一较大优势在于患者可在家自助治疗，进而节约大量医疗费用及时间，目前尚未见明显不良反应。传统耳穴疗法专业技术性强，不易操作；不同疾病选穴不一，难以精准；耳穴针刺、割治、放血等有创治疗，容易感染，疼痛感较强。相比这些局限性，耳迷走神经刺激仪可以做到无创、可量化、无疼痛，且患者可居家自助治疗，安全有效。

三、经皮耳迷走神经刺激仪所获荣誉

经皮耳迷走神经刺激仪作为中医药高科技示范用品及中国中医科学院标志性成果，先后于 2018 年参展全国科技活动周暨北京科技周和"创科博览 2018"、2020 年及 2021 年中国国际服务贸易交易会和"十三五"优秀成果展，受到业界和大众普遍关注。

第七章

大数据与专家共识

第一节 脑病耳治大数据初探

一、大数据概述

2002 年 8 月 apache.org 的开源项目 Nutch 最早开始引用"大数据"这个术语。NIST（美国国家标准与技术研究院）认为，"大数据指的是数据的数量、采集速度或者那些无法用传统的方法来进行有效分析的数据，或者是可以用重要的横向放大技术进行有效处理的数据"，它关注的是大数据的技术方面。美国麦肯锡全球研究院（MGI）是全球最大的管理咨询公司，作为大数据处理的先驱者，其在 2011 年的《大数据：未来创新、竞争、生产力的指向标》报告中，将"大数据（Big data）"定义为"大小超出常规的数据库工具获取、存储、管理和分析能力的数据集"。

一般意义上，大数据是指无法在可容忍的时间内用传统 IT 技术和软硬件工具对其进行感知、获取、管理、处理和服务的数据集合。大数据的特点可以总结为 4 个 V，即 Volume（体量浩大）、Variety（模态繁多）、Velocity（生成快速）和 Value（价值巨大但密度很低）。大数据类型繁多，包括结构化数据、半结构化数据和非结构化数据。数据的共性、网络的整体特征隐藏在数据网络中，大数据往往以复杂关联的数据网络这样一种独特的形式存在，因此要理解大数据就要对大数据后面的网络进行深入分析。大数据的运行主要包含 4 个阶段：数据采集、数据前处理、数据分析、数据应用。大数据的应用类型有很多，主要的处理模式为批处理和流处理。批处理是先存储后处理，而流处理则是直接处理。要想处理大数据，首先必须对所需数据源的数据进行抽取和集成，从中提取出关系和实体，经过关联和聚合，采用统一定义的结构来存储这些数据。数据分析是整个大数据处理流程的核心，因为大数据的价值产生于分析过程。数据挖掘是从大量的、不完全的、有噪声的、随机的、模糊的实际数据中，提取隐含在其中的、人们所不知但又潜在有用的信息和知识的过程。数据挖掘，又称数据库知识发现，是从海量结构化信息中抽取或挖掘隐含信息和知识的重要方法和途径，融合了人工智能、数据库、模式识别、机器学习、统计学和数据可视化等多个领域的理论和技术。数据挖掘技术在处理海量模糊性和非线性数据时，与传统方法相比，具有能够发现有效、新颖及潜在有用知识的优势。对数据的解释也是至关重要的，如果分析的结果正确但是没有采用适当的解释方法，那么所得到的结果很可能让用户难以理解，极端情况下甚至会误导用户。对大数据的定义、类型、价值、特征等维度进行综合考察可以看出，大数据具有预警性、预测性、差异性、共享性和动态性等特性。

二、脑病耳治大数据现状

大数据医疗的目的在于利用已有的数据和大数据分析方法全面地描述疾病状态以及疾病的发生发展过程，提高人们对疾病的诊断能力以及对疾病病因的认识水平，最终优化诊疗方法。因此，描述疾病状态及分型、阐述疾病发病的生物学机制、筛选疾病及疾病亚型生物标志物是医疗大数据的三大应用方向；另外，开发、应用临床决策支持系统也是大数据医疗的重要发展方向之一。大数据最重要的就是"大"，海量的数据是其可以忽略数据精准度而得出可靠结论的重要前提。

针灸治疗在临床应用中有"病在上，取之下；病在下，取之上；病在中，傍取之"（《素问·五常政大论》）之说，可见针灸取穴是根据经络的整体联系，选择局部穴位进行刺激以达到调节全身的目的，而非"头痛医头、脚痛医脚"的简单对症治疗。针灸治疗具有适应证多、疗效明显、操作方便、经济安全等优点。针刺效应的生物学基础需要从宏观、整体、系统和动态的角度来认识。如何将大数据应用于针灸治疗是一项极具意义的研究工作。大数据思维不仅与中医理论存在共性，而且它作为一种新的研究工具也给临床研究设计带来了更多的选择和可能性。通过从医学数据中寻找潜在的关系或规律，可以获得有效地对患者进行诊断、治疗的知识，增加对疾病预测的准确性，在早期发现疾病，提高治愈率。

目前在医疗大数据的应用方面，利用基因组学、蛋白组学及代谢组学手段开展个性化医疗是一种热门的新兴医疗技术。大数据研究注重通过整体分析得出所研究事物与其他事物之间的关系。目前我国的中医临床研究的试验设计以观察性研究和 RCT 为主，由于循证医学的迅速发展，RCT 成为目前国际公认度最高的临床疗效评价方法。然而，RCT 并不能解决所有的临床问题。中医针灸临床研究需要一种基于中医针灸本身特点的、符合中医辨证论治特色的、遵循针灸治疗理论体系的临床试验设计标准，而不能盲目照搬西药的临床研究方法。如今大数据的发展使得我们可以收集和分析处理"全样本"、混杂的数据，它对于研究个体规律、关联关系、复杂关系具有重要意义，通过计算可以观察到更多、更细节的信息，可以发现用以前的方法根本发现不了的知识。

大量针刺实验数据散在于海量文献中，有待系统分析和挖掘。从脑病耳治大数据形成的现状来看，脑病耳治大数据多形成于针灸文献中，目前开展的研究多从针灸文献入手，进行数据挖掘。有学者开展基于文献大数据的穴位刺激效应可视化平台的构建，对涉及不同实验来源的数据集及其形成的包括机体器官（功能评分）、组织细胞（微观机能）、分子网络等各级水平的针刺效应数据进行抽取，依据数据及其内在关系，利用计算机生成的图形和图表来表示错综复杂的针刺效应，为针刺生物学机制的深入研究提供规范化的数据支持及多维度的可视化展示。在浩如烟海的文献中，通过大数据、复杂网络等技术找到穴位刺激效应的关系，能为繁杂的临床和科研工作带来便利。也有学者利用海量针刺数据开展病症治疗及方案预测研究，如基于 NEI 网络响应系统的针刺潜在治疗病症及方案的预测探析，挖掘探索针刺疗法的潜在优势治疗病症，根据现有针刺机制，以海量数据为研究对象，构建针刺神经－内分泌－免疫调节网络，挖掘分析 NEI 网络响应子功能失调导致的疾病，构建"针刺－NEI 网络及关键响应子－疾病"数学模型，利用大数据分析方法与技术预测针刺潜在适应证。还有学者基于数据挖掘技术，通过收集各个数据库中治疗脑卒中后痉挛性偏瘫的针灸处方并对处方进行描述性分析、聚类分析和关联规则分析，研究针灸治疗脑卒中后痉挛性偏瘫的选穴特点。也有学者在针灸领域开展基于大数据技术的临床针灸辅助决策支持模型研究，通过收集临床针灸电子病历数据，建立数据库，构建临床针灸辅助决策支持模型，帮助针灸医生在临床中做出科学、合理、高效的决策。

三、脑病耳治大数据存在的问题和挑战

大数据将给脑病耳治带来新的治疗思路，但与此同时也存在数据的收集、处理等问题和挑战。大数据选择的不是随机样本，而是全体数据，从整体上把握对象，着重点不再是精确性，而是混杂性和多样性。大数据促进了从因果思维向相关性思维转变，不再立足于寻求比较简单的因果关系，而是把握复杂的相关性。在评价指标方面，大数据临床研究不同于传统 RCT，要求设计试验时尽可能多地设置观察指标，明确主要指标，扩大次要指标，利用科技手段增加观察时间和次数。在技术方面，大数据时代面临的挑战有如下几种，大数据集成、大数据分析、大数据隐私、大数据能耗、大数据处理与硬件的协同、大数据管理易用性、性能的测试基准等。清洗与提炼过程必须注意以下几点：检测并除去数据中所有明显的错误和不一致；尽可能地减少人工干预和用户的编程工作量，而且要容易扩展到其他数据源；应该和数据转化相结合；要有相应的描述语言来指定数据转化和数据清洗操作，所有操作应该在一个统一的框架下

完成。进行数据挖掘工作时要注意将数据标准化和穴位名称规范化。数据，就是指资料的信息化、数字化。大数据的复杂性体现在四个方面，即海量性、实践性、异构性和分布性，这是大数据区别于传统数据的四个特点。在方法论方面，大数据带来了三大挑战，即分析基础、计算的模式与计算方法需要推倒重来，根本性判定需要条件。在医疗大数据共享方面，存在隐私安全难以保障、协作机制不健全和信息标准不统一等问题。在人才方面，大数据时代，医疗健康数据大爆发，大数据技术能满足不断增长的医疗健康产业精准化、智能化的迫切需要，然而，现有的大数据技术人才的数量难以满足庞大的社会需求，医疗健康领域的大数据技术人才更是稀缺。

四、讨论

通过对大数据概念、特征等的阐述和脑病耳治大数据现状可以看出，目前大数据技术尚未全面应用于脑病耳治领域的研究，已有研究多为对文献、临床数据和针灸古籍资源的数据挖掘，故脑病耳治的临床研究、机制研究等在此领域有巨大的发展前景。然而脑病耳治大数据研究也面临诸多问题和挑战，这些问题亟待解决。大数据为科学研究带来了新的思路，随着大数据技术的日趋成熟，大数据技术将广泛应用于医学研究。

第二节　耳穴电刺激治疗抑郁症临床应用专家共识

本共识遵循循证医学的相关原则与方法，参考 2013 年美国精神医学学会《精神障碍诊断与统计手册（第五版）》（DSM - 5）、中华医学会精神科分会制定的《中国精神障碍分类与诊断标准第三版》（CCMD - 3）、国际疾病分类第十一版（ICD - 11），对抑郁症临床治疗方法进行分析评估，充分考虑现有治疗手段和技术的安全性、有效性及经济因素，我们发现目前临床抑郁症治疗方法存在治疗费用高昂、副作用较多等问题。基于这一现状，我们决定发展基于中医耳穴理论的耳穴电刺激治疗方法。通过多年来对耳穴电刺激治疗抑郁症的疗效及安全性的观察，制定耳穴电刺激治疗抑郁症临床应用专家共识。在制定过程中，起草人员组成起草小组、建立工作群，在群中多次沟通讨论共识制定相关事宜，并由中国针灸学会耳穴诊治专业委员会组织专家多次讨论，召开专家共识会议，对共识内容进行完善，最终形成《耳穴电刺激治疗抑郁症临床应用专家共识》（以下简称《共识》）。

本《共识》属于阶段性的专家意见，今后会根据本领域国内外的学术发展情况，做进一步的调整完善。中医中以抑郁症状为主要表现的病证，如"郁证""脏躁""百合病"等，也可以参考本《共识》进行诊治。

一、耳穴电刺激的中西医理论基础

（一）中医学理论基础

祖国传统医学中并没有"抑郁症"的病名，现在一般将其归属于"郁证"范畴，但"郁证"只是一种狭义的说法，文献记载中的"脏躁""百合病""梅核气"等都包含了抑郁症的多种临床表现。中医学认为，本病病位在脑，涉及五脏，以心、肝、肾为主，其主要病机为气机失调、情志不畅。2000多年前的《阴阳十一脉灸经》中就记载了"耳脉"；《灵枢·经脉》提到六阳经在耳郭的分布走行，六阴经虽不直接入耳，但通过经别和阳经相合后与耳联系；《灵枢·口问》记载："耳者，宗脉之所聚也。"《灵枢·脉度》记载："肾气通于耳，肾和则耳能闻五音矣。"《备急千金要方》记载："心气通于舌，非窍也，其通于窍者，寄见于耳，荣华于耳。"《杂病源流犀烛》记载："五脏六腑十二经脉有终于耳者。"耳与全身脏腑、经脉密切联系，故刺激耳穴可以调节脏腑、疏通经络、调和阴阳，从而治疗多种疾病。中医基础理论认为，耳穴心、肝、肾、脾可调理脏腑，宁心安神，疏肝解郁，补肾强骨填髓，健脾化痰；脑干、神门可调神理气，镇静益脑安神；气郁化火配肝，可以疏肝理气解郁；忧郁伤神配心，可以养心安神；心脾两虚配心、脾，可以健脾益气安神；阴虚火旺配心、肾，可以滋阴清热安神。诸穴合用，治疗抑郁症可获良效。

1. 宗脉之所聚

"耳者，宗脉之所聚也"，出自《灵枢·口问》，一直被奉为解释耳穴中医学机制的圭臬。隋唐时期杨上善对此释曰："人耳有手足少阳、太阳及手阳明等五络脉皆入耳中，故曰宗脉所聚也。"清代张志聪也认为："所谓宗脉者，百脉之宗也。百脉皆始于足少阴肾，生于足阳明胃，输于足太阴脾，主于手少阴心，朝于手太阴肺，是以五脉之气，皆会于耳中。"巢元方、张介宾、张志聪等的论述虽有不同，甚至所言具体内容有很大差别，但其意均指耳与诸多经脉有联属关系，而通过诸经脉（或脏腑-经脉）与百脉连通。

《黄帝内经》认为五官九窍与经络均密切相关，如《灵枢·邪气脏腑病形》言："十二经脉，三百六十五络，其血气皆上于面而走空窍，其精阳气上走于目而为睛，其别气走于耳而为听，其宗气上出于鼻而为臭，其浊气出于胃走唇舌而为味。"就经脉系统具体循行分布而言，《灵枢·经脉》《灵枢·经筋》及《灵枢·经别》载，足太阳经脉"至耳上角"，足太阳经筋"上结于完骨（即耳后）"，足阳明经脉"循颊车，上耳前"，足阳明经筋"结于耳前"，足少阳经脉"下耳后……入耳中，出走耳前"，足少阳经筋"出太阳之前，循耳后"，手太阳之筋"结于耳后完骨；其支者，入耳中；直者，出耳上"，手太阳经脉"却入耳中"，手阳明别络"入耳合于宗脉"，手少阳经脉"系耳后，直上出耳上角……入耳中，出走耳前"，手厥阴经别"出耳后，合手少阳完骨之下"等。由此可见，耳与诸经脉均联系密切。值得一提的是，就古代文献文本语境来看，"耳者，宗脉之所聚也"之"耳"，绝非单指用作耳穴疗法刺激部位的耳郭，还包含外耳道、中耳、内耳等。

2. 心肾之所通

中医古代医籍有关"耳与心、肾相通"的记载很多。《素问·阴阳应象大论》言："肾主耳……在窍为耳。"《素问·金匮真言论》曰："南方赤色，入通于心，开窍于耳，藏精于心。"《证治准绳》曰："肾为耳窍之主，心为耳窍之客。"这些论述大多是指耳与心气、肾气密切相关，心肾气足，耳的功能才能发挥正常。

耳与肾关系密切，尤其是耳郭部分。《难经·四十难》指出"耳为肾之外候"，观察一个人耳的气色形态，可以诊辨其肾气的强弱。在中医传统养生保健功法中，古人常通过刺激耳补肾气，如叩耳、揉耳、摩耳等。肾为"先天之本"，是一切身体能量的根本来源，刺激耳对全身元气具有补益调整作用。中医理论中的"心"与西医学的"脑"在功能上有类似之处，均主导"神明"。一般认为，"神"其体在脑，其用在心。刺激耳，可以有效调节心神功能。《医林改错》则直接论述耳与脑相通："两耳通脑，所听之声归于脑。"在中医以五脏为核心的理论体系中，人身以"水火立极"，心肾是五脏五行的根本，是身体的能量之轴。包含耳穴电刺激疗法在内的耳部刺激，在一定程度上可调整心肾，从而促进五脏、阴阳之和合。

3. 少阳之枢机

人体的气机，在五脏与六经的不同视角下，有着各自的运行途径和规律。五脏五行的生克、六经六气的"开阖枢"，使得人体的气机保持着相对平衡，任何一脏或一经发生问题，都会导致全身气机失常。就六经"开阖枢"理论而言，少阳、少阴为人体气机之枢纽，对全身气机的开阖出入起着至关重要的作用。其中，少阳居于阴阳之间，是三阴三阳出入的必经之路，是阴阳转换之关要、表里沟通之枢机。病理状态下人体气机紊乱，少阳是切入调节的一把重要钥匙。少阳主胆，而《素问·六节藏象论》谓"凡十一脏，取决于胆也"。少阳经和胆，与六经及五脏六腑密切关联，具有"牵一发而动全身"之能。

4. 耳穴与中医象思维

象思维，是中医的重要思维方式之一，是古人通过观察总结天地及自然万物的运行规律，并与人体类比，运用直觉、比喻、象征、联想、推类等方法，探索有规律且相通、相感的物象或自然现象规律性呈现的模式与意象，进而研究其内在联系与原理的思维。耳郭在形象上与倒立的人体（胎儿）非常相似，按照象思维的逻辑，刺激其相关部位，理论上可以治疗人体对应部位的疾病。无论在耳部穴位理论的不断丰富发展方面，还是在针灸临床实践中，依据象思维的耳穴刺激治病取效规律都是客观存在的。

（二）西医学理论基础

抑郁症的发病原因尚不清楚，发病机制复杂，涉及遗传、生物、心理和社会环境等众多因素。目前抑郁症的病理生理机制主要有以下几种假说：单胺假说、遗传假说、应激假说、神经内分泌假说、免疫炎症假说、神经相关假说（神经发生、神经可塑性、神经环路、神经营养因子假说等）、菌群－肠－脑轴假说、突触功能异常假说等。肠道菌群失调可通过菌群－脑－肠轴引发抑郁症。另外，有研究显示，海马神经元发生功能下调会引起海马结构可塑性变化，从而引起抑郁症。脑影像学研究揭示，抑郁症患者存在脑网络功能连接的异常改变。尽管抑郁症患者的功能影像学研究结果不完全一致，但大部分观察均支持抑郁症患者额叶皮质－边缘通路存在功能障碍。由于临床表现和致病因素的异质性，到目前为止，抑郁症的病理生理学机制尚未完全被揭示。

1. 耳穴电刺激的神经生物学机制

耳郭的神经十分丰富，通过对耳穴神经解剖和组织切片的研究发现，耳郭上有来自脊神经丛的耳大神经和枕小神经，来自脑神经的三叉神经（耳颞神经）、面神经、舌咽神经、迷走神经分支，以及随颈外动脉而来的交感神经，且各神经之间有丰富的吻合支，各神经分支在多处形成相互重叠的网状结构，形成神经网络。有报道表明耳穴不是靠单纯某一支神经发挥作用，而是靠支配某一区域的整个神经网络共同发挥作用。人体胸腹腔内脏在耳郭上相应部位的反应点，恰恰都在迷走神经耳支的分区内，不仅迷走神经支配的耳穴具有能够反映和治疗内脏疾病的特性，非迷走神经分布的某些耳穴亦具有类似功能。

有研究显示，电刺激神门、脑干、心、肝、肾等耳穴，干预 6 周后脑卒中后抑郁症患者的 HAMD 评分显著下降，耳穴电刺激为临床治疗中风后抑郁症提供了新方法。另有研究显示，经皮电刺激神门、心、肝等耳穴可激活迷走神经耳支，迷走神经传入纤维将信号传递到 NTS，在 NTS 中继后，再将信息传递到杏仁核、海马、岛叶等与情绪相关的大脑核团，用该法治疗轻中度抑郁症，效果显著。

2. 耳穴电刺激的免疫学机制

电刺激耳穴内脏代表区激活迷走神经耳支，传出冲动在网状内皮组织中的巨噬细胞附近释放 ACh，ACh 与免疫细胞上相应受体特异性结合，主要是与 α7nAChR 结合，抑制网状内皮系统的组织 – 巨噬细胞活化，进而抑制致炎因子如 TNF-α、IL-1、IL-6 等的生成和释放，调控局部或全身免疫反应。

神经系统与免疫系统的相互作用对调节先天性免疫反应及控制炎症至关重要。胆碱能抗炎通路是一种生理性神经 – 免疫机制，它能调节先天免疫功能并控制炎症。与传统的体液抗炎通路相比，胆碱能抗炎通路更加直接、迅速、高效，并且可以同时抑制多种炎症因子，具有更多优势。因此，作为一种全新的抗炎途径，胆碱能抗炎通路在抑郁症的临床治疗上具有广阔的发展前景。

3. 耳穴电刺激的脑效应机制

大量证据表明，抑郁症与多个脑区的结构和功能异常密切相关，表现为情绪加工、自我表现、奖赏、外部刺激（如应激、悲痛）之间交互影响。基于边缘 – 皮质功能失调假说，抑郁症所牵涉的脑区与两个部分相关：一是植物 – 躯体部分，包括扣带回、前脑岛、海马、下丘脑、杏仁核；二是记忆力 – 认知部分，包括背侧额区、背侧扣带回、下顶叶皮质和后扣带回。基底神经节和丘脑位于上述两部分中间，起到重要的关联作用。神经解剖学显示，迷走神经耳支可投射到 NTS，NTS 可与蓝斑、臂旁核、导水管周围灰质、下丘脑、丘脑、杏仁核、海马、前扣带回皮质、前脑岛、前额叶皮质等很多脑区发生联系。因此，迷走神经可直接或间接与抑郁相关的皮质 – 边缘 – 丘脑 – 纹状体神经环路发生联系，并影响上述脑区的功能活动。

现代神经解剖学发现，耳穴内脏代表区耳甲区是人体唯一有迷走神经分布的区域，且刺激内脏耳穴区可激活迷走神经耳支，迷走神经传入纤维可将神经冲动传递到 NTS，在 NTS 中继后，再上传到中缝背核、臂旁核、海马、前额叶皮质等，而这些脑区与情志相关，故可以有效缓解抑郁症状。研究者通过电生理学和神经示踪的方法，确定了耳甲耳穴到 NTS 的直接纤维投射，建立了耳甲 – 迷走神经联系通路理论。

神经影像学研究显示，与对照组相比，耳穴电刺激可对"经典"的中枢迷走投射区产生激活效应，如 NTS、中缝背核、蓝斑、臂旁核、下丘脑、杏仁核、前扣带回皮质、前脑岛和伏隔核。fMRI 研究发现，与假针刺组相比，耳穴电刺激可使抑郁症患者前脑岛信号增强。耳穴电刺激治疗 4 周后，试验组患者岛叶活动水平产生变化，而其变化与 HAMD 得分的下降程度以及临床症状的改善密切相关。上述结果与以往的研究结果相一致。该研究还发现了前脑岛在基线的代谢活动能够反映治疗效应，但仍需更多的研究对此结果加以验证。另外，研究者发现耳穴电刺激治疗 1 个月后，与假针刺组相比，默认网络、前脑岛和旁海马之间的静息态功能连接下降，默认网络与眶前额叶皮质和楔前叶之间的功能连接增强，而这些功能连接的增强与 HAMD 得分的下降程度也有明显的相关性。另外一个研究发现，与假针刺组比较，耳穴电刺激能够明显增强右侧杏仁核和左侧背外侧前额皮质的静息态功能连接，这表明耳穴电刺激改变了情绪和认知结构之间的功能连接。这些结果进一步阐明，耳穴电刺激对与抑郁症发生相关的脑区具有广泛的调节作用。

二、临床应用建议

（一）命名及穴位选择

耳穴电刺激是指将电极固定在刺激部位的耳区，对外耳郭耳穴进行电刺激的一种方法。现有国内外研究报道显示，该方法的名称众多，包括耳穴电刺激、耳穴电针、耳迷走神经刺激、耳穴迷走神经刺激、耳甲迷走神经刺激、耳甲电刺激、耳甲电针等。大量研究报道，耳穴电刺激治疗抑郁症所取穴位以神门、皮质下、肝、心、肾、交感等为主，主要分布于耳甲腔内脏代表区。

（二）刺激参数

临床上采用耳穴电刺激治疗抑郁症时，由于使用的设备不尽相同，故参数也有所区别。有些研究使用耳迷走神经刺激仪，设置的参数为密度波 20 Hz，波宽≤1 ms；刺激强度根据患者耐受程度调整，范围在 4 ~ 6 mA，每次治疗持续 30 min，每天治疗 2 次，每周至少治疗 5 天，疗程为 4 周。另有研究选择使用耳部神经刺激器，参数设置为刺激强度范围是 0 ~ 600 mA，频率范围是 0.5 ~ 100 Hz，电流强度 130 μA，试验中选用 1.5 Hz 的单极性矩形波电刺激。

（三）治疗时机与疗程

按照症状严重程度，抑郁症可分为轻度抑郁症、中度抑郁症、重度抑郁症不伴精神症状、重度抑郁症伴精神症状、复发性抑郁症、其他或待分类的抑郁症。耳穴电刺激一般适用于轻中度抑郁症患者，即具有典型的抑郁症状，但达不到重度抑郁症的程度，整个发作持续至少两周，患者通常为症状所困扰，继续进行日常的工作和社交活动有一定困难，但社会功能大致不会受影响；或发作至少持续两周，患者继续进行工作、社交或家务活动相当困难。

耳穴电刺激治疗轻中度抑郁症患者，可每天在家治疗 2 次，早、晚各 1 次，每次治疗持续 30 min，每周 7 天，疗程为 8 周。耳穴电刺激治疗重度抑郁症患者也有散在报道，每次治疗时间持续 30 min，每隔 1 天治疗 1 次，疗程为 8 周。

（四）联合用药方案

研究显示，与单纯抗抑郁药相比，耳穴联合药物（中药或抗抑郁药）治疗能够有效改善患者的临床症状，降低 HAMD 评分，且能够减轻抗抑郁药物的不良反应，具有副作用小、安全、有效、经济等特点，增强患者的依从性。刘瑞等在耳穴疗法联合口服氟哌噻吨美利曲辛片（黛力新）治疗抑郁症伴失眠的研究中发现，耳穴疗法配合口服药物黛力新治疗心脾两虚型抑郁症伴失眠的疗效优于单纯口服黛力新。并且耳穴疗法在治疗的初期能明显改善抑郁症伴失眠患者的睡眠状态，从而提高患者的依从性。王非等发现耳穴电刺激结合中药能改善中风后抑郁症各种证型患者的临床症状，对肝郁气滞证患者症状的改善尤为明显。杨晶等临床研究发现，耳穴电刺激结合中药可有效改善中风后抑郁症患者临床症状，且与盐酸氟西汀胶囊的临床疗效相当，具有副作用小、安全性高等特点。临床中发现，耳穴电刺激联合氟西汀能够提高 2 型糖尿病伴脑卒中后抑郁的临床疗效，降低 HAMD、SERS 评分，并减轻氟西汀的不良反应。张振锋等在耳针与中药并用对 2 型糖尿病伴抑郁症的临床疗效研究中发现，耳针与中药并用能明显改善抑郁症状、降低 HAMD 评分，且治疗时间越长，抑郁症状改善越明显。吴晓静观察耳穴电刺激对抑郁症患者临床症状和血清炎性因子的影响，发现耳穴电刺激迷走神经分布区联合抗抑郁药及安定类药物治疗在 2 周内的临床疗效明显优于单纯抗抑郁剂治疗并能显著降低 HAMD 总分和焦虑/躯体化症状及睡眠障碍的评分，且发现血清 IL-6 和 TNF-α 水平与抑郁症病情呈正相关。郑杰等使用耳穴疗法联合盐酸舍曲林对卒中后抑郁患者进行中西医结合治疗，发现该法具有起效快、疗效高、副作用少的特点。

三、安全性

耳穴电刺激是一种十分安全且耐受良好的治疗方法，但也有报道称其会产生轻中度副作用，包括耳鸣或刺激前后的局部反应（如疼痛、感觉异常、瘙痒），另外还存在少数头痛、鼻咽炎、头晕等不良反应。因此，在应用的过程中，对于耳部存在破溃等皮损的患者，应避免使用该疗法。且须注意电刺激程度以患者感觉舒适为度，不宜过大。若出现头痛、耳鸣等不适，应及时中止治疗。

由于耳穴电刺激可激活迷走神经，右侧迷走神经传出纤维可投射到心脏，颈部迷走神经干刺激一般作用在左侧，且迷走神经耳支不存在直接向心脏的投射纤维，因此左侧和右侧的耳迷走神经刺激都是安全的。有研究通过测量心电图变化评价耳穴电刺激 24 个月的疗效，研究发现对一些治疗前就患有心脏病变的耳鸣患者，耳穴电刺激并不会对其心脏功能的节律效应产生影响。因此，耳穴电刺激无论是在左侧还是右侧都是安全的。

四、结语

耳针疗法起源于古代中国，是针灸疗法的重要组成部分，随着针灸被联合国教科文组织列为"世界非物质遗产"，耳穴电刺激方法也受到越来越多的关注。耳穴电刺激作为针灸的重要分支，在继承中医经典理论的基础上，以传统针灸疗法为依托，结合现代神经解剖学，应用现代科学技术，发挥耳针独到的治疗特色，以自主神经功能调节为核心，调节皮质兴奋性变化，通过外周刺激改善中枢兴奋性达到治疗抑郁症的目的，解决了传统疗法刺激强度、刺激部位和刺激模式等关键技术难题，开拓了耳穴－外周神经脑网络－机体功能整体调节"脑病耳治"的新思路。耳穴电刺激操作简单，安全，副作用小，几乎没有不良反应，避免了侵入性刺激，规避了疼痛、感染等风险，有利于推广应用，具有较广泛的应用前景。

第八章

推广应用

第一节　技术推广

脑病耳治新技术——"经皮耳迷走神经刺激术"作为苏州高科技医疗示范产品，目前拥有年产 10 万台仪器的生产线。

科技部"十二五"科技支撑计划项目验收专家认为，"本项目（外配式经皮耳迷走神经刺激仪的研究）达到国际先进水平，技术上有独创性，成功实现产业化，是中西医结合治疗脑系疾病的医工结合、科研转化的典型范例"。荣培晶课题组在线上和线下培训 10 余万人，义诊 800 余次，惠及 12 万人次。推广 3 年来，经皮耳电针技术被 31 个省市自治区的 100 余家医院应用，被 16 个省市作为一种电针方法纳入地方医保，治疗收费标准为 35～40 元/次。耳迷走神经刺激仪作为科技部推荐的优秀成果，参展全国科技周、"创科博览 2018"等展览，被多家媒体头条报道。经皮耳电针技术孵化包括国家重点研发计划中医药现代化重点专项等重大项目 15 项。新华网 2016 年 5 月 18 日发布科技新闻——"耳针刺激耳部迷走神经能改善抑郁症状"，该文被《科技日报》《科学导报》等多家媒体作为头条相继转载，受到社会广泛关注。

近年来，以耳穴诊疗为主题的培训班、学术研讨会、国际交流等如火如荼地开展，为耳穴疗法及相关技术的推广奠定了坚实的基础。

2019 年 8 月 16 日—17 日，耳穴诊治培训班在湖北武汉举行，各位耳穴专家带来了精彩的耳穴诊疗知识讲座，为全国各地的学员答疑解惑，受到了广大基层医生的好评，也推动了耳穴疗法在基层的应用。

2020 年 10 月 17 日—19 日，由中国针灸协会和佛山市中医院主办的"国际耳穴诊疗标准规范学术论坛暨世界耳穴诊疗研究与成果展览会"在佛山隆重召开，作为耳穴界最权威的活动论坛，大会得到了国内外耳穴界研究专家及同行的大力支持。大会中，耳穴专家分享各自的临床经验，并共同探讨耳穴的未来发展之路，极大地促进了耳穴疗法的传承与创新。

2020 年新冠肺炎疫情期间，清华大学 TH – Health 研究室设计小程序，采用智能化人机交互方式和受试者行为反馈技术研究了耳穴按摩改善疫情引起的情绪障碍的效果。中国中医科学院针灸研究所联合武汉市第一医院、辽宁中医药大学针灸推拿学院、广州中医药大学针灸临床康复学院等 9 家单位，调查了 406 名在 COVID – 19 流行下有情绪困扰的患者，并确认耳部迷走神经分布区耳穴按摩在改善 COVID – 19 流行下的情绪困扰方面是有效的。在全球新冠肺炎疫情大流行的当下，本研究为全球提供了一种应对疫情引起的情绪障碍问题的简单易行、可自我操作的中医针灸耳穴方案。并且，该项研究也呈现在 2021 年美国针灸研究会年会上，该研究内容在会议期间受到了与会者的广泛关注，与会者在评论区与团队进行了热烈的讨论与交流。本项研究结果为全球新冠肺炎带来的情绪障碍问题提供了一种居家易操作的治疗方法，同时也推动了耳穴疗法在全球中的应用。

2021 年 1 月 1 日，《中国中医药报》刊登了"中医耳穴结合神经调控疗法取得新进展，对癫痫和轻中度抑郁症临床疗效明确"一文，后该文被《首都中医》转载，阅读量达到 81 万人次，受到社会广泛关注。

2021 年 5 月 11 日—14 日，第三届"澜湄项目"线上直播课程隆重开讲，主题为"中医针灸进澜湄 – 造福 5 国人民健康"，面向人群为泰国、越南、老挝及柬埔寨等国家的中医师及医学研究生。本次直播课为湄公河流域五国的学员带去了中医针灸知识，也为中医走向世界起到了积极的推动作用。经皮耳迷走神经刺激是一种基于中医耳穴与现代神经科学理论，以自主神经功能调节为核心，通过外周神经 – 脑网络 – 机体功能整体调节发挥作用，可对重大脑系疾病产生良好疗效的安、验、效、廉的新方法，在国际上受到了同行的广泛认可。

2021 年 6 月 4 日—6 日，第 10 届国际耳穴疗法大会在法国里昂市隆重举行，中国中医科学院针灸研究所荣培晶课题组负责组织中国代表团参会。中国针灸学会耳穴诊治专业委员会副主任委员荣培晶研究员、刘继洪教授和佘延芬教授分别在大会上做了主旨发言，向国际同行展示了中国耳穴的研究成果，巩固了我国在针灸和耳穴领域的话语权，具有重要意义。

第二节 展览会

TENS – 200A 耳迷走神经刺激仪在国家科技支撑计划与国家自然科学基金项目支持下，历经三代研发进程，在临床治疗癫痫、失眠和抑郁症方面取得与国外迷走神经刺激术相似的疗效，被专家们誉为"小仪器，大自信"。

2018 年 5 月 19 日—26 日，全国科技活动周暨北京科技周在北京举办，我们的参展团队受邀携带自主研发的"华佗"TENS－200A 耳迷走神经刺激仪参展，让更多人见证了现代科技下中医学发展的力量。同年，香港"创科博览 2018"于 2018 年 9 月 21 日—10 月 3 日由科技部和团结香港基金举办，我们再次受邀参展自主研发的"华佗"TENS－200A 耳迷走神经刺激仪，整个展会中接待了 15 万人参观，引起了香港各界的极大关注和广泛好评。

2020 年 9 月和 2021 年 9 月，TENS－200A 耳迷走神经刺激仪再次代表中医科技前沿惠及百姓健康的研发产品参加了中国国际服务贸易交易会，在全球新冠肺炎疫情尚未得到全面控制的情景下，助力国家激活服贸新引擎，打开服务国内国际科技创新新视角。

第三节　孵化项目

孵化项目 19 项，其中，国家重点研发计划"中医药现代化研究"重点专项 1 项、国家自然科学基金项目 11 项、北京市科学技术委员会脑认知与脑医学领域课题专项 1 项、国家自然科学基金国际合作项目 2 项、重点国际合作研究项目 1 项、首都医学发展科研基金项目 3 项。

第四节　论文专著

一、学术论文

荣培晶课题组共发表相关学术论文 225 篇，其中被 SCI 收录 80 篇（单篇最高影响因子 13.384），总被引次数 1283 次。代表性文章"An alternative therapy for drug－resistant epilepsy：transcutaneous auricular vagus nerve stimulation"荣获 2017 年《中华医学杂志（英文版）》登峰计划优秀论文。以"Transcutaneous vagus nerve stimulation for refractory epilepsy：a randomized controlled trial"为题的文章发表在 *Clinical Science* 杂志上，被 SCI 收录，影响因子为 6.124。题目为"Transcutaneous vagus nerve stimulation modulates default mode network in major depressive"的文章发表在 *Biological Psychiatry* 杂志上，被

SCI 收录，影响因子为 13.384。

二、学术专著

学术著作共 16 部。其中代表性学术著作见表 8 - 4 - 1。

表 8 - 4 - 1　代表性学术著作

序号	专著名称	出版社	出版地	出版年份
1	中国针灸交流通鉴（科研卷）	西安交通大学出版社	中国西安	2012
2	系统针灸学	人民卫生出版社	中国北京	2015
3	耳穴治疗常见病方法与机理	人民军医出版社	中国北京	2016
4	针灸影像学	人民卫生出版社	中国北京	2018
5	中医健康养老护理员培训教材	北京科学技术出版社	中国北京	2019
6	耳穴——奇妙的方寸之郭	科学技术文献出版社	中国北京	2020
7	耳穴诊治学	人民卫生出版社	中国北京	2020
8	老年退行性疾病防治与康复	中国人口出版社	中国北京	2021

第五节　科技成果奖励

代表性奖励如下："经皮耳穴电针—— 一种治疗疾病的新方法"获 2019 年度中华中医药学会科学技术奖一等奖；"基于 NTS 边缘叶网络的经皮耳电针刺激迷走神经治疗抑郁症脑机制的 fMRI 研究"获 2019 年度中国中西医结合学会科学技术奖三等奖；"经皮耳穴 - 迷走神经刺激治疗疾病的基础与临床研究"获 2018 年度中国中医科学院科学技术奖一等奖；"针刺调制边缘叶 - 旁边缘叶 - 新皮层脑网络的功能磁共振成像研究"获 2016 年度"康缘杯"中华中医药学会科学技术奖二等奖；"针灸机理的磁共振成像脑功能网络基础及临床研究"获 2016 年度北京市科学技术奖二等奖；"针刺调制边缘叶 - 旁边缘叶 - 新皮层脑网络的功能磁共振成像研究"获 2015 年度中国中医科学院科学技术奖二等奖；"迷走神经和胃肠激素在耳 - 体穴电针调节胆道系统功能中的作用"获 2014 年度中国针灸学会科学技术奖三等奖。

由北京中医药大学、中国中医科学院、江苏省人民医院、北京中医药大学附属护国寺中医医院等单位专家参与，前任中国针灸学会耳穴诊治专业委员会主任委员、北京中医药大学东直门医院党委书记赵百孝教授、耳穴诊治专业委员会秘书长、北京中医药大学周立群教授等起草的《耳穴名称与定位》（GB/13734—2008），于 2010 年荣获由国家质量监督检验检疫总局、国家标准化管理委员会颁发的"2010 年中国标准创新贡献奖"完成单位和完成人二等奖。

管遵信教授 1981 年发明了"耳穴染色法",为深入研究耳穴诊治疾病的机制提供了一个直观可见的客观指标,同时还能用于疾病诊断。1985 年"耳穴染色进行疾病诊断"获卫生部医药卫生科技成果乙级奖,香港国际中医学院一等奖。1992 年"耳穴诊治疾病的原理研究"获云南省科技进步三等奖,加拿大中医药针灸学院一等奖。

第六节 人才培养

古代文献中早就有采用耳穴治疗疾病的记载,明代针灸大师杨继洲在《针灸大成》中记载了采用耳尖穴位治疗眼生翳膜的方法。1956 年法国医学博士 Paul Nogier 提出耳穴理论后,中国的学者不断对耳穴临床和理论进行深入研究,先后制定了国家耳穴标准和国际耳穴标准。中国不断涌现出耳穴及耳针研究学者及耳穴著作。

云南管遵信教授擅长用针灸、中医药和耳针治疗疑难杂症和常见病、多发病,对许多中西医难治之病有独到的治疗方法。1973 年,管遵信教授研制成功"玉卫 22 型袖珍穴位探测仪",克服了当时的耳穴探测仪敏感性低和不能因人而异调整灵敏度等缺点,为以后的耳穴电探测打下了基础。1975 年,管遵信教授创办并主编《玉溪医药资料》杂志。1976 年,管遵信教授开始研究耳穴染色,通过五年的实验研究,于 1981 年发明了"耳穴染色法",为深入研究耳穴诊治疾病的机制提供了一个直观可见的客观指标,该法同时能用于疾病诊断。1985 年,"耳穴染色进行疾病诊断"获卫生部医药卫生科技成果乙级奖,香港国际中医学院一等奖。1992 年"耳穴诊治疾病的原理研究"获云南省科技进步三等奖,加拿大中医药针灸学院一等奖。管遵信教授主编了《中国耳针学》(上海科学技术出版社,1995 年),《常见病耳针疗法》(金盾出版社,1994 年),《实用医学科研方法学》(上海中医学院出版社,1990 年)和《耳穴疗法》(中国中医药出版社,2002 年)等专著 12 本。1988 年,管遵信教授创办"中华耳针函授部"。管遵信教授在国内办过 51 期耳针、针灸、科研方法培训班,在加拿大主讲过 4 期耳针课程,给加拿大中医药针灸学院讲学 6 年,每年一学期,为国内外培养针灸、耳针、科研方法人才 3000 余人。管遵信教授于 1988 年获云南省有突出贡献的优秀专业技术人才光荣称号,1991 年开始享受国务院政府特殊津贴,1996 年被评为云南省名中医。

河南洛阳李家琪发明耳穴压豆疗法,成为耳穴贴压疗法的创始人。1976 年,他独创的"耳穴全息反射诊断技术"以诊断准确、快速而独步医坛。他独创的耳穴"单穴治验"和"广谱穴理论",也是治疗常见病、慢性病和保健养生的特色治疗技术。1992年,李家琪研发出国内第一个智能化耳穴诊治系统,获得医疗器械审批。1994年,李家琪在美国获得首届世界微针疗法大会"扁鹊奖"。1995年,李家琪获得"国家科技成果奖"和卫生部"中医发明家"称号。2005年,其因多年来在传统医学上的巨大贡献,被世界卫生组织授予"世界传统医学终身成就奖"。

随着临床实践的推广,越来越多的耳针耳穴专业人才被培养出来。陈巩荪、许瑞征、丁育德编著有《耳针研究》,王忠、管遵信著作《耳针》,尉迟静著作《简明耳针学》,王照浩、林明花、朱子晋编著有《实用耳针》,这些学术成果不断促进了耳穴疗法的普及和推广。近年来,随着科学技术的发展,耳穴相关研究结果大量呈现,国内外相关会议及论坛吸引了众多学者,促进耳穴发展的同时,涌现了越来越多的专业人才。如2020年由中国针灸协会和佛山市中医院主办的"国际耳穴诊疗标准规范学术论坛暨世界耳穴诊疗研究与成果展览会"在佛山隆重召开,作为耳穴界最权威的活动论坛,大会得到了耳穴界各方人士及国外耳穴研究专家及同行的大力支持,几代耳穴人与国外专家同堂,共同探讨耳穴的未来。2021年"上海耳穴发展高峰论坛暨胡地松耳穴治疗多动症(ADHD)学术研讨会"在上海隆重举行,会议组织专家进行学术研讨,并就耳穴诊治技术适用方向和创新发展进行了深度、专业的交流和讨论,传承、弘扬了耳穴中医外治法的诊治技术,吸引了大量的人才,为下一步耳穴等中医外治法做好创新奠定了坚实的学术基础和发展根基。

大批优秀的硕士、博士研究生以耳穴为主要研究方向被培养成才,多人次获得"国家奖学金""优秀学位论文奖"及"优秀毕业生"称号,10人次获得国家自然科学基金青年项目资助,5人次获得国家留学基金公派留学,2人次获国际耳医学大会最佳报告一、二等奖,1人次获亚洲与大洋洲生理学会大会旅费资助,8人次获得CGCM会议旅费资助,1人次参加"一带一路国际合作高峰论坛"外国政要接待工作,为耳穴的国际化发展贡献了力量。

第七节 学术引领

在神经科学层面,神经调控技术是指通过电(电刺激)或化学(药物泵)的方式,通过调节改变神经系统功能状态而获得治疗效果的治疗模式。神经调控技术是一项涉及医学、生物工程、物理的前沿科学,发展迅速,带来了全新的治疗思路,对神经系统，特别是重大脑病的治疗具有巨大的潜力，例如难治性癫痫、运动障碍、帕金森病（PD）、慢性疼痛、精神疾病等，借助神经调控这种治疗手段可达到很好的疗效。神经调控分为植入式神经调控和非植入式神经调控。植入式神经调控包括电刺激、磁刺激、光刺激、声音刺激、药物泵等方法。如电刺激即通过植入性电刺激装置，利用低水平慢性刺激对神经系统（包括脑、脊髓及外周神经）产生作用，从而达到治疗目的。非植入式神经调控技术包括耳迷走神经刺激、经颅磁刺激、超声刺激、光刺激等方法。目前临床上广泛应用的主要是植入式神经调控技术，主要治疗方法包括 DBS、iVNS、rTMS，其中 iVNS 分别于 1997 年和 2005 年被美国 FDA 批准用于治疗难治性癫痫和难治性抑郁症，但存在手术风险高、技术难度大、体内异物反应、皮下电池充电困难等问题，且手术及维护费用昂贵。

现代神经解剖学研究发现，内脏耳穴区是体表唯一有迷走神经分布的区域，且迷走神经耳支存在直接向感觉中继核团 NTS 的投射纤维，并与蓝斑、臂旁核、下丘脑、杏仁核、海马等脑区发生突触联系。在中医经典理论的指导下，结合现代神经科学知识，我们提出了"脑病耳治"，即通过耳迷走神经刺激治疗脑病的新思路，产生无创耳迷走神经刺激（taVNS）代替 iVNS 的创新方法，并开展了一系列"脑病耳治"的临床研究和应用。

目前该方法已在国内外得到普及，通过 pubmed 数据库进行检索，截至 2020 年 6 月，该领域共发表 SCI 论文 209 篇，其中以同一通讯作者发表论文大于 3 篇进行统计，全球范围内共有 21 个团队活跃于 taVNS 研究一线，而我们团队居第一位，我们团队研究类型多样，涉及病种广泛，在一定程度上彰显了学术引领作用。

2017 年底，由中国中医科学院针灸研究所发起，涵盖中医学、脑科学、临床和基础研究、工程技术及设备研发等多个专业领域的全国著名高校、科研院所、企业等 120 家单位，共同在北京成立了中国针灸学会脑科学产学研创新联盟，旨在推动中医脑科学事业的发展，尽管其已初步整合了全国部分科研力量，并邀请韩济生院士、石学敏院士及脑科学交叉学科研究领军人物出任名誉顾问，然而，各研究团队仍较为分散，缺乏一个能够实现多团队合作、协同创新脑科学研究的研发平台。

2019 年 11 月，中国中医科学院针灸研究所整合中国中医科学院各家临床科研单位的特色优势，联合北京脑科学与类脑研究中心，资源共建共享，成立了全国首家针灸调控与脑科学研究中心。目前该研究中心以中国中医科学院针灸研究所为中心，未来条件成熟时，可在各二级单位设分中心，请针灸、脑病、神经、心理、精神、睡眠、影像、检验、分子生物学、免疫学等科室专家参与，开展（针灸）神经调控的脑功能研究、经颅磁刺激结合针刺神经调控研究、基于脑–肠互动理论的中医药防治脑重大疾病基础与临床研究、心脑血管疾病中医药防治基础与临床研究、AD 中医药（针灸）

防治基础与临床研究等；拟设立中医脑科学基础研究部、中医脑科学临床研究部、科技成果转化开发和技术推广服务部、国际合作部、综合管理办公室等部门；在基础、临床、产业三个环节进行全链条、一体化设计，继承与创新相结合，充分利用现代科技，提升中医药国际科技合作层次，发挥中医药在脑重大疾病防治方面的优势特色，推动中国脑计划重大项目在中医药领域的落地，为中国中医科学院从立起来到强起来增添新的增长点。

2019 年 11 月全国首家"针灸调控与脑科学研究中心"在中国中医科学院针灸研究所牵头成立。

下 篇

脑病耳治的未来发展方向

第九章

疗法疗效创新

第一节　刺激部位

一、耳甲

神经解剖学研究显示，耳甲是哺乳动物体表唯一有迷走神经分布的区域。迷走神经是一个复杂的网络，刺激迷走神经，可以激活中枢神经系统的"自下而上"机制，刺激的传导从外周神经向脑干和中枢结构反向进行，从而产生治疗作用。电刺激这些区域可能在脑干和中枢结构中产生迷走神经通路活动的变化，该变化与有创 VNS 产生的调节效应相类似，但无须外科手术。有研究采用神经示踪技术，系统观察到了迷走神经耳支存在直接向迷走神经感觉核 NTS 的纤维投射，为"耳穴－迷走神经联系理论"的提出奠定了形态学基础。传入纤维从外周器官的感受器向中枢神经系统传递内脏感觉、躯体感觉和味觉的信息，其胞体位于迷走神经上神经节和迷走神经下神经节，终末位于 NTS。NTS 直接或间接投射信息到臂旁核、中缝背核、蓝斑、下丘脑、丘脑、杏仁核和海马等多个核团。

（一）耳甲刺激显著激活迷走神经中枢投射

为了确定非侵入性电刺激耳甲——一个由迷走神经耳支专门支配的外耳区域，是否会激活 NTS 和人类经典的迷走神经中枢投射，2005 年有学者展开了相关研究。

在同一疗程中对 12 名健康成人进行两次功能磁共振扫描。分别对耳垂（对照组，和左侧耳甲进行电刺激（连续 0.25 ms 脉冲，25 Hz）（图 9－1－1）。使用 FSL 进行数据统计分析。进行了两项敏感性区域分析，以测试耳甲刺激（与基线和对照组耳垂刺激相比）对迷走神经中枢投射的影响（校正，脑干 $P < 0.01$，前脑 $P < 0.05$），然后进行全脑分析（校正，$P < 0.05$）。结果显示，与耳垂刺激相比，通过耳甲刺激迷走神经

耳支可以激活脑干和前脑内的 NTS 和其他迷走神经投射。

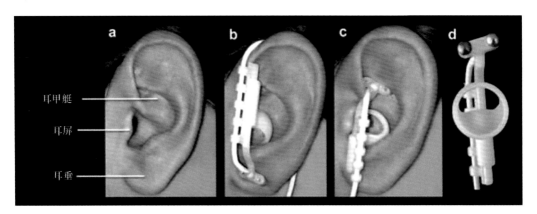

图 9 - 1 - 1　电刺激部位

a 示意图　b 电刺激耳垂　c 电刺激耳甲艇　d 电极

目前的研究结果提供了 fMRI 证据，即与耳垂刺激（25 Hz 下连续 0.25 ms 脉冲，平均强度 0.58 mA）相比，通过左耳甲对迷走神经耳支进行 7 min 的轻度非侵入性电刺激（持续 0.25 ms 脉冲，频率 25 Hz，平均强度 0.43 mA）可以显著影响迷走神经的中央投射。神经解剖学研究提供了感觉迷走神经投射到 NTS 的证据，除了其他高阶投射，NTS 依次投射到以下大脑部位：STN、臂旁核、蓝斑、中缝背侧、中脑导水管周围灰质、丘脑、杏仁核、岛叶、伏隔核、终纹床核和下丘脑。在目前的研究中，除了下丘脑和海马，以上提及的每一个大脑区域都在耳甲（左侧）刺激被响应时激活。

目前的研究结果为人类提供了功能磁共振证据，即迷走神经耳支通过耳甲刺激投射到 NTS（这是迷走神经传入的第一个中枢中继核团），并投射到脑干和前脑的其他初级和高级迷走神经投射。这种对迷走神经"躯体"（外耳）传入支的无创电刺激激活了大脑中的内脏 - 躯体迷走神经。此外，在本研究的健康参与者中观察到的脑区激活和失活模式为理解 taVNS 和 VNS 抗惊厥、抗抑郁和抗伤害的作用机制提供了一个参考点。本研究还发现，迷走神经投射到的大脑脑区在停止耳甲刺激后仍然活跃，这表明迷走神经刺激的认知和行为效应作用可能会持续存在。

（二）耳甲刺激导致脑干中迷走神经传入通路的最强激活

有研究比较了耳部 4 个刺激位置即内耳屏、外耳道、耳甲艇和耳垂（假刺激）（图 9 - 1 - 2）的刺激效果。电极 A 位于耳屏内表面，电极 B 位于耳道后壁（耳道的软骨部分），电极 C 位于耳甲艇，电极 D 位于耳垂。电极 A、B 和 C 的参考电极放置在耳屏的外表面，而电极 D（假刺激）的参考电极放置在耳垂的背面。37 名健康受试者在每个位置进行了两次 6 min 的 taVNS 刺激（单相矩形波 500 μs 脉冲，25 Hz）。采用 SPM 法建立一般线性模型，对脑干区域进行感兴趣区域分析。

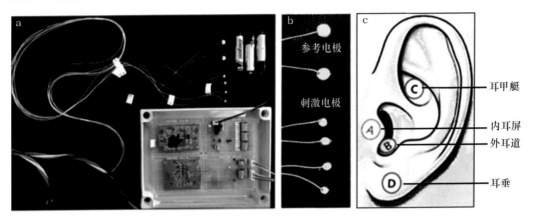

图 9 – 1 – 2　耳甲刺激仪器结构及 4 个刺激位置

a 主板　b 电极　c 4 个刺激位置

在开始扫描之前，受试者的感觉和疼痛阈值在扫描室外进行测试，以使他们熟悉刺激感觉和程序。将电极固定在受试者的左耳后，在每个刺激位置进行该测试。从 0.1 mA 开始，逐渐增加强度，直到受试者报告有感觉（感觉阈值）；继续逐渐增加强度，直到受试者开始感到疼痛或无法忍受（疼痛阈值）。之后，将受试者置于 MRI 扫描仪中，电极保持在其位置不动。在每次功能核磁运行之前，使用上述流程在 MRI 扫描仪内再次测试受试者的感觉阈值和疼痛阈值，确定的阈值被视为最终阈值。每个电极的刺激强度都为弱于疼痛阈值 0.1 mA 的强度。从扫描仪室外的初步测试开始，在整个扫描过程中都不要移动或移除电极。受试者要保持安静并专注于感觉。同时为受试者提供紧急按钮，以防他们需要中断扫描，如果继续实验感到不舒服，他们可以随时退出实验。每个部位刺激两次，每次刺激 30 s，然后休息 1 min；该循环在一次运行中重复 4 次。每名受试者总共进行 8 次 6 min 的功能磁共振扫描，两次扫描之间休息 90 s。在此期间，受试者会被问及所体验到的感觉的主观强度及其整体状况。

在本研究中，与假手术组相比，在电极 A（内耳屏）和电极 C（耳甲艇）上的刺激使得 NTS 和蓝斑产生了更大程度的激活，而电极 B（外耳道）的刺激则没有此反应。尽管与电极 D（耳垂）相比，电极 A 在 NTS 中显示出更高的平均 t 分数和激活体素数量，但与假刺激（耳垂）相比，电极 C 是唯一同时在蓝斑和 NTS 中都显示更高平均 t 分数的唯一位置。电极 B 产生的微弱的 NTS 激活可能表明该部位的迷走神经耳支刺激不足，这可能是由受试者之间关于迷走神经耳支在耳道中位置的高度差异性所致。

边缘系统内突触活性的降低是 VNS 治疗癫痫和抑郁症机制的一个组成部分。在本研究中，边缘系统的几个主要区域失活：海马和后扣带回通过电极 A、B 和 C 失活，而海马旁回和杏仁核通过电极 B 和 C 失活。然而，假刺激电极 D（耳垂）也使这些边缘区域失活。耳垂的电刺激长期以来一直被用作非侵入性经皮脑刺激技术的一部分，称为经颅电刺激（CES），该技术被美国 FDA 批准用于治疗失眠、抑郁症和焦虑症。耳垂主要由起源于颈神经的耳大神经支配（C2），因此，CES 不会刺激迷走神经耳支。尽管其工作机制尚未完全了解，但人们认为 CES 可调节边缘系统、网状激活系统和下丘脑，进而触发神经递质的分泌和激素的产生。fMRI 分析显示，CES 会导致几个大脑区域出现负面的 BOLD 变化（失活），包括楔前回、中央前回和中央后回、扣带回后部和枕叶皮质。在目前和以前的 fMRI 研究中，这些区域也受到 taVNS 的影响。因此，耳垂刺激可引起边缘系统和其他区域的显著变化，这些变化与 taVNS 反应中观察到的类似，但激活程度似乎比 taVNS 诱导的要弱得多。

总的来说，本研究的结果与之前的 VNS 和 taVNS 研究的结果一致。然而，即使通过外耳道刺激（电极 B）和耳甲艇刺激（电极 C）使边缘区域同样失活，电极 B 也未能充分激活蓝斑和 NTS，这表明迷走神经通路在该部位未得到充分刺激。似乎刺激外耳道（电极 B）通过影响其他支配耳道的但非迷走神经耳支的颅神经，诱发了类似的边缘失活模式。相反，电极 A 和 C 似乎成功地激活了迷走神经传入通路。尽管这两种电极都激活了蓝斑和 NTS，但与假刺激相比，在电极 C 处的刺激导致两个细胞核的激活显著增强。因此，电极 C（耳甲艇）的位置可能是 taVNS 治疗的首选位置。而且，电极 C（耳甲艇）能够接受更强的刺激强度，因此在长期 taVNS 治疗期间，刺激耳甲艇可能比刺激内耳屏更有优势。

二、耳屏

（一）耳屏电刺激显著激活迷走神经通路的脑传入

taVNS 领域仍然缺乏关于哪些参数和耳靶点在生物学上最活跃，以及大脑区域是否二次激活取决于特定参数的共识。也就是说，可以通过简单地改变靶点和剂量参数来塑造 taVNS 的中枢脑激活仍是不确定的。目前，关于哪个解剖靶点在生物学上最活跃存在争议。迄今为止，只有一项在 7 具德国的尸体上进行的人类耳郭解剖研究表明，耳屏和耳甲是迷走神经耳支投射的最高密度区域。本研究前期在 fMRI 模式下进行了刺激耳屏和耳甲的研究，两个部位都产生了有希望的结果。如果没有复杂的显微解剖和联合刺激研究，再加上个体解剖差异，就很难确定哪个部位真正激活了迷走神经的主束。本研究开发了一个 taVNS/fMRI 系统，使同时进行电刺激和 fMRI 采集，能够比较 taVNS 与对照刺激的效果。

通过 taVNS 可能影响迷走神经传入网络。一项单盲、交叉 taVNS/fMRI 试验中招募了 17 名健康成人。根据显示影响健康志愿者心率的参数，参与者接受 500 ms、25 Hz 的左耳屏或耳垂刺激 60 s（在 6 min 内重复 3 次）。研究结果显示，在健康年轻人中，以 500 ms、25 Hz 的频率刺激 60 s，在 6 min 内重复 3 次，可使与迷走神经传入通路相关的整个皮质、皮质下和小脑脑区产生显著的 BOLD 激活。相反，对耳垂的控制性刺激只在面部中央后回中产生对侧体感 BOLD 信号反应。在主动 > 对照的总体对比中，当从主动反应中减去控制反应时，扣带回（双侧 ACC、双侧扣带回中部）、额叶皮质（左中回和额叶回）、小脑和右尾状核出现显著激活。这些激活可能是由于来自耳朵的迷走神经传入刺激所致。

在本试验中，我们描述了两种效应：①耳的体感皮质表征；②刺激迷走神经耳支的皮质和皮质下直接脑效应。本试验使用了一个 500 ms、25 Hz 的参数，证明了耳屏刺激可显著增加角回、尾状回、小脑、扣带回和额叶皮质的激活，且证明迷走神经耳支刺激进入迷走神经束并通过脑干投射到大脑。本试验进行全脑 fMRI 分析，探讨主动刺激、控制刺激和对照组的效果，还对中脑和脑干进行了兴趣区域分析。结果显示主动刺激在对侧中央后回、双侧岛叶、额叶皮质、右盖部和左小脑产生显著增加的 BOLD 信号，对照组刺激在对侧中央后回产生 BOLD 信号激活。在主动对照组中，耳屏刺激使右侧尾状核、双侧前扣带回、小脑、左侧前额叶皮质和扣带回中部 BOLD 信号显著增加。与对照组耳垂刺激相比，左侧耳屏 1 min 的 taVNS（以 500 ms、25 Hz 的频率刺激）在迷走神经传入通路中产生显著的皮质效应。这些发现与先前的 taVNS 的 fMRI 研究结果相似，显示在被认为具有迷走神经耳支支配的特定区域刺激耳朵可激活迷走神经传入网络。未来的 taVNS/fMRI 试验需要探索刺激参数变化对 BOLD 信号响应的影响。

（二）耳屏刺激调节心律失常

1. 房性心律失常的自主调节

刺激耳屏（迷走神经耳支所在的位置）可在人类脑干中产生诱发电位，经皮刺激迷走神经是一个重要的步骤。在快速心房起搏犬房颤模型中，低于窦性心律阈值 80% 的耳屏低频刺激（low-level tragus stimulation，LLTS）或房室传导减慢可显著减弱快速心房起搏引起的心房有效不应期缩短，抑制房颤诱导性，并且降低神经节丛放电的幅度和频率。当切断双侧迷走神经时，快速心房起搏对心房有效不应期和房颤诱导性的影响被取消，表明传出迷走神经是这种效应的重要组成部分。

在一项对 40 例阵发性房颤患者进行的研究中，这些结果在人类身上得到了验证，这个试验的研究对象为 1 小时的 LLTS（$n=20$）或假刺激（$n=20$）对阵发性房颤的影响。试验中，右耳的 LLTS（20 Hz）比减慢窦性心律的电压低 50%，是通过在耳屏上安装一个扁平的金属夹来实现的。在全麻情况下，在基线期 LLTS 或假刺激 1 小时后，通过突发心房起搏诱发房颤。与基线相比，LLTS 组起搏诱导的房颤持续时间显著缩短，但假刺激对照组的房颤时间无明显缩短；LLTS 组心房有效不应期延长，但对照组无明显缩短。同时，与假刺激对照组相比，LLTS 显著降低了血清 TNF-α 水平。虽然在本研究中并未对 LLTS 抗心律失常作用的确切机制进行研究，但假设其原因是抗肾上腺素和可能的抗炎作用。

最近，我们在门诊环境中对 LLTS 进行了测试。在一项经皮电刺激迷走神经抑制心房颤动的研究中，53 例阵发性房颤患者被随机分为 LLTS 组（耳屏）和假刺激组（耳垂），为期 6 个月，每天刺激 1 小时。该研究的主要指标是房颤负荷，在基线、3 个月和 6 个月时进行的 14 天连续心电图（ECG）测量。调整基线值后，与假刺激组相比，LLTS 组 6 个月时的房颤负荷减少了 85%，同时 TNF-α 水平降低了 23%。这些结果特别令人鼓舞，因为它们表明，基本上没有重大风险的自我 LLTS 治疗可以对房颤负荷和全身炎性反应水平产生重大影响。从生理学角度来看，耳屏刺激优先激活传入迷走神经纤维而不是传出迷走神经纤维，这就有可能提供治疗优势。具体而言，耳屏刺激已被证明可激活人类大脑中的迷走神经中枢投射，导致交感神经输出减少。

2. 室性心律失常的自主调节

所有关于 VNS 治疗心力衰竭的主要试验都需要在颈迷走神经周围的颈部进行手术放置电极，这会带来严重并发症的风险，还有可能产生长期副作用，包括感染和电极故障，以及需要更换电池。此外，直接刺激迷走神经可能有潜在的副作用，包括耳鸣、发音困难、咳嗽和恶心。因此，使用耳屏刺激，无创性刺激迷走神经耳支是植入式电刺激颈部迷走神经的一个有吸引力的替代方法。

最近的动物研究为通过耳屏刺激减轻不良心脏重构和心律失常提供了证据。在慢性心肌梗死犬模型中，慢性间歇性 LLTS 可减轻左心室结构重塑、纤维化和炎症。在类似的模型中，慢性间歇性 LLTS（每天 2 小时，持续 2 个月，80% 低于心动过缓阈值）可抑制左星状神经节活动，减缓心脏交感神经发芽，下调神经生长因子的蛋白水平，上调小电导钙，激活钾通道 2 型蛋白表达，通过使曲线斜率变平来抑制室性心律失常。在一项对接受初次冠状动脉介入治疗的 ST 段抬高型心肌梗死患者进行的概念验证研究中，2 小时的 LLTS 可显著降低室性心律失常、心肌损伤和炎症的生物标志物，并保留心功能，支持了这种无创性自主调节方法可能成为 ST 段抬高心肌梗死治疗的非药物辅助疗法的观点。

室性心律失常自主调节的致命弱点在于最佳剂量和刺激参数尚未系统确定。因此，未来的研究必须集中于确定最佳刺激参数，包括刺激频率和刺激强度，以最大限度地发挥自主调节疗法的作用。将生物标志物优化选择作为最大限度地发挥自主调节技术功效的一种方式，是非常有吸引力的。目前缺乏一种能够预测自主调节治疗反应的生物标志物。在人类耳屏刺激下，肌肉交感神经活动、HRV、TNF-α 和整体纵向应变均发生剧烈变化。然而，这些生物标志物对慢性治疗反应的预测价值仍有待确定。最近，从心脏神经胶质细胞释放的神经营养蛋白 S100B 已被证明与房颤消融患者的急性 CANS 损伤相关。重要的是，该患者人群中 S100B 水平的升高预示着随访期间窦性心律的维持。这种生物标志物作为自主调节疗法的预测因子的作用值得进一步研究。

总而言之，强大的临床前数据和初步研究支持使用自主调节治疗心律失常，但大型随机试验未能显示其对心力衰竭患者的有益作用，故需要优化刺激参数和基于适当生物标志物严格选择患者，以最大限度地提高这种新型治疗方式的疗效。

三、耳垂

耳垂常被用作 taVNS 试验的对照区，但目前一些研究对此提出了质疑。耳垂的电刺激长期以来一直被用作非侵入性经皮脑刺激技术的一部分，即使用手机大小的医疗设备，通过放置在耳垂、上颌骨 – 枕关节、乳突或太阳穴上的电极向大脑发送脉冲微弱电流（强度 < 4 mA）。该技术被美国 FDA 批准用于治疗失眠、抑郁症和焦虑症。边缘系统内突触活性的降低是 VNS 治疗癫痫和抑郁症机制的一个组成部分，边缘系统失活的主要区域为海马、海马旁回、后扣带回和杏仁核。而电刺激耳垂也会使这些边缘区域失活。

低分辨率电磁断层扫描和 fMRI 研究表明，CES 可到达大脑的所有皮质和皮质下区域，产生类似于抗焦虑药物引起的变化。精神疾病中的许多症状，如焦虑、失眠和注意力缺陷障碍，被认为是因皮质过度激活而加剧的。fMRI 研究表明，在进行 1 次 20 min 的治疗后，CES 导致大脑中线额叶和顶叶区域的皮质脑失活。CES 治疗可引起与精神疾病有关的神经激素和神经递质变化：β-内啡肽、促肾上腺皮质素和 5-HT 显著增加；褪黑素和 NE 中度增加，胆碱酯酶、GABA 和脱氢表雄酮中度或未定量增加，皮质醇中度降低。

四、耳后乳突

迷走神经是行程最长的颅神经，从大脑延伸到腹腔。迷走神经由传入纤维和传出纤维组成，传入纤维和传出纤维分别占迷走神经的 80% 和 20%。迷走神经刺激最常用的方法是在颈部神经周围植入载流电极。电极与植入胸壁的电池驱动发电机相连，刺激的功能效应主要通过传入传递（进入大脑），最大限度地减少迷走神经传出投射的潜在副作用。刺激参数（如刺激强度、频率和持续时间）可以编程以最大限度地提高疗效。迷走神经刺激对皮质下部位提供直接调节作用，在神经影像学研究中发现了大脑某些部位的神经元活动改变，如杏仁核、脑岛、中央前回、海马和丘脑。

taVNS 通过放置在外耳上的电极刺激迷走神经耳支，被认为和 VNS 有同样的效果。

最初，研究者观察到 VNS 和 taVNS 的潜在临床益处，合理地推断刺激迷走神经激活的其他特定受体也与假设的神经调节效应有关。考虑到这些假设的感兴趣区域，颅骨的不同部位也受到了关注。与目前常用的 taVNS 位置不同，另一个令人感兴趣的部位是乳突上方的皮肤，迄今尚未有研究对其进行评估。这个耳后区域也受迷走神经耳支支配。选择在乳突上进行靶向 taVNS 的原因在于：①在该区域的皮肤上放置 taVNS 电极具有可行性；②可仅刺激由迷走神经支配的特定部位，而不刺激同时被其他颅神经支配的外耳。因而有学者假设，在乳突皮肤上放置电极可能是未来 taVNS 试验的有效研究方案。

五、耳尖

耳尖一穴，为临床常用之奇穴，最早出处为唐代《新集备急灸经》，时名"阴会穴"，明代《奇效良方》更其名为"耳尖"，并将之列入"奇穴"范畴。古埃及和希腊早有刺激耳郭以治疗疾病之记载，烧灼法为其中之一。烧灼耳郭治疗坐骨神经痛一法，曾在法国科西嘉地区广为盛行。1951 年，诺吉尔博士在里昂诊所中发现一些患者通过特制小铁棒烧灼耳郭的对耳轮下脚治疗坐骨神经痛。诺吉尔依此法为患者治疗，效果很好，但会在耳郭上遗留瘢痕，遂以所学针刺代替铁棒烧灼，而后发明耳穴疗法。耳穴疗法迅速在法国、德国推广应用，并受到世界各国针灸学者的重视，广为流传。但彼时埃及和欧洲各国均未曾应用耳尖部位。直至 1959 年 8 月《人民军医》发表"耳针疗法介绍"一文，耳尖穴才被纳入耳穴疗法中。

自唐代以来，耳尖穴主要以灸法为主。但因其位于耳郭上方，面积小，难操作。1956 年，诺吉尔在马赛召开的针灸学术会议上，推荐在耳穴疗法中使用金针、银针和穴位测定器。之后耳穴疗法又发展出耳郭电刺激、激光刺激、磁疗贴压等非创伤性治疗方法。耳穴疗法一经传入，我国针灸家便在临床上尝试采用各种刺激方法，除针刺外，还使用皮内针、耳温针、耳电针等。目前临床上，耳尖一穴最常采用的刺激方法是刺络放血。

（一）耳揿针联合耳尖放血对围绝经期失眠患者睡眠质量、神经内分泌水平的影响

女性进入围绝经期后，体内性激素的波动导致人体的体温调节、应激反应、昼夜节律等发生改变，从而容易出现失眠。失眠不仅会导致患者白天出现疲乏、困倦，而且与冠心病、情绪障碍（如焦虑、抑郁）的发生关系密切，已成为影响围绝经期女性健康的主要问题之一。现代医学治疗本病主要使用镇静催眠药和激素补充剂，该法虽然可以在一定程度上缓解患者的症状，但存在药物依赖性、戒断反应、激素不良反应等致命缺点。有研究采用耳揿针联合耳尖放血治疗本病，并与口服西药做对比，通过

观察两组患者睡眠质量及内分泌、神经递质的改变，评价耳揿针联合耳尖放血治疗该病的临床效果，并初步探讨其作用机制。

某研究将 90 例围绝经期失眠患者随机分为观察组和对照组，每组 45 例。观察组采用耳揿针联合耳尖放血，穴位选取耳穴肾、心、肝、神门、交感、内分泌和耳尖，两耳交替治疗，每 3 天更换 1 次；对照组口服西药艾司唑仑 1 mg，每天 1 次。两组均以 4 周为 1 个疗程，连续治疗 2 个疗程。比较两组治疗前后 PSQI、血清雌二醇（E2）、5-HT 和 NE 含量。结果显示，两组治疗后 PSQI 总分较治疗前均明显下降，观察组在睡眠质量、睡眠时间、睡眠障碍、日间功能障碍和总分的改善上优于对照组；两组治疗前后血清 E2 含量差异均无统计学意义，治疗后两组血清 5-HT 含量均有不同程度的提高，NE 含量有不同程度的下降，且观察组血清 5-HT 的含量明显高于对照组，NE 含量低于对照组；观察组总有效率为 95.6%，明显高于对照组（82.2%）。研究结论：耳揿针联合耳尖放血能够改善围绝经期失眠患者的睡眠质量，调节神经递质水平，其作用优于西药艾司唑仑。

中医认为"耳者，宗脉之所聚也"，人体的十二经脉上络于耳，耳郭上的穴位是躯体与内脏信息的反应点，对一定部位的耳穴进行刺激，可调节相关经络和脏腑的功能，达到平衡阴阳、疏通经络、调理脏腑之效。针刺耳穴肾、心、肝，可滋阴益肾、养心、平肝安神；神门、交感则是治疗失眠的常用耳穴，具有镇静安神、双向调节大脑皮质神经中枢的抑制与兴奋活动的功能；刺激耳穴内分泌，有助于平衡人体内分泌，增强机体对激素水平波动的适应性；"肾为耳窍之主，心为耳窍之客"，耳尖穴为治疗失眠的特效部位，通过耳尖放血可以活血通络、交通心肾、镇静安神。诸穴合用，标本共治。耳揿针与耳尖放血联合应用，能从根本上改善患者的睡眠质量。耳尖放血还能够直接刺激枕小神经，通过传导作用于中脑区域的网状结构，而该区域是 5-HT 神经元的主要聚集部位。另外，由于绝大多数支配耳郭的神经（包括枕小神经）都到达三角窝区域，故耳尖放血还可通过刺激枕小神经作用于其他神经突触，联系迷走神经、面神经、舌咽神经等，经下丘脑皮质，最终上行传导至大脑皮质，调节人体的内分泌和神经递质水平，起到改善患者睡眠的作用。

（二）耳穴贴压及耳尖放血对肝郁型黄褐斑患者的影响

有研究探讨耳穴贴压结合耳尖放血对肝郁型黄褐斑患者血液流变学的影响，将 180 例黄褐斑患者随机分为三组，每组 60 例。耳针组采用耳穴贴压配合耳尖放血治疗；西药组应用口服维生素 C、维生素 E，局部外用 0.025% 视黄酸乳膏治疗；安慰剂组外用尿素乳膏治疗；同时有 30 名健康志愿者作为对照组。治疗 2 个月后，观察治疗前后血液流变学、皮肤损伤面积、颜色评分和症状评分的变化。

结果显示，四组间全血还原黏度（高切、中切、低切）、红细胞聚集指数、红细胞压积、血浆黏度无显著性差异。耳针组、西药组、安慰剂组经治疗后全血黏度（高切变）、全血还原黏度（高切变）与治疗前比较，差异无统计学意义。耳针组和西药组治疗后皮肤损伤面积和颜色评分均显著低于治疗前，而安慰剂组无显著性差异。耳针组治疗2个月后临床症状明显改善，与治疗前比较有显著性差异，与西药组、安慰剂组比较有显著性差异。结果表明，耳穴贴压结合耳尖放血能有效改善肝郁型黄褐斑患者的症状，减轻黄褐斑颜色，减小黄褐斑面积。

第二节　标准配穴

一、癫痫

癫痫是脑神经元异常放电反复发作所致的突然短暂中枢神经系统功能失常的一组临床综合征，在世界范围内可影响所有年龄的人。在中国，癫痫的患病率约为0.7%（约900万人）。由于目前的抗癫痫药物有不同程度的不良反应，因此寻找治疗难治性癫痫的有效方法就显得尤为重要。耳针作为一种独特的疗法，在本病的治疗中表现出了较好的疗效，近年来，耳针抗癫痫的基础及临床研究取得了重大进展。用耳针治疗癫痫时，穴位常选神门以及心、肝、颈、胃和肾，每周在患者的左右耳进行交替贴穴，并嘱咐患者自己按压。

目前，taVNS最常用的穴位多分布在耳甲区内。在一项有144例受试者的taVNS治疗癫痫的多中心RCT临床研究中，taVNS组的98例患者经过8周治疗后，10例癫痫发作停止，6例发作频率减少≥90%，25例发作频率减少50%～89%；经24周治疗后，15例无癫痫发作，6例发作频率减少≥90%，26例发作减少了50%～89%，与对照组相比具有明显的统计学差异。据此推论，taVNS可产生与VNS类似的临床疗效，是一种安全、有效、可广泛应用的治疗难治性癫痫的方法。

二、抑郁症

详见第七章第二节"耳穴电刺激治疗抑郁症临床应用专家共识"。

三、失眠

失眠是最为常见的睡眠问题之一，是指尽管有合适的睡眠机会和睡眠环境，依然对睡眠时间和（或）质量感到不满足，并且日间社会功能受影响的一种主观体验。全球范围内，近四分之一的成人认为自己睡眠不好。2006 年中国睡眠研究会在 6 个城市进行的一项研究表明，中国内地成人中有失眠症状者高达 57%，远超过欧美等发达国家。长期失眠会影响个体的正常生活和工作，增加罹患各种健康问题的风险。流行病学研究表明，失眠是高血压病、中风、焦虑、抑郁、免疫力降低、神经退行性疾病等问题的风险因素。

有研究针对耳穴疗法实施的关键环节——合理选穴配穴，进行数据的全面收集和整理，以现有的临床数据为基础，从传统中医理论和现代医学理论结合的视角，阐释耳穴治疗失眠的选穴依据。结果显示，耳穴疗法治疗失眠症常用的耳穴依次为神门、心、皮质下、肾、交感、枕、脾、内分泌、肝及垂前，尤其以前 6 个穴位配合的形式最为常见。

2016 年出版的《失眠症中医临床实践指南（WHO/WPO）》对耳针治疗失眠的建议如下。①取皮质下、心、脾、神门，埋压王不留行籽或绿豆，中等刺激，使患者有胀感，嘱患者每天自行按摩数次，3～5 天换压 1 次；②常用耳穴：皮质下、交感、神门、枕、心、脾、肝、肾；③随证加减：早醒加垂前；④方法：在穴位处寻找敏感压痛点，用胶布贴生王不留行籽于压痛点上，嘱患者每日自行按压 4～6 次，每次 10～15 下，以穴位局部疼痛、发热、有烫感为佳。隔日换贴 1 次，双耳交替选用，10 次为 1 个疗程。

四、意识障碍

随着交通事故、心脑血管疾病等意外事件的逐年增多，以及院前急救、神经重症治疗、神经外科等技术的快速发展，很多严重脑损伤患者得以存活，但也使得意识障碍患者的数量不断增加，给临床治疗带来了巨大的压力和挑战。

有研究观察穴位按压配合耳穴贴压辅助治疗脑出血患者意识障碍的临床效果，对照组给予脱水、降颅压、改善神经细胞代谢、促醒治疗，并酌情抗感染、纠正水电解质紊乱及进行营养支持治疗，治疗组在对照组基础上合用穴位按压（人中、内关、合谷、涌泉）和耳穴贴压（肝、脾、肾、枕、脑干、心、神门）联合治疗。结果显示，治疗 4 周后，两组治疗前、治疗后 Glasgow 昏迷评分结果均有统计学意义。这表明穴位按压配合耳穴贴压对辅助治疗脑出血意识障碍切实有效，是简便易行的临床方法。

有研究观察复方麝香注射液配合耳穴贴压治疗脑出血意识障碍的疗效，治疗组 100 例采用复方麝香注射液配合耳穴贴压，取耳穴肝、脾、肾、枕、脑干、心、神门，揉按耳郭，用探针找取敏感点，消毒后将预先备好的耳穴贴贴在耳穴敏感点上，用拇指、示指轻轻按压贴压的耳穴数次，手法由轻到重，以患者感到灼热酸痛为度，每次 1 min，每天按压各穴 3 ~ 5 次，两耳交替贴压，治疗 28 天。对照组 100 例采用胞二磷胆碱注射液治疗，疗程同治疗组。结果显示治疗组总有效率为 91%，对照组总有效率为 84%。表明复方麝香注射液配合耳穴贴压对意识障碍的恢复有明显促进作用。

五、认知障碍

有研究评价耳穴贴压治疗血管性痴呆（VD）的疗效，将 180 例 VD 患者随机分入耳穴贴压组及西药组，每组 90 例。耳穴贴压组采用耳穴贴压法，选取神门、脑、肾、枕 4 个耳穴。西药组口服尼莫地平，每次 30 mg，每天 3 次。两组均治疗 12 周后，结果显示耳穴贴压法治疗 VD 可获得与口服尼莫地平相似的疗效，但有个别患者对胶布过敏。

有研究比较耳针配合体针和单纯体针治疗非痴呆型血管性认知功能障碍的疗效差异，将 100 例非痴呆型血管性认知功能障碍患者随机分为耳针配合体针组和单纯体针组，每组 50 例。耳针选取皮质下、心、肾、肝、耳中；体针选"靳三针"中的"颞三针""智三针""四神针"，每天 1 次，两组均治疗 4 周。结果显示，耳针配合体针治疗能有效提高非痴呆型血管性认知功能障碍患者的认知功能和社会功能，疗效优于单纯体针治疗，耳针配合体针对患者社会功能的改善优势集中在治疗的前 2 周。

六、中风

中风被医学界认定为威胁人类生命的第一杀手，现已成为世界性的健康问题。我国每年新发卒中患者约 200 万人，每年死于脑血管病者约 150 万人，存活的患病人数为 600 万 ~ 700 万，给患者家庭和社会造成了沉重的经济负担。

有研究探讨中风病的耳穴特异性反应点，为中风病耳穴诊断客观化研究提供了依据。该研究选取中风患者 30 例作为观察组，非中风内科疾病患者 30 例作为对照 A 组，健康体检者 30 例作为对照 B 组。观察组及对照 A 组在接受常规治疗的基础上，均接受针灸治疗。观察组取穴患侧肩髃、曲池、手三里、合谷、外关、梁丘、足三里、三阴交、太冲，对照 A 组取穴印堂、百会、四神聪、风府、大椎、风池、天柱、C4 ~ C7 夹脊穴，两组均每天针灸 1 次，治疗 1 周为 1 个疗程，连续治疗 2 个疗程。对照 B 组仅给予常规体检检查，未使用药物及针灸等治疗。通过耳穴探测器探测受试者的全耳穴区，治疗前后对各组受试者进行耳穴阳性反应点探测，观察受试者耳穴阳性探测积分及阳性穴位频次情况。结果显示，耳穴脑干、皮质下、额、心、肝、颞、枕、肾、交感与中风病存在相关性。耳穴既是诊断点，也是治疗点，耳穴疗法具有独特的优势，包括安全可靠、无伤害、无痛苦、无不良反应、操作简便、诊断适应证范围广、省时省力，因此，对于中风病的早期诊断、预防及临床治疗具有一定的意义。

第三节 刺激方法

一、电刺激

（一）taVNS

美国 FDA 于 1997 年正式批准 VNS 用于难治性癫痫的治疗，2005 年又批准其作为难治性抑郁症的补充替代疗法。此疗法通过在颈部放置刺激器，刺激左侧颈部迷走神经干，发挥治疗效应，目前全球已有 6 万多名癫痫及抑郁症患者植入了该装置。但美中不足的是，该治疗需要进行手术，而手术存在一定的风险（如导致声音嘶哑、吞咽困难等），需专科医生定期调节仪器程序及更换电池。而手术过程及在体内植入异物可能会对患者造成心理负担，甚或成为病情加重的诱因，且该仪器价格偏高。

现代神经解剖学发现，耳穴内脏代表区——耳甲区是人体唯一有迷走神经分布的区域，且刺激内脏耳穴区，激活迷走神经耳支，迷走神经传入纤维可将神经冲动传递到 NTS，在 NTS 中继后，再上传到中缝背核、臂旁核、海马、前额叶皮质等与抑郁症、癫痫、失眠等脑病相关的脑区。由此，学者们自 21 世纪伊始提出了经皮迷走神经刺激术（transcutaneous VNS，taVNS）的理念。

结合现代神经学知识，并在中医经典理论的指导下，我们团队提出"脑病耳治"，即采用耳迷走神经刺激治疗脑病，研制了耳迷走神经刺激仪，以及以 taVNS 代替 iVNS 的创新方法。近年来，在国际上较早地进行了以 taVNS 方法治疗癫痫、抑郁症、失眠、意识障碍等多种疾病的研究。

（二）PENFS

BRIDGE®是一种非侵入性经皮神经电场刺激器（percutaneous electrical nerve field stimulation，PEN-FS）。有研究表明，通过使用 BRIDGE®装置（图 9-3-1）进行神经刺激，阿片类药物戒断相关的症状和体征可以快速有效地缓解。该经美国 FDA 批准的设备是一种经皮耳郭刺激器，其开发目的是通

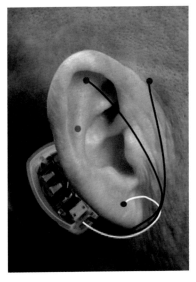

图 9-3-1　BRIDGE®装置

过刺激外耳的外周颅神经血管束来缓解疼痛，该神经血管束可能进入涉及恐惧、疼痛和伤害感受的脑区。

BRIDGE®的标准操作是：用酒精湿巾清洁耳朵并进行透照，以确定在针头植入过程中避开神经血管束。在乳突的正上方，用黏合剂将发射器粘在耳朵后面的皮肤上。发电机上有四根导线，每根导线都有 2 mm 长的无菌钛针，将无菌钛针插入耳朵的背侧和腹侧。该阵列被放置在可见动脉分支 1~1.5 mm 范围内的四个普通区域中，以创建场效应。该电桥提供 3.2 V 交流频率的刺激，电池寿命为 5 天。BRIDGE®的操作只需少量的培训，并且不用担心患者突然退出治疗。每次治疗需要使用的一次性设备成本约为 500 美元。

（三）LLTS

在一项经皮电刺激迷走神经抑制心房颤动的研究中，53 例阵发性房颤患者被随机分为 LLTS 组（耳屏）和假刺激组（耳垂），试验为期 6 个月，每天刺激 1 小时。结果显示，治疗 6 个月后，与假刺激组相比，LLTS 组的房颤负担减少了 85%，同时 TNF-α 水平降低了 23%。

（四）CES

CES 是使用手机大小的医疗设备，通过放置在耳垂、上颌骨－枕关节、乳突或太阳穴上的电极向大脑发送脉冲微弱电流（强度 < 4 mA）。CES 最早于 1979 年被美国 FDA 批准用于洲际营销和出口，用于治疗焦虑、抑郁和失眠。

随着时间的推移，CES 在临床实践中的应用稳步增加。在过去的十年中，越来越多的精神科医生将 CES 疗法融入他们的临床实践，因为它是无创的，几乎没有副作用，并且可以同时治疗焦虑、抑郁和失眠。为了将 CES 纳入治疗焦虑、创伤后应激障碍、抑郁和失眠的精神病学实践，医生可以指导患者在家自行治疗。除了每天或每隔 1 天进行 20~60 min 的常规治疗外，患者还可以根据需要增加治疗量。CES 也可以在心理治疗期间使用。在心理治疗过程中使用 CES 可以减少焦虑，通常可以提高患者与治疗师分享问题和担忧的能力，以及更有效地回答治疗师的问题的能力。CES 与其他干预措施联用可以形成互补，在其他干预进行前诱导出身心放松的状态。CES 可在药物治疗期间使用，而无须担心潜在的药物相互作用，并且有可能减少药物需求。

与其他用于脑修复的神经刺激技术相比，CES 具有无创性、价格低廉、患者在家使用安全方便等优点。它可以作为药物或心理治疗的辅助手段，也可以作为独立治疗的手段。历史上，当药物和其他干预措施失败或耐受性不好时，CES 一直被用作最后的治疗手段。随着积极结果证据的增加，越来越多的医生将 CES 视为一线或辅助治疗方法。

二、激光刺激

激光耳穴疗法（Laser Auriculotherapy，LAT）被广泛应用于不同的疾病的治疗，包括失眠、疼痛和肥胖。LAT 和其他治疗方法相结合可以产生协同效应，比如 LAT 结合耳穴按压可治疗儿童尿床，结合体穴可治疗新生儿戒断综合征。中医认为，激光束照射能起到刺激穴位，激活气（能量流）的治疗效果，从而调节脏腑功能，恢复阴阳平衡，从而产生治疗效果。

同时，激光治疗无创、无痛，没有感染或交叉感染的风险。而且，LAT 和其他疗法结合操作简单方便，比如 LAT 和耳穴贴压等的结合，不仅操作简单（因为耳穴贴压等方法可以在激光治疗后持续刺激穴位），还可优化治疗效果。

三、刺络放血

刺络疗法，早在《黄帝内经》中已有较多篇幅的论述，如《灵枢·九针论》谈到针刺的作用之一就是"泻热出血"；《灵枢·九针十二原》中提出"宛陈则除之"的治疗原则；《灵枢·官针》中还有"络刺""赞刺""豹文刺"等法，虽针具、方法不尽相同，但都属于刺络放血法的范畴。该法主治范围相当广泛，凡中医所言之热证、实证、痛证、瘀血和经络瘀滞等，均可用该法治疗。耳尖穴最常用的刺法就是刺络疗法，即以三棱针为针具，在耳尖穴处点刺使之出血的方法。常用操作如下：先按摩耳尖部位使其充血，然后严格消毒，以左手拇、示二指固定耳郭，中指托着耳尖所对应的耳背，右手持三棱针，对准耳尖穴"疾刺疾出"，使之出血。一般成人以刺入 2 mm 左右为宜，出血数滴，或依据病情轻重、患者体质及血色变化而定出血量。

最初，耳尖一穴并未被耳穴疗法吸纳。1960 年，许作霖介绍其临床经验时，认为耳尖的刺激法为"泻血"，其经验很快得到肯定并应用于临床。1972 年出版的《耳针》明确指出："（耳尖）主要用于放血，每次 2~3 滴。"1984 年《耳针》再版时强调，"对本穴点刺放血数滴比针刺疗效好"，于是刺血成为耳尖穴的主要刺激方法。1994 年《中国耳穴刺血疗法》专著问世，该书将耳尖穴刺血单独作为一种放血法予以详细介绍，认为耳尖刺血"用途最广、最常用、最有效，往往可以代替其他穴位放血"，刺血量"一般每次放血 3~5 滴，视病情可放血 5~10 滴"。

有研究发现，耳揿针联合耳尖放血治疗围绝经期失眠效果显著，认为通过耳尖放血可以起到活血通络、交通心肾、镇静安神的作用，并推测耳揿针联合耳尖放血可能直接通过中枢的整合作用来改善下丘脑神经递质的活性和数量，恢复 5-HT 和 NE 之间的平衡，或者可能通过提高患者体内雌激素受体的含量和活性，进而影响下丘脑神经元的活动，恢复下丘脑神经递质的正常状态。

四、无线电磁场刺激

无线电电刺激装置（radio electric asymmetric conveyor，REAC）是一种创新的医疗设备，旨在减少由压力和心理因素引起的神经系统功能失调。REAC 利用人体电磁场（约 $30 \sim 300\, GHz$，$3\, mW/m^2$）与仪器电磁场（$2.4\, GHz$ 或 $5.8\, GHz$ 或 $10.5\, GHz$，可用发射器测量，约 $0.1\, mW/m^2$）之间相互作用产生的无线电效应对耳穴进行刺激，刺激时间一般持续几毫秒。这种无线电相互作用产生的信号是由置于耳郭特定点上的探头（传送带）接收的，该探头同时提供无线电刺激。

有一项双盲随机对照研究测试了耳反射疗法方案的无线电电刺激装置对压力相关症状的疗效。这项研究纳入了 200 名符合标准的受试者，将之随机分配，150 人采用耳穴治疗方案和 REAC 治疗，50 人采用安慰 REAC 治疗。REAC 探针被应用于耳郭的 7 个耳穴点：神门、肾、胃、心、枕骨、耳垂、前额叶。每名患者每次治疗持续约 3 s，在 4 周完成 18 次治疗。通过自填心理压力测量（PSM）问卷评估心理压力。在治疗前和 18 次治疗后约 4 周进行数据采集。结果显示 REAC 组受试者 PSM 测试总分显著降低，用 REAC 进行耳穴治疗的方案似乎可以减少压力应激的主观感受。这种治疗方法也为广泛扩散的压力相关疾病提供了一种非侵入性、不痛苦且非常简单的创新治疗方法。

一项更大样本的 RCT 研究了 REAC 对压力相关的疼痛和身体问题的影响。结果表明，接受了一个周期 REAC 治疗的受试者的主观压力感知的得分显著降低。在研究结束时，REAC 组在 PSM 测试中报告压力相关疼痛和身体问题症状的受试者人数显著减少，而安慰剂组受试者试验前后没有差异。REAC 重塑了离子流引起的电变化，这可能平衡了两种主要神经递质的分布，即兴奋性谷氨酸和抑制性 GABA。因此，改善对环境压力源的神经心理生理反应的靶向治疗可能是药物治疗的可行替代方案。REAC 是一种无创、无药物的疼痛治疗替代方案，特别是在个体的情绪状态和压力水平明显影响整体症状的情况下。当然，还需要进一步的研究来验证使用一个以上 REAC 神经心理物理优化周期时症状的稳定性。

五、机械针刺

（一）BFA

战场针灸（Battlefield Acupuncture，BFA）最初是为军事人员开发的，作为一种辅助疗法，通过耳朵为受伤的军事人员进行治疗，用于减少战斗伤亡人员的疼痛和焦虑。2001 年，美国"9·11"事件发生后，美国的空军医生 Richard C. Niemtzow 成为美国武装部队里第一位全职针灸师，他将自己从法国学来的耳针技术命名为"Battlefield Acupuncture"并在圣地亚哥美国海军医疗中心（United States Naval Medical Center in San Diego，USNMC – SD）进行临床实践。彼时的美国医生对针灸并无兴趣，甚至希望这种疗法消失。但随着 BFA 的疗效在临床上慢慢被证明，Richard C. Niemtzow 的同事们开始转变态度。在 Richard C. Niemtzow 按规定被调到安德鲁斯空军基地时，同事们甚至向指挥官请愿挽留他。后来，Richard C. Niemtzow 依旧被调往安德鲁斯空军基地，BFA 也在那里获得极大成功和关注。

起初，Richard C. Niemtzow 被邀请在医学博士 Joseph M. Helms 的针灸课程中教授BFA，但并未受到太多关注。然而，在伊拉克和阿富汗战争的高峰期，随着大量受伤的战士到达沃尔特·里德陆军医院（Walter Reed Army Hospital），BFA 开始引起人们的注意。尽管西医在治疗这些患者方面做得很好，但也有不足之处。Richard C. Niemtzow 在伤患床边介绍 BFA，患者、家属和内科医生对 BFA 的需求随之暴涨。不久后，Richard C. Niemtzow 在安德鲁斯空军基地、五角大楼、沃尔特·里德和贝塞斯达海军医疗中心都建立了私人针灸诊所，并开始大范围培训教学。在伊拉克和阿富汗的军事行动中，许多军医和特种部队医疗人员都接受了培训；2009 年和 2010 年，美国空军派遣军医学习了 300 小时的 BFA 课程；2012 年，陆军、海军和空军开始了一年 2 次的 BFA 进修项目。

后来，Richard C. Niemtzow 发起了一项基金项目，项目内容是向美国陆军、海军、空军和退伍军人事务部（Department of Veterans Affairs，VA）教授 BFA 以进行医疗保健，被予 540 万美元。该项目证实了 BFA 治疗急性和慢性疼痛确有疗效，这被认为是影响"阿片类药物危机"并在整个武装部队和退伍军人中推动针灸发展的开始。2018年 2 月 23 日，在佛罗里达州奥兰多市举行的空战研讨会上，美国空军参谋长、四星上将 David Goldfein 宣称 BFA 应该被应用于战场和整个空军的伤员救治。与此同时，"美国军队应用针灸"等相关话题在中国大陆引发热议。

BFA 使用的是原版 ASP 金针，是一次性使用的无菌镀金半永久性耳针（图 9 – 3 – 2）。在耳针治疗前，用酒精拭子清洁左右耳。根据受试者对针灸的临床反应，将半永久性针头置于受试者单耳或双耳的部分或全部穴位。针灸治疗所使用的针多达 10 根，如果受试者报告疼痛缓解，则停止针灸治疗。医生会建议受试者让针头自行脱落，但如果不愿针头自行脱落，可以自行取出

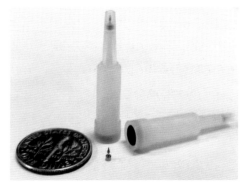

图 9 – 3 – 2 无菌镀金半永久性耳针

针头。

（二）值得警惕的刺激方式——耳钉

在美国，耳钉常被部分患者认为是耳针的一种替代形式，并被一些机构应用于治疗肥胖以及缓解焦虑和疼痛等。基于逻辑推理可知，正如所有的介入手术一样，耳钉刺激可能给人带来伤害。尽管在美国有大量的患者植入耳钉以期获得同耳针治疗一样的疗效，但目前尚未有临床证据支持耳钉、耳环可以作为耳针的替代品，反倒有许多案例报告了这一行为的危害。

一项案例报告了 BFA 间接引起的灾难性并发症。许多患者发现 BFA 使用的半永久性针头往往在第 7 天脱落，便询问在这些穴位上插入永久性耳环是否可以带来更持久的疼痛减轻效果。一名患者既往有结节性软骨皮炎、伴有疼痛的糖尿病周围神经病变、冠状动脉疾病、脑血管意外、慢性腰背痛、高血压、血脂异常和抑郁症等，接受 BFA 治疗后获得了很好的疗效，每次治疗后，他都报告持续数天的疼痛立即显著减轻。因就诊路程太远而很难坚持治疗，因而他自行将耳环植入他认为正确的 BFA 耳穴点。大约 3 周后，尽管他对疼痛控制水平感到满意，但他的双耳变得柔软、发红和水肿，且听力下降。经诊断，他患上了难以治疗的严重感染和炎症。在没有任何支持证据的情况下，目前不应推荐植入永久性耳环作为 BFA 耳针的替代品。

第十章

机制研究展望

第一节　脑科学的技术与方法

一、针灸影像学

近年来，随着科学技术的迅速发展，fMRI、超声等医学影像学技术，因其具有实时、无创、可视化等特点，被运用于针灸临床机制的研究中，为针灸机制的研究提供了全新的视野。

fMRI 于 20 世纪 90 年代初期问世，目前关于通过 fMRI 探索中医针灸作用机制方面的研究取得了令人瞩目的进展，fMRI 成为揭示针灸密码的"现代望诊"技术。

本课题组在国内外较早主持及参与了多项 fMRI 与针灸脑机制这一国际前沿的多学科交叉研究项目，系统地研究了手针与电针、体针与耳针的脑成像变化。2001 年、2005 年先后与德国亚琛工业大学附属医院、美国哈佛大学医学院附属麻省总医院合作实验，并在 *Neuroradiology*、*Human Brain Mapping* 杂志上发表论文，提出了手针针刺调治"边缘叶 – 旁边缘叶 – 新皮质网络"的学说，认为此网络在人类认知、情绪、记忆调节、内环境稳定过程中起到中枢调节作用，为针刺疗效脑机制提供了新的科学依据，引起了国际同行的关注。后又研究了不同经络、组织、节段配对组穴的 fMRI 变化；分别分析了留针时、电针时、电针后的脑功能状态，发现了脑功能的动态变化，观察到电针穴位激活了"边缘叶 – 前额叶网络"。进一步的研究发现，电针耳内脏穴区（耳甲迷走神经区）可产生脑干 NTS、蓝斑、边缘叶结构显著负激活效应，发现了耳针通过脑干"NTS – 边缘叶"通路作用于抑郁症的脑区。

近年来，国内学者也将 fMRI 技术应用于抑郁症、功能性消化不良、面瘫、疼痛、中风等疾病的针灸治疗脑机制的研究中，在国际上引起瞩目。

二、神经示踪技术

神经示踪技术是从神经解剖学角度研究针灸作用途径的一种重要技术，在针灸研究中使用神经示踪技术极大地促进了针灸学与神经解剖学的有机结合。目前关于针刺脑效应的神经环路机制尚未完全清楚，该问题也是近年来实验针灸中的重点研究方向。

针灸疗法正逐步迈入当代主流医学体系。从 1996 年 WHO 开始推荐针刺疗法，到美国国立卫生研究院对针刺疗法的有效性达成共识，再到 2018 年美国总统签署医疗法案，首次将针灸疗法纳入其中，针灸日益在世界范围内受到普遍关注。临床试验表明，针灸在中风、癫痫、抑郁症、失眠、AD 等脑系疾病中有较好的疗效，而针刺脑效应的具体机制不明确。20 世纪 80 年代，陶之理等首次用 HRP 探讨针麻原理中体表 – 内脏相关学说，此后，众多示踪剂应用于针灸机制研究。传统的神经示踪方法有染料、蛋白质或肽类等，但仅可描绘一个脑区神经元的形态及脑区之间的简单投射，且有非特异性吸收、方向不特异、跨突触后信号衰减严重等问题，无法特定、高效地标记出大脑神经网络的输入神经元和输出神经元的类型和功能，极大地制约了脑科学的发展。自第一个单纯疱疹病毒株（herpes simplex virus type 1，HSV1）从脑炎患者脑组织中被分离出来，并被注射入兔眼，使人观察到 HSV1 有通过突触连接的嗜神经特性后，多种病毒示踪剂在神经科学研究中产生并应用。工具病毒既可以在全脑层面上解析各个脑区之间的投射关系，也可以描绘神经元树突棘等精细结构。本节以工具病毒为出发点，主要介绍用于解析特定神经环路结构，及病毒介导的可高度灵敏操控神经元功能活动的光（化学）遗传等技术，进一步探讨工具病毒及其携载的功能元件在针刺脑效应研究中应用的可行性及前景分析。

（一）常用工具病毒的分类及其携载的功能元件

在现代神经科学研究中，工具病毒已成为解析神经环路的利器，根据工具病毒的遗传背景、形态及生活史等基本特性，常用于解析神经环路的病毒可分为三大类：①α疱疹病毒科的伪狂犬病毒和单纯疱疹病毒 1 型；②弹状病毒科的狂犬病毒以及水疱性口炎病毒；③包括腺相关病毒、逆转录病毒及慢病毒等在内的不跨突触的假病毒载体。与传统的示踪剂相比，α 疱疹病毒和弹状病毒是保留病毒复制能力的嗜神经病毒，具有特异性顺向或逆向跨突触标记、跨突触后信号强度不衰减、可携带光敏蛋白等多种标示物或功能元件的特点。由于 α 疱疹病毒和弹状病毒 AAV 滴度高、表达稳定长效、毒副反应极低且可用同源重组进行编辑，因此在神经环路示踪及其功能研究中的应用最为广泛。

随着分子生物学研究的深入，研究者发现，利用反向遗传学技术及基因编辑技术改造病毒基因组，可获得毒力低、使用安全且可携带各种报告基因或功能基因的重组工具病毒。重组工具病毒具有灵活的遗传可操作性，且可携带表征神经环路的不同标示物及功能探针，如绿色荧光蛋白报告基因、DA 探针、乙酰胆碱探针、光敏感离子通道蛋白等功能元件。

1. 光遗传学下的工具病毒研究

2005 年，Diesseroth 等证明了一种来自绿藻的光敏通道蛋白可在 470 nm 蓝光照射下，开放细胞膜上的阳离子通道，激活神经元，光遗传学技术由此诞生。该技术以病毒为载体，将外源性光敏感蛋白靶向导入到特定细胞中，利用不同波长及强度的光刺激光敏蛋白，精确地激活或抑制神经元活动，是控制神经元活动乃至动物行为的"开关"。光遗传学技术调控细胞的活性取决于光敏通道蛋白的种类，目前常用的光敏通道蛋白有两种。一种是兴奋性光敏感通道——通道视紫红质（Channelrhodopsin，ChR），ChR 在蓝光（450～490 nm）照射下，使阳离子通透，当膜电压去极化超过一定阈值时就会诱发神经元产生可传导的电信号，即神经元的激活；另一种是抑制性光敏感通道——来自盐碱古菌的嗜盐细菌紫红质蛋白（Natronomonas pharaonis halorhodopsin，NpHR），NpHR 在黄光（580 nm）照射下可使 Cl^- 内流，当膜电压超极化到一定水平时，就会抑制神经元动作电位的产生，即神经元的抑制。与传统的电生理技术相比，光遗传学技术具有快速精准、高时空分辨率、高特异性、高度可逆等特点，可在体甚至在清醒状态下进行动物行为学实验，无损或低损地研究特定神经网络的功能。

2. 化学遗传学下的工具病毒研究

化学遗传学技术是一种改造生物大分子，使其能和先前无法识别的小分子进行相互作用，从而达到控制生物大分子活性的一种方法。基于 G 蛋白偶联受体（GPCR）改造的化学遗传学受体较多，其中应用最广泛、效果最佳的是只由特定药物激活的受体 DREADDs（Designer receptors exclusively activated by designer drugs）。DREADDs 是广泛应用的化学遗传工具病毒，由特定药物叠氮平-N-氧化物（Clozapine-N-oxide，CNO）调节细胞信号转导、控制神经元活动和行为。通过 AAV 病毒注射或模式动物，将遗传信息传递给特定细胞，控制 CNO 给药，即可选择性操纵包括谷氨酸能、DA 能、GABA 能神经元在内的各种神经元的活动。

3. Ca^{2+} 成像下的工具病毒研究

在神经元放电时会爆发出一个短暂的 Ca^{2+} 浓度高峰，基于神经电活动与胞内 Ca^{2+} 浓度变化的对应关系，将 Ca^{2+} 浓度变化通过荧光强度表现出来，即可达到监测神经元活动的目的。钙离子探针（GECIs）是由荧光蛋白、钙调蛋白及肌球蛋白轻链激酶 M13 域融合而成。多色 GECIs 可实现在同一行为学下不同类型神经元的同时追踪。此外，以此法结合 Miniscope 技术、双光子显微镜、光遗传学技术可实现行为动物活体动态功能成像。近年来，基因工程和蛋白质工程技术快速发展，李毓龙团队开发了多个高时空分辨率、高特异性、高灵敏度的基于基因编码的神经递质探针，如多巴胺探针（GRAB[DA]）、乙酰胆碱探针（GACh）等。这些神经递质探针的研究策略相似，即基于天然神经递质的 GPCR 进行改造，在 GPCR 上插入对结构变化敏感的荧光蛋白（cpG-FP/cpEGFP），当 ACh 或 DA 与经过改造的受体结合时，蛋白质构象发生改变并牵扯 cpGFP/cpEGFP 构象变化，使得神经递质这一化学信号转化为荧光信号，再结合光纤记录系统等成像技术，即可在体、实时监测神经递质浓度的动态变化。

4. Cre – LoxP 系统下的工具病毒研究

20 世纪 90 年代初，Joe Z. Tsien 开始探索将 Cre – LoxP 重组酶系统用于脑科学研究。Cre – LoxP 系统包括 Cre 重组酶和 LoxP 位点两个部分，可在 DNA 特定位点上执行基因敲除、插入、激活、倒转及易位，主要应用于：构建条件性基因小鼠（Cre 小鼠）；应用逆转录病毒标记大脑神经环路；利用 Cre 小鼠或 Cre 病毒表达光感应离子通道或化学修饰蛋白，激活或抑制特定神经元的放电；用于基因编码钙传感器（如 GCaMPs），通过 Ca^{2+} 瞬态变化监测某类神经元的活动等。Cre – LoxP 系统介导的神经遗传技术已成为脑科学领域的基本技术之一。

（二）常用工具病毒在脑疾病研究中的应用

近年来，工具病毒在脑功能（环路）方面有了广泛的应用，基因修饰后的工具病毒携载荧光蛋白、探针等元件，结合光（化学）遗传技术，可实现对大脑特定类型神经元及神经环路结构和功能的精准、实时、可视化研究，极大地推动了脑科学的发展。Sachin 等应用光遗传学等方法观察到激活杏仁核 – 伏隔核环路可引起社交障碍，为探讨自闭症神经机制提供了依据。王颖等利用示踪病毒、光遗传技术、化学遗传技术以及在体神经元记录等多种方法进行的研究表明，内侧隔核胆碱能神经元主要通过直接投射到海马并激活海马的 GABA 能神经元发挥抗癫痫作用，为临床颞叶癫痫的精准药物治疗靶点研究提供了重要的实验依据。罗春霞等通过向一氧化氮合酶（nNOS）– Cre 小鼠的腹侧前额叶皮质（vmPFC）注射化学遗传学病毒特异性激活 nNOS 神经元，揭示了 vmPFC 脑区表达 nNOS 的神经元在慢性疼痛引起的焦虑中发挥了关键作用，为慢性疼痛和焦虑的治疗提供了新的可能靶点。

随着转基因技术、全脑光学成像等技术的发展，构建全脑神经环路及绘制连接图谱应运而生。孙庆涛等利用自主研发的荧光显微光学切片断层成像技术（fluorescent micro-optical sectioning tomography，fMOST），结合逆行跨一级病毒示踪方法，详细描绘了小鼠内侧前额叶皮质 GABA 能神经元长程输入环路的全脑图谱。GABA 能神经元是中枢神经系统中重要的抑制类神经元，大脑内侧前额叶皮质的 GABA 能神经元在学习、决策和情绪等高级功能中起着重要作用，其功能紊乱会导致抑郁、精神分裂等一系列神经精神疾病的发生。该图谱为研究内侧前额叶所在环路的功能奠定了单细胞分辨的解剖学基础，也为环路的组织模式和神经元分类研究开拓了新的思路。李向宁等利用高通量双通道全脑成像的方法（dfMOST）结合荧光蛋白特异性标记的小鼠模型及病毒标记技术，获取了世界上第一套完整的胆碱能神经元三维全脑分布图谱。胆碱能神经元主要分布在基底前脑和脑干等多个脑区，在调节运动、认知中起着重要作用，这类神经环路异常与阿尔茨海默病、认知障碍等多种神经系统疾病有关，该图谱为胆碱能神经元的功能研究、多种脑疾病的靶向治疗提供了参考。

第二节　脑科学技术在脑病耳治研究中的应用

一、神经示踪技术在脑病耳治机制中应用的可能

中医药是我国具有原创优势的科技资源，中医关于脑的认识已基本涵盖了现代医学的各类脑病。中医理论表明脑主宰生命活动、精神意识、感觉运动等，《本草纲目》记载"脑为元神之府"，清代《医林改错》云："灵机记性不在心在脑。"中医论治脑病历史悠久，针灸疗法就是一个典型的范例，我国现存最早的针灸学专著《针灸甲乙经》在开篇指出"凡刺之法，必先本于神"，"脑神"是中医学的重要观念，而针刺与"脑神"密切相关，"针刺调神"是针刺发挥疗效的精髓。但由于实验方法局限，针刺治疗脑系疾病的机制研究受到很大的限制，将工具病毒及相关技术应用于针刺研究中，将为探究针刺脑效应机制提供新的方法学参考。

现代临床研究表明，针灸作为非药物补充替代疗法，对 AD、抑郁症、焦虑、失眠等与脑功能障碍有关的神经精神疾病有重要治疗作用。在针刺基础实验研究中，一般多采用 HRP、霍乱毒素 B 亚基（cholera toxin subunit B，CTB）等逆行示踪剂或荧光素类示踪剂，将示踪剂注射到实验动物的腧穴，根据示踪剂所标记神经元在脊神经节或脊髓节段分布的相似程度推断腧穴的神经解剖学联系，进而分析针刺信号传导的作用途径。但传统示踪剂在传导中荧光信号会逐渐衰减、不特异性吸收，且仅可通过直接标记神经元胞体的分布及其轴突的走向来确定脑区间简单的投射关系，无法进一步高度解析可视化的神经环路。传统示踪方法对针刺脑效应的神经网络连接仅停留在相关性层面，不能直接证明其因果关系，而工具病毒及其携载的功能元件成为解决上述问题的利器。

我们团队曾采用神经示踪技术，在耳甲区注射神经束路荧光示踪剂 CTB，跨突触标记到的神经纤维终止于 NTS 尾部。在荧光显微镜下，CTB 跨神经节段标记在同侧 NTS 尾部、三叉神经脊束核（SPV）背内侧，以及楔形核（Cu）外侧部和 C2～C3 背角。这是首次系统地观察到迷走神经耳支能直接与迷走神经感觉核－NTS 的纤维投射，耳甲－NTS 的神经纤维投射为耳－迷走联系理论奠定了解剖学和形态学基础。上述的结果可证明，taVNS 干预后，神经冲动可传递到 NTS，但神经纤维在中枢内的投射脑区及脑内 NTS 以上所影响脑区间的具体神经网络仍不得而知。我们团队前期采用神经示踪技术，在 NTS 微注射顺向跨突触的神经示踪病毒（HSV1），分别在 24 h、48 h、72 h 观察 NTS 的投射核团，显示 NTS 可直接或间接投射到蓝斑、丘脑室旁核、杏仁核、PVN 等核团；采用逆行跨突触病毒（PRV）可在荧光显微镜下反证上述投射核团。

二、光（化学）遗传学、探针在脑病耳治机制中应用的可能

除从形态学方面研究神经网络结构外，利用一次性化学损毁、电损毁等抑制特定核团功能的局部核团损毁术，并结合电生理、动物行为学实验等，是目前研究针灸脑效应机制的重要手段之一。尽管特定核团的损毁技术在神经科学领域中取得成就，但都存在一定的局限性，如电损毁技术无法损毁特定脑区的特定神经细胞，且通过药物实现的化学损毁缺乏时间准确性，易错过神经元编码时段。要解析更高分辨率的神经元形态以及更为复杂的神经环路需要更好的工具，而工具病毒及介导的探针、光（化学）遗传技术、模式动物、组织透明化、功能成像技术为神经环路及核团结构和功能的探索提供了便利。在研究脑区特定细胞类型或神经元功能时，应用探针、光遗传学等特异性激活或抑制特定神经元或细胞的功能活性，可精确操控并双向验证特定神经细胞或神经环路与针刺效应的因果关系。

光（化学）遗传学在探讨针刺效应机制中的应用也愈加广泛，申国明等以迷走神经背核为中心，应用光遗传、化学遗传等技术，对针刺调节胃功能的中枢机制进行初步探索，以期运用现代神经科学技术阐释腧穴配伍的中枢整合机制。王浩等采用 Cre-LoxP 系统结合化学遗传及病毒示踪技术，在 GAD2-Cre 小鼠的中央杏仁核（central amygdaloid nucleus，CeA）注射顺行示踪病毒（rAAV-EF1α-DIO-mcherry-WPRE-pA），观察到 CeA 中的 GABA 能神经元投射到 PVN，验证了针刺胃俞募配穴通过调控 CeA^{GABA}-PVN 通路以实现对胃功能的调节。Kim 团队运用光遗传学技术具体地阐述了杏仁核的 DA 信号系统在针刺治疗冰毒成瘾中的具体作用，该研究先将携带有 eNpHR 3.0 的腺相关病毒表达在小鼠的杏仁核脑区，在针刺神门穴的同时使用黄光抑制杏仁核区的神经元，发现针刺缓解成瘾症状的作用被逆转，停止黄光刺激后，针刺激活杏仁核的神经元，抑制 DA 的释放，缓解冰毒诱导的成瘾行为；随后，研究者探究激活杏仁

核区的神经元能否模拟出针刺的疗效，于是将携带有 ChR2 的腺相关病毒注射到杏仁核相同部位，发现使用绿光激活神经元后能模拟针刺的效应，即抑制冰毒诱导的活动增强。一项关于慢性坐骨神经损伤模型（CCI）和膝骨关节炎模型（KOA）的研究发现，用化学遗传学技术抑制小鼠腹外侧中脑导水管灰质（vlPAG）中的 GABA 能神经元，模拟电针刺激环跳穴、阳陵泉穴的镇痛作用，能减轻上述两种模型的机械痛阈值和热痛阈值；他们还发现激活 vlPAG 中的 GABA 能神经元只能部分减弱电针的镇痛效应，vl-PAG 中 GABA 能神经元的化学生成激活和谷氨酸能神经元的化学生成抑制相结合，有效地降低了机械痛阈值和热痛阈潜伏期，该研究提示了 vlPAG 中的不同类型的神经元在针刺镇痛中的作用不同。

团队前期研究表明，taVNS 可有效改善疼痛、抑郁、癫痫等疾病病情，其作用机制可能是激活迷走神经耳支，其神经冲动沿迷走神经传入纤维传递到 NTS，在 NTS 中继后上传到高级中枢，但其具体的神经通路尚不明确。将来考虑运用光（化学）遗传学技术检测目的核团某些蛋白或神经元的变化，结合体微透析、光纤记录、行为学实验、电生理、免疫荧光等技术探索 taVNS 的脑效应机制，实现对清醒动物在体实时定量的检测，更精确地反映针刺发挥效应的过程。我们目前也在探索乙酰胆碱探针、DA 探针的使用，将探针埋置在海马、杏仁核等与抑郁症相关的核团，观察不同频率 taVNS 干预前后海马、杏仁核等核团 Ach、DA 释放量的变化，进一步挖掘脑病耳治的现代科学内涵。

三、小结

耳穴是针灸的重要组成部分，历史悠久，早在《阴阳十一脉灸经》中就有耳穴的记载，《黄帝内经》中有"耳者，宗脉之所聚也"的描述，并记载了经耳诊治疾病的理论和经验，以及耳与脏腑、经络的关系等。现代研究表明，耳穴压豆、放血、耳甲电刺激等可显著改善抑郁症、痴呆、癫痫等脑系疾病症状，但脑病耳治的具体作用机制尚未完全阐明。

逐渐兴起的现代科学技术如光遗传学、化学遗传学、光纤记录系统，以及在体电生理等，为脑病耳治机制的研究带来了新的机遇。这些技术普遍具有可在体、实时、动态监测特定脑区特定神经元的活性变化，更能真实地反映 taVNS 干预前后的脑效应变化。针刺编辑特定基因及其表达的工具小鼠，通过光（化学）遗传学方法并结合光纤记录系统，可记录、操控特定神经元集群的活动，此外，与精细结构成像有机结合，可解析针刺过程中全脑或某一核团特定神经元的结构和功能。针刺治疗脑系疾病需要多个疗程才可达到最佳治疗效果，重复针刺具有累积效应，与针刺后灌流、取脑切片的离体观察相比，探针、光（化学）遗传技术可达到在体、动态重复监测针刺累积效应及神经递质变化的趋势。此外，利用光遗传技术直观且可逆地观察同一实验大鼠针刺前后行为学等实验指标的变化，可排除个体间的差异性干扰，减少实验误差。因此，应用这些现代科学技术，通过对大脑神经环路的精确调控反映特定脑区的神经元活性，明确某一脑环路在针刺效应中的作用，可以更好地阐释针灸的脑效应机制，从而为taVNS脑病耳治的推广应用提供可靠的理论依据。

中国人口数量庞大，大约有20%的人患有精神疾病或神经退行性病变，就脑病而言，针灸治疗脑系疾病的历史悠久，是辅助治疗神经精神疾病的简单有效的手段，针灸参与"中国脑计划"将在脑科学与脑病防治中做出独特的贡献。脑科学是人类了解自然和人类本身的"终极疆域"，近年来随着脑成像、生物传感、人机交互和大数据等技术的不断创新，脑科学已成为多学科交叉的重要前沿领域和各国科技战略的重点。针灸疗法正逐步迈入当代主流医学体系。随着先进检测手段的出现，针灸研究不断结合神经示踪、光（化学）遗传技术、微透析等新技术，从脑功能和神经环路的变化情况及其特征揭示针灸作用的机制。毫无疑问，利用脑影像学、工具病毒及其介导的探针、光（化学）遗传技术等的特异性标记神经细胞或神经环路、干预特定类型神经元或核团的功能，可从临床和基础两个层面，实时、直观地解析taVNS的中枢效应机制，从分子细胞水平、基因水平、神经环路水平等多个维度评价针刺治疗脑系疾病的效果，是目前揭示脑病耳治机制最有效的手段。在针灸领域引入此类技术方法，可进一步挖掘taVNS脑病耳治的现代科学内涵。

第十一章

多学科交叉发展现状

第一节　脑机接口与脑病耳治

一、脑计划与脑机接口

近年来，在全球掀起的脑科学的浪潮中，中国积极推动"中国脑计划"的启动，并将其上升为国家战略。早在 2015 年，中国科学家就对脑科学与类脑研究在中国"一体两翼"的部署达成了初步的共识。所谓"一体"，就是以阐释人类认知的神经基础为主体和核心；"两翼"是指脑重大疾病的研究和通过计算和系统模拟推进人工智能的研究。2016 年，《"十三五"国家科技创新规划》选出一批体现国家战略意图的重大科技项目，力争在"十三五"期间有所突破，其中脑科学与类脑研究是重点方向之一，而作为"一体两翼"布局的其中"一翼"，脑机智能的关键技术研发和产业发展备受重视，脑机接口（Brain Computer Interface，BCI）就是最关键的脑机智能技术之一。

BCI 技术的起源可以追溯至 1924 年，该年 Hans Berger 记录到了脑电图，此后经过实验不断进行更新。1970 年，美国国防部下属的科技创新机构国防高级研究计划局（DARPA）开始组建团队，启动该领域研究；1973 年，美国加利福尼亚大学洛杉矶分校 Jacques Vidal 教授首次提出"BCI"概念；2000 年左右，脑电波检测等技术取得重大进展，BCI 的技术、标准和发展方向逐渐明朗；2005 年至今，BCI 技术进入临床试验阶段，商业化发展开始起步，相关技术和企业数量进一步增加，应用程度和热度也日渐攀升。近两年，Facebook、Neuralink 等科技巨头及其旗下公司在 BCI 应用领域不断取得积极进展，引发新一轮社会关注热潮。

对于 BCI 的定义，可概括为在人或动物脑（或脑细胞培养物）与计算机等外部设备之间建立的不依赖于常规大脑信息传输通路（外周神经和肌肉组织）的一种直接通信和控制技术，该技术涉及脑与神经科学以及工程、认知科学、材料科学、数学、临床医学、微电子和计算机科学等多个学科（图 11-1-1）。根据信号采集方式的不同，BCI 可以分为侵入式和非侵入式两种类型，其中，侵入式 BCI 需经外科手术将电极芯片植入人的大脑，成本较高且有一定风险；非侵入式 BCI 则直接从头皮获取人类大脑的电信号，是一种更加安全、方便的无创性技术，普遍应用于科学研究和临床治疗，由于脑电信号具有高时间分辨率、设备简单、操作简便等优点，成为非侵入式 BCI 应用最为广泛的信号。目前，随着人工智能及医学的不断突破，BCI 已获得长足发展。数据显示，2019 年，全球 BCI 市场消费额为 2.84 亿美元，预计到 2026 年年底，该数值将达到 6.74 亿美元，在 2020 年至 2026 年之间的复合年增长率为 13.95%。

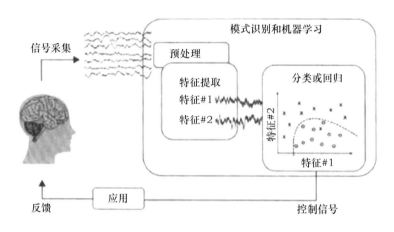

图 11-1-1　模式识别和机器学习

二、探索脑病耳治脑机接口的新模式

在 2012 年出版的 *Brain - computer interfaces：principles and practice* 一书中，Wolpaw 等人指出：BCI 可将中枢神经系统活动转换为人工输出的系统活动，它能替代、修复、增强、补充或改善中枢神经系统的正常输出，从而改变中枢神经系统与内外环境之间的交互作用；其核心为建立大脑与外部环境之间的特殊通信系统。基于此观点，反映脑功能活动的各种信号是这种特殊通信系统的关键，然而，对于信号的采集却是制约 BCI 从实验室走向现实生活的重要因素。例如，基于头皮脑电的无创 BCI 中，湿电极方案的 BCI 系统需要花费较长时间准备导电膏，使用后需要清洗头发；而以往的干电极系统主要采集前额区域脑电信号，解码的大脑状态少且准确率低，实际使用场景有限。因此，有必要对反映脑功能活动信号的采集方法进行创新，2017 年美国的一项研究则为此提供了可能。Wang 等在 "IEEE Transactions on Neural Systems and Rehabilitation Engineering" 一文中报道了一种将电极放置在耳后无毛发覆盖区域的稳态视觉诱发电位脑机接口系统，在 12 个目标识别任务的定量评估中，取得了 85% 左右的分类正确率，信息传输率达到 30 bit/min 左右。这一研究进展对便捷采集普通健康人群在日常生活情境中的脑电并高效使用脑机接口提供了可行性支撑。相应地，基于耳后电极的脑机接口商业硬件的出现，有望推动相关应用快速走向市场。

耳是哺乳动物的一个特殊解剖学结构，外耳是人类祖先进化到哺乳类时才分化产生的，是人类进化史上头部出现得最晚的器官，能全面地反映出身体的状态，是人体众多全息胚中全息性最强的器官之一。解剖学研究显示，耳甲区是哺乳类动物体表唯一有迷走神经传入纤维分布的区域，传入兴奋可通过刺激迷走神经耳支到达中枢神经系统。迷走神经作为第 10 对脑神经，具有运动和感觉纤维，属于副交感神经系统的主要成分。电刺激耳穴迷走神经分布区，神经冲动沿迷走神经耳支传递至 NTS，在 NTS 中继后，到达蓝斑和臂旁核，再从后者传递进入与抑郁症相关的脑区，如海马、杏仁核、前额叶皮质、前扣带回皮质、下丘脑等。

近年来，以 taVNS 为代表的脑病耳治技术取得了长足发展，其经皮穴位电刺激产生的生物信号可通过上述神经的分支传入大脑，从而对疾病状态下异常的脑功能网络进行多靶点调控。尽管如此，该技术在未来仍有很大的改进和提升空间。鉴于 BCI 系统从产生之初的简单的开环系统逐步演变为复杂的闭环系统，我们可以预判的是，未来通过对疾病治疗前后多维度的临床信息和多模态脑影像数据的分析，可提取出判断 taVNS 治疗适宜人群和疗效相关的生物学标志物，建立疗效预测模型。以此为基础，还可结合患者的四诊信息和生物标志物特征，对个体的刺激参数进行精准调校，以实现个体化闭环式治疗。最近，我国具有自主知识产权的基于闭环脑机接口的神经刺激器（Epilcure™）已完成首例植入手术。"它山之石，可以攻玉"，以适应针灸临床特点为导向的"脑机接口 – 特征提取 – 临床干预 – 疗效反馈 – 优化治疗 – 脑机接口"闭环模式，是优化 taVNS 以及耳穴刺激的未来选择。其中，研发高效、可转化的"针灸脑机接口"，将是这一闭环模式的关键问题和技术难点。

第二节　医工结合与脑病耳治

一、"新医科""新工科"背景下的医工结合

2019 年 4 月，教育部在"六卓越一拔尖计划 2.0"启动大会上正式提出发展新工科、新医科、新农科、新文科。以新一轮科技革命和产业变革为背景，"新医科"建设既注重对现有的基础医学、临床医学培养体系的升级，也注重医学与文、理、工、法

各学科的交叉融合，着力发展精准医学、转化医学、智能医学等医学新专业，解决医学前沿问题，促进我国现阶段的医疗模式向"环境－社会－心理－生物工程"的现代医学模式转化，实现医疗从以诊治为主向覆盖生命全周期、健康全过程发展；"新工科"则更强调学科的实用性、交叉性与综合性，尤其注重信息通信、电子控制、软件设计等新技术与传统工业技术的紧密结合。

纵观人类医学的发展史，先后经历了原始医学、古代经验医学、近代生物医学等发展阶段，而现代医学的飞速发展，则始于工业革命以来的物理、化学、生物学等自然科学的重大发现以及工程技术的强力支撑。可以说，自20世纪50年代至今，医科与工科的结合和发展，使得百余年来的现代医学取得的成就超过了以往所有世纪的总和。

对于医工结合的理解，目前认为其是生命科学、物理科学及工程科学的交叉融合，"医工结合"中的"医"，指与生命科学和促进健康相关的所有学科；"工"指机械加工、物理、材料工程、信息技术等学科；"结合"则强调了医工之间协同发展促进成果转化。它倡导学科间打破壁垒，交叉融合，围绕医学实际需求进行协同创新，取得"1+1>2"的研究效果，强调其研究的最终价值在于促使成果转化，保障健康，救死扶伤，敬畏生命。

在百余年来的医工结合进程中，有多个重要阶段值得铭记。例如，在20世纪70年代，美国哈佛大学、麻省理工学院等一批世界一流大学通过制定交叉学科政策并建立交叉性研究所，拉开了科研机构着手推进医工结合发展的序幕。20世纪80年代，我国通过将理工科大学与医科类院校合并以及设立生物医学工程专业而推进了医工结合工作。时至今日，医工结合已成为现代医学不可或缺的组成部分，贯穿了疾病的预防、诊断、治疗和康复等各个环节，且随着现代学科之间相互交叉需求的不断增加，这种趋势越发凸显。特别是近年来，大数据、云计算、人工智能及机器人等新兴技术的发展，促使医学模式面临新的重大变革，现代医学正在迈向"智能医学"阶段。值得关注的是，与传统的医学模式相比，智能医学模式具有以下特点：①以患者为中心，形成个性化的精准医疗和健康管理；②由大数据驱动，找出隐含的、以往未知的、具有潜在医学价值的信息，从而揭示疾病的发生发展规律；③人机协同，在新形式下完成对疾病的智能诊断和精准治疗。

二、医工结合助力脑病耳治的转化研究

在现代医学的研究和应用中，转化医学是连接基础与临床学科的桥梁，而医疗设备的研发则是医工结合在技术转化中的重要领域。2015年5月19日，国务院正式印发《中国制造2025》，生物医药及高性能医疗器械为《中国制造2025》的10个重点发展领域之一，表明医工结合将在未来10年引领医学技术的不断创新。

对针灸而言，针具作为一种医工结合的载体，是影响针灸临床疗效的重要因素。几千年来，针具的演变大约经历了砭石阶段、铜铁制针阶段、不锈钢针阶段和电针理疗仪器阶段，其演变过程呈现这样的特征：由最初的生产生活用具到特制的简单医用工具，再到现代科技手段研制的理疗仪器，且每次演变均促进了针灸疗法的进步。可以说，针具的历史演变是人类生产技术史在针灸医学领域的体现，而伴随现代科学和高新技术的发展，未来针具必将面临新的变革。但是，无论针具如何演变，如何进一步提高针灸疗效，使更多患者易于接受针灸治疗，都是针具发展必须兼顾的重大问题。对此，魏稼在1988年指出针灸医学的发展与针具改革进程息息相关，呼吁广大医务工作者将改革针具作为首要任务，并预测未来无痛针灸在治疗诸多疾病时将取代有创痛的针灸疗法，且无痛针灸的推广运用必将给针灸理论研究和临床研究带来新的生机。近年来，从传统针刺到电针，再到无创的经皮穴位电刺激的创新，均验证了这种观点的正确性，并对判断未来针灸发展的趋势提供了资料。

从针具的发展可以看出，转化医学为针灸学的发展带来了机遇和挑战，而在脑病耳治相关的技术转化中，taVNS的设备研发则是一个医工结合的成功范例。近年来，在中医耳穴疗法的启发下，中国中医科学院创新研究团队首次通过神经示踪技术证实了迷走神经耳支存在直接向迷走神经感觉中枢NTS投射的纤维，原创性地提出"耳甲 - 迷走神经联系"理论，在此基础上，开展了运用taVNS方法治疗癫痫、抑郁症、失眠、糖尿病等多种疾病的基础和临床研究，而对癫痫和抑郁症的研究更是取得了突破性进展。在研究中我们观察到，taVNS可明显抑制模型大鼠癫痫发作波，临床研究也证明taVNS能够显著抑制难治性癫痫患者的癫痫发作；taVNS亦可明显改善抑郁症模型大鼠的相关抑郁行为活动，发挥抗抑郁效应，在临床上，可以显著改善轻中度抑郁症患者抑郁症状，该抗抑郁效应可能是通过NTS - 边缘叶 - 脑默认网络功能连接所介导。这种中西医结合的治疗手段，具有操作简便、疗效确切、成本较低、安全无创等优点。基于taVNS研发的可携带的"经皮耳迷走神经刺激仪"，取得了与植入式迷走神经刺激仪相近的临床疗效，成为可以进入家庭自我治疗的医疗设备，是具有中国自主知识产权的非植入式医疗器械，且操作简便、安全有效、价廉物美，具有巨大的社会效益和经济效益。目前已获得江苏省医疗器械证书并量产，被医生们誉为"百姓的VNS"，被专家称赞"小仪器，大自信"。该仪器的成功研制，是传统中医针灸临床和研发领域的一次重大革命，将推动针灸学和生物信息学的共同发展，进而促进中医针灸的现代化。

尽管脑病耳治相关技术在医工结合方面已取得上述发展，然而随着现代医学与理学、工学等学科的相互渗透、结合，该相关技术的转化研究还应借助材料、机械、光电、仪器仪表等工程技术的革新，加大设备改革的步伐。同时，根据中医药健康服务发展规划（2015—2020年）提出的"支持相关健康产品研发、制造和应用"的重点任务，脑病耳治相关技术转化研究应把握契机，研制出更多操作简便、经济适用、无痛、无创、便于普及和推广的"智能医学"针灸设备。

第三节 总 结

脑病耳治在多学科交叉方面的成果如下。

第一，基于中医传统耳穴理论，吸纳现代神经科学知识，原创性地提出了经皮耳迷走神经刺激新方法。

《灵枢·邪气脏腑病形》曰："十二经脉，三百六十五络，其血气皆上于面而走空窍，……其别气走于耳而为听。"认为全身各大脉络汇聚于耳，使耳与全身脏腑发生密切联系，从而衍生出运用耳穴刺激来治疗多种疾病的耳针疗法。同时，现代解剖学理论表明，耳穴内脏代表区恰好有迷走神经分布，而迷走神经是一个复杂的网络，刺激迷走神经，可激活中枢神经系统，使刺激的传导从外周神经向脑干和中枢结构反向进行，从而产生治疗作用。中西医学理论在此不谋而合。在此基础上，我们团队通过神经示踪技术证实了迷走神经耳支存在直接向 NTS 投射的纤维，原创性地提出了耳甲 - 迷走神经联系理论，并形成了经皮耳迷走神经刺激方法。

第二，阐释了"耳脑互联"的神经生物学机制，提供了规范化循证证据，并将之转化为成熟的脑系疾病治疗共性技术。

我们采用神经示踪技术，首次系统地观察到迷走神经耳支存在直接向迷走神经感觉核 NTS 投射的纤维，为耳甲 - 迷走神经联系理论的提出奠定了形态学基础。传入纤维从外周器官的感受器向中枢神经系统传递内脏感觉、躯体感觉和味觉的信息，其胞体位于迷走神经上神经节和迷走神经下神经节，终末位于 NTS。NTS 直接或间接将信息投射到臂旁核、中缝背核、蓝斑、下丘脑、丘脑、杏仁核和海马等多个核团。在上述中西医不同理论证据的支持下，我们通过一系列基础和临床研究发现，taVNS 在癫痫、抑郁症、失眠、意识障碍等多种脑及相关疾病的治疗中发挥着重要的作用，不仅阐释了"耳脑互联"的神经生物学机制，也提供了规范化循证证据，并将之转化为成熟的脑系疾病治疗共性技术。该方法未来有望在脑缺血、PD 等更多脑疾病的研究中崭露头角，促进更多成果转化。

第三，开拓了耳穴 - 外周神经 - 脑网络 - 机体功能整体调节的"脑病耳治"新思路，架起了连接中医针灸和脑科学的桥梁。

前期的基础和临床研究已经表明，taVNS 不仅在癫痫、抑郁症中取得良好的治疗效果，也在意识障碍、失眠、自闭症、AD、偏头痛等重大脑疾病及其并发病中发挥重要的作用。可携带的"经皮耳迷走神经刺激仪"，取得了与 VNS 相近的临床疗效，同时克服了植入式 VNS 的手术并发症及呼吸困难、头痛、疼痛、咽炎、声音嘶哑等副作用，成为可在家庭中应用的医疗设备，具有无创安全、操作简便、疗效确切、成本较低等优势。

大脑是人体结构与功能最为复杂的器官，深入研究各类脑病，尤其是重大脑病的发病机制并寻找有效的诊治方法，已成为世界各国脑科学研究的热点和方向。根据最近公布的国家自然科学基金评审结果，脑科学领域获批 2 个千万级项目，23 个 300 万级的重点项目，可见脑科学研究是国家极为重视的重点研究任务。在脑病治疗方面，针灸以其独特的优势传承至今并传播海外，而近年来新理念、新技术、新成果的不断涌现，使得针灸与脑科学研究的结合日趋紧密。taVNS 这种"基础－临床－转化"链条式的研究路径开拓了耳穴－外周神经－脑网络－机体功能整体调节的"脑病耳治"新思路，架起了连接中医针灸和脑科学的桥梁。

第四，在推动中医现代化、科学化、国际化、标准化进程中谱写着新的篇章。

科学前沿的拓展和学科的交叉融合往往孕育着颠覆性技术，成为催生和推进新一轮科技和产业变革的强大引擎。从古至今，中医在对脑的认识方面积累了丰厚的理论和实践经验，当今科学的飞速发展不仅使对脑的研究成为现代医学的重点，也在一定程度上影响了中医对脑的重新认识。就脑病而言，中医的认识已基本涵盖了现代医学的各类脑病，并且逐渐形成较为完善、深入的理论体系，伴随着当今中医药现代化的发展，人们也逐渐认识到中医药治疗脑病的独特优势。改革开放以来，我国中医药发展进入快车道，中医的内涵一再得到彰显。在现阶段，对中医药的实践，已从积累传承传统经验跨越到对生命活动信息和机体生物信号的整体把握。回顾中医几千年的发展不难发现，中医历史上的每一次重大突破都充分借鉴吸收了其他学科的优秀成果。要进一步发展中医、发展针灸，就要充分借力于现代科学研究的理念、方法和技术，从而实现协同创新，多元发展，最大程度地彰显中医的内涵。"脑病耳治"这种历久弥新的新思路必将在推动中医现代化、科学化、国际化、标准化进程中谱写新的篇章。

参考文献

[1] 奥本海默. 信号与系统. 西安: 西安交通大学出版社, 2010.

[2] 白雪, 赵立志, 罗钢, 等. 杨思进教授辨治帕金森病经验. 世界中医药, 2013, 8 (1): 63 - 64.

[3] 包萌萌, 王云, 谢芳, 等. 光遗传学技术——疼痛研究的新利器. 国际麻醉学与复苏杂志, 2014, 35 (12): 1137 - 1140.

[4] 邴守兰, 高驰, 段逸山. "不寐"病名源流考. 中华中医药杂志, 2020, 35 (2): 574 - 577.

[5] 蔡昊峰. 针刺联合耳穴压籽与帕罗西汀治疗中风后焦虑的临床研究. 广州: 广州中医药大学, 2019.

[6] 蔡立君, 詹玮, 李旭红, 等. 3.0 TMRI 磁敏感加权成像观察 α - 硫辛酸对帕金森病患者黑质的铁螯合作用. 贵阳医学院学报, 2016, 41 (7): 821 - 825.

[7] 蔡萧君, 王旭玲, 吴超全, 等. 多穴位针药同注联合耳穴贴压治疗脑卒中后抑郁免疫机制的研究. 黑龙江中医药, 2018, 47 (2): 77 - 79.

[8] 曹文聪. 耳体穴结合治疗肝火扰心型短期失眠障碍的临床研究. 沈阳: 辽宁中医药大学, 2020.

[9] 岑姗姗, 陈彪. 帕金森病平衡障碍的研究进展. 中华神经科杂志, 2014, 47 (11): 802 - 805.

[10] 陈波, 齐婧蕾, 李柠岑, 等. 基于针刺 NEI 网络响应系统的针刺潜在治疗病症及方案的预测探析. 辽宁中医杂志, 2018, 45 (5): 1035 - 1037.

[11] 陈娟. 急性脑卒中并睡眠障碍患者的临床特点及其影响因素研究. 实用心脑肺血管病杂志, 2016, 24 (9): 40 - 42, 50.

[12] 陈琪, 黄宏敏, 许玉皎, 等. 耳穴贴压治疗血管性痴呆疗效对照观察. 中国针灸, 2009, 29 (2): 95 - 97.

[13] 陈宇, 吴明祥, 龚静山, 等. 早期卒中后抑郁症 15 个皮质下核团的体积及形态变化的磁共振分析. 中华医学杂志, 2018, 98 (31): 2471 - 2475.

[14] 陈观群, 韩璎. 阿尔茨海默病临床前期研究的兴起、挑战及思考. 中华神经科杂志, 2018, 51 (1): 75 - 78.

[15] 陈汉玉, 翁庚民, 王平仁. 安神汤和耳穴贴压配合文拉法辛治疗失眠伴抑郁焦虑状态疗效观察. 中国中医药信息杂志, 2008, 15 (11): 64 - 65.

[16] 陈加俊, 田明秀, 李兴安, 等. 帕金森病路易 (小) 体的蛋白质生物信息学数据分析. 生物化学

与生物物理进展, 2013, 40 (11): 1100 - 1106.

[17] 陈伟恒, 陶长路, 时美玉, 等. 突触可塑性与脑疾病的神经发育基础. 生命科学, 2014, 26 (6): 583 - 592.

[18] 陈武善, 潘江, 石文英, 等. 腹部按摩结合耳穴点按法治疗帕金森病患者便秘症状的体会. 中医药导报, 2011, 17 (1): 77 - 78.

[19] 陈宜张. 光遗传学研究. 科学, 2014, 66 (4): 21 - 26, 4.

[20] 陈志慧. 耳穴压豆治疗中风患者失眠疗效的观察与护理. 内蒙古中医药, 2013, 32 (36): 84.

[21] 程凯, 周立群. 耳穴诊治学. 北京: 人民卫生出版社, 2020.

[22] 崔妍, 王若男, 吴九如, 等. 酸枣仁和合欢花水提取物对焦虑性抑郁症模型大鼠 HPA 轴及炎症因子的影响. 吉林大学学报 (医学版), 2019, 45 (3): 539 - 545.

[23] 崔宁珊, 宋淑亮, 梁浩, 等. 自噬在帕金森症中的研究进展. 生命的化学, 2016, 36 (1): 33 - 38.

[24] 戴振滔, 季一焕, 王跃忠. 醒脑静针联合中医耳穴疗法治疗老年患者骨折术后认知功能障碍临床疗效分析及其安全性评价. 辽宁中医杂志, 2016, 43 (3): 526 - 528.

[25] 董玲玲. 帕金森病运动症状首发部位的相关因素研究. 济南: 山东大学, 2017.

[26] 杜丹丹. 抑郁症及瘦素介导抑郁症与糖尿病共病的运动干预机制. 继续医学教育, 2019, 33 (3): 79 - 80.

[27] 杜久林, 毕国强, 骆清铭, 等. 脑科学研究新技术. 中国科学院院刊, 2016, 31 (7): 783 - 792.

[28] 杜文莹, 韩璎. 早期诊断阿尔茨海默病中神经心理学量表的研究进展. 医学研究杂志, 2017, 46 (1): 5 - 7.

[29] 杜以君, 王永慧, 马艳平, 等. 耳穴埋针联合针刺治疗脑卒中后认知障碍 30 例. 江西中医药, 2020, 51 (5): 57 - 60.

[30] 段冬梅. 电针抗抑郁的临床疗效及机制研究. 北京: 北京中医药大学, 2008.

[31] 方继良. 电针耳迷走神经治疗抑郁症临床观察及其机理的 fMRI 脑功能成像研究. 北京: 中国中医科学院, 2013.

[32] 方继良, 洪洋, 范洋洋, 等. 经皮电针刺激正常人耳甲迷走神经的功能 MRI 脑效应研究. 磁共振成像, 2014, 5 (6): 416 - 422.

[33] 方泽涵. 耳尖放血配合针刺治疗肝阳上亢型偏头痛临床研究. 广州: 广州中医药大学, 2011.

[34] 冯涛. 综合医院帕金森病专科进行康复医学教育的初步研究. 中国康复理论与实践, 2015, 21 (5): 618 - 620.

[35] 冯驰今, 韩雪梅, 麻春杰, 等. 抑郁症中医治疗综述. 内蒙古中医药, 2016, 35 (1): 155 - 156.

[36] 冯五金. 《消化心身疾病中西医结合整体诊治专家指导意见》适用解读. 第三十届全国中西医结合消化系统疾病学术会议, 2018.

[37] 冯晓东, 冯红霞. 耳穴放血结合康复训练治疗脑卒中后认知障碍疗效观察. 中医临床研究, 2015, 7 (14): 49 - 50.

[38] 付豪. 耳针治疗中风后抑郁的临床疗效观察. 哈尔滨: 黑龙江中医药大学, 2017.

[39] 高强, 王一浩, 林景峰, 等. 基于复杂系统熵方法的抑郁症中医综合调理方案的文献研究. 现代中医临床, 2018, 25 (1): 30 – 34.

[40] 高山. 耳压结合百忧解治疗脑卒中后焦虑障碍的临床观察. 哈尔滨: 黑龙江中医药大学, 2012.

[41] 高越. 美国脑机接口技术研究及应用进展. 信息通信技术与政策, 2020 (12): 75 – 80.

[42] 高昕妍. 耳针疗法与耳—迷走—内脏反射. 北京: 中国中医研究院, 2005.

[43] 高昕妍, 梅志刚, 张世平, 等. 耳针作用机制与耳甲区支配及中枢联系的形态学研究. 世界针灸学会联合会成立 20 周年暨世界针灸学术大会, 2007.

[44] 高昕妍, 荣培晶, 刘坤, 等. 耳迷走神经的形态学和电生理学特性与针刺引起心血管功能抑制. 2010 中国 (大连) 国际耳穴诊治学术研讨会, 2010.

[45] 高之涵, 金卫东. 抗抑郁药物与抑郁症 HPA 轴功能关系的研究进展. 医药导报, 2017, 36 (6): 659 – 664.

[46] 葛会香, 高云. 光遗传学技术应用于动物行为学研究的新进展. 中国药理学通报, 2019, 35 (1): 16 – 19.

[47] 宫媛媛, 聂波, 张红, 等. 耳穴神门压籽法对偏头痛病人大脑低频振荡振幅影响的研究. 中西医结合心脑血管病杂志, 2018, 16 (3): 276 – 280.

[48] 龚立琴, 仝欣, 陆燕敏. 情志护理 + 耳穴埋籽对老年高血压脑卒中恢复期伴焦虑症状患者的影响. 心理月刊, 2021, 16 (12): 52 – 53, 57.

[49] 顾肃. 大数据与认知、思维和决策方式的变革. 厦门大学学报 (哲学社会科学版), 2021 (2): 34 – 43.

[50] 顾晓松, 武义鸣. 孤束核尾侧部一般内脏感觉区至丘脑、下丘脑的直接投射. 解剖学报, 1987 (3): 236.

[51] 郭义, 张阔, 徐媛, 等. 论计算针灸学. 世界中医药, 2020, 15 (7): 953 – 960.

[52] 郭爱克. 脑科学: 机遇和挑战. 生命科学, 2014, 26 (6): 543 – 544.

[53] 郭春蕾. 基于前岛叶 – 楔前叶 – 背外侧前额叶环路经皮耳穴电刺激治疗轻度认知障碍的机制研究. [2021 – 08 – 14]. http://www.chictr.org.cn/showproj.aspx? proj = 131823.

[54] 郭建峰, 刘新新, 邹晓辉, 等. 安肠止痛颗粒联合耳穴贴压治疗肠易激综合征 30 例临床观察. 中国肛肠病杂志, 2020 (9): 40 – 43.

[55] 郭尚函, 林炎龙, 赵仓焕, 等. 耳穴贴压对睡眠剥夺大鼠脾脏 TLR4 信号通路关键基因 mRNA 表达的影响. 暨南大学学报 (自然科学与医学版), 2015, 36 (4): 313 – 318.

[56] 郭涌斐, 孙懿, 赵欣, 等. DJ – 1 蛋白对线粒体的功能调节在帕金森病中的作用. 中国药理学通报, 2016, 32 (1): 22 – 26.

[57] 国家中医药管理局. 中医病证诊断疗效标准. 南京: 南京大学出版社, 1994.

[58] 过伟峰, 曹晓岚, 盛蕾, 等. 抑郁症中西医结合诊疗专家共识. 中国中西医结合杂志, 2020, 40 (2): 141 – 148.

[59] 韩芳, 唐向东, 张斌. 中国失眠症诊断和治疗指南. 中华医学杂志, 2017, 97 (24): 1844 – 1856.

[60] 韩璎. 中国阿尔茨海默病临床前期主观认知下降的诊治策略. 中国临床医学影像杂志, 2018, 29

（8）：534 – 538.

［61］韩世辉，朱滢. 认知神经科学. 广州：广东高等教育出版社，2007.

［62］韩增鹏，施祥玮，应敏，等. 神经环路示踪工具病毒的研究进展. 分析化学，2019，47（10）：
1639 – 1650.

［63］韩知忖，任莉莉，阮晨，等. 耳穴压贴治疗腹泻型肠易激综合征 40 例临床观察. 浙江中医杂志，
2018，53（11）：831.

［64］郝蓬亮，毕玲玲，杨靖，等. 耳穴简化方案治疗失眠的临床研究. 上海针灸杂志，2021，40（8）：
945 – 949.

［65］何峰，万亮，明东. 智能医学工程：新医科的探索与实践. 中国高等教育，2021（Z1）：15 – 17.

［66］何伟. 耳—迷走反射及耳针抗癫痫的效应机制研究. 武汉：湖北中医学院，2008.

［67］何伟，李亮，荣培晶，等. 从迷走神经刺激治疗癫痫探讨耳针治疗癫痫的科学基础. 中国中医药
信息杂志，2012，19（2）：94 – 95.

［68］何伟，李艳华，荣培晶，等. 不同部位耳针对大鼠癫痫发作的抑制效应. 针刺研究，2011，36
（6）：414 – 418.

［69］何伟，赵长龙，李艳华，等. 电针耳甲对癫痫大鼠行为学和脑电图的影响. 中国病理生理杂志，
2011，27（10）：1913 – 1916.

［70］何玲燕，冯玲，邵寅芳. 耳穴刺激治疗脑卒中后吞咽障碍的疗效观察. 中华物理医学与康复杂
志，2020，42（7）：5.

［71］何俏颖，沈醉，余丽娇，等. 光遗传学联合神经电生理技术推动针刺镇痛研究的可行性分析. 针
刺研究，2018，43（8）：476 – 479，491.

［72］何文芳，李观蓝，熊淑云，等. 耳穴压豆辅助治疗 IBS – D 伴焦虑状态临床疗效及护理要点. 新
中医，2017，49（1）：178 – 180.

［73］何小婷，杨春霞，李素萍，等. 抑郁症患者伴发睡眠障碍的影响因素分析. 中华临床医师杂志
（电子版），2016，10（18）：2683 – 2686.

［74］侯理伟，方继良，张金铃，等. 经皮耳穴迷走神经刺激对功能性消化不良大鼠的肠道连接蛋白的
作用. World Journal of Acupuncture – Moxibustion，2022，32（1）：33 – 39.

［75］侯理伟，荣培晶，李亮，等. 经皮耳穴迷走神经刺激对功能性消化不良大鼠自主神经功能的影
响. 针刺研究，2021，46（8）：663 – 670.

［76］侯理伟，荣培晶，魏玮，等. 经皮耳迷走神经刺激干预功能性消化不良模型大鼠的效应及机制研
究. World Journal of Acupuncture – Moxibustion，2020，30（1）：49 – 56.

［77］侯璐璐，陈莅蓉，周仁来. 经前期综合征与奖赏进程失调——来自脑电的证据. 心理学报，
2020，52（6）：742 – 757.

［78］胡桢，倪光夏. 针灸治疗中风后睡眠障碍的机理研究概况. 中医杂志，2016，57（11）：975 – 978.

［79］胡瑱臻，吴月瑛，邹素华. 耳穴埋籽联合辰时穴位按揉在重症脑卒中便秘中的应用. 新中医，
2021，53（3）：177 – 180.

［80］扈杨，左丽君，余舒扬，等. 帕金森病患者伴很可能的快速眼动睡眠行为障碍和相关因素的研

究. 中华临床医师杂志（电子版），2013，7（12）：5216 – 5222.

[81] 皇洒洒. 认知行为疗法对 2 型糖尿病抑郁患者抑郁情绪的改善作用. 中国疗养医学，2019，28（7）：702 – 705.

[82] 黄成众，赵京英，江桦，等. 静息状态脑功能网络的研究及应用. 中国组织工程研究与临床康复，2007，11（22）：4388 – 4391.

[83] 黄宏敏，赵光峰，陈琪，等. 耳穴贴压法治疗中风后抑郁随机对照研究. 辽宁中医药大学学报，2011，13（9）：11 – 13.

[84] 黄丽春. 耳穴诊断治疗学. 北京：科学技术文献出版社，1991.

[85] 黄应杰，陈加云. 耳穴贴压对腹泻型肠易激综合征患者疗效及血清 5-羟色胺的影响. 上海针灸杂志，2013（11）：916 – 918.

[86] 纪钰津，王兴民. 耳穴贴压治疗糖尿病及其并发症的研究进展. 中国中医药科技，2015，22（1）：113 – 114.

[87] 贾杰，厉秀云. 穴位按压配合耳穴贴压辅助治疗脑出血意识障碍 40 例疗效观察. 四川中医，2013，31（9）：136 – 137.

[88] 贾杰，陈希源. 复方麝香注射液配合耳穴贴压治疗脑出血意识障碍 100 例. 陕西中医，2014，35（2）：149 – 150.

[89] 贾春生，郑丽娅，李文丽，等. 耳穴额 – 颞 – 枕透穴埋针刺法治疗偏头痛 46 例. World Journal of Acupuncture – Moxibustion，2009，19（1）：60 – 62.

[90] 贾春生，郑丽娅，石晶，等. 耳穴透穴埋针刺法治疗偏头痛的临床疗效及对血浆 5-羟色胺含量的影响. 针刺研究，2010，35（6）：448 – 452，473.

[91] 贾会宾，禹东川. 孤独症谱系障碍患者静息态脑电的微状态分析. 第二十一届全国心理学学术会议摘要集，2018：2.

[92] 姜劲峰. 电针耳穴治疗重度颅脑外伤后癫痫. 2011 中国针灸学会年会，2011.

[93] 姜晓峰. 医疗大数据在临床医学中的应用现状. 中华临床医师杂志：电子版，2018，12（8）：427 – 431.

[94] 蒋彩云. 自制耳针治疗癫痫. 江苏中医药，1991（4）：31.

[95] 焦勇钢，邢一兰. 耳穴电针对 2 型糖尿病患者脑卒中后抑郁症状改善作用的研究. 新医学，2018，49（12）：889 – 893.

[96] 金歌，娄小平，张阳. 艾灸不同穴位对脑卒中后焦虑障碍的影响. 中华中医药杂志，2016，31（2）：736 – 739.

[97] 金燕，郑健. 帕金森病合并抑郁的临床研究进展. 临床神经病学杂志，2005（3）：233 – 234.

[98] 金海鹏，吴秋燕，张卫，等. 耳穴磁贴治疗卒中后慢性期吞咽障碍：随机对照研究. 中国针灸，2014，34（1）：9 – 14.

[99] 金如玉，李永峰，陈杰，等. 星状神经节穴位埋线配合耳穴压籽治疗失眠的临床效果. 中国医药导报，2021，18（19）：142 – 146.

[100] 鞠露，任超，陈士炯，等. 基于数据挖掘技术探讨针灸治疗脑卒中后痉挛性偏瘫的选穴特点.

世界中西医结合杂志, 2021, 16 (4): 628 – 634.

[101] 鞠文文, 潘佳秋, 于学静, 等. 新诊断 2 型糖尿病患者空腹血浆 CTRP9 水平变化与胰岛素抵抗的关系. 黑龙江医药科学, 2016, 39 (6): 94 – 96.

[102] 孔维健, 常宇鑫, 昝春芳, 等. 基于 Cre – loxP 系统条件性基因敲除小鼠的构建及其应用进展. 中国实验诊断学, 2017, 21 (12): 2208 – 2211.

[103] 兰颖, 吴曦, 吴利, 等. 古今理论结合谈耳穴治疗失眠的选穴规律. 时珍国医国药, 2015, 26 (2): 426 – 428.

[104] 雷琦, 郑思兢. 外耳的神经和动脉的解剖. 解剖学报, 1963 (1): 29 – 37.

[105] 李俭. 针刺配合耳穴压籽治疗中风后失眠的临床疗效评价. 中国医药指南, 2019, 17 (3): 167 – 168.

[106] 李静, 景静, 谢晓磊, 等. 耳穴压豆对新冠肺炎患者失眠的疗效观察. 世界科学技术—中医药现代化, 2021, 23 (6): 2086 – 2091.

[107] 李军, 范肃, 王成远, 等. 针灸配合耳穴揿针治疗失眠的临床观察. 中国中医基础医学杂志, 2017, 23 (12): 1748 – 1749.

[108] 李莉, 刘茹, 张婷, 等. 针刺对原发性失眠症患者睡眠质量和过度觉醒状态的影响. 上海针灸杂志, 2019, 38 (9): 973 – 977.

[109] 李明, 王慧萍. 六磨汤敷脐联合耳穴压豆治疗帕金森病便秘的疗效观察. 实用中西医结合临床, 2016, 16 (10): 59 – 60, 69.

[110] 李鸣. 电针 "形神同调" 治疗卒中后焦虑障碍临床疗效评价. 北京: 北京中医药大学, 2020.

[111] 李娜, 刘群, 李晓娟, 等. 2 型糖尿病兼抑郁症大鼠模型的建立与评价. 中国实验动物学报, 2014, 22 (4): 16 – 19.

[112] 李群, 程宁, 张涛. 基于神经网络的振荡模式分析及其应用. 生理学报, 2015, 67 (2): 35 – 46.

[113] 李岩, 过秀成. 过饱和状态下交叉口群交通运行分析与信号控制. 南京: 东南大学出版社, 2012.

[114] 李艳, 李杰. 中医辨证论治结合耳穴埋豆治疗老年失眠疗效观察. 中国中医基础医学杂志, 2012, 18 (10): 1126 – 1127.

[115] 李智. 电针加耳穴贴压治疗失眠 35 例临床观察. 新中医, 2010, 42 (1): 88 – 89.

[116] 李冬霞, 陈文进, 朱晓燕, 等. 糖尿病并发抑郁症的研究进展. 医学信息, 2018, 31 (14): 20 – 23.

[117] 李国杰, 程学旗. 大数据研究: 未来科技及经济社会发展的重大战略领域——大数据的研究现状与科学思考. 中国科学院院刊, 2012, 27 (6): 647 – 657.

[118] 李家琪. 耳穴贴压法治疗弱智儿 298 例临床观察. 中国针灸, 1990 (4): 3 – 4.

[119] 李家琪, 李青峰, 李青山. 耳穴诊治与研究. 郑州: 河南人民出版社, 2017.

[120] 李静雯, 王秀梅. 脑机接口技术在医疗领域的应用. 信息通信技术与政策, 2021 (2): 87 – 91.

[121] 李茜茜, 黄桂兰, 冯淑兰. 针刺联合耳穴治疗抑郁障碍相关性失眠 (心脾两虚型) 的临床观察. 湖南中医药大学学报, 2018, 38 (3): 302 – 306.

［122］李若男，赵洪影，王丹，等. 2 型糖尿病共病抑郁症的危险因素. 中国老年学杂志，2018，38（9）：2055－2057.

［123］李少源. 耳甲区电刺激对 CUMS 模型大鼠抗抑郁效应及 ERK 信号通路作用机制. 北京：中国中医科学院，2018.

［124］李少源，翟煦，荣培晶，等. 电针耳甲区对 2 型糖尿病大鼠痛觉障碍及抑郁症状的影响. 中医杂志，2014，55（2）：148－152.

［125］李少源，焦玥，徐伟伟，等. 从褪黑素与阴阳的关系探讨失眠症的治疗. 世界科学技术—中医药现代化，2016，18（2）：270－273.

［126］李少源，荣培晶，高国建，等. 耳甲电针对抑郁模型大鼠海马 Raf/ERK/RSK/CREB 信号通路的影响. 针刺研究，2019，44（8）：554－559.

［127］李少源，荣培晶，高国建，等. 褪黑素及其受体介导的耳甲电刺激降糖效应机制研究进展及展望. 世界科学技术—中医药现代化，2020，22（12）：4164－4168.

［128］李少源，荣培晶，张悦，等. 基于耳穴迷走神经电刺激技术的"脑病耳治"思路与临床应用. 中医杂志，2020，61（24）：2154－2158.

［129］李宛蓉，李博，郭义，等. 数据挖掘技术应用于针灸重大问题研究的可行性分析. 中医药学报，2018，46（6）：6－9.

［130］李献云，张艳萍，王志青，等. 北京地区综合医院患者抑郁障碍的患病率. 中国神经精神疾病杂志，2010，36（2）：65－68.

［131］李晓杰，毕丽萍. 辨证运用针灸加耳穴治疗失眠证 133 例. 时珍国医国药，2007（3）：678.

［132］李晓宇，刘小雪，宋黎喆雄，等. 脑卒中后抑郁的中医药防治. 中国老年学杂志，2020，40（22）：4904－4907.

［133］李志远. 四磨汤口服液联合耳穴压豆治疗 IBS－C（肝郁气滞证）的临床研究. 贵阳：贵阳中医学院，2018.

［134］李壮苗，刘芳，罗宝英，等. 耳穴磁疗对卒中后恢复期抑郁患者的疗效观察. 中国针灸，2018，38（9）：942－947.

［135］梁偲，江世亮. 当前脑科学的发展态势和战略——访复旦大学脑科学研究院杨雄里院士. 世界科学，2018（1）：34－36.

［136］梁贤，叶乔生. 耳穴压豆配合心理治疗对产后抑郁疗效研究. 世界最新医学信息文摘，2019，19（94）：66－67.

［137］梁繁荣，唐勇. 近 20 年来针灸治疗脑病的临床研究进展. 中西医结合学报，2008（6）：561－564.

［138］蔺晓源，韩远山，孟盼，等. 糖尿病并发抑郁症"虚、瘀、郁"的中医病机探讨. 时珍国医国药，2016，27（8）：1942－1943.

［139］凌燕，刘树林，冼绍祥. 失眠的中医病名研究. 中医学报，2015，30（12）：1846－1848.

［140］刘秉，孙前明，孔德荣. 耳穴压豆疗法联合盐酸舍曲林治疗青少年抑郁症临床观察. 光明中医，36（5）：806－809.

［141］刘菲. 耳穴贴压加穴位贴敷治疗便秘型肠易激综合征 42 例疗效观察和护理体会. 湖南中医杂志, 2018 (6): 126 – 127.

［142］刘刚. 耳压治疗 2 型糖尿病合并抑郁状态 21 例临床观察. 江苏中医药, 2013, 45 (4): 54 – 55.

［143］刘佳. 耳穴贴压联合穴位按摩治疗冠心病便秘患者的临床研究. 实用老年医学, 2013, 27 (8): 697 – 698.

［144］刘瑞. 耳穴贴压治疗心脾两虚型抑郁症伴失眠的临床疗效观察. 郑州: 河南中医学院, 2014.

［145］刘瑞, 刘群霞. 耳穴贴压配合药物治疗抑郁症伴失眠临床研究. 中医学报, 2014, 29 (5): 769 – 770.

［146］刘泰, 钟洁. 探析脑卒中后抑郁症的中医病因病机. 辽宁中医杂志, 2011, 38 (10): 1996 – 1998.

［147］刘霞, 李佩芳, 王涛, 等. 耳穴压丸联合普通针刺法治疗卒中后平衡障碍. 长春中医药大学学报, 2021, 37 (4): 807 – 810.

［148］刘贤, 林穗方, 陈文雄, 等. 中国儿童孤独症谱系障碍患病率 Meta 分析 中国儿童保健杂志, 2018, 26 (4): 402 – 406, 429.

［149］刘玉, 朱红艳, 吴启胜. 不同中医体质糖尿病患者炎性因子水平探析. 黑龙江医药科学, 2017, 40 (3): 121 – 123.

［150］刘媛, 魏军平. 中医药治疗糖尿病合并抑郁症临床研究概况. 中医杂志, 2014, 55 (10): 889 – 892.

［151］刘爱玲, 周晓静. 耳穴压豆联合西药治疗 2 型糖尿病伴抑郁随机平行对照研究. 实用中医内科杂志, 2015, 29 (10): 91 – 93.

［152］刘博翰. 基于脑电信号的导联筛选及可解释情绪分类模型研究. 广州: 华南理工大学, 2019.

［153］刘红梅. 血府逐瘀汤加减辨证治疗糖尿病抑郁症临床研究. 亚太传统医药, 2016, 12 (18): 135 – 136.

［154］刘红梅, 赵蓓, 刘小玲, 等. 积极心理干预对帕金森患者抑郁情绪及认知功能的影响. 国际精神病学杂志, 2016, 43 (3): 470 – 473.

［155］刘继洪, 许艺燕, 徐光镇, 等. 耳穴医疗是中西医结合的一座 "桥梁". 中国中西医结合杂志, 2019, 39 (6): 750 – 752.

［156］刘敬萱, 王锐卿, 张子迪, 等. 中国耳针不同流派比较与分析. 中国针灸, 2020, 40 (12): 1363 – 1368.

［157］刘丽君, 张秀国, 杜静. "开郁调神针法" 治疗抑郁性失眠症的临床观察. 内蒙古中医药, 2017, 36 (4): 116 – 117.

［158］刘巧红, 孙丽萍. 医学院校医疗健康大数据人才培养的思考与探索. 教育教学论坛, 2020 (12): 224 – 225.

［159］刘仍海, 李薇, 代红雨, 等. 泻药性便秘. 中国临床医生, 2004, 32 (1): 54 – 55.

［160］刘蓉予, 黄显奋. 青霉素诱发癫痫及耳穴电针后大鼠前脑生长抑素 mRNA 的变化. 中国组织化学与细胞化学杂志, 1998 (3): 32 – 37.

[161] 刘上上, 赵红, 毕爽丽. 针灸治疗抑郁症的作用机制研究进展. 湖北中医药大学学报, 2016, 18 (1): 119-122.

[162] 刘疏影, 陈彪. 帕金森病流行现状. 中国现代神经疾病杂志, 2016, 16 (2): 98-101.

[163] 刘晓婷, 张丽锦, 张宁. 睡眠质量对冒险行为影响的证据及解析. 心理科学进展, 2019, 27 (11): 1875-1886.

[164] 刘新发, 封俊, 石芝艳, 等. 针刺辅助治疗难治性抑郁症的疗效与安全性临床研究. 甘肃科技, 2015, 31 (14): 134-137.

[165] 刘旭强. 周庆主任医师治疗脑卒中后吞咽障碍临床经验撷要. 内蒙古中医药, 2020, 39 (6): 84-86.

[166] 刘艳红, 王宇. 耳穴按摩结合心身护理对卒中后抑郁患者遵医行为和生活质量的影响. 河北医学, 2015, 21 (12): 2075-2077.

[167] 刘莹莹. 耳背静脉放血治疗无先兆偏头痛发作期的即刻镇痛效应及其机制研究. 济南: 山东中医药大学, 2011.

[168] 刘永珍, 龙洁. 卒中后抑郁的流行病学研究现状. 国外医学: 脑血管疾病分册, 2000, 8 (6): 340-342.

[169] 刘玥婷, 王朝阳, 王瑜, 等. 耳甲电针对抑郁症模型大鼠前额叶皮质 NLRP3, NF-κB, IL-1β 蛋白表达的影响. 中医杂志, 2020, 61 (21): 1909-1914.

[170] 刘云涛, 黄悦勤, 刘肇瑞, 等. 焦虑障碍危险因素病例对照研究. 中国心理卫生杂志, 2014, 28 (8): 623-627.

[171] 龙泓竹, 孙宏峰, 吴淑馨, 等. 2 型糖尿病合并抑郁症的临床相关危险因素分析. 世界中医药, 2015, 10 (10): 1607-1610.

[172] 龙梅香, 何汝冰. 耳穴贴压配合音乐疗法对非精神病性障碍失眠患者的效果评价. 国际医药卫生导报, 2014, 20 (11): 1622-1623.

[173] 楼新法, 蒋松鹤. 穴位的解剖学特征及其分类. 中国针灸, 2012, 32 (4): 319-323.

[174] 鲁在清. 脑电图的发现及发展简史. 现代电生理学杂志, 2012, 19 (2): 113-114.

[175] 罗曼, 屈箫箫, 李少源, 等. 耳穴迷走神经刺激治疗原发性失眠症及其情感障碍 35 例: 病例系列研究. 中国针灸, 2017, 37 (3): 269-273.

[176] 骆文婷, 张岳, 张颖, 等. 耳甲穴迷走神经持续刺激对无先兆偏头痛患者大脑比率低频振幅的影响. 中国中西医结合影像学杂志, 2019, 17 (5): 441-444.

[177] 吕敏, 李雪冰. 脑卒中后焦虑障碍研究现状. 中国康复医学杂志, 2021, 36 (3): 353-359.

[178] 吕路线, 宋景贵, 卢红, 等. 卒中后抑郁状态患者的血浆, 脑脊液单胺类神经递质测定. 中华精神科杂志, 2000, 33 (1): 29-32.

[179] 马迎歌, 赵敬军, 李少源, 等. 耳穴电针治疗心脾两虚型抑郁症患者 23 例随机单盲试验. 中医杂志, 2014, 55 (17): 1484-1486.

[180] 马云枝, 武继涛. 帕金森病从脾论治. 河南中医, 2003 (11): 39-40.

[181] 梅志刚. 耳—迷走反射与耳针降糖效应机制研究. 北京: 中国中医科学院, 2007.

［182］梅志刚，朱兵，何伟，等. 耳针作用的形态学基础——来自 HRP 神经示踪法的证据. 时珍国医国药，2009，20（11）：2675 - 2677.

［183］孟方，龚卫娟，廖月霞，等. 耳揿针联合耳尖放血对围绝经期失眠患者睡眠质量、神经内分泌水平的影响. 中国针灸，2018，38（6）：575 - 579.

［184］孟欣，廖若夷，余艳兰，等. 耳穴疗法干预卒中后抑郁临床研究文献分析. 北京中医药，2019，38（10）：983 - 987.

［185］孟小峰，慈祥. 大数据管理：概念、技术与挑战. 计算机研究与发展，2013，50（1）：146 - 169.

［186］苗婷，蒋天盛，董宇华，等. 耳针对阿尔茨海默病大鼠记忆能力及 ChAT 和 GFAP 表达的影响. 中国针灸，2009，29（10）：827 - 832.

［187］苗婷，潘娅，王旭东，等. 耳针对拟阿尔茨海默病模型大鼠海马神经原纤维缠结的影响. 贵阳医学院学报，2009，34（2）：129 - 132.

［188］牟怡平，李艳，张晓刚，等. 基于文献计量法的医工结合发展现状分析（1992—2019）——以西安交通大学为例. 西安电子科技大学学报（社会科学版），2020，30（4）：23 - 31.

［189］潘静，赵瑞芹，马建宏，等. 耳穴治疗小儿癫痫疗效观察. 河北医药，2004，26（4）：322.

［190］潘红光. 反馈机制在脑机接口中的应用研究. 技术与创新管理，2021，42（4）：489.

［191］潘陇霞，雒成林.《针灸甲乙经》针刺"治神"理论的临床运用探析. 中华中医药杂志，2020，35（3）：1399 - 1401.

［192］潘卫星. 针灸的神经生物学机理. 中华中医药杂志，2018，33（10）：4281 - 4297.

［193］彭成，任永欣，姚干，等. 实验性偏头痛动物模型 c - fos，c - jun 基因表达. 中国实验动物学报，2000，8（2）：51 - 58.

［194］蒲慕明，徐波，谭铁牛. 脑科学与类脑研究概述. 中国科学院院刊，2016，31（7）：723 - 736，封2.

［195］钱拉拉，娄冉，黄克勤，等. 耳针综合疗法对 2 型糖尿病患者血糖的影响. 上海针灸杂志，2017，36（5）：555 - 557.

［196］钱小燕. 耳尖穴刺络法的临床应用. 辽宁中医杂志，1995（5）：227 - 228.

［197］乔丽娜，杨海龙，谭连红，等. 耳穴经皮电刺激对颞叶癫痫大鼠癫痫发作频率与海马区胶质细胞活性及炎性因子的影响. 针刺研究，2017，42（3）：189 - 196.

［198］秦文哲，陈进，董力. 大数据背景下医学数据挖掘的研究进展及应用. 中国胸心血管外科临床杂志，2016，23（1）：55 - 60.

［199］任继学，范国梁. 震颤辨治. 江苏中医杂志，1982（4）：11 - 12，46.

［200］任建宁. 针刺加耳穴埋针治疗焦虑型失眠症临床观察. 山西中医，2011，27（6）：34 - 35.

［201］任丽丽，冯正直. 2 型糖尿病患者伴发抑郁的影响因素研究. 河北医药，36（2）：278 - 280.

［202］荣培晶. 古术新知——从耳迷走神经刺激术谈中医发展的新思路. 科技导报，2019，37（15）：49 - 54.

［203］荣培晶，刘爱华，张建国，等. 经皮耳迷走神经刺激治疗难治性癫痫的临床试验研究. 世界科

学技术—中医药现代化, 2013, 15 (9): 2011 - 2020.

[204] 荣培晶, 王瑜, 许能贵. 脑科学研究助力针灸发展. 针刺研究, 2019, 44 (12): 859 - 862, 66.

[205] 荣培晶, 魏玮, 陈建德, 等. 抑郁症之"调枢启神"理论构建与发微. 中医杂志, 2019, 60 (4): 295 - 298.

[206] 荣培晶, 张悦, 李少源, 等. 经皮耳穴迷走神经刺激治疗脑及相关疾病的现状与展望. 世界科学技术—中医药现代化, 2019, 21 (9): 1799 - 1804.

[207] 尚立芝, 毛梦迪, 李耀洋, 等. 酸枣仁汤联合氟西汀治疗肝郁血虚型抑郁症伴失眠的临床观察. 中国实验方剂学杂志, 2021, 27 (24): 49 - 54.

[208] 沈阳军区总医院. 耳针疗法介绍. 人民军医, 1959 (8): 643 - 645.

[209] 施海燕, 祝文妹, 丁慧红. 耳穴揿针配合中医情志干预对失眠症患者焦虑抑郁情绪及睡眠质量的影响. 新中医, 2020, 52 (13): 145 - 148.

[210] 石晶金, 于广军. 健康医疗大数据共享关键问题及对策. 中国卫生资源, 2021, 24 (3): 223 - 227.

[211] 石兆英, 洪亲, 蔡坚勇, 等. 面向新工科教育的 IT 类课程教学改革探讨. 计算机时代, 2018 (12): 103 - 105, 108.

[212] 舒适, 王琦, 陈宝瑾, 等. 中药联合耳穴治疗肝郁脾虚型卒中后失眠临床疗效观察. 中医药通报, 2021, 20 (3): 48 - 50.

[213] 宋淑玲, 周相娟, 郑立强. 耳穴贴压联合针刺对中风后睡眠障碍患者睡眠质量和神经递质的影响. 现代中西医结合杂志, 2021, 30 (3): 290 - 293.

[214] 孙瑶, 李柏霖, 胡楠. 耳穴揿针联合体针对脑卒中后失眠患者血清细胞因子及神经递质表达的影响. 辽宁中医药大学学报, 2020, 22 (12): 160 - 163.

[215] 孙宇, 王晓妮, 盛灿, 等. 阿尔茨海默病临床前期研究进展. 医学研究杂志, 2015, 44 (9): 152 - 154, 158.

[216] 孙宇, 王晓妮, 盛灿, 等. 主观认知下降研究进展. 中华神经科杂志, 2015, 48 (5): 417 - 419.

[217] 孙海东, 王非. 电针耳穴治疗中风后抑郁症的疗效观察. 临床合理用药杂志, 2015, 8 (14): 98 - 99.

[218] 孙洪生, 严季澜. 不寐病名考略. 中华医史杂志, 2004 (4): 23 - 26.

[219] 孙立虹, 孙立明, 王聪丽, 等. 体针与耳穴贴压并用对肝火旺盛型经行头痛患者 ET - 1 和 NO 含量的影响. 中国中医基础医学杂志, 2015, 21 (3): 332 - 335.

[220] 孙利华, 傅根莲, 刘晓霞, 等. 耳穴治疗偏头痛的文献计量学分析. 浙江临床医学, 2019, 21 (12): 3.

[221] 孙樱宁, 韩晶, 管素梅, 等. 耳穴综合疗法与针刺治疗偏头痛的效果比较. 中国医药导报, 2020, 17 (24): 146 - 149.

[222] 孙永胜, 漆慧, 王非. 耳穴电针结合体针辅助治疗中风后抑郁症临床观察. 山西中医, 2020, 36 (11): 32 - 33.

[223] 孙忠人, 田洪昭, 尹洪娜, 等. 基于"医工结合"探讨针灸发展演变. 中华中医药杂志, 2019,

34（3）：1117－1119.

［224］谭双，陈陇. 揿针配合耳穴压豆治疗儿童 Graves 病伴癫痫发作 1 例. 浙江中医杂志，2021，56（4）：296.

［225］唐贝，王欢，张勇，等. 耳穴压豆治疗外伤性癫痫 40 例. 光明中医，2013，28（2）：323－324.

［226］唐学梅，仇剑崟. 卒中后抑郁脑影像学研究进展. 神经病学与神经康复学杂志，2010，7（2）：114－117.

［227］陶之理，王良培，张祖萍，等. 胃交感传入神经元的节段性（HRP 法的研究）. 针刺研究，1981（3）：227－234.

［228］田华，陶之理. 大鼠孤束核向丘脑腹后内侧核及下丘脑外侧区的直接投射——HRP 法研究. 神经解剖学杂志，1991，7（2）：195－200，279.

［229］田鸿芳，王雷，周清辰，等. 针灸治疗失眠症伴抑郁焦虑的临床研究评价. 中医杂志，2016，57（22）：1929－1933.

［230］田阡陌，吴文忠，卢文，等. 皮下浅筋膜埋线治疗女性亚健康失眠 40 例. 中国针灸，2019，39（1）：16－18.

［231］童秋瑜，李嘉，王观涛，等. 针刺抗焦虑作用的研究进展. 中医药导报，2018，24（7）：109－112.

［232］万瑛. 糖尿病足患者血清 IL-18 和 IL-6 浓度监测的临床意义. 江苏大学学报（医学版），2018，28（5）：447－449.

［233］汪国翔，陈日兰，朱英，等. 针刺结合耳穴贴压对经行头痛临床疗效及血液生化指标的影响. 扬州大学学报（农业与生命科学版），2020，44（4）：59－63.

［234］王非，杨晶，肖文华，等. 电针耳穴结合中药治疗中风后抑郁症各证型临床观察. 中国中医急症，2016，25（3）：528－530.

［235］王浩，申国明. 迷走背核复合体是针刺调节胃功能的关键核团?. 中国针灸，2020，40（1）：89－95.

［236］王浩，申国明，王溪阳，等. 杏仁中央核－下丘脑室旁核神经环路介导胃俞募配穴针刺调节胃功能机制研究. 针刺研究，2020，45（5）：351－356.

［237］王红，刘晓茹，姜劲峰，等. 耳皮内刺治疗抑郁症的临床观察. 中国中医基础医学杂志，2020，26（4）：526－528.

［238］王佳，崔晶晶，哈丽娟，等. 神经示踪技术用于实验针灸研究的回顾. 针刺研究，2019，44（12）：926－932.

［239］王磊. 基于功能核磁和脑电的经皮耳穴电刺激治疗轻度认知障碍的机制研究. ［2020－10－08］. http：//www. chictr. org. cn/showproj. aspx? proj＝48357.

［240］王磊，何家恺，刘兵，等. "耳脑脏腑相关"理论构建. 世界科学技术—中医药现代化，2021，23（6）：2051－2057.

［241］王磊，王思瑾，赵玉萍，等. 从中医神志病学临证思维看现代精神疾病身心共病现象. 中医杂志，2015，56（5）：384－386.

［242］王璐，马峥，许晓阳，等. 中国医工结合发展现状与对策研究报告（2019 年版）. 实用临床医药杂志，2019，23（5）：1 - 6.

［243］王强，郭阳，刘瑶，等. 耳穴贴压治疗脑卒中后抑郁的 Meta 分析. 中国医药导报，2018，15（4）：103 - 107.

［244］王娴，刘爱华. 迷走神经刺激调节睡眠的机制研究进展. 中风与神经疾病杂志，2015，32（12）：1140 - 1141.

［245］王潇，苏跃，李天佐，等. 胆碱能抗炎通路对大鼠脑缺血再灌注损伤的影响. 首都医科大学学报，2017，38（3）：342 - 347.

［246］王晓，刘卫国，华平，等. 帕金森病运动症状进展分析. 临床神经病学杂志，2016，29（1）：46 - 48.

［247］王媛，肖泽萍，禹顺英，等. 脑源性神经营养因子基因多态性与广泛性焦虑症、强迫症的关联研究. 中国神经精神疾病杂志，2009，35（10）：623 - 625.

［248］王德伟. "便秘点"埋针为主治疗便秘 35 例. 中国针灸，2001（7）：24.

［249］王定寅，唐娥. 针灸治疗抑郁障碍的研究进展. 湖南中医杂志，2021，37（1）：167 - 169.

［250］王格林，刘扬. 沈宝藩教授证治帕金森病的临床经验. 新疆中医药，2012，30（2）：48 - 51.

［251］王关云. 耳穴压豆及腹部艾灸对促进脑卒中术后尿潴留患者膀胱功能恢复的研究. 青岛：青岛大学，2020.

［252］王鸿红. 电刺激耳甲区治疗轻中度抑郁症的随机对照试验. 北京：北京中医药大学，2014.

［253］王惠芹，王真真，林美好，等. 抑郁症发病与神经营养因子异常研究进展. 中国药理学通报，2020，36（10）：1333 - 1337.

［254］王慧新，刘毅，李如奎. 止颤汤联合西药治疗帕金森病的临床研究. 中医药导报，2010，16（3）：17 - 18.

［255］王俊力，谭爱华，罗炼. 浅述用中西医疗法治疗抑郁性失眠症的临床研究进展. 当代医药论丛，2015，13（10）：161 - 163.

［256］王萌萌. 基于蛋白质/代谢组学的耳穴综合疗法治疗偏头痛的机制研究. 济南：山东中医药大学，2019.

［257］王巧梅，姜阳，黄大伟. 耳穴压豆配合五音疗法对脑梗死失眠患者的护理效果观察. 心理月刊，2021，16（21）：100 - 101，147.

［258］王澍欣，张宾，廖穆熙，等. 耳针配合体针治疗非痴呆型血管性认知功能障碍：随机对照研究. 中国针灸，2016，36（6）：571 - 576.

［259］王晓宇. 耳迷走神经刺激与抗癫痫效应. 北京：中国中医科学院，2010.

［260］王晓宇，尚红燕，何伟，等. 不同频率和持续时间经皮电刺激耳甲区对大鼠癫痫发作抑制作用的比较. 针刺研究，2012，37（6）：447 - 452，457.

［261］王艺霏，王瑜，张悦，等. 经皮耳穴 - 迷走神经刺激对抑郁症模型大鼠前额叶皮质 Toll 样受体 4/髓样分化因子 88 信号通路相关蛋白表达的影响. 针刺研究，2021，46（7）：580 - 585.

［262］王元卓，靳小龙，程学旗. 网络大数据：现状与展望. 计算机学报，2013，36（6）：1125 - 1138.

[263] 王中清. 难治性抑郁症的临床特征研究. 中国医药指南, 2016, 14 (20): 129 – 130.

[264] 王子豪, 王恩龙. 耳穴压豆治疗中风后失眠临床观察. 湖北中医杂志, 2020, 42 (1): 33 – 34.

[265] 王左利. 中国工程院院士徐宗本: 大数据的挑战和问题. 中国教育网络, 2016 (4): 29 – 30.

[266] 魏华, 周仁来. 考试焦虑个体静息态脑电的振荡特征. 中国临床心理学杂志, 2020, 28 (5): 881 – 885.

[267] 温静. 温针灸联合耳穴压丸治疗抑郁性失眠临床观察. 光明中医, 2021, 36 (10): 1666 – 1668.

[268] 文艺. 论情志对消渴病的影响及临床治疗. 沈阳: 辽宁中医药大学, 2016.

[269] 巫嘉陵, 高忠科. 脑机接口技术及其在神经科学中的应用. 中国现代神经疾病杂志, 2021, 21 (1): 3 – 8.

[270] 吴毅. 帕金森病治疗最新进展. 中外医疗, 2015, 34 (10): 193 – 194.

[271] 吴家萍. 针刺辨证治疗中风后抑郁症 150 例临床观察. 针刺研究, 2010, 35 (4): 303 – 306.

[272] 吴建丽, 于致顺, 魏庆双, 等. 浅谈 "医工结合" 对针灸针具改革的影响. 中华中医药杂志, 2018, 33 (12): 5409 – 5411.

[273] 吴文华, 叶青. 中医药治疗帕金森病合并睡眠障碍的诊治进展. 中华中医药学刊, 2018, 36 (8): 1833 – 1836.

[274] 吴晓静. 针刺迷走神经耳支结合抗抑郁药治疗抑郁症的临床研究. 南京: 南京中医药大学, 2017.

[275] 吴秀清, 钟志聪, 周敏, 等. 耳穴贴压法干预维持性血液透析患者睡眠障碍的疗效. 中国老年学杂志, 2013, 33 (1): 24 – 26.

[276] 吴雪芬, 郑雪娜, 郭鑫, 等. 针灸干预 HPA 轴相关激素改善睡眠的研究进展. 针灸临床杂志, 2017, 33 (8): 69 – 71.

[277] 五彩鹿儿童行为矫正中心. 中国自闭症教育康复行业发展状况报告 (Ⅱ). 北京: 华夏出版社, 2017.

[278] 仙晋, 王玲, 杨佃会. 耳穴综合疗法对偏头痛血瘀证患者血流变指标及血小板聚集率的影响. 四川中医, 2015, 33 (7): 166 – 168.

[279] 向雄. 头面部推拿结合耳穴埋针治疗慢性失眠伴焦虑的临床观察. 武汉: 湖北中医药大学, 2019.

[280] 肖彬, 刘展华. 针刺配合耳穴贴压治疗乳腺癌抑郁症疗效观察. 中国针灸, 2014, 34 (10): 956 – 960.

[281] 谢晨, 赵娜, 杨文佳, 等. 针刺对失眠大鼠单胺类神经递质的影响研究进展. 针灸临床杂志, 2019, 35 (8): 94 – 97.

[282] 谢兰茜, 张英, 黄小妹. 耳穴贴压治疗维持性血液透析患者透析头痛临床观察. 中国中西医结合肾病杂志, 2008 (2): 170 – 171.

[283] 邢雨胜. 耳穴贴压治疗中风后失眠 32 例. 保健医学研究与实践, 2014, 11 (2): 41 – 43.

[284] 熊婕, 雷蕾, 李海燕, 等. 基于文献大数据的穴位刺激效应可视化平台的构建. 世界科学技

术—中医药现代化，2020，22（11）：4017－4024.

[285] 熊庭旺，吴芹，刘杰，等. 基于神经递质途径抗焦虑中药及其复方研究进展. 中国中药杂志，2020，45（1）：14－19.

[286] 徐瑾，李玲，刘军，等. 耳穴压豆疗法联合逍遥散对腹泻型肠易激综合征患者肠道菌群的影响研究. 中国预防医学杂志，2020，21（6）：675－679.

[287] 徐可，杨国忠，黄蓉，等. 基于微机电系统技术的新型微针耳穴贴压治疗失眠疗效观察. 辽宁中医杂志，2020，47（3）：173－175，224.

[288] 徐征，朱丽群. 耳穴埋豆治疗慢性肝炎伴失眠症患者的效果. 中国老年学杂志，2014，34（10）：2880－2882.

[289] 徐碧云. 广泛性焦虑障碍发病机制的研究进展. 四川精神卫生，2012，25（3）：188－191.

[290] 徐光镇，刘继洪，李可. 耳穴压丸法联合耳穴按摩法治疗轻度认知障碍的临床研究. 现代中西医结合杂志，2020，29（6）：575－578，584.

[291] 徐万里，周帅，周静珠，等. 低频耳针电刺激降低内脏敏感性的机制探讨. 南京医科大学学报（自然科学版），2021，41（2）：181－186.

[292] 徐志明，杨佃旭，金义超，等. 耳甲腔电刺激对药物难治性癫痫大鼠发作及学习记忆影响的研究. 立体定向和功能性神经外科杂志，2014，27（5）：265－269.

[293] 许可，李小娇，方继良，等. 耳电针治疗难治性抑郁症增效效应的临床观察. 世界科学技术—中医药现代化，2019，21（11）：2266－2271.

[294] 许长风. 心脑静片联合丹栀逍遥散对肝郁化火型焦虑障碍性失眠的疗效及安全性评价. 成都：成都中医药大学，2017.

[295] 许沛虎. 中医脑病学. 北京：中国医药科技出版社，1998.

[296] 薛刘军，王丽君，欧洲，等. 粪菌移植治疗帕金森病患者便秘的临床疗效. 中华神经科杂志，2019，35（12）：1054－1058.

[297] 闫学花，陈建军，闫利荣，等. 穴位电刺激联合耳穴贴压对围绝经期综合征患者焦虑抑郁症状、生活质量及神经递质的影响. 河北医药，2020，42（4）：562－564，568.

[298] 闫耀宇，隋爱民. 非运动症状对帕金森病患者生活质量的影响. 浙江医学，2016，38（10）：3.

[299] 闫志诚，李理. 耳穴压豆疗法治疗 2 型糖尿病合并抑郁症的临床观察. 世界最新医学信息文摘，2018，18（66）：160，164.

[300] 严嬿莉，毛志娟，李玲，等. 综合康复对帕金森病患者的影响. 神经损伤与功能重建，2016，11（6）：506－508.

[301] 杨帆，徐国龙，王频，等. 电针对戊四唑点燃型癫痫大鼠脑内氨基酸含量的影响. 针刺研究，2002，27（3）：174－176，227.

[302] 杨晶，王非，肖文华，等. 耳穴电针结合中药治疗中风后抑郁症临床观察. 湖北中医药大学学报，2016，18（1）：102－104.

[303] 杨坤，胡义秋，崔景秋，等. 糖尿病抑郁综合征的研究进展. 国际精神病学杂志，2015，42（1）：90－94.

[304] 杨婷，杨晓晖. 糖尿病的中医特色疗法. 中华全科医学，2017，15（10）：1642－1643.

[305] 杨达钧. 耳穴贴压治疗腹腔镜原发性肝癌切除术后患者睡眠障碍的临床研究. 广州：广州中医药大学，2020.

[306] 杨佃会. 耳穴综合疗法对不同时期无先兆偏头痛患者血浆 P 物质的影响. 中国针灸，2009，29（3）：189－191.

[307] 杨佃会，马祖彬，韩晶，等. 耳穴综合疗法治疗无先兆型偏头痛：多中心对照观察. 中国针灸，2012，32（11）：971－974.

[308] 杨佃旭，王桂松，王丽丽，等. 经皮迷走神经耳支刺激与迷走神经刺激对药物难治性癫痫大鼠治疗效果的比较. 立体定向和功能性神经外科杂志，2015，28（5）：261－265.

[309] 杨海龙，乔丽娜，谭连红，等. 耳穴区经皮电刺激对颞叶癫痫大鼠癫痫发作频率及海马区白介素-1β、肿瘤坏死因子-α 表达的影响. 针刺研究，2016，41（4）：283－290.

[310] 杨金亮，张蓉，杜磊，等. 温针灸配合耳穴贴压调节阳虚型失眠患者神经递质临床观察. 中国针灸，2014，34（12）：1165－1168.

[311] 杨利明. 电针情感区治疗缺血性中风后抑郁患者焦虑症 25 例观察. 浙江中医杂志，2018，53（7）：509.

[312] 杨明会，李敏，窦永起，等. 补肾活血颗粒对帕金森病患者脑内多巴胺水平的影响. 中医杂志，2011，52（4）：299－302.

[313] 叶桦，高园，胡绿慧. 基于大数据技术的临床针灸辅助决策支持模型研究. 临床医药文献电子杂志，2018，5（84）：178.

[314] 叶明柱，胡追成. 耳尖穴在耳穴疗法中的融入与发展. 上海针灸杂志，2021，40（6）：777－780.

[315] 叶玉华，张瑞华. 耳穴注射治疗头痛型癫痫临床效果观察研究. 河北中西医结合杂志，1996，5（3）：70－71.

[316] 叶玉侠. 冷刺激配合耳穴压豆对脑卒中患者吞咽功能训练效果的研究. 系统医学，2020，5（13）：181－183.

[317] 衣运玲，姜军作. 耳针治疗原发性癫痫 1 例报道. 吉林中医药，2003，23（4）：40.

[318] 殷文俊，方无杰. 解郁清心汤联合耳穴治疗肝郁血虚型卒中后抑郁的临床观察. 北京中医药，2020，39（9）：984－987.

[319] 游静，顾乔乔，余子云，等. 帕金森病发病机制的研究进展. 赣南医学院学报，2019，39（7）：733－737.

[320] 于淑月，李想，于功敬，等. 脑机接口技术的发展与展望. 计算机测量与控制，2019，27（10）：5－12.

[321] 于新捷，李雪青. 耳穴贴压配合心理疏导对腹泻型肠易激综合征患者生活质量的影响. 长春中医药大学学报，2014（6）：1110－1112.

[322] 余超超. 不同频率头电针联合经颅直流电刺激治疗卒中后抑郁的疗效观察. 武汉：湖北中医药大学，2017.

[323] 俞锦芳. 耳穴埋丸治疗胃肠功能紊乱 88 例. 吉林中医药, 1993 (6): 26.

[324] 俞裕天, 荣培晶, 朱兵. 经皮耳迷走神经刺激治疗脑病的现状与展望. 世界科学技术—中医药现代化, 2017, 19 (3): 462 – 468.

[325] 郁强, 刘薇, 蒋静, 等. 不同泻药致豚鼠结肠黑变病的实验研究. 北京中医药大学学报, 2018, 41 (1): 53 – 59.

[326] 尉迟静. "耳为宗脉之所聚" 析疑. 陕西中医, 1984 (12): 24 – 25.

[327] 袁勇贵. 焦虑和抑郁障碍共病的研究现状. 中国临床康复, 2002, 6 (17): 2518 – 2519.

[328] 袁勇贵, 吴爱琴, 张心保. 从焦虑和抑郁的关系谈共病的诊断. 国外医学: 精神病学分册, 2001, 28 (1): 17 – 19.

[329] 袁勇贵, 张心保. 共病诊断在精神科应用的意义探讨. 医学与哲学, 2001, 22 (2): 26 – 28.

[330] 袁振宇, 薛国芳. 癫痫后小胶质细胞与炎症的关系及研究进展. 中华老年心脑血管病杂志, 2020, 22 (10): 1113 – 1115.

[331] 张丹, 陈菁菁, 王毅军. 2017 年脑机接口研发热点回眸. 科技导报, 2018, 36 (1): 104 – 109.

[332] 张浩, 王强, 张二伟, 等. 针灸干预抑郁相关性失眠症的文献分析. 湖南中医杂志, 2019, 35 (9): 120 – 123, 145.

[333] 张林, 钟艳, 全淑林, 等. 针刺联合耳穴贴压治疗脑卒中后抑郁: 随机对照研究. 中国针灸, 2017, 37 (6): 581 – 585.

[334] 张勇, 卢祖能, 董红娟, 等. 帕金森病非运动症状及其治疗的流行病学调查. 卒中与神经疾病, 2016, 23 (5): 343 – 347.

[335] 张煜, 吴定宗, 万平. 电针遏制癫痫小发作时脑内氨基酸含量的变化. 针刺研究, 2002 (3): 177 – 179.

[336] 张朝晖, 宋景贵. 焦虑和抑郁障碍共病. 临床心身疾病杂志, 2003 (2): 126 – 128, 100.

[337] 张芳芳. 活络安神方联合耳穴贴压治疗血瘀型失眠症患者的临床疗效观察. 福州: 福建中医药大学, 2019.

[338] 张海军. 帕罗西汀联合治疗帕金森病合并抑郁和焦虑症状的疗效分析. 现代中西医结合杂志, 2015, 24 (6): 649 – 651.

[339] 张晶潾, 许安萍, 李志刚, 等. 学科交叉促进针灸技术创新的转化研究. 针刺研究, 2021, 46 (6): 523 – 526.

[340] 张康婧. 耳穴压豆对抑郁失眠患者睡眠质量影响的研究. 黑龙江中医药, 2020, 49 (4): 209 – 210.

[341] 张黎明, 张有志, 李云峰. 创伤后应激障碍的神经生物学研究进展. 中国药理学通报, 2010, 26 (6): 704 – 707.

[342] 张丽娜. 加味温胆汤配合耳穴贴敷治疗脑梗塞后痰热内扰型失眠的临床观察. 中国中医基础医学杂志, 2016, 22 (9): 1241 – 1242, 1280.

[343] 张路歆. 耳尖放血结合针刺治疗瘀血阻络型偏头痛的临床研究. 广州: 广州中医药大学, 2019.

[344] 张露茵. 针刺配合耳穴贴压法治疗儿童自闭症的研究. 广州: 广州中医药大学, 2017.

［345］张素美，李伟荣，陈烜，等. 卒中后抑郁、卒中后睡眠障碍关系及发病机制探讨. 世界最新医学信息文摘，2017，17（64）：48.

［346］张文龙，王晓枫，旋静. 浅谈抑郁性失眠的中西医治疗. 中国中医药现代远程教育，2017，15（13）：93－94.

［347］张小燕，颜乾麟. 颜德馨治疗颤证经验. 中医杂志，2006（7）：494.

［348］张燕梅.“思伤脾”与“脑肠肽”. 中国中医基础医学杂志，2000，6（1）：6－7.

［349］张云飞，郭本玉，马长林，等. 耳穴压豆对轻中度抑郁症伴失眠患者睡眠质量和血清5－羟色胺水平影响分析. 山西医药杂志，2020，49（11）：1315－1317.

［350］张振锋，徐江红. 耳针与中药并用对2型糖尿病抑郁症临床观察. 中华中医药学刊，2014，32（1）：114－116.

［351］张仲景. 金匮要略方论. 北京：中国中医药出版社，2006.

［352］赵斌，李亮，张金铃，等. 耳甲电针对原发性失眠患者脑默认网络的即刻调节作用. 针刺研究，2019，44（12）：884－887.

［353］赵磊，张丽丽，包华，等. 耳穴阳性反应点与中风病的相关性研究. 中国针灸，2015，35（6）：609－612.

［354］赵仑. ERP实验教程. 天津：天津社会科学院出版社，2004.

［355］赵敬军，荣培晶，朱兵. 癫痫的耳针治疗研究现状与展望. 中国针灸，2015，35（8）：861－864.

［356］赵敬军，王正辉，周立群，等. 耳迷走神经刺激改善脑卒中后学习与记忆障碍的作用与机制探析. 世界科学技术—中医药现代化，2020，22（7）：2135－2139.

［357］赵天易，陈波，潘兴芳，等. 大数据时代对中医针灸临床研究的启示. 中国针灸，2015，35（9）：938－942.

［358］赵文瑞，李陈渝，陈军君，等. 失眠障碍与过度觉醒：来自静息态脑电和睡眠脑电的证据. 中国科学：生命科学，2020，50（3）：270－286.

［359］赵亚楠. 基于下丘脑—垂体—肾上腺轴探讨“通督调神”针法干预慢性失眠症的临床研究. 南京：南京中医药大学，2020.

［360］赵忠新，张照环. 应给予睡眠更多的关注. 中华神经科杂志，2011，44（8）：513－515.

［361］郑红，楼丹华，杨卫芳，等. 耳穴压豆联合中药治疗脑卒中后癫痫30例临床观察. 中国中医药科技，2013，20（3）：302－303.

［362］郑杰，王广锋，周围，等. 使用耳穴疗法配合盐酸舍曲林治疗卒中后抑郁的临床疗效研究. 当代医药论丛，2012，10（11）：1035－1036.

［363］郑成强，周天秀，张虹. 基于静息态fMRI的电针对创伤后应激障碍患者功能连接网络影响研究. 中华中医药杂志，2016，31（8）：3223－3326.

［364］中国痴呆与认知障碍诊治指南写作组，中国医师协会神经内科医师分会认知障碍疾病专业委员会. 2018中国痴呆与认知障碍诊治指南（五）：轻度认知障碍的诊断与治疗. 中华医学杂志，2018，98（17）：1294－1301.

［365］中国睡眠研究会. 中国失眠症诊断和治疗指南. 中华医学杂志, 2017, 97 （24）: 1844 – 1856.

［366］中国中医科学院失眠症中医临床实践指南课题组. 失眠症中医临床实践指南 （WHO/WPO）. 世界睡眠医学杂志, 2016, 3 （1）: 8 – 25.

［367］中国卒中学会血管性认知障碍分会. 卒中后认知障碍管理专家共识 2021. 中国卒中杂志, 2021, 16 （4）: 376 – 389.

［368］中华医学会放射学分会磁共振学组, 北京认知神经科学学会. 阿尔茨海默病 MR 检查规范中国专家共识. 中华放射学杂志, 2019, 53 （8）: 665 – 671.

［369］中华医学会精神病学分会. 中国精神障碍分类与诊断标准第三版 （精神障碍分类）. 中华精神科杂志, 2001, 34 （3）: 184 – 188.

［370］中华医学会神经病学分会, 中华医学会神经病学分会睡眠障碍学组. 中国成人失眠诊断与治疗指南 （2017 版）. 中华神经科杂志, 2018, 51 （5）: 324 – 335.

［371］中华医学会神经病学分会, 中华医学会神经病学分会睡眠障碍学组, 中华医学会神经病学分会神经心理与行为神经病学学组. 中国成人失眠伴抑郁焦虑诊治专家共识. 中华神经科杂志, 2020, 53 （8）: 564 – 574.

［372］中华医学会糖尿病学分会. 中国 2 型糖尿病防治指南 （2013 年版）. 中华内分泌代谢杂志, 2014, 30 （8）: 893 – 942.

［373］中医老年颤证诊断和疗效评定标准 （试行）. 山东中医学院学报, 1992 （6）: 55.

［374］周捷. 耳穴疗法治疗痰热扰心型短期失眠的临床研究. 广州: 广州中医药大学, 2019.

［375］周荣, 胡万华, 陈克龙, 等. 耳穴埋豆配合安神方治疗帕金森病失眠 （肝肾阴虚型） 疗效观察. 辽宁中医药大学学报, 2016, 18 （2）: 64 – 67.

［376］周思繁, 张岳, 骆文婷, 等. 经皮耳迷走神经刺激对偏头痛患者脑功能的影响. 实用放射学杂志, 2020, 36 （4）: 4.

［377］周学寻, 钟莹, 滕杰. 耳穴辨证施治治疗老年习惯性便秘: 随机对照研究. 中国针灸, 2012, 32 （12）: 1090 – 1092.

［378］周仲瑛. 中医内科学. 北京: 中国中医药出版社, 2003.

［379］朱悦, 眭有昕, 王文秀, 等. 孤独症肠道菌群失调的干预进展. 中国康复, 2019, 34 （12）: 665 – 668.

［380］朱明锦, 眭淑彦, 罗方, 等. 卒中后认知障碍伴失眠的相关因素研究. 中国全科医学, 2021, 24 （6）: 732 – 739.

［381］朱楠楠, 刘志婷, 宋利群. 认知行为疗法对糖尿病抑郁患者效果的 Meta 分析. 齐鲁护理杂志, 2017, 23 （15）: 65 – 71.

［382］邹城. 阿戈美拉汀片联合帕罗西汀片治疗抑郁症伴失眠症状的临床分析. 基层医学论坛, 2021, 25 （8）: 1171 – 1172.

［383］邹锦. 张仲景方辨治抑郁症的文献研究. 北京: 北京中医药大学, 2017.

［384］邹瑛, 田道峰, 侯亚婷, 等. 百乐眠胶囊联合艾司西酞普兰片对失眠伴抑郁焦虑患者睡眠质量、不良情绪以及神经递质水平的影响. 现代生物医学进展, 2021, 21 （8）: 1465 – 1468, 1424.

[385] 邹连勇, 张鸿燕. 巴戟天寡糖抗抑郁作用的研究进展. 中国新药杂志, 2012, 21 (16): 1889 – 1891, 1945.

[386] 邹忆怀. 王永炎教授治疗颤振病 (帕金森氏病) 经验探讨. 北京中医药大学学报, 1996 (4): 15 – 16.

[387] 邹艺辉. 耳的胚胎发育. 中华耳科学杂志, 2014, 12 (4): 537 – 539.

[388] A. R. G, J. M. F. Efferent projections of different subpopulations of central noradrenaline neurons – ScienceDirect. Progress in Brain Research, 1991, 88 (1): 89 – 101.

[389] ABD – EL – BARR M M, JOSEPH J R, SCHULTZ R, et al. Vagus nerve stimulation for drop attacks in a pediatric population. Epilepsy & behavior: E&B, 2010, 19 (3): 394 – 399.

[390] ABRAMS D, LYNCH C J, CHENG K M, et al. Underconnectivity between voice – selective cortex and reward circuitry in children with autism. Pnas, 2013, 110 (29): 12060 – 12065.

[391] ADAIR D, TRUONG D, ESMAEILPOUR Z, et al. Electrical stimulation of cranial nerves in cognition and disease. Brain stimulation, 2020, 13 (3): 717 – 750.

[392] AERTSEN A, GERSTEIN G, HABIB M, et al. Dynamics of neuronal firing correlation: modulation of "effective connectivity". Journal of Neurophysiology, 1989, 61 (5): 900 – 917.

[393] ALBERT G C, COOK C M, PRATO F S, et al. Deep brain stimulation, vagal nerve stimulation and transcranial stimulation: An overview of stimulation parameters and neurotransmitter release. Neuroscience & Biobehavioral Reviews, 2009, 33 (7): 1042 – 1060.

[394] ALEXANDER G M, ROGAN S C, ABBAS A I, et al. Remote control of neuronal activity in transgenic mice expressing evolved G protein – coupled receptors. Neuron, 2009, 63 (1): 27 – 39.

[395] ALSHOGRAN O Y, KHALIL A A, OWEIS A O, et al. Association of brain – derived neurotrophic factor and interleukin – 6 serum levels with depressive and anxiety symptoms in hemodialysis patients. Gen Hosp Psychiatry, 2018, 53: 25 – 31.

[396] ALTINBAS A, ALGRA A, BONATI L H, et al. Periprocedural hemodynamic depression is associated with a higher number of new ischemic brain lesions after stenting in the International Carotid Stenting Study – MRI Substudy. Stroke, 2014, 45 (1): 146 – 151.

[397] AMERICAN ACADEMY OF SLEEP MEDICINE. International Classification of Sleep Disorders (3rd ed.). Darien, IL: American Academy of Sleep Medicine, 2014.

[398] AMERICAN PSYCHIATRIC ASSOCIATION DSM – 5 TASK FORCE. Diagnostic and statistical manual of mental disorders: DSM – 5™. 5th ed. Arlington, VA: American Psychiatric Publishing, Inc., 2013.

[399] ANAND A, LI Y, WANG Y, et al. Antidepressant effect on connectivity of the mood – regulating circuit: an FMRI study. Neuropsychopharmacology: official publication of the American College of Neuropsychopharmacology, 2005, 30 (7): 1334 – 1344.

[400] ANSARI S, CHAUDHRI K, AL MOUTAERY K A. Vagus nerve stimulation: indications and limitations. Acta neurochirurgica Supplement, 2007, 97 (Pt 2): 281 – 286.

[401] ARNOLD M. Headache Classification Committee of the International Headache Society (IHS) The International Classification of Headache Disorders, 3rd edition. Cephalalgia: an international journal of headache, 2018, 38 (1): 1 – 211.

[402] ASTON – JONES G, COHEN J. An integrative theory of locus coeruleus – norepinephrine function: adaptive gain and optimal performance. Annual review of neuroscience, 2005, 28 (1): 403 – 450.

[403] ASTON – JONES G, SHIPLEY M T, CHOUVET G, et al. Afferent regulation of locus coeruleus neurons: anatomy, physiology and pharmacology. Progress in Brain Research, 1991, 88: 47 – 75.

[404] ATAS U, ERIN N, TAZEGUL G, et al. Changes in ghrelin, substance P and vasoactive intestinal peptide levels in the gastroduodenal mucosa of patients with morbid obesity. Neuropeptides, 2021, 89: 102164.

[405] AXSOME THERAPEUTICS. Axsome Therapeutics Announces Positive Results from the COMET – TRD Trial of AXS – 05 in Patients with Treatment Resistant Depression. [2020 – 12 – 02]. https://axsometherapeuticsinc. gcs – web. com/news – releases/news – release – details/axsome – therapeutics – announces – positive – results – comet – trd – trial.

[406] AY I, NAPADOW V, AY H. Electrical stimulation of the vagus nerve dermatome in the external ear is protective in rat cerebral ischemia. Brain stimulation, 2015, 8 (1): 7 – 12.

[407] BADRAN B W, DOWDLE L T, MITHOEFER O J, et al. Neurophysiologic effects of transcutaneous auricular vagus nerve stimulation (taVNS) via electrical stimulation of the tragus: A concurrent taVNS/fMRI study and review. Brain stimulation, 2018, 11 (3): 492 – 500.

[408] BADRAN B W, JENKINS D D, COOK D, et al. Transcutaneous Auricular Vagus Nerve Stimulation – Paired Rehabilitation for Oromotor Feeding Problems in Newborns: An Open – Label Pilot Study. Front Hum Neurosci, 2020, 14: 77.

[409] BADRAN B, YU A, ADAIR D, et al. Laboratory Administration of Transcutaneous Auricular Vagus Nerve Stimulation (taVNS): Technique, Targeting, and Considerations. Journal of Visualized Experiments, 2019, 143: e58984.

[410] BANDETTINI P, JESMANOWICZ A, WONG E, et al. Processing strategies for time – course data sets in functional MRI of the human brain. Magnetic resonance in medicine, 1993, 30 (2): 161 – 173.

[411] BANDETTINI P, WONG E, HINKS R, et al. Time course EPI of human brain function during task activation. Magnetic resonance in medicine, 1992, 25 (2): 390 – 397.

[412] BARBELLA G, COCCO I, FRERI E, et al. Transcutaneous vagal nerve stimulatio (t – VNS): An adjunctive treatment option for refractory epilepsy. Seizure, 2018, 60: 115 – 119.

[413] BARBER A, DASHTIPOUR K. Sleep disturbances in Parkinson's disease with emphasis on rapid eye movement sleep behavior disorder. The International journal of neuroscience, 2012, 122 (8): 407 – 412.

[414] BARTH M, BREUER F, KOOPMANS P, et al. Simultaneous multislice (SMS) imaging techniques. Magnetic resonance in medicine, 2016, 75 (1): 63 – 81.

［415］BASTIEN C. Insomnia：Neurophysiological and neuropsychological approaches. Neuropsychology review, 2011, 21 （1）：22 - 40.

［416］BAUER S, BAIER H, BAUMGARTNER C, et al. Transcutaneous Vagus Nerve Stimulation （taVNS）for Treatment of Drug - Resistant Epilepsy：A Randomized, Double - Blind Clinical Trial （cMPsE02）. Brain stimulation, 2016, 9 （3）：356 - 363.

［417］BAUSCH P, FANGMEIER T, MEISTER R, et al. The Impact of Childhood Maltreatment on Long - Term Outcomes in Disorder - Specific vs. Nonspecific Psychotherapy for Chronic Depression. J Affect Disord, 2020, 272：152 - 157.

［418］BAYLAN S, GRIFFITHS S, GRANT N, et al. Incidence and prevalence of post - stroke insomnia：A systematic review and meta - analysis. Sleep medicine reviews, 2020, 49：101222.

［419］BEIER K T, SAUNDERS A, OLDENBURG I A, et al. Anterograde or retrograde transsynaptic labeling of CNS neurons with vesicular stomatitis virus vectors. Proceedings of the National Academy of Sciences of the United States of America, 2011, 108 （37）：15414 - 15419.

［420］BEIER K T, STEINBERG E E, DELOACH K E, et al. Circuit Architecture of VTA Dopamine Neurons Revealed by Systematic Input - Output Mapping. Cell, 2015, 162 （3）：622 - 634.

［421］BERGER H, GRAY C. Uber das Elektroenkephalogramm des Menschen. Arch Psychiat Nervenkr, 1929, 87 （1）：527 - 557.

［422］BERRIDGE C W, WATERHOUSE B D. The locus coeruleus - noradrenergic system：modulation of behavioral state and state - dependent cognitive processes. Brain Research Reviews, 2003, 42 （1）：33 - 84.

［423］BEYAZIT Y, KEKILLI M, PURNAK T, et al. Ear Stapling Application as an Alternative Treatment for Weight Loss. Ear, Nose, & Throat Journal, 2011, 90 （7）：294 - 296.

［424］BINNEWIES J, NAWIJN L, VAN TOL M J, et al. Associations between depression, lifestyle and brain structure：A longitudinal MRI study. Neuroimage, 2021, 231：117834.

［425］BISHOP M, ELDER S, HEATH R. Intracranial self - stimulation in man. Science （New York, NY）, 1963, 140 （3565）：394 - 396.

［426］BISWAL B, YETKIN F, HAUGHTON V, et al. Functional connectivity in the motor cortex of resting human brain using echo - planar MRI. Magnetic resonance in medicine, 1995, 34 （4）：537 - 541.

［427］BLACK C J, DROSSMAN D A, TALLEY N J, et al. Functional gastrointestinal disorders：advances in understanding and management. The Lancet, 2020, 396 （10263）：1664 - 1674.

［428］BLESSING D, DÉGLON N. Adeno - associated virus and lentivirus vectors：a refined toolkit for the central nervous system. Current opinion in virology, 2016, 21：61 - 66.

［429］BONAZ B, SINNIGER V, PELLISSIER S. Anti - inflammatory properties of the vagus nerve：potential therapeutic implications of vagus nerve stimulation. The Journal of physiology, 2016, 594 （20）：5781 - 5790.

［430］BONNEFOND A, KARAMITRI A, JOCKERS R, et al. The Difficult Journey from Genome - wide Association Studies to Pathophysiology: The Melatonin Receptor 1B (MT2) Paradigm. Cell metabolism, 2016, 24 (3): 345 – 347.

[431] BONNELLE V, HAM T E, LEECH R, et al. Salience network integrity predicts default mode network function after traumatic brain injury. Proceedings of the National Academy of Sciences of the United States of America, 2012, 109 (12): 4690 – 4695.

[432] BONNET M H, ARAND D L. 24 – Hour metabolic rate in insomniacs and matched normal sleepers. Sleep, 1995, 18 (7): 581 – 588.

[433] BONNET M H, ARAND D L. Hyperarousal and insomnia. Sleep Medicine Reviews, 1997, 1 (2): 97 – 108.

[434] BONNET M H, ARAND D L. Hyperarousal and insomnia: State of the science. Sleep Medicine Reviews, 2010, 14 (1): 9 – 15.

[435] BONVENTO G, LACOMBE P, MACKENZIE E T, et al. Differential effects of electrical stimulation of the dorsal raphe nucleus and of cervical sympathectomy on serotonin and noradrenaline concentrations in major cerebral arteries and pial vessels in the rat. Journal of Cerebral Blood Flow & Metabolism Official Journal of the International Society of Cerebral Blood Flow & Metabolism, 1990, 10 (1): 123 – 126.

[436] BORCKARDT J, KOZEL F, ANDERSON B, et al. Vagus nerve stimulation affects pain perception in depressed adults. Pain research & management, 2005, 10 (1): 9 – 14.

[437] BORDIA T, MCGREGOR M, PAPKE R, et al. The α7 nicotinic receptor agonist ABT – 107 protects against nigrostriatal damage in rats with unilateral 6 – hydroxydopamine lesions. Experimental neurology, 2015, 263: 277 – 284.

[438] BOSE A, BEAL M. Mitochondrial dysfunction in Parkinson's disease. Journal of neurochemistry, 2016, 139: 216 – 231.

[439] BÖTTNER M, ZORENKOV D, HELLWIG I, et al. Expression pattern and localization of alpha – synuclein in the human enteric nervous system. Neurobiology of disease, 2012, 48 (3): 474 – 480.

[440] BOURET S, RICHMOND B. Sensitivity of locus ceruleus neurons to reward value for goal – directed actions. The Journal of neuroscience: the official journal of the Society for Neuroscience, 2015, 35 (9): 4005 – 4014.

[441] BOYDEN E S, ZHANG F, BAMBERG E, et al. Millisecond – timescale, genetically targeted optical control of neural activity. Nature neuroscience, 2005, 8 (9): 1263 – 1268.

[442] BRAAK H, DEL TREDICI K, RÜB U, et al. Staging of brain pathology related to sporadic Parkinson's disease. Neurobiology of Aging, 2003, 24 (2): 197 – 211.

[443] BRAIN INJURY ASSOCIATION OF AMERICA. What is the difference between an acquired brain injury and a traumatic brain injury? [2020 – 06 – 26]. https://www. biausa. org/brain – injury/about – brain – injury/nbiic/what – is – the – difference – between – an – acquired – brain – injury – and – a – traumatic – brain – injury.

[444] BRAITHWAITE E C, O'CONNOR R M, DEGLI – ESPOSTI M, et al. Modifiable predictors of depression following childhood maltreatment: a systematic review and meta – analysis. Transl Psychiatry, 2017, 7 (7): e1162.

[445] BRANDT C, VOLK H, LÖSCHER W. Striking differences in individual anticonvulsant response to phenobarbital in rats with spontaneous seizures after status epilepticus. Epilepsia, 2004, 45 (12): 1488 – 1497.

[446] BRETHERTON B, ATKINSON L, MURRAY A, et al. Effects of transcutaneous vagus nerve stimulation in individuals aged 55 years or above: potential benefits of daily stimulation. Aging, 2019, 11 (14): 4836 – 4857.

[447] BREUER F, BLAIMER M, HEIDEMANN R, et al. Controlled aliasing in parallel imaging results in higher acceleration (CAIPIRINHA) for multi – slice imaging. Magnetic resonance in medicine, 2005, 53 (3): 684 – 691.

[448] BRIGGS J P, SHURTLEFF D. Acupuncture and the Complex Connections Between the Mind and the Body. Jama, 2017, 317 (24): 2489 – 2490.

[449] BRITZ J, VILLE D, MICHEL C M. BOLD correlates of EEG topography reveal rapid resting – state network dynamics. Neuroimage, 2010, 52 (4): 1162 – 1170.

[450] BROCHARD V, COMBADIÈRE B, PRIGENT A, et al. Infiltration of CD4 + lymphocytes into the brain contributes to neurodegeneration in a mouse model of Parkinson disease. The Journal of clinical investigation, 2009, 119 (1): 182 – 192.

[451] BROHAWN K, OFFRINGA R, PFAFF D, et al. The neural correlates of emotional memory in posttraumatic stress disorder. Biological psychiatry, 2010, 68 (11): 1023 – 1030.

[452] BRONCEL A, BOCIAN R, KŁOS – WOJTCZAK P, et al. Vagal nerve stimulation as a promising tool in the improvement of cognitive disorders. Brain research bulletin, 2020, 155: 37 – 47.

[453] BRÜNE M, LINNENKAMP U, ANDRICH S, et al. Health Care Use and Costs in Individuals With Diabetes With and Without Comorbid Depression in Germany: Results of the Cross – sectional DiaDec Study. Diabetes care, 2021, 44 (2): 407 – 415.

[454] BRUSTOLIM D, RIBEIRO – DOS – SANTOS R, KAST R, et al. A new chapter opens in anti – inflammatory treatments: the antidepressant bupropion lowers production of tumor necrosis factor – alpha and interferon – gamma in mice. International immunopharmacology, 2006, 6 (6): 903 – 907.

[455] BUCHBERGER B, HUPPERTZ H, KRABBE L, et al. Symptoms of depression and anxiety in youth with type 1 diabetes: A systematic review and meta – analysis. Psychoneuroendocrinology, 2016, 70: 70 – 84.

[456] BUCKNER R, ANDREWS – HANNA J, SCHACTER D. The brain's default network: anatomy, function, and relevance to disease. Annals of the New York Academy of Sciences, 2008, 1124: 1 – 38.

[457] BUCKSOT J E, MORALES CASTELAN K, SKIPTON S K, et al. Parametric characterization of the rat Hering – Breuer reflex evoked with implanted and non – invasive vagus nerve stimulation. Exp Neurol,

2020, 327: 113220.

[458] BUGALHO P, DA SILVA J A, NETO B. Clinical features associated with REM sleep behavior disorder symptoms in the early stages of Parkinson's disease. Journal of neurology, 2011, 258 (1): 50 – 55.

[459] BURKE N, FINN D, ROCHE M. Neuroinflammatory Mechanisms Linking Pain and Depression. Modern trends in pharmacopsychiatry, 2015, 30: 36 – 50.

[460] BUSTAMANTE A C, AIELLO A E, GUFFANTI G, et al. FKBP5 DNA methylation does not mediate the association between childhood maltreatment and depression symptom severity in the Detroit Neighborhood Health Study. J Psychiatr Res, 2018, 96: 39 – 48.

[461] BUTT M, ALBUSODA A, FARMER A, et al. The anatomical basis for transcutaneous auricular vagus nerve stimulation. Journal of anatomy, 2020, 236 (4): 588 – 611.

[462] BUYSSE D J. Insomnia. Jama, 2013, 309 (7): 706 – 716.

[463] BUZSAKI G, DRAGUHN A. Neuronal Oscillations in Cortical Networks. Science, 2004, 304 (5679): 1926 – 1929.

[464] CAI L, LU K, CHEN X, et al. Auricular vagus nerve stimulation protects against postoperative cognitive dysfunction by attenuating neuroinflammation and neurodegeneration in aged rats. Neuroscience letters, 2019, 703: 104 – 110.

[465] CAI M, LEE J, YANG E. Electroacupuncture attenuates cognition impairment via anti – neuroinflammation in an Alzheimer's disease animal model. Journal of neuroinflammation, 2019, 16 (1): 264.

[466] CAI P Y, BODHIT A, DEREQUITO R, et al. Vagus nerve stimulation in ischemic stroke: old wine in a new bottle. Frontiers in neurology, 2014, 5: 107.

[467] CALVILLO L, VANOLI E, ANDREOLI E, et al. Vagal Stimulation, Through its Nicotinic Action, Limits Infarct Size and the Inflammatory Response to Myocardial Ischemia and Reperfusion. J Cardiovasc Pharmacol, 2011, 58 (5): 500 – 507.

[468] CANNON W B. Movements of the Stomach, Studied by Means of the Rntgen Rays. The American journal of physiology, 1898, 1 (3): 359 – 382.

[469] CAO J, LU K H, POWLEY T L, et al. Vagal nerve stimulation triggers widespread responses and alters large – scale functional connectivity in the rat brain. Plos One, 2017, 12 (12): e0189518.

[470] CAO Q, ZANG Y, SUN L, et al. Abnormal neural activity in children with attention deficit hyperactivity disorder: a resting – state functional magnetic resonance imaging study. Neuroreport, 2006, 17 (10): 1033 – 1036.

[471] CAO X L, WANG S B, ZHONG B L, et al. The prevalence of insomnia in the general population in China: A meta – analysis. PloS one, 2017, 12 (2): e0170772.

[472] CAPONE F, ASSENZA G, DI PINO G, et al. The effect of transcutaneous vagus nerve stimulation on cortical excitability. Journal of neural transmission (Vienna, Austria: 1996), 2015, 122 (5): 679 – 685.

［473］ CAPONE F, MICCINILLI S, PELLEGRINO G, et al. Transcutaneous Vagus Nerve Stimulation Combined with Robotic Rehabilitation Improves Upper Limb Function after Stroke. Neural plasticity, 2017, 2017: 7876507.

［474］ CAPONE F, MOTOLESE F, DI ZAZZO A, et al. The effects of transcutaneous auricular vagal nerve stimulation on pupil size. Clin Neurophysiol, 2021, 132 (8): 1859 – 1865.

［475］ CARCELLER – SINDREU M, DE DIEGO – ADELINO J, SERRA – BLASCO M, et al. Volumetric MRI study of the habenula in first episode, recurrent and chronic major depression. Eur Neuropsychopharmacol, 2015, 25 (11): 2015 – 2021.

［476］ CARRENO F R, FRAZER A. The Allure of Transcutaneous Vagus Nerve Stimulation as a Novel Therapeutic Modality. Biological Psychiatry, 2016, 79 (4): 260 – 261.

［477］ CARRENO F, FRAZER A. Vagal Nerve Stimulation for Treatment – Resistant Depression. Neurotherapeutics: the journal of the American Society for Experimental NeuroTherapeutics, 2017, 14 (3): 716 – 727.

［478］ CASTLE M, COMOLI E, LOEWY A. Autonomic brainstem nuclei are linked to the hippocampus. Neuroscience, 2005, 134 (2): 657 – 669.

［479］ CECON E, OISHI A, JOCKERS R. Melatonin receptors: molecular pharmacology and signalling in the context of system bias. British journal of pharmacology, 2018, 175 (16): 3263 – 3280.

［480］ CERSOSIMO M G, BENARROCH E E. Autonomic involvement in Parkinson's disease: pathology, pathophysiology, clinical features and possible peripheral biomarkers. Journal of the Neurological Sciences, 2012, 313 (1 – 2): 57 – 63.

［481］ CHANDLER D J, GAO W J, WATERHOUSE B. Heterogeneous organization of the locus coeruleus projections to prefrontal and motor cortices. Proceedings of the National Academy of Sciences of the United States of America, 2014, 111 (18): 6816 – 6821.

［482］ CHANDRASEKHAR PAMMI V S, PILLAI GEETHABHAVAN RAJESH P, KESAVADAS C, et al. Neural loss aversion differences between depression patients and healthy individuals: A functional MRI investigation. Neuroradiol J, 2015, 28 (2): 97 – 105.

［483］ CHASE H, BOUDEWYN M, CARTER C, et al. Transcranial direct current stimulation: a roadmap for research, from mechanism of action to clinical implementation. Molecular psychiatry, 2020, 25 (2): 397 – 407.

［484］ CHEN H J, ZHU X Q, JIAO Y, et al. Abnormal baseline brain activity in low – grade hepatic encephalopathy: a resting – state fMRI study. Journal of the neurological sciences, 2012, 318 (1 – 2): 140 – 145.

［485］ CHEN J J. Parkinson's disease: health – related quality of life, economic cost, and implications of early treatment. American Journal of Managed Care, 2010, 16 Suppl Implications (suppl Implications): 87 – 93.

［486］ CHEN M, ZHOU X, YU L, et al. Low – Level Vagus Nerve Stimulation Attenuates Myocardial Ischemic Reperfusion Injury by Antioxidative Stress and Antiapoptosis Reactions in Canines. Journal of cardiovascular electrophysiology, 2016, 27（2）: 224 – 231.

[487] CHEN X, HE X, LUO S, et al. Vagus Nerve Stimulation Attenuates Cerebral Microinfarct and Colitis – induced Cerebral Microinfarct Aggravation in Mice. Frontiers in neurology, 2018, 9: 798.

[488] CHENG W, ROLLS E, RUAN H, et al. Functional Connectivities in the Brain That Mediate the Association Between Depressive Problems and Sleep Quality. JAMA psychiatry, 2018, 75（10）: 1052 – 1061.

[489] CHENG Z, POWLEY T L, SCHWABER J S, et al. Projections of the dorsal motor nucleus of the vagus to cardiac ganglia of rat atria: an anterograde tracing study. Journal of Comparative Neurology, 2015, 410（2）: 320 – 340.

[490] CHENG Z, ZHANG H, GUO S, et al. Differential control over postganglionic neurons in rat cardiac ganglia by NA and DmnX neurons: anatomical evidence. American journal of physiology Regulatory, integrative and comparative physiology, 2004, 286（4）: R625 – 633.

[491] CHIEN C H, SHIEH J Y, LING E A, et al. The composition and central projections of the internal auricular nerves of the dog. Journal of anatomy, 1996, 189: 349 – 362.

[492] CHO N H, SHAW J E, KARURANGA S, et al. IDF Diabetes Atlas: Global estimates of diabetes prevalence for 2017 and projections for 2045. Diabetes research and clinical practice, 2018, 138: 271 – 281.

[493] CHRASTINA J, NOVÁK Z, ZEMAN T, et al. Single – center long – term results of vagus nerve stimulation for epilepsy: A 10 – 17 year follow – up study. Seizure, 2018, 59: 41 – 47.

[494] CHUNCHAI T, SAMNIANG B, SRIPETCHWANDEE J, et al. Vagus Nerve Stimulation Exerts the Neuroprotective Effects in Obese – Insulin Resistant Rats, Leading to the Improvement of Cognitive Function. Scientific reports, 2016, 6: 26866.

[495] CHUNG K, YEUNG W, YU B, et al. Acupuncture with or without combined auricular acupuncture for insomnia: a randomised, waitlist – controlled trial. Acupuncture in medicine: journal of the British Medical Acupuncture Society, 2018, 36（1）: 2 – 13.

[496] CIERI D, BRINI M, CALì T. Emerging（and converging）pathways in Parkinson's disease: keeping mitochondrial wellness. Biochemical & Biophysical Research Communications, 2016, 483（4）: 1020 – 1030.

[497] CIPRIANI A, FURUKAWA T, SALANTI G, et al. Comparative efficacy and acceptability of 21 antidepressant drugs for the acute treatment of adults with major depressive disorder: a systematic review and network meta – analysis. Lancet（London, England）, 2018, 391（10128）: 1357 – 1366.

[498] CITRI A, MALENKA R C. Synaptic plasticity: multiple forms, functions, and mechanisms. Neuropsychopharmacology: official publication of the American College of Neuropsychopharmacology, 2008, 33（1）: 18 – 41.

[499] CLARK K B, KRAHL S E, SMITH D C, et al. Post – training unilateral vagal stimulation enhances

retention performance in the rat. Neurobiology of learning and memory, 1995, 63 (3): 213 – 216.

［500］ COLE EJ, STIMPSON KH, BENTZLEY BS, et al. Stanford accelerated intelligent neuromodulation therapy for treatment – resistant depression. Am J Psychiatry, 2020, 177: 716 – 726.

［501］ COLLE R, DE LARMINAT D, ROTENBERG S, et al. PPAR – γ Agonists for the Treatment of Major Depression: A Review. Pharmacopsychiatry, 2017, 50 (2): 49 – 55.

［502］ CONTRERAS F, PRADO C, GONZÁLEZ H, et al. Dopamine Receptor D3 Signaling on CD4 + T Cells Favors Th1 – and Th17 – Mediated Immunity. Journal of immunology (Baltimore, Md: 1950), 2016, 196 (10): 4143 – 4149.

［503］ CONWAY C R, CHIBNALL J T, GEBARA M A, et al. Association of cerebral metabolic activity changes with vagus nerve stimulation antidepressant response in treatment – resistant depression. Brain stimulation, 2013, 6 (5): 788 – 797.

［504］ CONWAY C R, SHELINE Y I, CHIBNALL J T, et al. Cerebral blood flow changes during vagus nerve stimulation for depression. Psychiatry research, 2006, 146 (2): 179 – 184.

［505］ CONWAY C R, SHELINE Y I, CHIBNALL J T, et al. Brain blood – flow change with acute vagus nerve stimulation in treatment – refractory major depressive disorder. Brain Stimulation, 2012, 5 (2): 163 – 171.

［506］ COOPER – KAZAZ R, APTER J, COHEN R, et al. Combined treatment with sertraline and liothyronine in major depression: a randomized, double – blind, placebo – controlled trial. Archives of general psychiatry, 2007, 64 (6): 679 – 688.

［507］ CORAZZOL M, LIO G, LEFEVRE A, et al. Restoring consciousness with vagus nerve stimulation. Current biology: CB, 2017, 27 (18): R994 – R996.

［508］ COULL J, BÜCHEL C, FRISTON K, et al. Noradrenergically mediated plasticity in a human attentional neuronal network. NeuroImage, 1999, 10 (6): 705 – 715.

［509］ COURBASSON C, DE SORKIN A, DULLERUD B, et al. Acupuncture treatment for women with concurrent substance use and anxiety/depression: an effective alternative therapy?. Family & community health, 2007, 30 (2): 112 – 120.

［510］ COX R C, OLATUNJI B O. A systematic review of sleep disturbance in anxiety and related disorders. Journal of anxiety disorders, 2016, 37: 104 – 129.

［511］ COZZOLINO M, CARRÌ M. Mitochondrial dysfunction in ALS. Progress in Neurobiology, 2011, 97 (2): 54 – 66.

［512］ CRAIG L A, HONG N S, MCDONALD R J. Revisiting the cholinergic hypothesis in the development of Alzheimer's disease. Neuroscience and biobehavioral reviews, 2011, 35 (6): 1397 – 1409.

［513］ CRISTANCHO P, CRISTANCHO M, BALTUCH G, et al. Effectiveness and safety of vagus nerve stimulation for severe treatment – resistant major depression in clinical practice after FDA approval: outcomes at 1 year. The Journal of clinical psychiatry, 2011, 72 (10): 1376 – 1382.

［514］ CROEN L A, ZERBO O, QIAN Y, et al. The health status of adults on the autism spectrum. Autism:

the international journal of research and practice, 2015, 19 (7): 814 – 823.

[515] CZISCH M. Development of the Brain's Default Mode Network from Wakefulness to Slow Wave Sleep. Cerebral Cortex, 2011, 21 (9): 2082 – 2093.

[516] DAI X, NIE X, LIU X, et al. Gender Differences in Regional Brain Activity in Patients with Chronic Primary Insomnia: Evidence from a Resting – State fMRI Study. Journal of clinical sleep medicine: JCSM: official publication of the American Academy of Sleep Medicine, 2016, 12 (3): 363 – 374.

[517] DAILEY J W, YAN Q S, ADAMS – CURTIS L E, et al. Neurochemical correlates of antiepileptic drugs in the genetically epilepsy – prone rat (GEPR). Life sciences, 1996, 58 (4): 259 – 266.

[518] DALGLEISH A S, KANIA A M, STAUSS H M, et al. Occipitoatlantal decompression and noninvasive vagus nerve stimulation slow conduction velocity through the atrioventricular node in healthy participants. J Osteopath Med, 2021, 121 (4): 349 – 359.

[519] DANA H, SUN Y, MOHAR B, et al. High – performance calcium sensors for imaging activity in neuronal populations and microcompartments. Nature methods, 2019, 16 (7): 649 – 657.

[520] DAS NAIR R, COGGER H, WORTHINGTON E, et al. Cognitive rehabilitation for memory deficits after stroke. The Cochrane database of systematic reviews, 2016, 9 (9): Cd002293.

[521] DAVIDSON R, PIZZAGALLI D, NITSCHKE J, et al. Depression: perspectives from affective neuroscience. Annual review of psychology, 2002, 53: 545 – 574.

[522] DE LORENT L, AGORASTOS A, YASSOURIDIS A, et al. Auricular Acupuncture Versus Progressive Muscle Relaxation in Patients with Anxiety Disorders or Major Depressive Disorder: A Prospective Parallel Group Clinical Trial. Journal of acupuncture and meridian studies, 2016, 9 (4): 191 – 199.

[523] DE LUCA M, BECKMANN C, DE STEFANO N, et al. fMRI resting state networks define distinct modes of long – distance interactions in the human brain. NeuroImage, 2006, 29 (4): 1359 – 1367.

[524] DE ROOS N, GIEZENAAR C, ROVERS J, et al. The effects of the multispecies probiotic mixture Ecologic® Barrier on migraine: results of an open – label pilot study. Beneficial microbes, 2015, 6 (5): 641 – 646.

[525] DEMAKAKOS P, PIERCE M, HARDY R. Depressive symptoms and risk of type 2 diabetes in a national sample of middle – aged and older adults: the English longitudinal study of aging. Diabetes care, 2010, 33 (4): 792 – 797.

[526] Depression and other common mental disorders: global health estimates. World Health Organization, 2017. https://app. mhpss. net/resource/depression – and – other – common – mental – disorders – global – health – estimates.

[527] DÉTÁRI L, JUHÁSZ G, KUKORELLI T. Effect of stimulation of vagal and radial nerves on neuronal activity in the basal forebrain area of anaesthetized cats. Acta Physiologica Hungarica, 1983, 61 (3): 147 – 154.

[528] DEUCHARS S, LALL V, CLANCY J, et al. Mechanisms underpinning sympathetic nervous activity and its modulation using transcutaneous vagus nerve stimulation. Experimental physiology, 2018, 103

(3)：326 – 331.

[529] DEVINSKY O, VEZZANI A, O'BRIEN T J, et al. Epilepsy. Nature reviews Disease primers, 2018, 4：18024.

[530] DHAMODHARAN U, VISWANATHAN V, KRISHNAMOORTHY E, et al. Genetic association of IL – 6, TNF – α and SDF – 1 polymorphisms with serum cytokine levels in diabetic foot ulcer. Gene, 2015, 565 (1)：62 – 67.

[531] DIAS V, JUNN E, MOURADIAN M M. The Role of Oxidative Stress in Parkinson's Disease. Journal of Parkinsons Disease, 2013, 3 (4)：461 – 491.

[532] DIETRICH S, SMITH J, SCHERZINGER C, et al. [A novel transcutaneous vagus nerve stimulation leads to brainstem and cerebral activations measured by functional MRI]. Biomedizinische Technik Biomedical engineering, 2008, 53 (3)：104 – 111.

[533] DING X, LI C Y, WANG Q S, et al. Patterns in default – mode network connectivity for determining outcomes in cognitive function in acute stroke patients. Neuroscience, 2014, 277：637 – 646.

[534] DOBREK Ł, BARANOWSKA A, THOR P. Indirect autonomic nervous system activity assessment with heart rate variability in rats with cyclophosphamide – induced hemorrhagic cystitis treated with melatonin or agomelatine. Contemporary oncology (Poznan, Poland), 2015, 19 (5)：368 – 373.

[535] DOBRZANSKI G, KOSSUT M. Application of the DREADD technique in biomedical brain research. Pharmacological reports：PR, 2017, 69 (2)：213 – 221.

[536] DONG B, CHEN Z, YIN X, et al. The Efficacy of Acupuncture for Treating Depression – Related Insomnia Compared with a Control Group：A Systematic Review and Meta – Analysis. BioMed research international, 2017, 2017：9614810.

[537] DONG Z, DI H, DAI W, et al. Application of ICHD – II criteria in a headache clinic of China. PloS one, 2012, 7 (12)：e50898.

[538] DUBOVIK S, BOUZERDA – WAHLEN A, NAHUM L, et al. Adaptive reorganization of cortical networks in Alzheimer's disease. Clinical Neurophysiology：official journal of the International Federation of Clinical Neurophysiology, 2013, 124 (1)：35 – 43.

[539] DUMAN R, AGHAJANIAN G. Synaptic dysfunction in depression：potential therapeutic targets. Science (New York, NY), 2012, 338 (6103)：68 – 72.

[540] DUMOULIN M, LIBERATI G, MOURAUX A, et al. Transcutaneous auricular VNS applied to experimental pain：A paired behavioral and EEG study using thermonociceptive CO_2 laser. PLoS One, 2021, 16 (7)：e0254480.

[541] DUNNER D, RUSH A, RUSSELL J, et al. Prospective, long – term, multicenter study of the naturalistic outcomes of patients with treatment – resistant depression. The Journal of clinical psychiatry, 2006, 67 (5)：688 – 695.

[542] DURUKAN A, TATLISUMAK T. Acute ischemic stroke：overview of major experimental rodent models, pathophysiology, and therapy of focal cerebral ischemia. Pharmacology, biochemistry, and behav-

ior, 2007, 87（1）: 179 – 197.

［543］ EATON W, SHAO H, NESTADT G, et al. Population – based study of first onset and chronicity in major depressive disorder. Archives of general psychiatry, 2008, 65（5）: 513 – 520.

［544］ EDINGER J D, WYATT J K, STEPANSKI E J, et al. Testing the reliability and validity of DSM – IV – TR and ICSD – 2 insomnia diagnoses. Results of a multitrait – multimethod analysis. Archives of general psychiatry, 2011, 68（10）: 992 – 1002.

［545］ ELLRICH J. Transcutaneous Auricular Vagus Nerve Stimulation. Journal of Clinical Neurophysiology: official publication of the American Electroencephalographic Society, 2019, 36（6）: 437 – 442.

［546］ EL – SHEIKH M, BUCKHALT J. Vagal regulation and emotional intensity predict children's sleep problems. Developmental psychobiology, 2005, 46（4）: 307 – 317.

［547］ ENGEL D. The gastroauricular phenomenon and related vagus reflexes. Archiv fur Psychiatrie und Nervenkrankheiten, 1979, 227（3）: 271 – 277.

［548］ ENGUM A, MYKLETUN A, MIDTHJELL K, et al. Depression and diabetes: a large population – based study of sociodemographic, lifestyle, and clinical factors associated with depression in type 1 and type 2 diabetes. Diabetes care, 2005, 28（8）: 1904 – 1909.

［549］ ERSKINE H E, BAXTER A J, PATTON G, et al. The global coverage of prevalence data for mental disorders in children and adolescents. Epidemiology and psychiatric sciences, 2017, 26（4）: 395 – 402.

［550］ ESTRANEO A, MORETTA P, LORETO V, et al. Late recovery after traumatic, anoxic, or hemorrhagic long – lasting vegetative state. Neurology, 2010, 75（3）: 239 – 245.

［551］ EWART W R, WINGATE D L. The Brain – Gut Axis: a Physiological Model. Gastrointestinal Motility, 1984.

［552］ FALLGATTER A J, NEUHAUSER B, HERRMANN M J, et al. Far field potentials from the brain stem after transcutaneous vagus nerve stimulation. Journal of neural transmission（Vienna, Austria: 1996）, 2003, 110（12）: 1437 – 1443.

［553］ FAN L, LI H, ZHUO J, et al. The Human Brainnetome Atlas: A New Brain Atlas Based on Connectional Architecture. Cerebral Cortex, 2016, 26（8）: 3508 – 3526.

［554］ FANG H, TU S, SHENG J, et al. Depression in sleep disturbance: A review on a bidirectional relationship, mechanisms and treatment. Journal of Cellular & Molecular Medicine, 2019, 23（4）: 2324 – 2332.

［555］ FANG J, EGOROVA N, RONG P, et al. Early cortical biomarkers of longitudinal transcutaneous vagus nerve stimulation treatment success in depression. NeuroImage Clinical, 2017, 14: 105 – 111.

［556］ FANG J, JIN Z, WANG Y, et al. The salient characteristics of the central effects of acupuncture needling: limbic – paralimbic – neocortical network modulation. Human brain mapping, 2009, 30（4）: 1196 – 1206.

［557］ FANG J, RONG P, HONG Y, et al. Transcutaneous Vagus Nerve Stimulation Modulates Default Mode

Network in Major Depressive Disorder. Biological psychiatry, 2016, 79 (4): 266 – 273.

[558] FANG J, WANG D, ZHAO Q, et al. Brain – Gut Axis Modulation of Acupuncture in Functional Dyspepsia: A Preliminary Resting – State fcMRI Study. Evidence – based complementary and alternative medicine: eCAM, 2015, 2015: 860463.

[559] FARRAND A, HELKE K, GREGORY R, et al. Vagus nerve stimulation improves locomotion and neuronal populations in a model of Parkinson's disease. Brain stimulation, 2017, 10 (6): 1045 – 1054.

[560] FAY T. Observations and results from intracranial section of the glossopharyngeus and vagus nerves in man. The Journal of neurology and psychopathology, 1927, 8 (30): 110 – 123.

[561] FEDERMAN D G. Disastrous Complication Caused Indirectly by the Success of Battlefield Acupuncture. Medical acupuncture, 2020, 32 (3): 163 – 165.

[562] FELL J, AXMACHER N. The role of phase synchronization in memory processes. Nature reviews Neuroscience, 2011, 12 (2): 105 – 118.

[563] FELLOWS L K, FARAH M J. Is anterior cingulate cortex necessary for cognitive control?. Brain: a journal of neurology, 2005, 128 (Pt 4): 788 – 796.

[564] FENG B, LIU J, ZHANG J, et al. Anxiolytic actions of motilin in the basolateral amygdala. Molecular neurobiology, 2013, 47 (3): 892 – 902.

[565] FENNO L, YIZHAR O, DEISSEROTH K. The development and application of optogenetics. Annual review of neuroscience, 2011, 34: 389 – 412.

[566] FERRARI A J, SOMERVILLE A J, BAXTER A J, et al. Global variation in the prevalence and incidence of major depressive disorder: a systematic review of the epidemiological literature. Psychological Medicine, 2013, 43 (3): 471 – 481.

[567] FERRI R, COSENTINO F, MANCONI M, et al. Increased electroencephalographic high frequencies during the sleep onset period in patients with restless legs syndrome. Sleep, 2014, 37 (8): 1375 – 1381.

[568] FERRUCCI R, BORTOLOMASI M, VERGARI M, et al. Transcranial direct current stimulation in severe, drug – resistant major depression. Journal of affective disorders, 2009, 118 (1 – 3): 215 – 219.

[569] FERSTL M, TECKENTRUP V, LIN W M, et al. Non – invasive vagus nerve stimulation boosts mood recovery after effort exertion. Psychol Med, 2021: 1 – 11.

[570] FEUSNER J D, MADSEN S, MOODY T D, et al. Effects of cranial electrotherapy stimulation on resting state brain activity. Brain and behavior, 2012, 2 (3): 211 – 220.

[571] FIEBELKORN I C, KASTNER S. A Rhythmic Theory of Attention. Trends in Cognitive Sciences, 2018.

[572] FIEBELKORN I C, PINSK M A, KASTNER S. The mediodorsal pulvinar coordinates the macaque fronto – parietal network during rhythmic spatial attention. Nature Communications.

[573] FIEST K M, SAURO K M, WIEBE S, et al. Prevalence and incidence of epilepsy: A systematic re-

view and meta – analysis of international studies. Neurology, 2017, 88 (3): 296 – 303.

[574] FISHER E B, CHAN J C, NAN H, et al. Co – occurrence of diabetes and depression: conceptual considerations for an emerging global health challenge. Journal of affective disorders, 2012, 142 (Suppl): S56 – 66.

[575] FISHER R S, ACEVEDO C, ARZIMANOGLOU A, et al. ILAE official report: a practical clinical definition of epilepsy. Epilepsia, 2014, 55 (4): 475 – 482.

[576] FLOAM S, SIMPSON N, NEMETH E, et al. Sleep characteristics as predictor variables of stress systems markers in insomnia disorder. Journal of sleep research, 2015, 24 (3): 296 – 304.

[577] FOGELSON N, LI L, LI Y, et al. Functional connectivity abnormalities during contextual processing in schizophrenia and in Parkinson's disease. Brain and cognition, 2013, 82 (3): 243 – 253.

[578] FOLKES O M, BÁLDI R, KONDEV V, et al. An endocannabinoid – regulated basolateral amygdala – nucleus accumbens circuit modulates sociability. The Journal of clinical investigation, 2020, 130 (4): 1728 – 1742.

[579] FOLLESA P, BIGGIO F, GORINI G, et al. Vagus nerve stimulation increases norepinephrine concentration and the gene expression of BDNF and bFGF in the rat brain. Brain research, 2007, 1179: 28 – 34.

[580] FONTANI V, RINALDI S, ARAVAGLI L, et al. Noninvasive radioelectric asymmetric brain stimulation in the treatment of stress – related pain and physical problems: psychometric evaluation in a randomized, single – blind placebo – controlled, naturalistic study. International journal of general medicine, 2011, 4: 681 – 686.

[581] FORNAI F, RUFFOLI R, GIORGI F S, et al. The role of locus coeruleus in the antiepileptic activity induced by vagus nerve stimulation. The European journal of neuroscience, 2011, 33 (12): 2169 – 2178.

[582] FORRESTER S J, KIKUCHI D S, HERNANDES M S, et al. Reactive Oxygen Species in Metabolic and Inflammatory Signaling. Circulation research, 2018, 122 (6): 877 – 902.

[583] FOX M, SNYDER A, VINCENT J, et al. The human brain is intrinsically organized into dynamic, anticorrelated functional networks. Proceedings of the National Academy of Sciences of the United States of America, 2005, 102 (27): 9673 – 9678.

[584] FRANGOS E, ELLRICH J, KOMISARUK B R. Non – invasive Access to the Vagus Nerve Central Projections via Electrical Stimulation of the External Ear: fMRI Evidence in Humans. Brain stimulation, 2015, 8 (3): 624 – 636.

[585] FRANSSON P. How default is the default mode of brain function? Further evidence from intrinsic BOLD signal fluctuations. Neuropsychologia, 2006, 44 (14): 2836 – 2845.

[586] FRANZONI E, GENTILE V, COLONNELLI M C, et al. VNS in drug resistant epilepsy: preliminary report on a small group of patients. Italian journal of pediatrics, 2010, 36: 30.

[587] FRIDMAN E A, SCHIFF N D. Neuromodulation of the conscious state following severe brain injuries.

Current Opinion in Neurobiology, 2014, 29: 172 - 177.

[588] FRISTON K J. Functional and effective connectivity in neuroimaging: A synthesis. Human Brain Mapping, 1994, 2 (1 - 2): 56 - 78.

[589] FRISTON K J, JEZZARD P, TURNER R. Analysis of functional MRI time - series. Human Brain Mapping, 2010, 1 (2): 153 - 171.

[590] FURUSAWA Y, OBATA Y, FUKUDA S, et al. Commensal microbe - derived butyrate induces the differentiation of colonic regulatory T cells. Nature, 2013, 504 (7480): 446 - 450.

[591] GANGWISCH J, MALASPINA D, POSNER K, et al. Insomnia and sleep duration as mediators of the relationship between depression and hypertension incidence. American journal of hypertension, 2010, 23 (1): 62 - 69.

[592] GAO H M, KOTZBAUER P T, URYU K, et al. Neuroinflammation and oxidation/nitration of alpha - synuclein linked to dopaminergic neurodegeneration. Journal of Neuroscience, 2008, 28 (30): 7687 - 7698.

[593] GAO X Y, LI Y H, LIU K, et al. Acupuncture - like stimulation at auricular point Heart evokes cardiovascular inhibition via activating the cardiac - related neurons in the nucleus tractus solitarius. Brain research, 2011, 1397: 19 - 27.

[594] GARCIA R G, LIN R L, LEE J, et al. Modulation of brainstem activity and connectivity by respiratory - gated auricular vagal afferent nerve stimulation in migraine patients. Pain, 2017, 158 (8): 1461 - 1472.

[595] GAUTHIER S, ALBERT M, FOX N, et al. Why has therapy development for dementia failed in the last two decades?. Alzheimer's & dementia: the journal of the Alzheimer's Association, 2016, 12 (1): 60 - 64.

[596] GBDN C. Global, regional, and national burden of neurological disorders, 1990 - 2016: a systematic analysis for the Global Burden of Disease Study 2016. The Lancet Neurology, 2019, 18 (5): 459 - 480.

[597] GBYL K, ROSTRUP E, RAGHAVA J M, et al. Cortical thickness following electroconvulsive therapy in patients with depression: a longitudinal MRI study. Acta Psychiatr Scand, 2019, 140 (3): 205 - 216.

[598] GEHLERT D R. Introduction to the reviews on neuropeptide Y. Neuropeptides, 2004, 38 (4): 135 - 140.

[599] GEIB J, RIEGER M, JOOS S, et al. Implementation of auricular acupuncture by the NADA protocol in geriatric patients suffering from major depression: A mixed methods feasibility study. Zeitschrift fur Gerontologie und Geriatrie, 2017, 50 (4): 316 - 324.

[600] GEORGE M, SACKEIM H, RUSH A, et al. Vagus nerve stimulation: a new tool for brain research and therapy. Biological psychiatry, 2000, 47 (4): 287 - 295.

[601] GERBER P A, RUTTER G A. The Role of Oxidative Stress and Hypoxia in Pancreatic Beta - Cell

Dysfunction in Diabetes Mellitus. Antioxidants & redox signaling, 2017, 26 (10): 501 −518.

［602］ GHACIBEH G A, SHENKER J I, SHENAL B, et al. The influence of vagus nerve stimulation on memory. Cognitive and behavioral neurology: official journal of the Society for Behavioral and Cognitive Neurology, 2006, 19 (3): 119 −122.

［603］ GHOBADI − AZBARI P, JAMIL A, YAVARI F, et al. fMRI and transcranial electrical stimulation (tES): A systematic review of parameter space and outcomes. Progress in neuro − psychopharmacology & biological psychiatry, 2021, 107: 110149.

［604］ GIACINO J, ASHWAL S, CHILDS N, et al. The minimally conscious state: definition and diagnostic criteria. Neurology, 2002, 58 (3): 349 −353.

［605］ GIACINO J, KALMAR K, WHYTE J. The JFK Coma Recovery Scale − Revised: measurement characteristics and diagnostic utility. Archives of physical medicine and rehabilitation, 2004, 85 (12): 2020 −2029.

［606］ GILL H, GILL B, EL − HALABI S, et al. Antidepressant Medications and Weight Change: A Narrative Review. Obesity (Silver Spring, Md), 2020, 28 (11): 2064 −2072.

［607］ GIORGI A, MIGLIARINI S, GALBUSERA A, et al. Brain − wide Mapping of Endogenous Serotonergic Transmission via Chemogenetic fMRI. Cell Reports, 2017, 21 (4): 910 −918.

［608］ GIRAUDIER M, VENTURA − BORT C, WEYMAR M. Transcutaneous Vagus Nerve Stimulation (tVNS) Improves High − Confidence Recognition Memory but Not Emotional Word Processing. Frontiers in psychology, 2020, 11: 1276.

［609］ GLIDEWELL R, MCPHERSON BOTTS E, ORR W. Insomnia and Anxiety: Diagnostic and Management Implications of Complex Interactions. Sleep medicine clinics, 2015, 10 (1): 93 −99.

［610］ GOLDSTEIN A N, WALKER M P. The Role of Sleep in Emotional Brain Function. Annu Rev Clin Psychol, 2014, 10 (1): 679 −708.

［611］ GOLDSTEIN D. Dysautonomia in Parkinson's disease: neurocardiological abnormalities. Lancet Neurology, 2003, 2 (11): 669 −676.

［612］ GOODPASTURE E W, TEAGUE O. Transmission of the Virus of Herpes Febrilis along Nerves in experimentally infected Rabbits. The Journal of medical research, 1923, 44 (2): 139 −184, 7.

［613］ GORELICK P, SCUTERI A, BLACK S, et al. Vascular contributions to cognitive impairment and dementia: a statement for healthcare professionals from the american heart association/american stroke association. Stroke, 2011, 42 (9): 2672 −2713.

［614］ GOSSERIES O, DI H, LAUREYS S, et al. Measuring consciousness in severely damaged brains. Annual review of neuroscience, 2014, 37: 457 −478.

［615］ GRABENHORST F, ROLLS E. Value, pleasure and choice in the ventral prefrontal cortex. Trends in cognitive sciences, 2011, 15 (2): 56 −67.

［616］ GRAGNOLI C. Hypothesis of the neuroendocrine cortisol pathway gene role in the comorbidity of depression, type 2 diabetes, and metabolic syndrome. The application of clinical genetics, 2014, 7:

43 – 53.

［617］ GRANGER CWJ. Investigationg causal relations by econometric models: cross spectral methods. 1969, 37 （3）: 424 – 438.

［618］ GREEN B T, BROWN D R. Interactions Between Bacteria and the Gut Mucosa: Do Enteric Neuro-transmitters Acting on the Mucosal Epithelium Influence Intestinal Colonization or Infection?. Microbial Endocrinology. New York, NY. ; Springer. 2010: 89 – 109.

［619］ GREENBERG P, FOURNIER A, SISITSKY T, et al. The economic burden of adults with major depressive disorder in the United States （2005 and 2010）. The Journal of clinical psychiatry, 2015, 76 （2）: 155 – 162.

［620］ GREICIUS M. Resting – state functional connectivity in neuropsychiatric disorders. Current opinion in neurology, 2008, 21 （4）: 424 – 430.

［621］ GUDMUNDSSON S, RUNARSSON T P, SIGURDSSON S, et al. Reliability of quantitative EEG features. Clinical Neurophysiology Official Journal of the International Federation of Clinical Neurophysiology, 2007, 118 （10）: 2162 – 2171.

［622］ GUNAYDIN L A, GROSENICK L, FINKELSTEIN J C, et al. Natural neural projection dynamics underlying social behavior. Cell, 2014, 157 （7）: 1535 – 1551.

［623］ GUPTA D, VERMA S, VISHWAKARMA S K. Anatomic basis of Arnold's ear – cough reflex. Surgical and radiologic anatomy: SRA, 1986, 8 （4）: 217 – 220.

［624］ HACHINSKI V, IADECOLA C, PETERSEN R, et al. National Institute of Neurological Disorders and Stroke – Canadian Stroke Network vascular cognitive impairment harmonization standards. Stroke, 2006, 37 （9）: 2220 – 2241.

［625］ HACKETT M, KÖHLER S, O'BRIEN J, et al. Neuropsychiatric outcomes of stroke. The Lancet Neurology, 2014, 13 （5）: 525 – 534.

［626］ HACKETT M, PICKLES K. Part I: frequency of depression after stroke: an updated systematic review and meta – analysis of observational studies. International journal of stroke: official journal of the International Stroke Society, 2014, 9 （8）: 1017 – 1025.

［627］ HAHN A, WADSAK W, WINDISCHBERGER C, et al. Differential modulation of the default mode network via serotonin – 1A receptors. Proceedings of the National Academy of Sciences of the United States of America, 2012, 109 （7）: 2619 – 2624.

［628］ HAKER E, EGEKVIST H, BJERRING P. Effect of sensory stimulation （acupuncture） on sympathetic and parasympathetic activities in healthy subjects. Journal of the autonomic nervous system, 2000, 79 （1）: 52 – 59.

［629］ HAKON J, MOGHISEH M, POULSEN I, et al. Transcutaneous Vagus Nerve Stimulation in Patients With Severe Traumatic Brain Injury: A Feasibility Trial. Neuromodulation: journal of the International Neuromodulation Society, 2020, 23 （6）: 859 – 864.

［630］ HAMER J A, TESTANI D, MANSUR R B, et al. Brain insulin resistance: A treatment target for cognitive impairment and anhedonia in depression. Experimental neurology, 2019, 315: 1 – 8.

[631] HANSLMAYR S, GROSS J, KLIMESCH W, et al. The role of alpha oscillations in temporal attention. Brain Research Reviews, 2011, 67 (1 – 2): 331 – 343.

[632] HAO L, WANG X, ZHANG L, et al. Prevalence, Risk Factors, and Complaints Screening Tool Exploration of Subjective Cognitive Decline in a Large Cohort of the Chinese Population. Journal of Alzheimer's disease: JAD, 2017, 60 (2): 371 – 388.

[633] HAQ A, SITZMANN A, GOLDMAN M, et al. Response of depression to electroconvulsive therapy: a meta – analysis of clinical predictors. The Journal of clinical psychiatry, 2015, 76 (10): 1374 – 1384.

[634] HARKAVYI A, ABUIRMEILEH A, LEVER R, et al. Glucagon – like peptide 1 receptor stimulation reverses key deficits in distinct rodent models of Parkinson's disease. Journal of neuroinflammation, 2008, 5: 19.

[635] HARRIS M K, SHNEYDER N, BORAZANCI A, et al. Movement Disorders. Medical Clinics of North America, 2009, 93 (2): 371 – 388.

[636] HARVEY A G. A cognitive model of insomnia. Behaviour Research & Therapy, 2002, 40 (8): 869 – 893.

[637] HASSERT D, MIYASHITA T, WILLIAMS C. The effects of peripheral vagal nerve stimulation at a memory – modulating intensity on norepinephrine output in the basolateral amygdala. Behavioral neuroscience, 2004, 118 (1): 79 – 88.

[638] HAUSER W A, BEGHI E. First seizure definitions and worldwide incidence and mortality. Epilepsia, 2008, 49 Suppl 1: 8 – 12.

[639] HAYLEY S, LITTELJOHN D. Neuroplasticity and the next wave of antidepressant strategies. Frontiers in cellular neuroscience, 2013, 7: 218.

[640] HAYS S A. Enhancing Rehabilitative Therapies with Vagus Nerve Stimulation. Neurotherapeutics, 2016, 13 (2): 382 – 394.

[641] HAYS S A, RENNAKER R L, KILGARD M P. Targeting plasticity with vagus nerve stimulation to treat neurological disease. Progress in brain research, 2013, 207: 275 – 299.

[642] HE W, WANG X, SHI H, et al. Auricular acupuncture and vagal regulation. Evidence – based complementary and alternative medicine: eCAM, 2012, 2012: 786839.

[643] HE W, JING X H, ZHU B, et al. The auriculo – vagal afferent pathway and its role in seizure suppression in rats. BMC neuroscience, 2013, 14: 85.

[644] HE W, JING X H, WANG X, et al. Transcutaneous auricular vagus nerve stimulation as a complementary therapy for pediatric epilepsy: a pilot trial. Epilepsy & behavior: E&B, 2013, 28 (3): 343 – 346.

[645] HE W, WANG X Y, ZHOU L, et al. Transcutaneous auricular vagus nerve stimulation for pediatric epilepsy: study protocol for a randomized controlled trial. Trials, 2015, 16: 371.

[646] HE Y, WANG L, ZANG Y, et al. Regional coherence changes in the early stages of Alzheimer's dis-

ease: a combined structural and resting – state functional MRI study. NeuroImage, 2007, 35 (2): 488 – 500.

[647] HE Z, CUI B, ZHANG T, et al. Fecal microbiota transplantation cured epilepsy in a case with Crohn's disease: The first report. World journal of gastroenterology, 2017, 23 (19): 3565 – 3568.

[648] HEBERT L, SCHERR P, BIENIAS J, et al. Alzheimer disease in the US population: prevalence estimates using the 2000 census. Archives of neurology, 2003, 60 (8): 1119 – 1122.

[649] HEIN E, NOWAK M, KIESS O, et al. Auricular transcutaneous electrical nerve stimulation in depressed patients: a randomized controlled pilot study. Journal of neural transmission (Vienna, Austria: 1996), 2013, 120 (5): 821 – 827.

[650] HELLWIG S, DOMSCHKE K. Anxiety in Late Life: An Update on Pathomechanisms. Gerontology, 2019, 18: 1 – 9.

[651] HENRY T R. Therapeutic mechanisms of vagus nerve stimulation. Neurology, 2002, 59 (6 Suppl 4): S3 – 14.

[652] HERMANS E, HENCKENS M, JOËLS M, et al. Dynamic adaptation of large – scale brain networks in response to acute stressors. Trends in neurosciences, 2014, 37 (6): 304 – 314.

[653] HERRMANN C, MUNK M, ENGEL A. Cognitive functions of gamma – band activity: memory match and utilization. Trends in cognitive sciences, 2004, 8 (8): 347 – 355.

[654] HERTENSTEIN E, FEIGE B, GMEINER T, et al. Insomnia as a predictor of mental disorders: A systematic review and meta – analysis. Sleep Med Rev, 2019, 43: 96 – 105.

[655] HINDIYEH N, AURORA S. What the Gut Can Teach Us About Migraine. Current pain and headache reports, 2015, 19 (7): 33.

[656] HOROVITZ S G, BRAUN A R, CARR W S, et al. Decoupling of the brain's default mode network during deep sleep. Proceedings of the National Academy of Sciences, 2009, 106 (27): 11376 – 11381.

[657] HSU C Y, CHEN Y T, CHEN M H, et al. The Association Between Insomnia and Increased Future Cardiovascular Events: A Nationwide Population – Based Study. Psychosomatic medicine, 2015, 77 (7): 743 – 751.

[658] HU Y, SHI P, GAO Z. Norepinephrine from the Locus Coeruleus Regulates Microglia Dynamics During Wakefulness. Neuroscience bulletin, 2020, 36 (5): 554 – 556.

[659] HUANG F, DONG J, KONG J, et al. Effect of transcutaneous auricular vagus nerve stimulation on impaired glucose tolerance: a pilot randomized study. BMC Complement Altern Med, 2014, 14: 203.

[660] HUANG W, KUTNER N, BLIWISE D L. Autonomic Activation in Insomnia: The Case for Acupuncture. Journal of clinical sleep medicine: JCSM: official publication of the American Academy of Sleep Medicine, 2011, 7 (1): 95 – 102.

[661] HUANG Y, WANG Y, WANG H, et al. Prevalence of mental disorders in China: a cross – sectional epidemiological study. The lancet Psychiatry, 2019, 6 (3): 211 – 224.

[662] HUFFMAN W J, SUBRAMANIYAN S, RODRIGUIZ R M, et al. Modulation of neuroinflammation

and memory dysfunction using percutaneous vagus nerve stimulation in mice. Brain stimulation, 2019, 12 (1): 19 – 29.

［663］ HUNG Y C, HUNG I L, HU W L, et al. Reduction in postpartum weight with laser acupuncture: A randomized control trial. Medicine, 2016, 95 (34): 7.

［664］ HYUN K J, HA C K, JUNG J Y, et al. Electroacupuncture Acutely Improves Cerebral Blood Flow and Attenuates Moderate Ischemic Injury via an Endothelial Mechanism in Mice. Plos One, 2013, 8 (2): e56736.

［665］ IBRAHIM G M, ANDERSON R, AKIYAMA T, et al. Neocortical pathological high – frequency oscillations are associated with frequency – dependent alterations in functional network topology. Journal of Neurophysiology, 2013, 110 (10): 2475 – 2483.

［666］ ICKS A, ALBERS B, HAASTERT B, et al. Risk for high depressive symptoms in diagnosed and previously undetected diabetes: 5 – year follow – up results of the Heinz Nixdorf Recall study. PloS one, 2013, 8 (2): e56300.

［667］ INGIOSI A M, OPP M R, KRUEGER J M. Sleep and immune function: glial contributions and consequences of aging. Current Opinion in Neurobiology, 2013, 23 (5): 806 – 811.

［668］ INOUE M, TAKEUCHI A, MANITA S, et al. Rational Engineering of XCaMPs, a Multicolor GECI Suite for In Vivo Imaging of Complex Brain Circuit Dynamics. Cell, 2019, 177 (5): 1346 – 1360. e24.

［669］ IORIO C, CAREY C E, MICHALSKI L J, et al. Hypothalamic – pituitary – adrenal axis genetic variation and early stress moderates amygdala function. Psychoneuroendocrinology, 2017, 80: 170 – 178.

［670］ IRWIN M R, VALLADARES E M, MOTIVALA S, et al. Association Between Nocturnal Vagal Tone and Sleep Depth, Sleep Quality, and Fatigue in Alcohol Dependence. Psychosomatic Medicine, 2006, 68 (1): 159 – 166.

［671］ JACOBS H, RIPHAGEN J, RAZAT C, et al. Transcutaneous vagus nerve stimulation boosts associative memory in older individuals. Neurobiology of aging, 2015, 36 (5): 1860 – 1867.

［672］ JANG KI, SHIM M, LEE SM, et al. Increased beta power in the bereaved families of the Sewol ferry disaster: A paradoxical compensatory phenomenon? A two – channel electroencephalography study. Psychiatry ClinNeurosci, 2017, 71 (11 – 12): 759 – 768.

［673］ JANKOVIC. Parkinson's disease: clinical features and diagnosis. Journal of neurology, neurosurgery, and psychiatry, 2008, 79 (4): 368 – 76.

［674］ JEAN A. The nucleus tractus solitarius: neuroanatomic, neurochemical and functional aspects. Archives Internationales De Physiologie De Biochimie Et De Biophysique, 1991, 99 (5): A3.

［675］ JEHNA M, WURM W, PINTER D, et al. Do increases in deep grey matter volumes after electroconvulsive therapy persist in patients with major depression? A longitudinal MRI – study. J Affect Disord, 2021, 281: 908 – 17.

［676］ JELLINGER K A. A critical reappraisal of current staging of Lewy – related pathology in human brain.

Acta Neuropathologica, 2008, 116 (1): 1 – 16.

[677] JELOVAC A, KOLSHUS E, MCLOUGHLIN D. Relapse following successful electroconvulsive therapy for major depression: a meta – analysis. Neuropsychopharmacology: official publication of the American College of Neuropsychopharmacology, 2013, 38 (12): 2467 – 2474.

[678] JENNETT B, PLUM F. Persistent vegetative state after brain damage. A syndrome in search of a name. Lancet, 1972, 1 (7753): 734 – 737.

[679] JENSEN O, MAZAHERI A. Shaping Functional Architecture by Oscillatory Alpha Activity: Gating by Inhibition. Frontiers in Human Neuroscience, 2010, 4: 186.

[680] JESSEN F, AMARIGLIO R, BUCKLEY R, et al. The characterisation of subjective cognitive decline. The Lancet Neurology, 2020, 19 (3): 271 – 278.

[681] JI X, IVERS H, BEAULIEU – BONNEAU S, et al. Complementary and alternative treatments for insomnia/insomnia – depression – anxiety symptom cluster: Meta – analysis of English and Chinese literature. Sleep Med Rev, 2021, 58: 101445.

[682] JIA J, WANG F, WEI C, et al. The prevalence of dementia in urban and rural areas of China. Alzheimer's & dementia: the journal of the Alzheimer's Association, 2014, 10 (1): 1 – 9.

[683] JIA L, QUAN M, FU Y, et al. Dementia in China: epidemiology, clinical management, and research advances. The Lancet Neurology, 2020, 19 (1): 81 – 92.

[684] JIA Y, ZHANG X, YU J, et al. Acupuncture for patients with mild to moderate Alzheimer's disease: a randomized controlled trial. BMC complementary and alternative medicine, 2017, 17 (1): 556.

[685] JIANG T, HE Y, ZANG Y, et al. Modulation of functional connectivity during the resting state and the motor task. Human brain mapping, 2004, 22 (1): 63 – 71.

[686] JIN Y, KONG J. Transcutaneous Vagus Nerve Stimulation: A Promising Method for Treatment of Autism Spectrum Disorders. Frontiers in neuroscience, 2016, 10: 609.

[687] JING M, ZHANG P, WANG G, et al. A genetically encoded fluorescent acetylcholine indicator for in vitro and in vivo studies. Nature biotechnology, 2018, 36 (8): 726 – 737.

[688] JOHANSSON B B. Brain plasticity and stroke rehabilitation. The Willis lecture. Stroke, 2000, 31 (1): 223 – 230.

[689] JOSEPH J J, GOLDEN S H. Cortisol dysregulation: the bidirectional link between stress, depression, and type 2 diabetes mellitus. Annals of the New York Academy of Sciences, 2017, 1391 (1): 20 – 34.

[690] JUNG K I, PARK M H, PARK B, et al. Cerebellar Gray Matter Volume, Executive Function, and Insomnia: Gender Differences in Adolescents. Scientific Reports, 2019, 9: 855.

[691] KALAITZAKIS M, GRAEBER M, GENTLEMAN S, et al. Controversies over the staging of alpha – synuclein pathology in Parkinson's disease. Acta neuropathologica, 2008, 116 (1): 125 – 8; author reply 9 – 31.

[692] KAN B, YU J, ZHAO L, et al. Acupuncture improves dendritic structure and spatial learning and mem-

ory ability of Alzheimer's disease mice. Neural regeneration research, 2018, 13 (8): 1390 – 1395.

[693] KAN C, SILVA N, GOLDEN S H, et al. A systematic review and meta – analysis of the association between depression and insulin resistance. Diabetes care, 2013, 36 (2): 480 – 489.

[694] KANIA A M, WEILER K N, KURIAN A P, et al. Activation of the cholinergic antiinflammatory reflex by occipitoatlantal decompression and transcutaneous auricular vagus nerve stimulation. J Osteopath Med, 2021, 121 (4): 401 – 415.

[695] KARAMITRI A, PLOUFFE B, BONNEFOND A, et al. Type 2 diabetes – associated variants of the MT2 melatonin receptor affect distinct modes of signaling. Science signaling, 2018, 11 (545): eaan6622.

[696] KASAMATSU T, WATABE K, HEGGELUND P, et al. Plasticity in cat visual cortex restored by electrical stimulation of the locus coeruleus. Neuroscience research, 1985, 2 (5): 365 – 386.

[697] KATZ M, TEKELL J, BOWDEN C, et al. Onset and early behavioral effects of pharmacologically different antidepressants and placebo in depression. Neuropsychopharmacology: official publication of the American College of Neuropsychopharmacology, 2004, 29 (3): 566 – 579.

[698] KAVIARASAN K, JITHU M, ARIF MULLA M, et al. Low blood and vitreal BDNF, LXA4 and altered Th1/Th2 cytokine balance are potential risk factors for diabetic retinopathy. Metabolism: clinical and experimental, 2015, 64 (9): 958 – 966.

[699] KAY D, BUYSSE D. Hyperarousal and Beyond: New Insights to the Pathophysiology of Insomnia Disorder through Functional Neuroimaging Studies. Brain sciences, 2017, 7 (3).

[700] KAY – STACEY M, ATTARIAN H. Advances in the management of chronic insomnia. BMJ (Clinical research ed), 2016, 354: i2123.

[701] KEEN D, WARD S. Autistic spectrum disorder: a child population profile. Autism: the international journal of research and practice, 2004, 8 (1): 39 – 48.

[702] KELLY J, KENNEDY P, CRYAN J, et al. Breaking down the barriers: the gut microbiome, intestinal permeability and stress – related psychiatric disorders. Frontiers in cellular neuroscience, 2015, 9: 392.

[703] KENNEDY M B. Synaptic Signaling in Learning and Memory. Cold Spring Harbor perspectives in biology, 2013, 8 (2): a016824.

[704] KERR F. Structural relation of the trigeminal spinal tract to upper cervical roots and the solitary nucleus in the cat. Experimental Neurology, 1961, 4 (2): 134 – 148.

[705] KHAN I, JUYAL R, SHIKHA D, et al. Generalized Anxiety disorder but not depression is associated with insomnia: a population based study. Sleep science (Sao Paulo, Brazil), 2018, 11 (3): 166 – 173.

[706] KHAN M, AOUAD R. The Effects of Insomnia and Sleep Loss on Cardiovascular Disease. Sleep medicine clinics, 2017, 12 (2): 167 – 177.

[707] KHAN M, RENK K. Understanding the Pathways between Mothers' Childhood Maltreatment Experi-

ences and Patterns of Insecure Attachment with Young Children via Symptoms of Depression. Child Psychiatry Hum Dev, 2018, 49 (6): 928 – 940.

[708] KHANDAKER G M, STOCHL J, ZAMMIT S, et al. Childhood inflammatory markers and intelligence as predictors of subsequent persistent depressive symptoms: a longitudinal cohort study. Psychological Medicine, 2018, 48 (9): 1514 – 1522.

[709] KHODAPARAST N, HAYS S A, SLOAN A M, et al. Vagus nerve stimulation during rehabilitative training improves forelimb strength following ischemic stroke. Neurobiology of disease, 2013, 60: 80 – 88.

[710] KHODAPARAST N, HAYS S A, SLOAN A M, et al. Vagus nerve stimulation delivered during motor rehabilitation improves recovery in a rat model of stroke. Neurorehabilitation and neural repair, 2014, 28 (7): 698 – 706.

[711] KHUWAJA G, KHAN M M, ISHRAT T, et al. Neuroprotective effects of curcumin on 6 – hydroxydopamine – induced Parkinsonism in rats: Behavioral, neurochemical and immunohistochemical studies. Brain Research, 2011, 1368: 254 – 263.

[712] KILGARD M P. Harnessing plasticity to understand learning and treat disease. Trends in neurosciences, 2012, 35 (12): 715 – 722.

[713] KILGARD M P, PANDYA P K, VAZQUEZ J, et al. Sensory input directs spatial and temporal plasticity in primary auditory cortex. Journal of Neurophysiology, 2001, 86 (1): 326 – 338.

[714] KILLGORE W, SCHWAB Z J, KIPMAN M, et al. Insomnia – related complaints correlate with functional connectivity between sensory – motor regions. Neuroreport, 2013, 24 (5): 233 – 240.

[715] KILPATRICK B. Connecting Ca^{2+} and lysosomes to Parkinson disease. Messenger (Los Angeles, Calif: Print), 2016, 5: 76 – 86.

[716] KIM J, FARCHIONE T, POTTER A, et al. Esketamine for Treatment – Resistant Depression – First FDA – Approved Antidepressant in a New Class. The New England journal of medicine, 2019, 381 (1): 1 – 4.

[717] KIM M S, FAN Y, LEE S M, et al. Role of the central amygdala in acupuncture inhibition of methamphetamine – induced behaviors in rats. Addiction biology, 2021, 26 (1): e12862.

[718] KIM S, KIM N, LEE J, et al. Dynamic Fas signaling network regulates neural stem cell proliferation and memory enhancement. Science advances, 2020, 6 (17): eaaz9691.

[719] KIM S J, LEE Y J, KIM N, et al. Exploration of changes in the brain response to sleep – related pictures after cognitive – behavioral therapy for psychophysiological insomnia. Rep, 2017, 7 (1): 12528.

[720] KIM W, YOO Y, LIM J, et al. Objective and subjective sleep problems and quality of life of rehabilitation in patients with mild to moderate stroke. Topics in stroke rehabilitation, 2020, 27 (3): 199 – 207.

[721] KIM Y, CHEN L, MCCARLEY R W, et al. Sleep allostasis in chronic sleep restriction: The role of

the norepinephrine system. Brain Research, 2013, 1531 (Complete): 9 – 16.

[722] KIRSCH D L, NICHOLS F. Cranial electrotherapy stimulation for treatment of anxiety, depression, and insomnia. The Psychiatric clinics of North America, 2013, 36 (1): 169 – 176.

[723] KIVINIEMI V. Endogenous brain fluctuations and diagnostic imaging. Human brain mapping, 2008, 29 (7): 810 – 817.

[724] KLIMESCH W. EEG – alpha rhythms and memory processes. International Journal of Psychophysiology, 1997, 26 (1 – 3): 319 – 340.

[725] KLIMESCH W. EEG alpha and theta oscillations reflect cognitive and memory performance: a review and analysis. Brain Research Reviews, 1999, 29: 169 – 195.

[726] KLINGER – KONIG J, HERTEL J, VAN DER AUWERA S, et al. Methylation of the FKBP5 gene in association with FKBP5 genotypes, childhood maltreatment and depression. Neuropsychopharmacology, 2019, 44 (5): 930 – 938.

[727] KLOPPEL S, KOTSCHI M, PETER J, et al. Separating Symptomatic Alzheimer's Disease from Depression based on Structural MRI. J Alzheimers Dis, 2018, 63 (1): 353 – 363.

[728] KOBER S E, SCHWEIGER D, REICHERT J L, et al. Upper Alpha Based Neurofeedback Training in Chronic Stroke: Brain Plasticity Processes and Cognitive Effects. Applied psychophysiology and biofeedback, 2017, 42 (1): 69 – 83.

[729] KOENIG J, PARZER P, HAIGIS N, et al. Effects of acute transcutaneous vagus nerve stimulation on emotion recognition in adolescent depression. Psychological medicine, 2021, 51 (3): 511 – 520.

[730] KONG D, SOON C S, CHEE M. Reduced visual processing capacity in sleep deprived persons. Neuroimage, 2011, 55 (2): 629 – 634.

[731] KONG J, FANG J, PARK J, et al. Treating Depression with Transcutaneous Auricular Vagus Nerve Stimulation: State of the Art and Future Perspectives. Frontiers in psychiatry, 2018, 9: 20.

[732] KOSEL M, BROCKMANN H, FRICK C, et al. Chronic vagus nerve stimulation for treatment – resistant depression increases regional cerebral blood flow in the dorsolateral prefrontal cortex. Psychiatry research, 2011, 191 (3): 153 – 159.

[733] KOSSOFF E H, DORWARD J L. The Modified Atkins Diet. Epilepsia, 2008, 49 (s8): 37 – 41.

[734] KOUCHAKI E, TAMTAJI O, SALAMI M, et al. Clinical and metabolic response to probiotic supplementation in patients with multiple sclerosis: A randomized, double – blind, placebo – controlled trial. Clinical nutrition (Edinburgh, Scotland), 2017, 36 (5): 1245 – 1249.

[735] KRAHL S, CLARK K. Vagus nerve stimulation for epilepsy: A review of central mechanisms. Surgical neurology international, 2012, 3: S255 – 259.

[736] KRAHL S E, SENANAYAKE S S, HANDFORTH A. Seizure suppression by systemic epinephrine is mediated by the vagus nerve. Epilepsy research, 2000, 38 (2 – 3): 171 – 175.

[737] KRAUS T, HÖSL K, KIESS O, et al. BOLD fMRI deactivation of limbic and temporal brain structures and mood enhancing effect by transcutaneous vagus nerve stimulation. Journal of neural transmission

（Vienna, Austria: 1996）, 2007, 114（11）: 1485 – 1493.

[738] KRAUS T, KIESS O, HÖSL K, et al. CNS BOLD fMRI effects of sham – controlled transcutaneous e-lectrical nerve stimulation in the left outer auditory canal – a pilot study. Brain stimulation, 2013, 6（5）: 798 – 804.

[739] KREUZER P, LANDGREBE M, HUSSER O, et al. Transcutaneous vagus nerve stimulation: retro-spective assessment of cardiac safety in a pilot study. Frontiers in psychiatry, 2012, 3: 70.

[740] KRUEGER J. The role of cytokines in sleep regulation. Current pharmaceutical design, 2008, 14（32）: 3408 – 3416.

[741] KUBITZ N, MEHRA M, POTLURI R, et al. Characterization of treatment resistant depression epi-sodes in a cohort of patients from a US commercial claims database. PloS one, 2013, 8（10）: e76882.

[742] KUDLOW P, CHA D, LAM R, et al. Sleep architecture variation: a mediator of metabolic disturbance in individuals with major depressive disorder. Sleep medicine, 2013, 14（10）: 943 – 949.

[743] KUGELBERG E. Microbiota: Diet can protect against type 1 diabetes. Nature reviews Immunology, 2017, 17（5）: 279.

[744] KUHNEL A, TECKENTRUP V, NEUSER M P, et al. Stimulation of the vagus nerve reduces learning in a go/no – go reinforcement learning task. Eur Neuropsychopharmacol, 2020, 35: 17 – 29.

[745] KUO S, TSAI S, CHEN S, et al. Auricular acupressure relieves anxiety and fatigue, and reduces cor-tisol levels in post – caesarean section women: A single – blind, randomised controlled study. Interna-tional journal of nursing studies, 2016, 53: 17 – 26.

[746] KURHE Y, MAHESH R, DEVADOSS T. QCM – 4, a 5 – HT_3 receptor antagonist ameliorates plasma HPA axis hyperactivity, leptin resistance and brain oxidative stress in depression and anxiety – like be-havior in obese mice. Biochemical and biophysical research communications, 2015, 456（1）: 74 – 79.

[747] KWON C, LEE B, SUH H, et al. Efficacy and Safety of Auricular Acupuncture for Cognitive Impair-ment and Dementia: A Systematic Review. Evidence – based complementary and alternative medicine: eCAM, 2018, 2018: 3426078.

[748] KWONG K, BELLIVEAU J, CHESLER D, et al. Dynamic magnetic resonance imaging of human brain activity during primary sensory stimulation. Proceedings of the National Academy of Sciences of the United States of America, 1992, 89（12）: 5675 – 5679.

[749] LA MARCA R, NEDELJKOVIC M, YUAN L, et al. Effects of auricular electrical stimulation on vagal activity in healthy men: evidence from a three – armed randomized trial. Clinical science（London, England: 1979）, 2010, 118（8）: 537 – 546.

[750] LAMPROS M, VLACHOS N, ZIGOURIS A, et al. Transcutaneous Vagus Nerve Stimulation（t – VNS）and epilepsy: A systematic review of the literature. Seizure, 2021, 91: 40 – 48.

[751] LAPCHAKPA, YANGGY. Translational Research in Stroke. Singapore: Springer. 2017.

［752］ LASSALLE – LAGADEC S, ALLARD M, DILHARREGUY B, et al. Linking MRI to daily life experience: the example of poststroke depression. Neurology, 2012, 78 (5): 322 – 325.

［753］ LAUREYS S. The neural correlate of (un) awareness: lessons from the vegetative state. Trends in Cognitive Sciences, 2005, 9 (12): 556 – 559.

［754］ LAUREYS S, CELESIA G G, COHADON F. Unresponsive wakefulness syndrome: A new name for the vegetative state or apallic syndrome. BMC Medicine, 2010, 8 (1): 1 – 4.

［755］ LEE S, KIM B, PARK H. The effects of auricular acupressure on stress, anxiety, and depression of outpatient nurses in South Korea. Complementary therapies in clinical practice, 2021, 44: 101447.

［756］ LEECH R, SHARP D J. The role of the posterior cingulate cortex in cognition and disease. Brain: a journal of neurology, 2014, 137 (Pt 1): 12 – 32.

［757］ LEHMANN D, OZAKI H, PAL I. EEG alpha map series: brain micro – states by space – oriented adaptive segmentation. Electroencephalography and clinical neurophysiology, 1987, 67 (3): 271 – 288.

［758］ LEHMANN D, PASCUAL – MARQUI R, MICHEL C. EEG microstates. Scholarpedia, 2009, 4: 7632.

［759］ LEMA TOMÉ C, TYSON T, REY N, et al. Inflammation and α – synuclein's prion – like behavior in Parkinson's disease – is there a link?. Molecular neurobiology, 2013, 47 (2): 561 – 574.

［760］ LENA, BERGDAHL, JAN – ERIK, et al. Auricular acupuncture versus cognitive behavioural therapy in the discontinuation of hypnotic drug usage, and treatment effects on anxiety, depression and insomnia symptoms – a randomised controlled study. European Journal of Integrative Medicine, 2017, 16: 15 – 21.

［761］ LEONARDI M, STEINER T J, SCHER A T, et al. The global burden of migraine: measuring disability in headache disorders with WHO's Classification of Functioning, Disability and Health (ICF). The journal of headache and pain, 2005, 6 (6): 429 – 440.

［762］ LEVENSON J, KAY D, BUYSSE D. The pathophysiology of insomnia. Chest, 2015, 147 (4): 1179 – 1192.

［763］ LEVITT J, KALENDER G, O' NEILL J, et al. Dorsolateral prefrontal γ – aminobutyric acid in patients with treatment – resistant depression after transcranial magnetic stimulation measured with magnetic resonance spectroscopy. Journal of psychiatry & neuroscience: JPN, 2019, 44 (6): 386 – 394.

［764］ LI A, GONG H, ZHANG B, et al. Micro – optical sectioning tomography to obtain a high – resolution atlas of the mouse brain. Science (New York, NY), 2010, 330 (6009): 1404 – 1408.

［765］ LI B, ZHU L, ZHOU Y C, et al. Studies on neuronal tracing with pseudorabies virus. Chinese journal of virology, 2014, 30 (3): 333 – 337.

［766］ LI H, WANG Y. Effect of auricular acupuncture on gastrointestinal motility and its relationship with vagal activity. Acupuncture in medicine, 2013, 31 (1): 57 – 64.

［767］ LI H, HU S, ZHANG J, et al. Effects and mechanisms of auricular electroacupuncture on visceral pain induced by colorectal distension in conscious rats. Acupuncture in medicine, 2014, 32（6）: 472 – 477.

［768］ LI H, YIN J, ZHANG Z, et al. Auricular vagal nerve stimulation ameliorates burn – induced gastric dysmotility via sympathetic – COX – 2 pathways in rats. Neurogastroenterology and motility, 2016, 28 （1）: 36 – 42.

［769］ LI H Q, CHI S, DONG Q, et al. Pharmacotherapeutic strategies for managing comorbid depression and diabetes. Expert opinion on pharmacotherapy, 2019, 20（13）: 1589 – 1599.

［770］ LI L, VIOLANTE I, LEECH R, et al. Brain state and polarity dependent modulation of brain networks by transcranial direct current stimulation. Human brain mapping, 2019, 40（3）: 904 – 915.

［771］ LI S, SUN C, RONG P, et al. Auricular vagus nerve stimulation enhances central serotonergic function and inhibits diabetic neuropathy development in Zucker fatty rats. Mol Pain, 2018, 14: 1744806918787368.

［772］ LI S, TIAN J, LI M, et al. Altered resting state connectivity in right side frontoparietal network in primary insomnia patients. European radiology, 2018, 28（2）: 664 – 672.

［773］ LI S, ZHAI X, RONG P, et al. Therapeutic effect of vagus nerve stimulation on depressive – like behavior, hyperglycemia and insulin receptor expression in Zucker fatty rats. PloS one, 2014, 9 （11）: e112066.

［774］ LI T, WANG Z, YANG S, et al. Transcutaneous electrical stimulation at auricular acupoints innervated by auricular branch of vagus nerve pairing tone for tinnitus: study protocol for a randomized controlled clinical trial. Trials, 2015, 16: 101.

［775］ LI W, HUANG R, SHETTY R A, et al. Transient focal cerebral ischemia induces long – term cognitive function deficit in an experimental ischemic stroke model. Neurobiology of disease, 2013, 59: 18 – 25.

［776］ LI X, WANG L, WANG H, et al. The effect of transcutaneous auricular vagus nerve stimulation on treatment – resistant depression monitored by resting – state fMRI and MRS: The first case report. Brain stimulation, 2019, 12（2）: 377 – 379.

［777］ LI X, YU B, SUN Q, et al. Generation of a whole – brain atlas for the cholinergic system and mesoscopic projectome analysis of basal forebrain cholinergic neurons. Proceedings of the National Academy of Sciences of the United States of America, 2018, 115（2）: 415 – 420.

［778］ LI Y, HOU X, WEI D, et al. Long – Term Effects of Acute Stress on the Prefrontal – Limbic System in the Healthy Adult. PloS one, 2017, 12（1）: e0168315.

［779］ LI Z, ZHANG L, ZHANG F, et al. Demystifying signal processing techniques to extract resting – state EEG features for psychologists. Brain Science Advances, 2020, 6（3）: 189 – 209.

［780］ LIANG F, LV K, WANG Y, et al. Personalized Epigenome Remodeling Under Biochemical and Psychological Changes During Long – Term Isolation Environment. Frontiers in physiology, 2019, 10: 932.

［781］ LIANG H Y, CHEN Z J, XIAO H, et al. nNOS – expressing neurons in the vmPFC transform pPVT – derived chronic pain signals into anxiety behaviors. Nature communications, 2020, 11（1）: 2501.

［782］ LIAO C, LI J, HSIEH C. Auricular Electrical Stimulation Alleviates Headache through CGRP/COX – 2/TRPV1/TRPA1 Signaling Pathways in a Nitroglycerin – Induced Migraine Rat Model. Evidence – based complementary and alternative medicine: eCAM, 2019, 2019: 2413919.

［783］ LIAO H, FAN J, SHEN Q, et al. Alterations of Interhemispheric Functional Connectivity in Parkinson's Disease With Depression: A Resting – State Functional MRI Study. Front Hum Neurosci, 2020, 14: 193.

［784］ LISANBY S. Electroconvulsive therapy for depression. The New England journal of medicine, 2007, 357（19）: 1939 – 1945.

［785］ LITSCHER D, LITSCHER G. The History of Liquid Ear Acupuncture and the Current Scientific State of the Art. Journal of pharmacopuncture, 2016, 19（2）: 109 – 113.

［786］ LITSCHER G. Computer – based quantification of traditional chinese – , ear – and Korean hand acupuncture: needle – induced changes of regional cerebral blood flow velocity. Neurological research, 2002, 24（4）: 377 – 380.

［787］ LIU A, RONG P, GONG L, et al. Efficacy and Safety of Treatment with Transcutaneous Vagus Nerve Stimulation in 17 Patients with Refractory Epilepsy Evaluated by Electroencephalogram, Seizure Frequency, and Quality of Life. Medical science monitor: international medical journal of experimental and clinical research, 2018, 24: 8439 – 8448.

［788］ LIU A, SONG L, LI L, et al. A controlled trial of transcutaneous vagus nerve stimulation for the treatment of pharmacoresistant epilepsy. Epilepsy & Behavior, 2014, 39: 105 – 110.

［789］ LIU D, YAN C, REN J, et al. Using coherence to measure regional homogeneity of resting – state fMRI signal. Frontiers in systems neuroscience, 2010, 4: 24.

［790］ LIU H, LIU Z, LIANG M, et al. Decreased regional homogeneity in schizophrenia: a resting state functional magnetic resonance imaging study. Neuroreport, 2006, 17（1）: 19 – 22.

［791］ LIU J, FANG J, WANG Z, et al. Transcutaneous vagus nerve stimulation modulates amygdala functional connectivity in patients with depression. Journal of affective disorders, 2016, 205: 319 – 326.

［792］ LIU R, FANG J, RONG P, et al. Effects of electroacupuncture at auricular concha region on the depressive status of unpredictable chronic mild stress rat models. Evidence – based complementary and alternative medicine: eCAM, 2013, 2013: 789674.

［793］ LIU X, ZHENG J, LIU B X, et al. Altered connection properties of important network hubs may be neural risk factors for individuals with primary insomnia. Scientific Reports, 2018, 8（1）: 5891.

［794］ LIVINGSTON G, HUNTLEY J, SOMMERLAD A, et al. Dementia prevention, intervention, and care: 2020 report of the Lancet Commission. Lancet（London, England）, 2020, 396（10248）: 413 – 446.

［795］ LLANOS F, MCHANEY J, SCHUERMAN W, et al. Non – invasive peripheral nerve stimulation selectively enhances speech category learning in adults. NPJ science of learning, 2020, 5: 12.

[796] LLOYD C E, ROBINSON N, STEVENS L K, et al. The relationship between stress and the development of diabetic complications. Diabetic medicine: a journal of the British Diabetic Association, 1991, 8 (2): 146 – 150.

[797] LÓPEZ L, SANJUÁN M. Relation between structure and size in social networks. Physical review E, Statistical, nonlinear, and soft matter physics, 2002, 65: 036107.

[798] LOUTER M, AARDEN W C, LION J, et al. Recognition and diagnosis of sleep disorders in Parkinson's disease. Journal of neurology, 2012, 259 (10): 2031 – 2040.

[799] LOWE M, MOCK B, SORENSON J. Functional connectivity in single and multislice echoplanar imaging using resting – state fluctuations. NeuroImage, 1998, 7 (2): 119 – 132.

[800] LU F, GAO J, WANG Y, et al. Effects of three needling manipulations of the right – side Zusanli (ST 36) on brain using functional magnetic resonance imaging. Journal of traditional Chinese medicine = Chung i tsa chih ying wen pan, 2017, 37 (3): 298 – 307.

[801] LUDESCHER B, NAJIB A, BAAR S, et al. Increase of visceral fat and adrenal gland volume in women with depression: preliminary results of a morphometric MRI study. Int J Psychiatry Med, 2008, 38 (3): 229 – 240.

[802] LUO C, KOYAMA R, IKEGAYA Y. Microglia engulf viable newborn cells in the epileptic dentate gyrus. Glia, 2016, 64 (9): 1508 – 1517.

[803] LUO H, TIAN X, SONG K, et al. Neural Response Phase Tracks How Listeners Learn New Acoustic Representations. Current Biology, 2013, 23 (11): 968 – 974.

[804] LUO M, LI L, ZHANG J, et al. Sleep electroencephalography power spectral response to transcutaneous auricular vagus nerve stimulation on insomnia rats. Heart and Mind, 2019, 3 (2): 55.

[805] LUO W, ZHANG Y, YAN Z, et al. The Instant Effects of Continuous Transcutaneous Auricular Vagus Nerve Stimulation at Acupoints on the Functional Connectivity of Amygdala in Migraine without Aura: A Preliminary Study. Neural Plast, 2020, 2020: 8870589.

[806] LUO Y, CAO Z, WANG D, et al. Dynamic study of the hippocampal volume by structural MRI in a rat model of depression. Neurol Sci, 2014, 35 (11): 1777 – 1783.

[807] LUSTMAN P J, GRIFFITH L S, CLOUSE R E, et al. Psychiatric illness in diabetes mellitus. Relationship to symptoms and glucose control. The Journal of nervous and mental disease, 1986, 174 (12): 736 – 742.

[808] MA C L, SU L, XIE J J, et al. The prevalence and incidence of Parkinson's disease in China: a systematic review and meta – analysis. Journal of neural transmission (Vienna, Austria: 1996), 2014, 121 (2): 123 – 134.

[809] MA J, ZHANG L, HE G, et al. Transcutaneous auricular vagus nerve stimulation regulates expression of growth differentiation factor 11 and activin – like kinase 5 in cerebral ischemia/reperfusion rats. Journal of the neurological sciences, 2016, 369: 27 – 35.

[810] MACDONALD A W, 3RD, COHEN J D, STENGER V A, et al. Dissociating the role of the dorsolateral prefrontal and anterior cingulate cortex in cognitive control. Science (New York, NY), 2000, 288 (5472): 1835 – 1838.

[811] MACHADO – VIEIRA R, BAUMANN J, WHEELER – CASTILLO C, et al. The Timing of Antidepressant Effects: A Comparison of Diverse Pharmacological and Somatic Treatments. Pharmaceuticals (Basel, Switzerland), 2010, 3 (1): 19 – 41.

[812] MACHETANZ K, BERELIDZE L, GUGGENBERGER R, et al. Brain – Heart Interaction During Transcutaneous Auricular Vagus Nerve Stimulation. Front Neurosci, 2021, 15: 632697.

[813] MADDOCK R J, GARRETT A S, BUONOCORE M H. Posterior cingulate cortex activation by emotional words: fMRI evidence from a valence decision task. Human Brain Mapping, 2010, 18 (1): 30 – 41.

[814] MADISEN L, MAO T, KOCH H, et al. A toolbox of Cre – dependent optogenetic transgenic mice for light – induced activation and silencing. Nature neuroscience, 2012, 15 (5): 793 – 802.

[815] MAGDALENO – MADRIGAL V M, MARTÍNEZ – VARGAS D, VALDÉS – CRUZ A, et al. Preemptive effect of nucleus of the solitary tract stimulation on amygdaloid kindling in freely moving cats. Epilepsia, 2010, 51 (3): 438 – 444.

[816] MALEK N, SWALLOW D, GROSSET K, et al. Alpha – synuclein in peripheral tissues and body fluids as a biomarker for Parkinson's disease – a systematic review. Acta neurologica Scandinavica, 2014, 130 (2): 59 – 72.

[817] MALHI G, MANN J. Depression. Lancet (London, England), 2018, 392 (10161): 2299 – 2312.

[818] MANNION A, LEADER G. Comorbidity in autism spectrum disorder: A literature review. Research in Autism Spectrum Disorders, 2013, 7 (12): 1595 – 1616.

[819] MANOCHA G, FLODEN A, PUIG K, et al. Defining the contribution of neuroinflammation to Parkinson's disease in humanized immune system mice. Molecular neurodegeneration, 2017, 12 (1): 17.

[820] MANTA S, DONG J, DEBONNEL G, et al. Enhancement of the function of rat serotonin and norepinephrine neurons by sustained vagus nerve stimulation. J Psychiatry Neurosci, 2009, 34 (4): 272 – 280.

[821] MANTA S, MANSARI M E, BLIER P. Novel attempts to optimize vagus nerve stimulation parameters on serotonin neuronal firing activity in the rat brain. Brain Stimulation, 2012, 5 (3): 422 – 429.

[822] MARAGANORE D, LESNICK T, ELBAZ A, et al. UCHL1 is a Parkinson's disease susceptibility gene. Annals of neurology, 2004, 55 (4): 512 – 521.

[823] MARQUES D R, GOMES A A, CLEMENTE V, et al. Default – mode network activity and its role in comprehension and management of psychophysiological insomnia: A new perspective. New Ideas in Psychology, 2015, 36: 30 – 37.

[824] MARQUES D R, GOMES A A, CAETANO G, et al. Insomnia Disorder and Brain's Default – Mode

Network. Current neurology and neuroscience reports, 2018, 18 (8): 45.

［825］ MARQUEZ – ROMERO J, MORALES – RAMÍREZ M, ARAUZ A. Non – breathing – related sleep disorders following stroke. Neurologia (Barcelona, Spain), 2014, 29 (9): 511 – 516.

［826］ MARROSU F, SERRA A, MALECI A, et al. Correlation between GABAA receptor density and vagus nerve stimulation in individuals with drug – resistant partial epilepsy. Epilepsy Research, 2003, 55 (1 – 2): 59 – 70.

［827］ MARTIN C, OSADCHIY V, KALANI A, et al. The Brain – Gut – Microbiome Axis. Cellular and molecular gastroenterology and hepatology, 2018, 6 (2): 133 – 148.

［828］ MATSON J L, CERVANTES P E. Commonly studied comorbid psychopathologies among persons with autism spectrum disorder. Research in developmental disabilities, 2014, 35 (5): 952 – 962.

［829］ MATTHEWS F, STEPHAN B, MCKEITH I, et al. Two – year progression from mild cognitive impairment to dementia: to what extent do different definitions agree?. Journal of the American Geriatrics Society, 2008, 56 (8): 1424 – 1433.

［830］ MAYBERG H. Limbic – cortical dysregulation: a proposed model of depression. The Journal of neuropsychiatry and clinical neurosciences, 1997, 9 (3): 471 – 481.

［831］ MAYBERG H, LIOTTI M, BRANNAN S, et al. Reciprocal limbic – cortical function and negative mood: converging PET findings in depression and normal sadness. The American journal of psychiatry, 1999, 156 (5): 675 – 682.

［832］ MAYBERG H, BRANNAN S, TEKELL J, et al. Regional metabolic effects of fluoxetine in major depression: serial changes and relationship to clinical response. Biological psychiatry, 2000, 48 (8): 830 – 843.

［833］ MAYBERG H, LOZANO A, VOON V, et al. Deep brain stimulation for treatment – resistant depression. Neuron, 2005, 45 (5): 651 – 660.

［834］ MCCALL W V, BLACK C G. The link between suicide and insomnia: theoretical mechanisms. Current psychiatry reports, 2013, 15 (9): 389.

［835］ MCCRAE C S, MUNDT J M, CURTIS A F, et al. Gray Matter Changes Following Cognitive Behavioral Therapy for Patients With Comorbid Fibromyalgia and Insomnia: A Pilot Study. Journal of Clinical Sleep Medicine, 2018, 14 (9): 1595 – 1603.

［836］ MCDERMOTT M, BROWN D, CHERVIN R. Sleep disorders and the risk of stroke. Expert review of neurotherapeutics, 2018, 18 (7): 523 – 531.

［837］ MCGRATH C, KELLEY M, HOLTZHEIMER P, et al. Toward a neuroimaging treatment selection biomarker for major depressive disorder. JAMA psychiatry, 2013, 70 (8): 821 – 829.

［838］ MEDEL – MATUS J, SHIN D, DORFMAN E, et al. Facilitation of kindling epileptogenesis by chronic stress may be mediated by intestinal microbiome. Epilepsia open, 2018, 3 (2): 290 – 294.

［839］ MÉNARD C, HODES G, RUSSO S. Pathogenesis of depression: Insights from human and rodent studies. Neuroscience, 2016, 321: 138 – 162.

[840] MENDENHALL E, KOHRT B A, NORRIS S A, et al. Non – communicable disease syndemics: poverty, depression, and diabetes among low – income populations. Lancet (London, England), 2017, 389 (10072): 951 – 963.

[841] MENON V. Large – scale brain networks and psychopathology: a unifying triple network model. Trends in Cognitive Sciences, 2011, 15 (10): 483 – 506.

[842] MENON V, UDDIN L Q. Saliency, switching, attention and control: a network model of insula function. Brain Structure & Function, 2010, 214 (5 – 6): 655 – 667.

[843] MERCANTE B, DERIU F, RANGON C. Auricular Neuromodulation: The Emerging Concept beyond the Stimulation of Vagus and Trigeminal Nerves. Medicines (Basel, Switzerland), 2018, 5 (1).

[844] MERKER B. Cortical gamma oscillations: the functional key is activation, not cognition. Neurosci Biobehav Rev, 2013, 37 (3): 401 – 417.

[845] MERRILL C, JONSSON M, MINTHON L, et al. Vagus nerve stimulation in patients with Alzheimer's disease: Additional follow – up results of a pilot study through 1 year. The Journal of clinical psychiatry, 2006, 67 (8): 1171 – 1178.

[846] MEYERS E C, SOLORZANO B R, JAMES J, et al. Vagus Nerve Stimulation Enhances Stable Plasticity and Generalization of Stroke Recovery. Stroke, 2018, 49 (3): 710 – 717.

[847] MEZUK B, EATON W, ALBRECHT S, et al. Depression and type 2 diabetes over the lifespan: a meta – analysis. Diabetes care, 2008, 31 (12): 2383 – 2390.

[848] MICIELI G, TOSI P, MARCHESELLI S, et al. Autonomic dysfunction in Parkinson's disease. Neurological sciences: official journal of the Italian Neurological Society and of the Italian Society of Clinical Neurophysiology, 2003, 24 (1): S32 – S34.

[849] MILBY A H, HALPERN C H, BALTUCH G H. Vagus nerve stimulation in the treatment of refractory epilepsy. Neurotherapeutics, 2009, 6 (2): 228 – 237.

[850] MIRANDA A, TACA A. Neuromodulation with percutaneous electrical nerve field stimulation is associated with reduction in signs and symptoms of opioid withdrawal: a multisite, retrospective assessment. The American journal of drug and alcohol abuse, 2018, 44 (1): 56 – 63.

[851] MONANE M, AVORN J, BEERS M H, et al. Anticholinergic drug use and bowel function in nursing home patients. Archives of internal medicine, 1993, 153 (5): 633 – 638.

[852] MONK T H, LENG V C, FOLKARD S, et al. Circadian rhythms in subjective alertness and core body temperature. Chronobiologia, 1983, 10 (1): 49 – 55.

[853] MORALES – MEDINA J C, DUMONT Y, QUIRION R. A possible role of neuropeptide Y in depression and stress. Brain Research, 2010, 1314: 194 – 205.

[854] MORIN C M, DRAKE C L, HARVEY A G, et al. Insomnia disorder. Nature Reviews Disease Primers, 2015: 15026.

[855] MORIN C M, LEBLANC M, DALEY M, et al. Epidemiology of insomnia: prevalence, self – help treatments, consultations, and determinants of help – seeking behaviors. Sleep Medicine, 2006, 7

（2）：123 – 130.

［856］ MORPHY H, DUNN K, LEWIS M, et al. Epidemiology of insomnia：a longitudinal study in a UK population. Sleep, 2007, 30 （3）：274 – 280.

［857］ MOSILI P, MKHIZE B C, NGUBANE P, et al. The dysregulation of the hypothalamic – pituitary – adrenal axis in diet – induced prediabetic male Sprague Dawley rats. Nutrition & metabolism, 2020, 17 （1）：104.

［858］ MOTIVALA S. Sleep and inflammation：psychoneuroimmunology in the context of cardiovascular disease. Annals of behavioral medicine：a publication of the Society of Behavioral Medicine, 2011, 42 （2）：141 – 152.

［859］ MOULTON C D, COSTAFREDA S G, HORTON P, et al. Meta – analyses of structural regional cerebral effects in type 1 and type 2 diabetes. Brain imaging and behavior, 2015, 9 （4）：651 – 662.

［860］ MOULTON C D, PICKUP J C, ISMAIL K. The link between depression and diabetes：the search for shared mechanisms. The lancet Diabetes & endocrinology, 2015, 3 （6）：461 – 471.

［861］ MUELLER S, WANG D, FOX M, et al. Reliability correction for functional connectivity：Theory and implementation. Human brain mapping, 2015, 36 （11）：4664 – 4680.

［862］ MUKHERJEE N, CHATURVEDI S K. Depressive symptoms and disorders in type 2 diabetes mellitus. Current opinion in psychiatry, 2019, 32 （5）：416 – 421.

［863］ MUKHTAR K, NAWAZ H, ABID S. Functional gastrointestinal disorders and gut – brain axis：What does the future hold?. World journal of gastroenterology, 2019, 25 （5）：552 – 566.

［864］ MYSLIWIEC V, MARTIN J L, ULMER C S, et al. The Management of Chronic Insomnia Disorder and Obstructive Sleep Apnea：Synopsis of the 2019 U. S. Department of Veterans Affairs and U. S. Department of Defense Clinical Practice Guidelines. Annals of internal medicine, 2020, 172 （5）：325 – 336.

［865］ NAIR R D, COGGER H, WORTHINGTON E, et al. Cognitive rehabilitation for memory deficits after stroke. Stroke, 2017, 48：e28 – e9.

［866］ NEU P, BAJBOUJ M, SCHILLING A, et al. Cognitive function over the treatment course of depression in middle – aged patients：correlation with brain MRI signal hyperintensities. J Psychiatr Res, 2005, 39 （2）：129 – 135.

［867］ NGUGI A K, BOTTOMLEY C, KLEINSCHMIDT I, et al. Estimation of the burden of active and life – time epilepsy：a meta – analytic approach. Epilepsia, 2010, 51 （5）：883 – 890.

［868］ NI J, HAN F, YUAN J, et al. The Discrepancy of Neurological Diseases between China and Western Countries in Recent Two Decades. Chinese medical journal, 2018, 131 （8）：886 – 891.

［869］ NIELSEN A, GEREAU S, TICK H. Risks and Safety of Extended Auricular Therapy：A Review of Reviews and Case Reports of Adverse Events. Pain medicine （Malden, Mass）, 2020, 21 （6）：1276 – 1293.

［870］ NIEMTZOW R C. Battlefield Acupuncture：My Story. Medical acupuncture, 2018, 30 （2）：57 – 58.

［871］ NIEUWDORP M. Faecal microbiota transplantation. Drug and therapeutics bulletin, 2014, 52 (12): 141 –144.

［872］ NIIDA R, NIIDA A, MOTOMURA M, et al. Diagnosis of depression by MRI scans with the use of VS-RAD – a promising auxiliary means of diagnosis: a report of 10 years research. Int J Gen Med, 2011, 4: 377 –387.

［873］ NIKAM S, NIKAM P, AHALEY S, et al. Oxidative stress in Parkinson's disease. Indian journal of clinical biochemistry: IJCB, 2009, 24 (1): 98 –101.

［874］ NISO G, BRUÑA R, PEREDA E, et al. HERMES: towards an integrated toolbox to characterize functional and effective brain connectivity. Neuroinformatics, 2013, 11 (4): 405 –434.

［875］ NOMURA S, MIZUNO N. Central distribution of primary afferent fibers in the Arnold's nerve (the auricular branch of the vagus nerve): a transganglionic HRP study in the cat. Brain research, 1984, 292 (2): 199 –205.

［876］ NORAT P, SOLDOZY S, SOKOLOWSKI J, et al. Mitochondrial dysfunction in neurological disorders: Exploring mitochondrial transplantation. NPJ Regenerative medicine, 2020, 5 (1): 22.

［877］ NORGREN, R. Projections from the nucleus of the solitary tract in the rat. Neuroscience, 1978, 3 (2): 207 –218.

［878］ NORTHOFF G, WIEBKING C, FEINBERG T, et al. The 'resting – state hypothesis' of major depressive disorder – a translational subcortical – cortical framework for a system disorder. Neuroscience and biobehavioral reviews, 2011, 35 (9): 1929 –1945.

［879］ NOUWEN A, ADRIAANSE M C, VAN DAM K, et al. Longitudinal associations between depression and diabetes complications: a systematic review and meta – analysis. Diabetic medicine: a journal of the British Diabetic Association, 2019, 36 (12): 1562 –1572.

［880］ NUDO R J, FRIEL K M. Cortical plasticity after stroke: implications for rehabilitation. Revue neurologique, 1999, 155 (9): 713 –717.

［881］ O'BRIEN B, LIJFFIJT M, WELLS A, et al. The Impact of Childhood Maltreatment on Intravenous Ketamine Outcomes for Adult Patients with Treatment – Resistant Depression. Pharmaceuticals (Basel), 2019, 12 (3).

［882］ OCHSNER K, SILVERS J, BUHLE J. Functional imaging studies of emotion regulation: a synthetic review and evolving model of the cognitive control of emotion. Annals of the New York Academy of Sciences, 2012, 1251: E1 –24.

［883］ O'CONNOR S, AGIUS M. A systematic review of structural and functional MRI differences between psychotic and nonpsychotic depression. Psychiatr Danub, 2015, 27 Suppl 1: S235 –239.

［884］ OGAWA S, TANK D, MENON R, et al. Intrinsic signal changes accompanying sensory stimulation: functional brain mapping with magnetic resonance imaging. Proceedings of the National Academy of Sciences of the United States of America, 1992, 89 (13): 5951 –5955.

［885］ OGÉODEK E, SZOTA A, JUST M, et al. The role of the neuroendocrine and immune systems in the pathogenesis of depression. Pharmacological reports：PR，2014，66（5）：776 – 781.

［886］ OH C, KIM H, NA H, et al. The Effect of Anxiety and Depression on Sleep Quality of Individuals With High Risk for Insomnia：A Population – Based Study. Frontiers in neurology, 2019, 10：849.

［887］ OHAYON M. Observation of the natural evolution of insomnia in the american general population cohort. Sleep medicine clinics, 2009, 4（1）：87 – 92.

［888］ OLESON T. Auriculotherapy stimulation for neuro – rehabilitation. NeuroRehabilitation, 2002, 17（1）：49 – 62.

［889］ OLIVA V, LIPPI M, PACI R, et al. Gastrointestinal side effects associated with antidepressant treatments in patients with major depressive disorder：A systematic review and meta – analysis. Progress in neuro – psychopharmacology & biological psychiatry, 2021, 109（1）：110266.

［890］ OLSHAN – PERLMUTTER M, CARTER K, MARX J. Auricular acupressure reduces anxiety and burnout in behavioral healthcare. Applied nursing research：ANR, 2019, 49：57 – 63.

［891］ PAGNIN D, DE QUEIROZ V, PINI S, et al. Efficacy of ECT in depression：a meta – analytic review. The journal of ECT, 2004, 20（1）：13 – 20.

［892］ PAILLUSSON S, STOICA R, GOMEZ – SUAGA P, et al. There's Something Wrong with my MAM；the ER – Mitochondria Axis and Neurodegenerative Diseases. Trends in neurosciences, 2016, 39（3）：146 – 57.

［893］ PALMER C, ALFANO C. Sleep and emotion regulation：An organizing, integrative review. Sleep medicine reviews, 2017, 31：6 – 16.

［894］ PAN C C, MCQUOID D R, TAYLOR W D, et al. Association analysis of the COMT/MTHFR genes and geriatric depression：an MRI study of the putamen. Int J Geriatr Psychiatry, 2009, 24（8）：847 – 855.

［895］ PAPAZOGLOU I K, JEAN A, GERTLER A, et al. Hippocampal GSK3β as a Molecular Link Between Obesity and Depression. Molecular neurobiology, 2015, 52（1）：363 – 374.

［896］ PARK J H, LEE S B, LEE J J, et al. Epidemiology of MRI – defined vascular depression：A longitudinal, community – based study in Korean elders. J Affect Disord, 2015, 180：200 – 206.

［897］ PARRINO L, FERRI R, BRUNI O, et al. Cyclic alternating pattern（CAP）：The marker of sleep instability. Sleep Medicine Reviews, 2012, 16（1）：27 – 45.

［898］ PARRINO L, MILIOLI G, PAOLIS F D, et al. Paradoxical insomnia：The role of CAP and arousals in sleep misperception. Sleep Medicine, 2009, 10（10）：1139 – 1145.

［899］ PASCUAL – MARQUI R, MICHEL C, LEHMANN D. Segmentation of brain electrical activity into microstates：model estimation and validation. IEEE transactions on bio – medical engineering, 1995, 42（7）：658 – 665.

［900］ PATRIARCHI T, CHO J R, MERTEN K, et al. Ultrafast neuronal imaging of dopamine dynamics with designed genetically encoded sensors. Science（New York, NY）, 2018, 360（6396）.

［901］ PAUS T. Primate anterior cingulate cortex：where motor control, drive and cognition interface. Nature reviews Neuroscience, 2001, 2 (6): 417 – 424.

[902] PENETAR D M, BURGOS – ROBLES A, TRKSAK G H, et al. Effects of transcutaneous electric acupoint stimulation on drug use and responses to cue – induced craving: a pilot study. Chin Med, 2012, 7: 10.

[903] PENG A, QIU X, LAI W, et al. Altered composition of the gut microbiome in patients with drug – resistant epilepsy. Epilepsy Research, 2018, 147: 102 – 107.

[904] PENG L, MU K, LIU A, et al. Transauricular vagus nerve stimulation at auricular acupoints Kindey (CO10), Yidan (CO11), Liver (CO12) and Shenmen (TF4) can induce auditory and limbic cortices activation measured by fMRI. Hear Res, 2018, 359: 1 – 12.

[905] PERIER C, BOVÉ J, DEHAY B, et al. Apoptosis – inducing factor deficiency sensitizes dopaminergic neurons to parkinsonian neurotoxins. Annals of neurology, 2010, 68 (2): 184 – 192.

[906] PERLIS M, MERICA H, SMITH M, et al. Beta EEG activity and insomnia. Sleep medicine reviews, 2001, 5 (5): 363 – 374.

[907] PERRI C D, BAHRI M A, AMICO E, et al. Neural correlates of consciousness in patients who have emerged from a minimally conscious state: a cross – sectional multimodal imaging study. Lancet Neurology, 2016, 15 (8): 830 – 842.

[908] PERRY B I, KHANDAKER G M, MARWAHA S, et al. Insulin resistance and obesity, and their association with depression in relatively young people: findings from a large UK birth cohort. Psychological medicine, 2020, 50 (4): 556 – 565.

[909] PESSOA B L, ESCUDEIRO G, NASCIMENTO O J. Emerging Treatments for Neuropathic Pain. Current pain and headache reports, 2015, 19 (12): 56.

[910] PETERS S, CLEARE A J, PAPADOPOULOS A, et al. Cortisol responses to serial MRI scans in healthy adults and in depression. Psychoneuroendocrinology, 2011, 36 (5): 737 – 741.

[911] PETERSEN R C, ROBERTS R O, KNOPMAN D S, et al. Mild Cognitive Impairment: Ten Years Later. Archives of Neurology, 2009, 66 (12): 1447 – 1455.

[912] PETRAK F, BAUMEISTER H, SKINNER T C, et al. Depression and diabetes: treatment and health – care delivery. The lancet Diabetes & endocrinology, 2015, 3 (6): 472 – 485.

[913] PETRAK F, HERPERTZ S, ALBUS C, et al. Cognitive Behavioral Therapy Versus Sertraline in Patients With Depression and Poorly Controlled Diabetes: The Diabetes and Depression (DAD) Study: A Randomized Controlled Multicenter Trial. Diabetes care, 2015, 38 (5): 767 – 775.

[914] PEUKER E T, FILLER T J. The nerve supply of the human auricle. Clinical anatomy (New York, NY), 2002, 15 (1): 35 – 37.

[915] PHILLIPS M R, ZHANG J, SHI Q, et al. Prevalence, treatment, and associated disability of mental disorders in four provinces in China during 2001 – 05: an epidemiological survey. Lancet, 2009, 373 (9680): 2041 – 2053.

[916] PIMONTEL M A, REINLIEB M E, JOHNERT L C, et al. The external validity of MRI – defined vas-

cular depression. Int J Geriatr Psychiatry, 2013, 28（11）: 1189 – 1196.

［917］ PISSADAKI E K, PAUL B J. The energy cost of action potential propagation in dopamine neurons: clues to susceptibility in Parkinson's disease. Frontiers in Computational Neuroscience, 2013, 7（13）: 13.

［918］ PIZZAGALLI D. Frontocingulate dysfunction in depression: toward biomarkers of treatment response. Neuropsychopharmacology: official publication of the American College of Neuropsychopharmacology, 2011, 36（1）: 183 – 206.

［919］ PLOUGHMAN M, GRANTER – BUTTON S, CHERNENKO G, et al. Exercise intensity influences the temporal profile of growth factors involved in neuronal plasticity following focal ischemia. Brain research, 2007, 1150: 207 – 216.

［920］ PLOUGHMAN M, WINDLE V, MACLELLAN C L, et al. Brain – derived neurotrophic factor contributes to recovery of skilled reaching after focal ischemia in rats. Stroke, 2009, 40（4）: 1490 – 1495.

［921］ PLUM F. Handbook of Physiology, Bethesda, USA: American Physiological Society, 1987.

［922］ POLAK T, MARKULIN F, EHLIS A C, et al. Far field potentials from brain stem after transcutaneous vagus nerve stimulation: optimization of stimulation and recording parameters. Journal of neural transmission（Vienna, Austria: 1996）, 2009, 116（10）: 1237 – 1242.

［923］ POLI – NETO O B, TAWASHA K A S, ROMAO A, et al. History of childhood maltreatment and symptoms of anxiety and depression in women with chronic pelvic pain. J Psychosom Obstet Gynaecol, 2018, 39（2）: 83 – 89.

［924］ POMERANZ L E, REYNOLDS A E, HENGARTNER C J. Molecular biology of pseudorabies virus: impact on neurovirology and veterinary medicine. Microbiology and molecular biology reviews: MMBR, 2005, 69（3）: 462 – 500.

［925］ POO M M, DU J L, IP N Y, et al. China Brain Project: Basic Neuroscience, Brain Diseases, and Brain – Inspired Computing. Neuron, 2016, 92（3）: 591 – 596.

［926］ PORTER B A, KHODAPARAST N, FAYYAZ T, et al. Repeatedly pairing vagus nerve stimulation with a movement reorganizes primary motor cortex. Cerebral cortex（New York, NY: 1991）, 2012, 22（10）: 2365 – 2374.

［927］ PRICE R, SHUNGU D, MAO X, et al. Amino acid neurotransmitters assessed by proton magnetic resonance spectroscopy: relationship to treatment resistance in major depressive disorder. Biological psychiatry, 2009, 65（9）: 792 – 800.

［928］ PRINCEM, WIMO A, GUERCHET M, et al. World Alzheimer report 2015: the global impact of dementia, 2015, https://www. alzint. org/u/worldalzheimerreport2015summary. pdf.

［929］ QIN H Y, CHENG C W, TANG X D, et al. Impact of psychological stress on irritable bowel syndrome. World journal of gastroenterology, 2014, 20（39）: 14126 – 14131.

［930］ QYResearch（北京恒州博智国际信息咨询有限公司）. 2019—2025 全球与中国脑机接口（BCI）市场现状及未来发展趋势. http://www. chinabgao. com/report/5150870. html.

［931］RAICHLE M E, MACLEOD A M, SNYDER A Z, et al. A default mode of brain function. Proceedings of the National Academy of Sciences of the United States of America, 2001, 98 (2): 676 – 682.

［932］RAITH W, SCHMOLZER G M, RESCH B, et al. Laser Acupuncture for Neonatal Abstinence Syndrome: A Randomized Controlled Trial. Pediatrics, 2015, 136 (5): 876 – 884.

［933］RAMSAWH H, STEIN M, BELIK S, et al. Relationship of anxiety disorders, sleep quality, and functional impairment in a community sample. Journal of psychiatric research, 2009, 43 (10): 926 – 933.

［934］RANA K, DAVEY R A, ZAJAC J D. Human androgen deficiency: insights gained from androgen receptor knockout mouse models. Asian journal of andrology, 2014, 16 (2): 169 – 177.

［935］RAWAT J, ROY S, SINGH M, et al. Transcutaneous Vagus Nerve Stimulation Regulates the Cholinergic Anti – inflammatory Pathway to Counteract 1, 2 – Dimethylhydrazine Induced Colon Carcinogenesis in Albino wistar Rats. Frontiers in pharmacology, 2019, 10: 353.

［936］REAGAN L P, COWAN H B, WOODRUFF J L, et al. Hippocampal – specific insulin resistance elicits behavioral despair and hippocampal dendritic atrophy. Neurobiology of stress, 2021, 15: 100354.

［937］REDGRAVE J, DAY D, LEUNG H, et al. Safety and tolerability of Transcutaneous Vagus Nerve stimulation in humans: a systematic review. Brain stimulation, 2018, 11 (6): 1225 – 1238.

［938］REDLICH R, DOHM K, GROTEGERD D, et al. Reward Processing in Unipolar and Bipolar Depression: A Functional MRI Study. Neuropsychopharmacology, 2015, 40 (11): 2623 – 2631.

［939］REHAN W, ANTFOLK J, JOHANSSON A, et al. Experiences of severe childhood maltreatment, depression, anxiety and alcohol abuse among adults in Finland. PLoS One, 2017, 12 (5): e0177252.

［940］RÉUS G Z, CARLESSI A S, SILVA R H, et al. Relationship of Oxidative Stress as a Link between Diabetes Mellitus and Major Depressive Disorder. Oxidative medicine and cellular longevity, 2019, 2019: 8637970.

［941］REZENDE – NETO J, ALVES R, CARVALHO M, et al. Vagus nerve stimulation improves coagulopathy in hemorrhagic shock: a thromboelastometric animal model study. Journal of trauma management & outcomes, 2014, 8: 15.

［942］RIEMANN D, KAI S, FEIGE B, et al. The hyperarousal model of insomnia: A review of the concept and its evidence. Sleep Medicine Reviews, 2010, 14 (1): 19 – 31.

［943］RINALDI S, FONTANI V, ARAVAGLI L, et al. Psychometric evaluation of a radio electric auricular treatment for stress related disorders: a double – blinded, placebo – controlled controlled pilot study. Health Qual Life Outcomes, 2010, 8: 31.

［944］ROBERTS R, KNOPMAN D. Classification and epidemiology of MCI. Clinics in geriatric medicine, 2013, 29 (4): 753 – 772.

［945］RODMAN A M, JENNESS J L, WEISSMAN D G, et al. Neurobiological Markers of Resilience to Depression Following Childhood Maltreatment: The Role of Neural Circuits Supporting the Cognitive Control of Emotion. Biol Psychiatry, 2019, 86 (6): 464 – 473.

［946］ ROGAN S C, ROTH B L. Remote control of neuronal signaling. Pharmacological reviews, 2011, 63 (2): 291 – 315.

［947］ RONG P, FANG J, WANG L, et al. Transcutaneous vagus nerve stimulation for the treatment of depression: a study protocol for a double blinded randomized clinical trial. BMC complementary and alternative medicine, 2012, 12: 255.

［948］ RONG P, LIU A, ZHANG J, et al. Transcutaneous vagus nerve stimulation for refractory epilepsy: a randomized controlled trial. Clinical science (London, England: 1979), 2014, 127 (2): 1 – 16.

［949］ RONG P, LIU A, ZHANG J, et al. An alternative therapy for drug – resistant epilepsy: transcutaneous auricular vagus nerve stimulation. Chinese Medical Journal, 2014, 127 (2): 300 – 304.

［950］ RONG P, LIU J, WANG L, et al. Effect of transcutaneous auricular vagus nerve stimulation on major depressive disorder: A nonrandomized controlled pilot study. Journal of Affective Disorders, 2016, 195: 172 – 179.

［951］ RONG P, WANG L, YU L, et al. Auricular vagus nerve acupressure for patients with emotional distress under the COVID – 19 pandemic: A smartphone – based, randomized controlled trial. TMR Modern Herbal Medicine, 2021, 4 (2): 14.

［952］ RONG P, ZHAO J, LI Y, et al. Auricular acupuncture and biomedical research – – A promising Sino – Austrian research cooperation. Chinese journal of integrative medicine, 2015, 21 (12): 887 – 894.

［953］ RONG P, ZHAO J, WANG L, et al. Analysis of Advantages and Disadvantages of the Location Methods of International Auricular Acupuncture Points. Evidence – based complementary and alternative medicine: eCAM, 2016, 2016: 2806424.

［954］ ROOSEVELT R W, SMITH D C, CLOUGH R W, et al. Increased extracellular concentrations of norepinephrine in cortex and hippocampus following vagus nerve stimulation in the rat. Brain Research, 2006, 1119 (1): 124 – 132.

［955］ ROSSIGNOL E, LORTIE A, THOMAS T, et al. Vagus nerve stimulation in pediatric epileptic syndromes. Seizure, 2009, 18 (1): 34 – 37.

［956］ ROTELLA F, MANNUCCI E. Depression as a risk factor for diabetes: a meta – analysis of longitudinal studies. The Journal of clinical psychiatry, 2013, 74 (1): 31 – 37.

［957］ ROTELLA F, MANNUCCI E. Diabetes mellitus as a risk factor for depression. A meta – analysis of longitudinal studies. Diabetes research and clinical practice, 2013, 99 (2): 98 – 104.

［958］ ROTH T, ROEHRS T, PIES R. Insomnia: pathophysiology and implications for treatment. Sleep medicine reviews, 2007, 11 (1): 71 – 79.

［959］ ROUND R, LITSCHER G, BAHR F. Auricular acupuncture with laser. Evidence – based complementary and alternative medicine: eCAM, 2013, 2013: 984763.

［960］ RUFFOLI R, GIORGI F, PIZZANELLI C, et al. The chemical neuroanatomy of vagus nerve stimulation. Journal of chemical neuroanatomy, 2011, 42 (4): 288 – 296.

［961］RUHNAU P, ZAEHLE T. Transcranial Auricular Vagus Nerve Stimulation（taVNS）and Ear – EEG：Potential for Closed – Loop Portable Non – invasive Brain Stimulation. Front Hum Neurosci, 2021, 15：699473.

［962］RUSH A, MARANGELL L, SACKEIM H, et al. Vagus nerve stimulation for treatment – resistant depression：a randomized, controlled acute phase trial. Biological psychiatry, 2005, 58（5）：347 – 354.

［963］RUTECKI P. Anatomical, physiological, and theoretical basis for the antiepileptic effect of vagus nerve stimulation. Epilepsia, 1990, 31 Suppl 2：S1 – 6.

［964］SACKEIM H. The definition and meaning of treatment – resistant depression. The Journal of clinical psychiatry, 2001, 62（16）：10 – 17.

［965］SACKS R M, TAKEMOTO E, ANDREA S, et al. Childhood Maltreatment and BMI Trajectory：The Mediating Role of Depression. Am J Prev Med, 2017, 53（5）：625 – 633.

［966］SAKATANI K, FUJII M, TAKEMURA N, et al. Effects of Acupuncture on Anxiety Levels and Prefrontal Cortex Activity Measured by Near – Infrared Spectroscopy：A Pilot Study. Advances in experimental medicine and biology, 2016, 876：297 – 302.

［967］SAKURAI T, MIEDA M. Connectomics of orexin – producing neurons：interface of systems of emotion, energy homeostasis and arousal. Trends in Pharmacological Sciences, 2011, 32（8）：451 – 462.

［968］SALLOUM N, WALKER M, GANGWANI S, et al. Emergence of mania in two middle – aged patients with a history of unipolar treatment – refractory depression receiving vagus nerve stimulation. Bipolar disorders, 2017, 19（1）：60 – 64.

［969］SAMPAIO H, BUSSADORI S K, GONCALVES M L L, et al. Low – level laser treatment applied at auriculotherapy points to reduce postoperative pain in third molar surgery：A randomized, controlled, single – blinded study. PloS one, 2018, 13（6）：e0197989.

［970］SAMPSON T, DE BELIUS J, THRON T, et al. Gut Microbiota Regulate Motor Deficits and Neuroinflammation in a Model of Parkinson's Disease. Cell, 2016, 167（6）：1469 – 1480.

［971］SCHERSCHEL K, HEDENUS K. Cardiac glial cells release neurotrophic S100B upon catheter – based treatment of atrial fibrillation. 2019, 11（493）：eaav7770.

［972］SCHNAKERS C, VANHAUDENHUYSE A, GIACINO J, et al. Diagnostic accuracy of the vegetative and minimally conscious state：clinical consensus versus standardized neurobehavioral assessment. BMC neurology, 2009, 9：35.

［973］SCHWARTZ S, KESSLER R, GAUGHAN T, et al. Electroencephalogram Coherence Patterns in Autism：An Updated Review. Pediatric neurology, 2017, 67：7 – 22.

［974］SCLOCCO R, GARCIA R G, KETTNER N W, et al. The influence of respiration on brainstem and cardiovagal response to auricular vagus nerve stimulation：A multimodal ultrahigh – field（7T）fMRI study. Brain stimulation, 2019, 12（4）：911 – 921.

［975］SCLOCCO R, GARCIA R G, KETTNER N W, et al. Stimulus frequency modulates brainstem response to respiratory – gated transcutaneous auricular vagus nerve stimulation. Brain stimulation, 2020, 13 (4): 970 – 978.

［976］SEEL R T, SHERER M, WHYTE J, et al. Assessment Scales for Disorders of Consciousness: Evidence – Based Recommendations for Clinical Practice and Research. Archives of Physical Medicine & Rehabilitation, 2010, 91 (12): 1795 – 1813.

［977］SEELIG E, KELLER U, KLARHÖFER M, et al. Neuroendocrine regulation and metabolism of glucose and lipids in primary chronic insomnia: a prospective case – control study. PloS one, 2013, 8 (4): e61780.

［978］SELLARO R, DE GELDER B, FINISGUERRA A, et al. Transcutaneous vagus nerve stimulation (tVNS) enhances recognition of emotions in faces but not bodies. Cortex: a journal devoted to the study of the nervous system and behavior, 2018, 99: 213 – 223.

［979］SEMENKOVICH K, BROWN M E, SVRAKIC D M, et al. Depression in type 2 diabetes mellitus: prevalence, impact, and treatment. Drugs, 2015, 75 (6): 577 – 587.

［980］SEMKOVSKA M, MCLOUGHLIN D. Objective cognitive performance associated with electroconvulsive therapy for depression: a systematic review and meta – analysis. Biological psychiatry, 2010, 68 (6): 568 – 577.

［981］SEXTON C E, STORSVE A B, WALHOVD K B, et al. Poor sleep quality is associated with increased cortical atrophy in community – dwelling adults. Neurology, 2014, 83 (11): 967 – 973.

［982］SHARON G, SAMPSON T, GESCHWIND D, et al. The Central Nervous System and the Gut Microbiome. Cell, 2016, 167 (4): 915 – 932.

［983］SHELINE Y, BARCH D, DONNELLY J, et al. Increased amygdala response to masked emotional faces in depressed subjects resolves with antidepressant treatment: an fMRI study. Biological psychiatry, 2001, 50 (9): 651 – 658.

［984］SHELINE Y, PRICE J, YAN Z, et al. Resting – state functional MRI in depression unmasks increased connectivity between networks via the dorsal nexus. Proceedings of the National Academy of Sciences of the United States of America, 2010, 107 (24): 11020 – 11025.

［985］SHERRINGTON, C. S. Experiments in Examination of the Peripheral Distribution of the Fibres of the Posterior Roots of Some Spinal Nerves. Philosophical Transactions of the Royal Society B Biological Sciences, 1893, 184: 641 – 763.

［986］SHI C, FLANAGAN S, SAMADANI U. Vagus nerve stimulation to augment recovery from severe traumatic brain injury impeding consciousness: a prospective pilot clinical trial. Neurological research, 2013, 35 (3): 263 – 276.

［987］SHI H F, XU F, SHI Y, et al. Effect of ear – acupoint pressing and Ear Apex (HX6, 7) bloodletting on haemorheology in chloasma patients with Gan depression pattern. Chinese journal of integrative medicine, 2016, 22 (1): 42 – 48.

[988] SHI L, CHEN S J, MA M Y, et al. Sleep disturbances increase the risk of dementia: A systematic review and meta - analysis. Sleep Med Rev, 2018, 40: 4 - 16.

[989] SHI X, LITSCHER G, WANG H, et al. Continuous auricular electroacupuncture can significantly improve heart rate variability and clinical scores in patients with depression: first results from a transcontinental study. Evidence - based complementary and alternative medicine: eCAM, 2013, 2013: 894096.

[990] SHIMIZU Y, YOSHIMOTO J, TOKI S, et al. Toward Probabilistic Diagnosis and Understanding of Depression Based on Functional MRI Data Analysis with Logistic Group LASSO. PLoS One, 2015, 10 (5): e0123524.

[991] SHIOZAWA P, SILVA M, CARVALHO T, et al. Transcutaneous vagus and trigeminal nerve stimulation for neuropsychiatric disorders: a systematic review. Arquivos de neuro - psiquiatria, 2014, 72 (7): 542 - 547.

[992] SHMUEL A, LEOPOLD D. Neuronal correlates of spontaneous fluctuations in fMRI signals in monkey visual cortex: Implications for functional connectivity at rest. Human brain mapping, 2008, 29 (7): 751 - 761.

[993] SHU J, LIU R Y, HUANG X F. The effects of ear - point stimulation on the contents of somatostatin and Amino acid neurotransmitters in brain of rat with experimental seizure. Acupuncture & electro - therapeutics research, 2004, 29 (1 - 2): 43 - 51.

[994] SHU J, LIU R Y, HUANG X F. Efficacy of ear - point stimulation on experimentally induced seizure. Acupuncture & electro - therapeutics research, 2005, 30 (1 - 2): 43 - 52.

[995] SIDDIQUI F, HERIAL N A, ALI, II. Cumulative effect of vagus nerve stimulators on intractable seizures observed over a period of 3years. Epilepsy & behavior: E&B, 2010, 18 (3): 299 - 302.

[996] SINGER W. Consciousness and the binding problem. Annals of the New York Academy of Sciences, 2001, 929: 123 - 146.

[997] SITA G, HRELIA P, TAROZZI A, et al. Isothiocyanates Are Promising Compounds against Oxidative Stress, Neuroinflammation and Cell Death that May Benefit Neurodegeneration in Parkinson's Disease. International journal of molecular sciences, 2016, 17 (9): 1454.

[998] SITT J, KING J, EL KAROUI I, et al. Large scale screening of neural signatures of consciousness in patients in a vegetative or minimally conscious state. Brain: a journal of neurology, 2014, 137: 2258 - 2270.

[999] SJÖGREN M, HELLSTRÖM P, JONSSON M, et al. Cognition - enhancing effect of vagus nerve stimulation in patients with Alzheimer's disease: a pilot study. The Journal of clinical psychiatry, 2002, 63 (11): 972 - 980.

[1000] SMITH C, HAY P P, MACPHERSON H. Acupuncture for depression. The Cochrane database of systematic reviews, 2010 (1): CD004046.

[1001] SMITH D C, MODGLIN A A, ROOSEVELT R W, et al. Electrical stimulation of the vagus nerve enhances cognitive and motor recovery following moderate fluid percussion injury in the rat. Journal of Neurotrauma, 2005, 22 (12): 1485 – 1502.

[1002] SMITH E E, REZNIK S J, STEWART J L, et al. Assessing and Conceptualizing Frontal EEG Asymmetry: An Updated Primer on Recording, Processing, Analyzing, and Interpreting Frontal Alpha Asymmetry. International journal of psychophysiology: official journal of the International Organization of Psychophysiology, 2017, 111: 98 – 114.

[1003] SMITH M, PERLIS M, CHENGAZI V, et al. Neuroimaging of NREM sleep in primary insomnia: a Tc – 99 – HMPAO single photon emission computed tomography study. Sleep, 2002, 25 (3): 325 – 335.

[1004] SMITH M, PERLIS M, CHENGAZI V, et al. NREM sleep cerebral blood flow before and after behavior therapy for chronic primary insomnia: preliminary single photon emission computed tomography (SPECT) data. Sleep medicine, 2005, 6 (1): 93 – 94.

[1005] SOCAŁA K, DOBOSZEWSKA U, SZOPA A, et al. The role of microbiota – gut – brain axis in neuropsychiatric and neurological disorders. Pharmacological research, 2021, 172: 105840.

[1006] SOLAREWICZ J, ANGOA – PEREZ M, KUHN D, et al. The sleep – wake cycle and motor activity, but not temperature, are disrupted over the light – dark cycle in mice genetically depleted of serotonin. American journal of physiology Regulatory, integrative and comparative physiology, 2015, 308 (1): R10 – 17.

[1007] SOLDATOS C R, ALLAERT F A, OHTA T, et al. How do individuals sleep around the world? Results from a single – day survey in ten countries. Sleep medicine, 2005, 6 (1): 5 – 13.

[1008] SOLIMAN N. Auricular Treatment of Maternal Depressive Disorders. Medical acupuncture, 2019, 31 (5): 259 – 266.

[1009] SONG G, WANG H, WU C, et al. A retrospective study of transcutaneous vagus nerve stimulation for poststroke epilepsy. Medicine, 2018, 97 (31): e11625.

[1010] SONG X, HU X, ZHOU S, et al. Association of specific frequency bands of functional MRI signal oscillations with motor symptoms and depression in Parkinson's disease. Sci Rep, 2015, 5: 16376.

[1011] SPATOLA M, WIDER C. Genetics of Parkinson's disease: the yield. Parkinsonism & Related Disorders, 2014, 20: S35 – S38.

[1012] SPERLING R, JACK C, AISEN P. Testing the right target and right drug at the right stage. Science translational medicine, 2011, 3 (111): 111c – 33c.

[1013] SPERLING W, REULBACH U, BLEICH S, et al. Cardiac effects of vagus nerve stimulation in patients with major depression. Pharmacopsychiatry, 2010, 43 (1): 7 – 11.

[1014] STAGG C, NITSCHE M. Physiological basis of transcranial direct current stimulation. The Neuroscientist: a review journal bringing neurobiology, neurology and psychiatry, 2011, 17 (1): 37 – 53.

[1015] STAMENKOVIC J, OLSSON A, NAGORNY C, et al. Regulation of core clock genes in human islets. Metabolism: clinical and experimental, 2012, 61 (7): 978 – 985.

［1016］STAVRAKIS S, HUMPHREY M B, SCHERLAG B J, et al. Low – level transcutaneous electrical vagus nerve stimulation suppresses atrial fibrillation. J Am Coll Cardiol, 2015, 65（9）: 867 – 875.

［1017］STAVRAKIS S, STONER J A, HUMPHREY M B, et al. TREAT AF（Transcutaneous Electrical Vagus Nerve Stimulation to Suppress Atrial Fibrillation）: A Randomized Clinical Trial. JACC Clinical electrophysiology, 2020, 6（3）: 282 – 291.

［1018］STEFAN H, KREISELMEYER G, KERLING F, et al. Transcutaneous vagus nerve stimulation（t – VNS）in pharmacoresistant epilepsies: a proof of concept trial. Epilepsia, 2012, 53（7）: e115 – 118.

［1019］STENDER J, GOSSERIES O, BRUNO M, et al. Diagnostic precision of PET imaging and functional MRI in disorders of consciousness: a clinical validation study. Lancet（London, England）, 2014, 384（9942）: 514 – 522.

［1020］STEWART W A, KING R B. FIBER PROJECTIONS FROM THE NUCLEUS CAUDALIS OF THE SPINAL TRIGEMINAL NUCLEUS. Journal of Comparative Neurology, 1963, 121（2）: 271 – 286.

［1021］STRAUBE A, ELLRICH J, EREN O, et al. Treatment of chronic migraine with transcutaneous stimulation of the auricular branch of the vagal nerve（auricular t – VNS）: a randomized, monocentric clinical trial. The journal of headache and pain, 2015, 16: 543.

［1022］STRIK W K, DIERKS T, BECKER T, et al. Larger topographical variance and decreased duration of brain electric microstates in depression. Journal of Neural Transmission General, 1995, 99（1 – 3）: 213.

［1023］STRÖHLE A, SCHMIDT D, SCHULTZ F, et al. Drug and Exercise Treatment of Alzheimer Disease and Mild Cognitive Impairment: A Systematic Review and Meta – Analysis of Effects on Cognition in Randomized Controlled Trials. The American journal of geriatric psychiatry: official journal of the American Association for Geriatric Psychiatry, 2015, 23（12）: 1234 – 1249.

［1024］SUEN L K P, MOLASSIOTIS A, YUENG S K W, et al. Comparison of Magnetic Auriculotherapy, Laser Auriculotherapy and Their Combination for Treatment of Insomnia in the Elderly: A Double – Blinded Randomised Trial. Evid – based Complement Altern Med, 2019（8）: 1 – 19.

［1025］SUEN L K P, YEH C H, YEUNG S K W, et al. Is the combined auriculotherapy approach superior to magneto – auriculotherapy alone in aging males with lower urinary tract symptoms? A randomized controlled trial. Aging Male, 2021, 23（5）: 544 – 555.

［1026］SUN J B, TIAN Q Q, YANG X J, et al. Synergistic effects of simultaneous transcranial direct current stimulation（tDCS）and transcutaneous auricular vagus nerve stimulation（taVNS）on the brain responses. Brain Stimul, 2021, 14（2）: 417 – 419.

［1027］SUN L, PERÄKYLÄ J, HOLM K, et al. Vagus nerve stimulation improves working memory performance. Journal of clinical and experimental neuropsychology, 2017, 39（10）: 954 – 964.

［1028］SUN Q, LI X, REN M, et al. A whole – brain map of long – range inputs to GABAergic interneurons in the mouse medial prefrontal cortex. Nature neuroscience, 2019, 22（8）: 1357 – 1370.

［1029］ SVETNIK V, SNYDER E S, MA J, et al. EEG spectral analysis of NREM sleep in a large sample of patients with insomnia and good sleepers: effects of age, sex and part of the night. Journal of Sleep Research, 2017, 26 (1): 92 – 104.

［1030］ SZABOS, TACHÉY, GLAVINGB. Neuroendocrinology of Gastrointestinal Ulceration. Hans Selye Symposia on Neuroendocrinology and Stress, Boston, USA: Springer, 1995.

［1031］ TAN P, LI X, SHEN J, et al. Fecal Microbiota Transplantation for the Treatment of Inflammatory Bowel Disease: An Update. Frontiers in pharmacology, 2020, 11: 574533.

［1032］ TANG W, KITAI T, HAZEN S. Gut Microbiota in Cardiovascular Health and Disease. Circulation research, 2017, 120 (7): 1183 – 1196.

［1033］ TANNOUS J, GODLEWSKA B R, TIRUMALARAJU V, et al. Stress, inflammation and hippocampal subfields in depression: A 7 Tesla MRI Study. Transl Psychiatry, 2020, 10 (1): 78.

［1034］ TEKDEMIR I, ASLAN A, ELHAN A. A clinico – anatomic study of the auricular branch of the vagus nerve and Arnold's ear – cough reflex. Surgical and radiologic anatomy: SRA, 1998, 20 (4): 253 – 257.

［1035］ TERZANO M G, MANCIA D, SALATI M R, et al. The cyclic alternating pattern as a physiologic component of normal NREM sleep. Sleep, 1985, 8 (2): 137 – 145.

［1036］ TERZANO M G, PARRINO L, SHERIERI A, et al. Atlas, rules, and recording techniques for the scoring of cyclic alternating pattern (CAP) in human sleep. Sleep medicine, 2002, 3 (2): 187 – 199.

［1037］ TERZANO M G, PARRINO L, SPAGGIARI M C, et al. CAP variables and arousals as sleep electro-encephalogram markers for primary insomnia. Clinical Neurophysiology, 2003, 114 (9): 1715 – 1723.

［1038］ THAKKAR V, ENGELHART A, KHODAPARAST N, et al. Transcutaneous auricular vagus nerve stimulation enhances learning of novel letter – sound relationships in adults. Brain stimulation, 2020, 13 (6): 1813 – 1820.

［1039］ THANH D, MANUEL S, MARTIN D, et al. Functional neuroimaging insights into the physiology of human sleep. Sleep, 2010 (12): 1589 – 1603.

［1040］ THIBAUT A, BRUNO M, CHATELLE C, et al. Metabolic activity in external and internal awareness networks in severely brain – damaged patients. Journal of Rehabilitation Medicine, 2012, 44 (6): 487 – 494.

［1041］ THOMPSON S L, O'LEARY G H, AUSTELLE C W, et al. A Review of Parameter Settings for Invasive and Non – invasive Vagus Nerve Stimulation (VNS) Applied in Neurological and Psychiatric Disorders. Front Neurosci, 2021, 15: 709436.

［1042］ TIAN L, HIRES S A, MAO T, et al. Imaging neural activity in worms, flies and mice with improved GCaMP calcium indicators. Nature methods, 2009, 6 (12): 875 – 881.

［1043］ TOFFA D, TOUMA L, EL MESKINE T, et al. Learnings from 30 years of reported efficacy and safety of vagus nerve stimulation (VNS) for epilepsy treatment: A critical review. Seizure, 2020, 83: 104 – 123.

[1044] TORDJMAN S, CHOKRON S, DELORME R, et al. Melatonin: Pharmacology, Functions and Therapeutic Benefits. Current neuropharmacology, 2017, 15 (3): 434 – 443.

[1045] TRACEY K J. Physiology and immunology of the cholinergic antiinflammatory pathway. Journal of Clinical Investigation, 2007, 117 (2): 289 – 296.

[1046] TRAN J, ANASTACIO H, BARDY C. Genetic predispositions of Parkinson's disease revealed in patient – derived brain cells. NPJ Parkinson's disease, 2020, 6: 1 – 8.

[1047] TREDICI K D, RÜB U, VOS R D, et al. Where does parkinson disease pathology begin in the brain?. J Neuropathol Exp Neurol, 2002, 61 (5): 413 – 426.

[1048] TREVIZOL A, BARROS M D, LIQUIDATO B, et al. Vagus nerve stimulation in neuropsychiatry: Targeting anatomy – based stimulation sites. Epilepsy & behavior: E&B, 2015, 51: 18.

[1049] TSENG Y, CHEN I, LEE P, et al. Effects of auricular acupressure on depression and anxiety in older adult residents of long – term care institutions: A randomized clinical trial. Geriatric nursing (New York, NY), 2021, 42 (1): 205 – 212.

[1050] TSIEN J Z. Cre – Lox Neurogenetics: 20 Years of Versatile Applications in Brain Research and Counting.... Frontiers in genetics, 2016, 7: 19.

[1051] TU C H, MACDONALD I, CHEN Y H. The Effects of Acupuncture on Glutamatergic Neurotransmission in Depression, Anxiety, Schizophrenia, and Alzheimer's Disease: A Review of the Literature. Frontiers in psychiatry, 2019, 10: 14.

[1052] TU Y, FANG J, CAO J, et al. A distinct biomarker of continuous transcutaneous vagus nerve stimulation treatment in major depressive disorder. Brain stimulation, 2018, 11 (3): 501 – 508.

[1053] URBAN D J, ROTH B L. DREADDs (designer receptors exclusively activated by designer drugs): chemogenetic tools with therapeutic utility. Annual review of pharmacology and toxicology, 2015, 55: 399 – 417.

[1054] USICHENKO T, HACKER H, LOTZE M. Transcutaneous auricular vagal nerve stimulation (taVNS) might be a mechanism behind the analgesic effects of auricular acupuncture. Brain stimulation, 2017, 10 (6): 1042 – 1044.

[1055] VAN BOEKHOLDT L, KERSTENS S, KHATOUN A, et al. tDCS peripheral nerve stimulation: a neglected mode of action?. Molecular psychiatry, 2021, 26 (2): 456 – 461.

[1056] VAN DER HIELE K, VEIN A A, REIJNTJES R H, et al. EEG correlates in the spectrum of cognitive decline. Clinical Neurophysiology: official journal of the International Federation of Clinical Neurophysiology, 2007, 118 (9): 1931 – 1939.

[1057] VAN DIJK G M, KAVOUSI M, TROUP J, et al. Health issues for menopausal women: the top 11 conditions have common solutions. Maturitas, 2015, 80 (1): 24 – 30.

[1058] VAN PUTTEN M J, PETERS J M, MULDER S M, et al. A brain symmetry index (BSI) for online

EEG monitoring in carotid endarterectomy. Clinical Neurophysiology: official journal of the International Federation of Clinical Neurophysiology, 2004, 115 (5): 1189 – 1194.

[1059] VAN WAARDE J, SCHOLTE H, VAN OUDHEUSDEN L, et al. A functional MRI marker may predict the outcome of electroconvulsive therapy in severe and treatment – resistant depression. Molecular psychiatry, 2015, 20 (5): 609 – 614.

[1060] VANUYTSEL T, VAN WANROOY S, VANHEEL H, et al. Psychological stress and corticotropin – releasing hormone increase intestinal permeability in humans by a mast cell – dependent mechanism. Gut, 2014, 63 (8): 1293 – 1299.

[1061] VARLAMOV A, STRELETS V. EEG coherence analysis in depressive disorders and its possible use in clinical practice: a literature review. Zhurnal vysshei nervnoi deiatelnosti imeni I P Pavlova, 2013, 63 (6): 613 – 624.

[1062] VENTUREYRA E. Transcutaneous vagus nerve stimulation for partial onset seizure therapy. A new concept. Child's nervous system: ChNS: official journal of the International Society for Pediatric Neurosurgery, 2000, 16 (2): 101 – 102.

[1063] VERLINDEN T J, RIJKERS K, HOOGLAND G, et al. Morphology of the human cervical vagus nerve: implications for vagus nerve stimulation treatment. Acta neurologica Scandinavica, 2016, 133 (3): 173 – 182.

[1064] VICENTINI J E, WEILER M, ALMEIDA S, et al. Depression and anxiety symptoms are associated to disruption of default mode network in subacute ischemic stroke. Brain Imaging and Behavior, 2017, 11 (6): 1571 – 1580.

[1065] VIENNE J, BETTLER B, FRANKEN P, et al. Differential effects of GABAB receptor subtypes, {gamma} – hydroxybutyric Acid, and Baclofen on EEG activity and sleep regulation. The Journal of neuroscience: the official journal of the Society for Neuroscience, 2010, 30 (42): 14194 – 14204.

[1066] VIETA E, SÁNCHEZ – MORENO J, LAHUERTA J, et al. Subsyndromal depressive symptoms in patients with bipolar and unipolar disorder during clinical remission. Journal of affective disorders, 2008, 107 (1 – 3): 169 – 174.

[1067] VON WREDE R, MOSKAU – HARTMANN S, RÜBER T, et al. Sustained seizure freedom with transcutaneous vagal nerve stimulation in drug – resistant epilepsy caused by subcortical band heterotopias. Seizure, 2019, 70: 25 – 26.

[1068] VON WREDE R, RINGS T, SCHACH S, et al. Transcutaneous auricular vagus nerve stimulation induces stabilizing modifications in large – scale functional brain networks: towards understanding the effects of taVNS in subjects with epilepsy. Scientific reports, 2021, 11 (1): 7906.

[1069] VON WREDE R, SURGES R. Transcutaneous vagus nerve stimulation in the treatment of drug – resistant epilepsy. Autonomic neuroscience: basic & clinical, 2021, 235: 102840.

[1070] WAHLQVIST M, LEE M, CHUANG S, et al. Increased risk of affective disorders in type 2 diabetes is minimized by sulfonylurea and metformin combination: a population – based cohort study. BMC medicine, 2012, 10: 150.

[1071] WALKER B R, EASTON A, GALE K. Regulation of limbic motor seizures by GABA and glutamate transmission in nucleus tractus solitarius. Epilepsia, 1999, 40 (8): 1051 – 1057.

[1072] WANG F, LI N, WEI X, et al. MRI – Guided Focused Ultrasound – Induced Blood Brain Barrier Disruption to Deliver Glial Cell Line Derived Neurotropic Factor Proteins into Brain to Treat Rat Depression. J Biomed Nanotechnol, 2020, 16 (5): 626 – 639.

[1073] WANG H, JING M, LI Y. Lighting up the brain: genetically encoded fluorescent sensors for imaging neurotransmitters and neuromodulators. Current opinion in neurobiology, 2018, 50: 171 – 178.

[1074] WANG H T, JIA J P. [Different patterns of brain activation between patients of Alzheimer's disease with and without depression: a functional MRI study during emotion Stroop task]. Zhonghua Yi Xue Za Zhi, 2007, 87 (13): 885 – 888.

[1075] WANG J, ZHOU D, DAI Z, et al. Association Between Systemic Immune – Inflammation Index and Diabetic Depression. Clinical interventions in aging, 2021, 16: 97 – 105.

[1076] WANG K, JIANG T, YU C, et al. Spontaneous activity associated with primary visual cortex: a resting – state FMRI study. Cerebral cortex (New York, NY: 1991), 2008, 18 (3): 697 – 704.

[1077] WANG S, XU Z, LI S, et al. Transcutaneous Vagus Nerve Stimulation Induces Tidal Melatonin Secretion and Has an Antidiabetic Effect in Zucker Fatty Rats. Plos One, 2015, 10 (4): e0124195.

[1078] WANG T, YAN J, LI S, et al. Increased insular connectivity with emotional regions in primary insomnia patients: a resting – state fMRI study. European Radiology, 2017, 27: 3703 – 3709.

[1079] WANG W Z, WU J Z, WANG D S, et al. The prevalence and treatment gap in epilepsy in China: an ILAE/IBE/WHO study. Neurology, 2003, 60 (9): 1544 – 1545.

[1080] WANG X, OTA N, MANZANILLO P, et al. Interleukin – 22 alleviates metabolic disorders and restores mucosal immunity in diabetes. Nature, 2014, 514 (7521): 237 – 241.

[1081] WANG Y, NAKANISHI M, WANG Y, et al. An Online Brain – Computer Interface Based on SSVE-Ps Measured From Non – Hair – Bearing Areas. IEEE transactions on neural systems and rehabilitation engineering: a publication of the IEEE Engineering in Medicine and Biology Society, 2017, 25 (1): 11 – 18.

[1082] WANG Y, LIN J, ZENG Y, et al. Effects of Sleep Disturbances on Behavioral Problems in Preschool Children With Autism Spectrum Disorder. Frontiers in psychiatry, 2020, 11: 559694.

[1083] WANG Y, WANG Y, XU C, et al. Direct Septum – Hippocampus Cholinergic Circuit Attenuates Seizure Through Driving Somatostatin Inhibition. Biological psychiatry, 2020, 87 (9): 843 – 856.

[1084] WANG Y, LI S Y, WANG D, et al. Transcutaneous Auricular Vagus Nerve Stimulation: From Concept to Application. Neurosci Bull, 2021, 37 (6): 853 – 862.

[1085] WANG Z, YAN C, ZHAO C, et al. Spatial patterns of intrinsic brain activity in mild cognitive impairment and Alzheimer's disease: a resting – state functional MRI study. Human brain mapping, 2011, 32 (10): 1720 – 1740.

［1086］ WANG Z, YU L L, WANG S Y, et al. Chronic Intermittent Low – Level Transcutaneous Electrical Stimulation of Auricular Branch of Vagus Nerve Improves Left Ventricular Remodeling in Conscious Dogs With Healed Myocardial Infarction. Circ – Heart Fail, 2014, 7（6）: 1014 – 1021.

［1087］ WANG Z, YUAN Y, JIANG Y, et al. Identification of specific neural circuit underlying the key cognitive deficit of remitted late – onset depression: A multi – modal MRI and machine learning study. Prog Neuropsychopharmacol Biol Psychiatry, 2021, 108: 110192.

［1088］ WARDLE – PINKSTON S, SLAVISH D C, TAYLOR D J. Insomnia and cognitive performance: A systematic review and meta – analysis. Sleep Med Rev, 2019, 48: 101205.

［1089］ WARREN C, TONA K, OUWERKERK L, et al. The neuromodulatory and hormonal effects of transcutaneous vagus nerve stimulation as evidenced by salivary alpha amylase, salivary cortisol, pupil diameter, and the P3 event – related potential. Brain stimulation, 2019, 12（3）: 635 – 642.

［1090］ WEBER K, GIANNAKOPOULOS P, DELALOYE C, et al. Personality traits, cognition and volumetric MRI changes in elderly patients with early – onset depression: a 2 – year follow – up study. Psychiatry Res, 2012, 198（1）: 47 – 52.

［1091］ WEI Y, RAMAUTAR J R, COLOMBO M A, et al. I Keep a Close Watch on This Heart of Mine: Increased Interoception in Insomnia. Sleep, 2016, 39（12）: 2113 – 2124.

［1092］ WEI Y, COLOMBO MA, RAMAUTAR JR, et al. Sleep stage transition dynamics reveal specific stage 2 vulnerability in insomnia. Sleep, 2017, 40（9）: 1 – 10.

［1093］ WEI Y, RAMAUTAR J R, COLOMBO M A, et al. EEG Microstates Indicate Heightened Somatic Awareness in Insomnia: Toward Objective Assessment of Subjective Mental Content. Frontiers in Psychiatry, 2018, 9: 395.

［1094］ WEININGER J, ROMAN E, TIERNEY P, et al. Papez's Forgotten Tract: 80 Years of Unreconciled Findings Concerning the Thalamocingulate Tract. Frontiers in neuroanatomy, 2019, 13: 14.

［1095］ WEITZMAN E, ZIMMERMAN J, CZEISLER C, et al. Cortisol secretion is inhibited during sleep in normal man. The Journal of clinical endocrinology and metabolism, 1983, 56（2）: 352 – 358.

［1096］ WENGLER K, ASHINOFF B K, PUERARO E, et al. Association between neuromelanin – sensitive MRI signal and psychomotor slowing in late – life depression. Neuropsychopharmacology, 2021, 46（7）: 1233 – 1239.

［1097］ WICKERSHAM I R, SULLIVAN H A, SEUNG H S. Axonal and subcellular labelling using modified rabies viral vectors. Nature communications, 2013, 4: 2332.

［1098］ WIEBE S, BLUME W T, GIRVIN J P, et al. A randomized, controlled trial of surgery for temporal – lobe epilepsy. The New England journal of medicine, 2001, 345（5）: 311 – 318.

［1099］ WILES C, WRIGLEY B, GREENE J. Re – examination of the medullary rootlets of the accessory and vagus nerves. Clinical anatomy（New York, NY）, 2007, 20（1）: 19 – 22.

［1100］ WINGE K, RASMUSSEN D, WERDELIN L M. Constipation in neurological diseases. Journal of neurology, neurosurgery, and psychiatry, 2003, 74（1）: 13 – 19.

［1101］ WINTER L K, SPIEGEL J H. Ear stapling: a risky and unproven procedure for appetite suppression and weight loss. Ear, nose, & throat journal, 2010, 89 (1): E20 – 22.

［1102］ WOLDAG H, HUMMELSHEIM H. Evidence – based physiotherapeutic concepts for improving arm and hand function in stroke patients: a review. Journal of neurology, 2002, 249 (5): 518 – 528.

［1103］ WOLFF A P, MAY M, NUELLE D. The tympanic membrane. A source of the cough reflex. Jama, 1973, 223 (11): 1269.

［1104］ WOMELSDORF T, FRIES P. Neuronal coherence during selective attentional processing and sensory – motor integration. Journal of Physiology – Paris, 2006, 100 (4): 182 – 193.

［1105］ WONG Y C, KRAINC D. α – synuclein toxicity in neurodegeneration: Mechanism and therapeutic strategies. Nature Medicine, 2017, 23 (2): 1 – 13.

［1106］ WOUTERLOOD F G, BLOEM B, MANSVELDER H D, et al. A fourth generation of neuroanatomical tracing techniques: exploiting the offspring of genetic engineering. Journal of neuroscience methods, 2014, 235: 331 – 348.

［1107］ WU C, LIU P, FU H, et al. Transcutaneous auricular vagus nerve stimulation in treating major depressive disorder: A systematic review and meta – analysis. Medicine (Baltimore), 2018, 97 (52): e13845.

［1108］ WU J, SRINIVASAN R, BURKE QUINLAN E, et al. Utility of EEG measures of brain function in patients with acute stroke. Journal of Neurophysiology, 2016, 115 (5): 2399 – 2405.

［1109］ WU K, WANG Z, ZHANG Y, et al. Transcutaneous vagus nerve stimulation for the treatment of drug – resistant epilepsy: a meta – analysis and systematic review. ANZ journal of surgery, 2020, 90 (4): 467 – 471.

［1110］ WU P, LIU S. Clinical Observation on Post – stroke Anxiety Neurosis Treated by Acupuncture. Journal of Traditional Chinese Medicine, 2008, 28 (3): 186 – 188.

［1111］ WU Y, LIU M, ZENG S, et al. Abnormal Topology of the Structural Connectome in the Limbic Cortico – Basal – Ganglia Circuit and Default – Mode Network Among Primary Insomnia Patients. Frontiers in Neuroence, 2018, 12: 860.

［1112］ XIANG Y, MA X, CAI Z, et al. The prevalence of insomnia, its sociodemographic and clinical correlates, and treatment in rural and urban regions of Beijing, China: a general population – based survey. Sleep, 2008, 31 (12): 1655 – 1662.

［1113］ XIAO X, HOU X, ZHANG Z, et al. Efficacy and brain mechanism of transcutaneous auricular vagus nerve stimulation for adolescents with mild to moderate depression: Study protocol for a randomized controlled trial. Pediatric investigation, 2020, 4 (2): 109 – 117.

［1114］ XU M, CHUNG S, ZHANG S, et al. Basal forebrain circuit for sleep – wake control. Nature neuroscience, 2015, 18 (11): 1641 – 1167.

［1115］ XU Z F, HONG S H, WANG S J, et al. Neuroendocrine – immune regulating mechanisms for the anti – inflammatory and analgesic actions of acupuncture. World Journal of Traditional Chinese Medicine, 2020, 6 (4): 384 – 392.

[1116] XUE S W, GUO Y, PENG W, et al. Increased Low – Frequency Resting – State Brain Activity by High – Frequency Repetitive TMS on the Left Dorsolateral Prefrontal Cortex. Frontiers in psychology, 2017, 8: 2266.

[1117] YAKUNINA N, KIM S S, NAM E C. Optimization of Transcutaneous Vagus Nerve Stimulation Using Functional MRI. Neuromodulation: journal of the International Neuromodulation Society, 2017, 20 (3): 290 – 300.

[1118] YAN C Q, LIU C Z, WANG X, et al. Abnormal Functional Connectivity of Anterior Cingulate Cortex in Patients With Primary Insomnia: A Resting – State Functional Magnetic Resonance Imaging Study. Frontiers in Aging Neuroscience, 2018, 10: 167.

[1119] YANG Y, SHI Y, ZHANG N, et al. Suicidal ideation at 1 – year post – stroke: A nationwide survey in China. General hospital psychiatry, 2017, 44: 38 – 42.

[1120] YAO L, LI M, CAO J, et al. Study on acupuncture improving insomnia comorbid with depression and anxiety based on rs – fMRI: A protocol for systematic review and meta – analysis. Medicine, 2021, 100 (20): e25988.

[1121] YI C, ZHANG C, HU X, et al. Vagus nerve stimulation attenuates myocardial ischemia/reperfusion injury by inhibiting the expression of interleukin – 17A. Experimental and therapeutic medicine, 2016, 11 (1): 171 – 176.

[1122] YIN D, LUO Y, SONG F, et al. Functional reorganization associated with outcome in hand function after stroke revealed by regional homogeneity. Neuroradiology, 2013, 55 (6): 761 – 770.

[1123] YIN M, LIU Y, ZHANG L, et al. Effects of rTMS Treatment on Cognitive Impairment and Resting – State Brain Activity in Stroke Patients: A Randomized Clinical Trial. Frontiers in neural circuits, 2020, 14: 563777.

[1124] YU L, HUANG B, PO S S, et al. Low – Level Tragus Stimulation for the Treatment of Ischemia and Reperfusion Injury in Patients With ST – Segment Elevation Myocardial Infarction: A Proof – of – Concept Study. JACC Cardiovascular interventions, 2017, 10 (15): 1511 – 1520.

[1125] YU L, WANG S, ZHOU X, et al. Chronic Intermittent Low – Level Stimulation of Tragus Reduces Cardiac Autonomic Remodeling and Ventricular Arrhythmia Inducibility in a Post – Infarction Canine Model. JACC Clinical electrophysiology, 2016, 2 (3): 330 – 339.

[1126] YU S, SHEN Z, LAI R, et al. The Orbitofrontal Cortex Gray Matter Is Associated With the Interaction Between Insomnia and Depression. Frontiers in Psychiatry, 2018, 9: 651.

[1127] YU Y, YANG Y, GAN S, et al. Cerebral Hemodynamic Correlates of Transcutaneous Auricular Vagal Nerve Stimulation in Consciousness Restoration: An Open – Label Pilot Study. Front Neurol, 2021, 12: 684791.

[1128] YU Y T, YANG Y, WANG L B, et al. Transcutaneous auricular vagus nerve stimulation in disorders of consciousness monitored by fMRI: The first case report. Brain Stimulation, 2017, 10 (2): 328 –

330.

[1129] YUAN H, SILBERSTEIN S. Vagus Nerve and Vagus Nerve Stimulation, a Comprehensive Review: Part I. Headache, 2016, 56 (1): 71 – 78.

[1130] YUAN Q, LI J, LIU B, et al. Effect of Jin – 3 – Needling Therapy on Plasma Corticosteroid, Adrenocorticotrophic Hormone and Platelet 5 – HT Levels in Patients with Generalized Anxiety Disorder. Chinese Journal of Integrative Medicine, 2007, 13 (4): 264 – 268.

[1131] ZABARA J. Inhibition of experimental seizures in canines by repetitive vagal stimulation. Epilepsia, 1992, 33 (6): 1005 – 1012.

[1132] ZANG Y, HE Y, ZHU C, et al. Altered baseline brain activity in children with ADHD revealed by resting – state functional MRI. Brain & development, 2007, 29 (2): 83 – 91.

[1133] ZANG Y, JIANG T, LU Y, et al. Regional homogeneity approach to fMRI data analysis. NeuroImage, 2004, 22 (1): 394 – 400.

[1134] ZEMAN A. Consciousness. Brain: a journal of neurology, 2001, 124: 1263 – 1289.

[1135] ZEMDEGS J, MARTIN H, PINTANA H, et al. Metformin Promotes Anxiolytic and Antidepressant – Like Responses in Insulin – Resistant Mice by Decreasing Circulating Branched – Chain Amino Acids. The Journal of neuroscience: the official journal of the Society for Neuroscience, 2019, 39 (30): 5935 – 5948.

[1136] ZERBI V, FLORIOU – SERVOU A, MARKICEVIC M, et al. Rapid Reconfiguration of the Functional Connectome after Chemogenetic Locus Coeruleus Activation. Neuron, 2019, 103 (4): 702 – 18, e1 – e5.

[1137] ZHANG G R, ZHAO H, ABDUL – MUNEER P M, et al. Neurons can be labeled with unique hues by helper virus – free HSV – 1 vectors expressing Brainbow. Journal of neuroscience methods, 2015, 240: 77 – 88.

[1138] ZHANG J, LAM S, LI S, et al. A community – based study on the association between insomnia and hypothalamic – pituitary – adrenal axis: sex and pubertal influences. The Journal of clinical endocrinology and metabolism, 2014, 99 (6): 2277 – 2287.

[1139] ZHANG Y, ZHOU S, ZHOU Y, et al. Altered gut microbiome composition in children with refractory epilepsy after ketogenic diet. Epilepsy Research, 2018, 145: 163 – 168.

[1140] ZHANG Z, LIU Y, JIANG T, et al. Altered spontaneous activity in Alzheimer's disease and mild cognitive impairment revealed by Regional Homogeneity. NeuroImage, 2012, 59 (2): 1429 – 1440.

[1141] ZHAO B, BI Y, LI L, et al. The Instant Spontaneous Neuronal Activity Modulation of Transcutaneous Auricular Vagus Nerve Stimulation on Patients With Primary Insomnia. Frontiers in neuroscience, 2020, 14: 205.

[1142] ZHAO B, LI L, JIAO Y, et al. Transcutaneous auricular vagus nerve stimulation in treating post – stroke insomnia monitored by resting – state fMRI: The first case report. Brain Stimul, 2019, 12 (3): 824 – 826.

［1143］ ZHAO B, ZHOU L, HUANG L, et al. Auricular Acupuncture Point（WFAS STANDARD－002: 2012）. World Journal of Acupuncture－Moxibustion, 2013, 23（3）: 12－21.

［1144］ ZHAO J, RONG P, SHI L, et al. Somato stimulation and acupuncture therapy. Chinese journal of integrative medicine, 2016, 22（5）: 394－400.

［1145］ ZHAO L, WANG E, ZHANG X, et al. Cortical Structural Connectivity Alterations in Primary Insomnia: Insights from MRI－Based Morphometric Correlation Analysis. BioMed research international, 2015, 2015: 817595.

［1146］ ZHAO W, GAO D, YUE F, et al. Response Inhibition Deficits in Insomnia Disorder: An Event－Related Potential Study With the Stop－Signal Task. Frontiers in neurology, 2018, 9: 610.

［1147］ ZHAO W, VAN SOMEREN E, LI C, et al. EEG spectral analysis in insomnia disorder: A systematic review and meta－analysis. Sleep medicine reviews, 2021, 59: 101457.

［1148］ ZHAO Z, KIM S, WU Y, et al. Involvement of amygdaloid neuropeptide Y in the anxiolytic effects of acupuncture during ethanol withdrawal in rats. Neuroscience letters, 2014, 567（18）: 19－23.

［1149］ ZHENG C X, WANG S M, BAI Y H, et al. Lentiviral Vectors and Adeno－Associated Virus Vectors: Useful Tools for Gene Transfer in Pain Research. Anatomical record（Hoboken, NJ: 2007）, 2018, 301（5）: 825－836.

［1150］ ZHOU F, HUANG M, GU L, et al. Regional cerebral hypoperfusion after acute sleep deprivation: A STROBE－compliant study of arterial spin labeling fMRI. Medicine, 2019, 98（2）: e14008.

［1151］ ZHOU F, HUANG S, YING Z. Frequency－dependent changes in local intrinsic oscillations in chronic primary insomnia: A study of the amplitude of low－frequency fluctuations in the resting state. Neuroimage Clinical, 2017, 15（C）: 458－465.

［1152］ ZHOU J, LI S, WANG Y, et al. Effects and mechanisms of auricular electroacupuncture on gastric hypersensitivity in a rodent model of functional dyspepsia. PloS one, 2017, 12（3）: e0174568.

［1153］ ZHOU J, MA X, LI C, et al. Frequency－Specific Changes in the Fractional Amplitude of the Low－Frequency Fluctuations in the Default Mode Network in Medication－Free Patients With Bipolar II Depression: A Longitudinal Functional MRI Study. Front Psychiatry, 2020, 11: 574819.

［1154］ ZHOU L, WRIGHT T, CLARKSON A. Prefrontal cortex stroke induces delayed impairment in spatial memory. Behavioural brain research, 2016, 296: 373－378.

［1155］ ZHU H, LEMOS H, BHATT B, et al. Carbidopa, a drug in use for management of Parkinson disease inhibits T cell activation and autoimmunity. PloS one, 2017, 12（9）: e0183484.

［1156］ ZHU H, XIANG H C, LI H P, et al. Inhibition of GABAergic Neurons and Excitation of Glutamatergic Neurons in the Ventrolateral Periaqueductal Gray Participate in Electroacupuncture Analgesia Mediated by Cannabinoid Receptor. Frontiers in neuroscience, 2019, 13: 484.

［1157］ ZHU Y, XU F, LU D, et al. Transcutaneous auricular vagal nerve stimulation improves functional dyspepsia by enhancing vagal efferent activity. American journal of physiology Gastrointestinal and liver physiology, 2021, 320（5）: G700－g11.

［1158］ZOU Q, ZHU C, YANG Y, et al. An improved approach to detection of amplitude of low – frequency fluctuation (ALFF) for resting – state fMRI: fractional ALFF. Journal of neuroscience methods, 2008, 172 (1): 137 – 141.

［1159］ZUO X, DI MARTINO A, KELLY C, et al. The oscillating brain: complex and reliable. NeuroImage, 2010, 49 (2): 1432 – 1445.

［1160］ZVANYCH R, LUKENDA N, KIM J, et al. Small molecule immunomodulins from cultures of the human microbiome member Lactobacillus plantarum. The Journal of antibiotics, 2014, 67 (1): 85 – 88.